安徽省普通高等教育规划教材

中药分析与检测

第二版

时维静　王甫成　主编

化学工业出版社

·北京·

本书主要介绍中药、中药饮片及制剂中有效成分的定性、定量分析与检测的基础理论、基本方法与技能。全书共六章。第一章主要介绍了中药分析与检测的目的与意义、中药分析的特点、影响中药与制剂质量的因素、中药及制剂分析与检测工作的基本程序及方法。第二章论述了现代仪器在中药分析与检测中的应用，反映了这些分析方法的最新动态。第三章讲述中药及制剂中各类化学成分分析与检测方法，并列举有代表性的实例。第四章在 2015 版《中华人民共和国药典》基础上，主要介绍了 81 味常用中药定性、定量分析与检测方法，并吸收了某些中药的最新研究方法。第五章扼要介绍了常用中药制剂分析与检测方法，重点在不同剂型分析与检测前的预处理，列举了现代研究的实例，以供参考。第六章简要介绍了中药及中药制剂质量标准制定的分类与特性、制订的先决条件，介绍了中药及天然药物注册分类、新药研制的基本程序、中药生物活性测定意义及中药生物活性测定指导原则等。

本书可供高等医药院校药学、中药学类专业、高职高专药学类专业教学使用，尚可供药学研究生及新药研究与开发、中药制药厂、医院药房、药品检验部门研究人员、工作人员参考和借鉴。

图书在版编目（CIP）数据

中药分析与检测/时维静，王甫成主编 . —2 版 . —北京：化学工业出版社，2015.9（2022.2 重印）
安徽省普通高等教育规划教材
ISBN 978-7-122-24998-2

Ⅰ. ①中… Ⅱ. ①时…②王… Ⅲ. ①中药材-药物分析-高等学校-教材②中药制剂学-检测-高等学校-教材 Ⅳ. ①R284.1②R283

中国版本图书馆 CIP 数据核字（2015）第 191224 号

责任编辑：李植峰 迟 蕾　　　　　　　文字编辑：章梦婕
责任校对：蒋 宇　　　　　　　　　　装帧设计：刘亚婷

出版发行：化学工业出版社（北京市东城区青年湖南街 13 号　邮政编码 100011）
印　　装：北京建宏印刷有限公司
787mm×1092mm　1/16　印张 15½　字数 400 千字　2022 年 2 月北京第 2 版第 2 次印刷

购书咨询：010-64518888　　　　　　　售后服务：010-64518899
网　　址：http://www.cip.com.cn
凡购买本书，如有缺损质量问题，本社销售中心负责调换。

定　　价：32.00

《中药分析与检测》（第二版）编写人员

主　编　时维静　王甫成

副主编　方艳夕　周丽丽　窦金凤　周国梁　俞　浩

编　者　（以姓名笔画为序）

王甫成（亳州职业技术学院）

王海侠（安徽科技学院）

方艳夕（安徽科技学院）

刘汉珍（安徽科技学院）

时维静（安徽科技学院）

李　娟（河南农业大学）

张雪梅（安徽科技学院）

周丽丽（安徽科技学院）

周国梁（安徽科技学院）

俞　浩（安徽科技学院）

栗进才（亳州职业技术学院）

秦梅颂（安徽科技学院）

耿　培（安徽科技学院）

龚道锋（亳州职业技术学院）

程世云（安徽省食品药品检验研究院）

窦金凤（安徽科技学院）

缪成贵（安徽科技学院）

前　言

　　《中药分析与检测》（第二版）是在《中药分析与检测》（2010 年版）教材的基础上进行修订的。随着科学技术的发展，许多新方法和新仪器已被逐步引入中药的研究中，检验的专属性和检测灵敏度也大大提高。我们结合 2015 版《中华人民共和国药典》中药的质量控制新标准，收纳了使用的反馈意见，参考近五年学术研究的新方法、新成果，以满足当前创新性应用型人才的培养。本教材可作为中药药理、中药资源、天然药物和药学等专业的教材和参考书，也可供中药及相关专业教学、研究及生产人员参考和借鉴。

　　本书突出条理性、系统性和实用性，尽可能反映当前中药分析与检测方面的先进科技成果。第一章为绪论，主要介绍了中药分析与检测的目的与意义、中药分析的特点、影响中药与制剂质量的因素、中药及制剂分析与检测工作的基本程序及方法。第二章论述了现代仪器在中药分析与检测中的应用，反映了这些分析方法的最新动态，以基本原理和指导操作为主要内容。第三章讲述中药及制剂中各类化学成分分析与检测方法。第四章在 2015 版《中华人民共和国药典》基础上，选取了 81 味常用中药定性、定量分析与检测方法，并吸收了某些中药的近五年最新研究方法。这些方法除直接用于中药、中药饮片、中药提取物的检测，还可提示复方制剂质量标准的制定。第五章扼要介绍了常用中药制剂分析与检测方法，重点在不同剂型分析与检测前的预处理，列举了现代研究的实例，以供参考。因有关"中药制剂分析"的书籍较多，本章仅选择了常用剂型，吸收了最新制剂质量标准实例。第六章简要介绍了中药及中药制剂质量标准制定的分类与特性、制定的先决条件，介绍了中药及天然药物注册分类、新药研制的基本程序、中药生物活性测定意义及中药生物活性测定指导原则等。书后附录中收集了常用缓冲液的配制方法、常用酸碱指示剂、常用固态化合物浓度配制、化学试剂纯度分级表、《中华人民共和国药典》常用试液、常用试剂配制及 TLC 显色方法等，以便使用时查找。

　　本书 2013 年立项为安徽省普通高等教育规划教材（项目编号：2013ghjc241）。在本教材编写的过程中，得到了各编写院校和化学工业出版社的大力支持。全书由主编时维静、王甫成统一审改，方艳夕校稿，集体定稿。时维静、王甫成合编了第一章；俞浩、窦金凤负责第二章修订，时维静、张雪梅、王海侠、李娟等参与了编写；王甫成负责第三章修订，龚道锋参与了编写；周丽丽负责第四章修订，方艳夕、李娟、窦金凤、秦梅颂、耿培、时维静、程世云、刘汉珍、缪成贵等参与了编写；周国梁、时维静负责第五章编写与修订；王甫成、栗进才负责第六章编写与修订。在编写的过程中还得到了 2013 年度安徽省振兴计划项目"药物制剂新专业建设"（项目编号：2013zytz050），安徽省高等学校省级教学质量与教学改革工程项目（项目编号：20101458、2013sxzx035、2014jxtd073），安徽省高等教育振兴计划人才项目（皖教秘人〔2014〕181 号）的支持，也是项目建设成果之一。在此一并致谢。

　　中药分析与检测学科和检测技术近年来发展迅速，内容丰富博大，限于编者水平和时间等原因，书中难免有不当之处，敬请各院校师生和有关单位的中药研究工作者在使用过程中不断提出宝贵意见。

编者

2015 年 10 月

第一版前言

中药（包括中药材、中药饮片、中药提取物和中成药）是我国具民族特色和知识产权的、防治疾病有效的药物。2006 年，科学技术部与国家食品药品监督管理局共同启动"药品安全科技行动"。在 2007 年 4 月国家发布的《社会发展科技工作要点（2006—2010 年）》的重点领域和重点任务中，都把"药品安全"作为重要内容，提出"解决当前药品安全的一些重大与急迫的技术瓶颈问题"和"完善以药品安全技术标准为基础"等要求。药品作为一种特殊的商品，必须是安全、有效、质量稳定和可控的。药品的质量和安全问题是关系到人民健康和国计民生的重大问题。中药来源丰富、成分复杂，临床常表现为多方面的疗效，但同时，影响其质量和安全性的因素也复杂多样。

随着科学技术的发展，许多新方法和新仪器已被逐步引入中药的研究中，检验的专属性和检测灵敏度也大大提高。2010 版《中华人民共和国药典》与历版药典比较，中药的质量控制标准有了飞速的提高。在国家"完善技术标准体系，大力提高检测技术水平，保障公众饮食用药安全"的政策方针指导下，我们编写了《中药分析与检测》一书。中药分析学是高等医药院校中药学专业（包括中药分析鉴定专业、中药制剂专业）教学计划中的一门专业课，该书在此基础上，偏重于实用和操作，以满足当前应用型人才的培养。同时也可作为中药药理、中药资源、天然药物和药学等专业的教材和参考书；旨在为中药及相关专业教学及研究、生产人员在中药分析与检测时提供参考。

本书以实用、指导操作为其主要特色。注重条理性、系统性和实用性，尽可能反映当前中药分析与检测方面的先进科技成果。第一章为绪论，主要介绍了中药分析与检测的目的与意义、中药分析的特点、影响中药材、饮片与制剂质量的因素、中药分析与检测工作的基本程序及方法。第二章论述了现代仪器在中药分析与检测中的应用，反映了这些分析方法的最新动态，以基本原理和指导操作为主要目标。第三章为中药材及制剂中各类化学成分的分析与检测方法，并列举有代表性的实例。第四章在 2010 版《中华人民共和国药典》基础上，选取了 79 味常用中药材定性、定量分析与检测方法，并吸收了某些中药的最新研究方法。这些方法除直接用于中药材、中药饮片、中药提取物的检测，还可提示复方制剂质量标准的制定。第五章扼要介绍了常用中药制剂的分析与检测方法，重点在不同剂型分析与检测前的预处理，列举了现代研究的实例以供参考。因中药制剂分析的相关书籍较多，本章仅选择了常用剂型，吸收了最新制剂质量标准实例。第六章简介了中药及中药制剂质量标准制定的分类与特性、制定的先决条件，介绍了中药及天然药物注册分类、新药研制的基本程序、中药生物活性测定意义及指导原则等。书后附录中收集了常用缓冲液、常用酸碱指示剂、常用固态化合物浓度配制参考表、化学试剂纯度分级表、《中国药典》常用试液、常用试剂配制及TLC 显色方法，以便使用时查找。

在本教材编写的过程中，得到了各编写院校和化学工业出版社的大力支持。全书由主编时维静、王甫成统稿，集体定稿。时维静、王甫成合编了第一章；俞浩负责第二章，时维静、王海侠、李娟等参与了编写；王甫成负责第三章，龚道锋、马灵珍等参与了编写；方艳夕负责第四章，李娟、周丽丽、秦梅颂、耿培、时维静、刘汉珍等参与了编写；周国梁、时维静负责第五章；王甫成、栗进才负责第六章，夏成凯等参与了编写。在编写的过程中还得到了亳州职业技术学院院长魏双顶、安徽省高等学校省级自然科学研究项目（KJ2010B418）

及安徽省高等学校优秀青年人才基金项目（2010SQRL213）课题组的大力支持与帮助，在此一并致谢。

　　中药分析与检测学科和检测技术近年来发展迅速，内容丰富博大，限于编者水平和时间等原因，书中难免有不当之处，敬请各院校师生和有关单位的中药研究工作者在使用过程中不断提出宝贵意见。

编者

2010 年 5 月

目　录

第一章　绪论 …………………………… 1
　第一节　概述 …………………………… 1
　　一、中药分析与检测的目的与意义 ……… 1
　　二、中药分析的特点 …………………… 1
　　三、影响中药材、饮片及制剂质量的
　　　　因素 ………………………………… 1
　　四、中药分析与检测的历史发展与展望 … 3
　第二节　中药分析与检测的基本程序 …… 4
　　一、取样 ………………………………… 5
　　二、待测试样品的制备 ………………… 6
　　三、定性鉴别、检查和含量测定 ……… 10

第二章　中药常用仪器分析方法 ……… 12
　第一节　分光光度法 …………………… 12
　　一、紫外-可见分光光度法 …………… 12
　　二、红外分光光度法 …………………… 14
　　三、原子吸收分光光度法 ……………… 16
　　四、荧光分光光度法 …………………… 18
　第二节　色谱法 ………………………… 20
　　一、薄层色谱法 ………………………… 20
　　二、高效液相色谱法 …………………… 25
　　三、气相色谱法 ………………………… 30
　第三节　其他新技术应用 ……………… 37
　　一、色谱与质谱联用技术 ……………… 37
　　二、其他定量分析方法 ………………… 46

第三章　中药及制剂中各类化学成分
　　　　分析与检测方法 …………… 48
　第一节　生物碱类成分的分析 ………… 48
　　一、理化性质 …………………………… 48
　　二、定性分析 …………………………… 49
　　三、定量分析 …………………………… 50
　第二节　黄酮类成分的分析 …………… 51
　　一、理化性质 …………………………… 51
　　二、定性分析 …………………………… 52
　　三、定量分析 …………………………… 54
　第三节　醌类成分的分析 ……………… 54
　　一、理化性质 …………………………… 54
　　二、定性分析 …………………………… 55

　　三、定量分析 …………………………… 56
　第四节　香豆素和木脂素类成分的分析 … 56
　　一、理化性质 …………………………… 56
　　二、定性分析 …………………………… 57
　　三、定量分析 …………………………… 58
　第五节　皂苷类成分的分析 …………… 59
　　一、理化性质 …………………………… 59
　　二、定性分析 …………………………… 59
　　三、定量分析 …………………………… 60
　第六节　挥发性成分的分析 …………… 61
　　一、理化性质 …………………………… 61
　　二、定性分析 …………………………… 61
　　三、定量分析 …………………………… 62
　第七节　有机酸类成分的分析 ………… 63
　　一、理化性质 …………………………… 63
　　二、定性分析 …………………………… 63
　　三、定量分析 …………………………… 63
　第八节　萜类成分的分析 ……………… 64
　　一、理化性质 …………………………… 64
　　二、定性分析 …………………………… 64
　　三、定量分析 …………………………… 65

第四章　常用药材分析与检测 ………… 66
　人参 …………………………………………… 66
　三七 …………………………………………… 68
　山药 …………………………………………… 69
　山楂 …………………………………………… 70
　山茱萸 ………………………………………… 72
　女贞子 ………………………………………… 73
　大黄 …………………………………………… 74
　天麻 …………………………………………… 76
　牛膝 …………………………………………… 78
　附：川牛膝 …………………………………… 79
　乌梅 …………………………………………… 80
　五味子 ………………………………………… 81
　丹参 …………………………………………… 83
　车前子 ………………………………………… 85
　附：车前草 …………………………………… 86

石膏 ……………………………… 87
白芷 ……………………………… 88
白术 ……………………………… 89
白茅根 …………………………… 90
白头翁 …………………………… 91
白芍 ……………………………… 93
玄参 ……………………………… 94
冬虫夏草 ………………………… 95
甘草 ……………………………… 97
当归 ……………………………… 99
朱砂 ……………………………… 100
延胡索（元胡） ………………… 101
决明子 …………………………… 102
红花 ……………………………… 104
西红花 …………………………… 105
西洋参 …………………………… 106
芒硝 ……………………………… 108
地榆 ……………………………… 109
地黄 ……………………………… 111
防风 ……………………………… 113
牡丹皮 …………………………… 114
何首乌 …………………………… 115
辛夷 ……………………………… 117
阿胶 ……………………………… 119
灵芝 ……………………………… 121
连翘 ……………………………… 123
沙棘 ……………………………… 125
炉甘石 …………………………… 126
虎杖 ……………………………… 127
金银花 …………………………… 129
金钱草 …………………………… 131
苦杏仁 …………………………… 132
苦参 ……………………………… 133
厚朴 ……………………………… 135
知母 ……………………………… 137
青蒿 ……………………………… 139
板蓝根 …………………………… 141
附：大青叶 ……………………… 142
枸杞子 …………………………… 142
重楼 ……………………………… 144
独活 ……………………………… 146
荆芥 ……………………………… 147

栀子 ……………………………… 148
秦皮 ……………………………… 149
射干 ……………………………… 151
浙贝母 …………………………… 152
附：川贝母 ……………………… 152
荷叶 ……………………………… 155
桔梗 ……………………………… 156
秦艽 ……………………………… 157
桃仁 ……………………………… 159
益母草 …………………………… 160
柴胡 ……………………………… 162
黄芪 ……………………………… 163
黄连 ……………………………… 165
黄柏 ……………………………… 167
附：关黄柏 ……………………… 168
黄芩 ……………………………… 170
银杏叶 …………………………… 171
菊花 ……………………………… 173
葛根 ……………………………… 175
附：粉葛 ………………………… 176
雄黄 ……………………………… 177
蒲公英 …………………………… 177
槐花 ……………………………… 179
酸枣仁 …………………………… 181

第五章　常用中药制剂分析与检测 ……184

第一节　中药制剂的定性鉴别 ………… 184
　一、性状鉴别 …………………… 184
　二、显微鉴别 …………………… 184
　三、理化鉴别 …………………… 185
第二节　中药制剂的含量测定 ………… 185
　一、药味的选定原则 …………… 186
　二、测定成分的选定原则 ……… 186
第三节　各类中药制剂定性、定量分析 …… 187
　一、合剂、口服液分析与检测 ……… 187
　二、中药酒剂和酊剂分析与检测 …… 189
　三、中药注射剂分析与检测 ……… 190
　四、丸剂分析与检测 …………… 190
　五、片剂分析与检测 …………… 197
　六、胶囊剂与微囊剂分析与检测 …… 199
　七、栓剂分析与检测 …………… 200
　八、外用膏剂分析与检测 ……… 202
　九、气雾剂分析与检测 ………… 205

第六章 中药及中药制剂的质量标准
的制定 …………… 206
第一节 药品质量标准的分类与特性 …… 206
一、药品标准的定义………………… 206
二、药品标准的分类………………… 206
三、质量标准的特性………………… 207
四、质量标准制定的先决条件 ……… 207
五、质量标准研究程序……………… 207
第二节 中药及中药制剂的质量标准 …… 208
一、中药材质量标准………………… 208
二、中药制剂质量标准……………… 210
三、中药及其制剂的指纹图谱 ……… 212
第三节 中药新药研究概述 ……………… 215
一、中药及天然药物开发的意义 …… 215

二、中药及天然药物注册分类 ………… 215
三、新药研制的基本程序 ……………… 215
第四节 中药生物活性测定指导原则起草
说明 ……………………………… 217
一、中药生物活性测定的意义 ………… 217
二、中药生物活性测定指导原则 ……… 218
附录 …………………………………… 221
一、常用缓冲液 ……………………… 221
二、一些常用酸碱指示剂 …………… 222
三、常用固态化合物浓度配制 ……… 222
四、化学试剂纯度分级表 …………… 222
五、《中华人民共和国药典》常用试液 … 223
六、常用试剂配制及 TLC 显色方法 …… 229

第一章 绪 论

中药分析与检测（analysis and testing of Chinese medicine）是以中医药理论为指导，运用现代分析理论和方法研究中药材、中药饮片和中药制剂质量的一门应用学科。

中药在中国已有了几千年的历史，长期的应用经验奠定了其疗效和作用。中药正是以其独特的疗效和作用走出国门并广泛被世界所认同。中药质量的优劣直接影响祖国医学的生存与发展。近年来，我国开始重视中药质量的研究和质量控制，推行药材生产质量管理规范（GAP）、药品生产质量管理规范（GMP）、药物非临床研究质量管理规范（GLP）、药品临床试验管理规范（GCP）等，逐步使我国中药研究开发规范化、标准化，逐步形成了较系统的现代中药研究模式。

第一节 概 述

一、中药分析与检测的目的与意义

中药分析与检测技术主要用于对中药材、饮片、提取物、中成药等对象进行质量控制。中药原料药的质量控制不能保证，中药饮片、中成药的质量稳定性就差，产品批次间质量难以稳定统一。中药质量的好坏，不但直接影响治疗和预防疾病的效果，而且与人民健康和生命安全也有直接关系。为了控制中药的质量，保证用药安全有效，中药的种植、加工、保管、贮存及中药饮片、制剂的生产和调配过程中都要经过严格的定性、定量、药理、药效、毒理等各方面的分析检测。通过从药材、饮片、提取物和中成药等各个层次的质量控制和质量标准的建立，保证其药效物质基础的稳定性，从根本上保证和提高中药的药效。

二、中药分析的特点

任何一味中药的化学成分都是十分复杂的，包含多种有机化合物和无机化合物，其中能起到治疗疾病作用的化学成分称为有效成分。除此之外尚有许多目前一般认为无生物活性即无药效的无效成分。中药的一大特色是复方用药，讲究君臣佐使。复方中药通过合理配伍来调整药性，共同构成一个功效整体，依据辨证施治的理论，发挥药效作用。单味中药本身就是一个混合物，所以由几味以至几十味药组成大复方的中药制剂，显然成分更为复杂。中药分析与检测的对象无论是药材、饮片还是制剂，都是复杂的混合物，这是中药分析的难点，也是其特点。

三、影响中药材、饮片及制剂质量的因素

（一）影响中药材质量的因素

1. 药材产地不同影响中药质量

天然药材的分布与生产离不开一定的自然条件。我国地域辽阔，自然地理状况复杂，水土、气候、日照、生物分布等生态环境各地也不尽相同，因而各种药材的产量和质量都有一定的地域性。宋代寇宗奭说："凡用药必须择土地所宜者，则药力具，用之有据。"如四川的当归偏重于活血而甘肃的当归偏重于补血；枸杞在浙江栽培当年就结果而在宁夏要 3 年；湖北引种的蒙古黄芪，由于生态条件的改变，使黄芪引种后植株显得高大，分根多，根质硬而

有柴性，味不甜而微苦，不含微量元素硒，不能作为黄芪药用。因此应大力提倡发展道地药材，对于不同产地药材的品质及有效成分必须符合药典的规定才能使用，遵循 GAP 原则，树立"标准化、可控化、高品质、无污染"的中药材质量观，同时鼓励药农按 GAP 的规定自行建立药材生产基地，保证中药的质量。

2. 药材的采收与加工影响中药的质量

不同的采收时期和加工方法影响中药材的质量。早在《神农本草经》里已指出："阴干、暴干，采造时月，生熟，土地所出，真伪陈新，并各有法。"如一般花类药材在花正开时的晴天的早晨采收；果实类除枳实、青皮等在果实未成熟时采收外，通常都在果实成熟时采收；全草在植株充分成长或开花时采集；根及根茎类古人以二八月采集。如丹参有效成分丹参酮在 9 月份采收含量为 0.04%，11 月间升至 0.11%，次年 1 月间又降为 0.01%。药材生长年限不同质量差异也很大，如 1 年生甘草含甘草酸 5.4%，而 4 年生为 10.52%。产地的加工影响药材的质量。实验证明，鲜天麻直接烘干，天麻素的含量降低而天麻苷元的含量增加；蒸制后干燥天麻素的含量增加而苷元的含量降低。中药材的采收时间与方法及产地加工方法都应以保证药材有效成分含量最高为前提，因此要健全监督约束机制，不断规范中药材采收时间和方法及产地加工方法，改变不求质量和可持续发展只求数量的采收，改变产地加工脏乱差的状况，同时应加大对专业人员培训，鼓励支持专业人员到生产加工基地指导，在产地上保证中药材的质量。

3. 药材污染影响药材质量

为了追求经济效益，药农在药材的种子处理、生长、产地加工和生产运输中运用了农药、化肥、生长调节剂等，严重影响了药材的质量。又如药农为了美观和容易保管，将山药、党参等用大剂量硫黄熏蒸，使之味道变酸，改变了药性，同时增加了有毒成分，服用后容易产生恶心呕吐等现象，不仅影响了药材质量，甚至危害人民健康。针对这些情况应建立远离污染的绿色生态药材基地，同时加大宣传，提高药农和经销商生产绿色药材的意识，在药材的生产、运输、贮存中减少污染的机会。另外加大对药材重金属、农药、放射性物质等的检测，防止中药材的污染，保证中药的质量。

（二）影响中药饮片的质量因素

1. 中药炮制不规范对饮片质量的影响

中药的炮制技术是我国在世界医药产业中独具特色和优势的技术领域。炮制是指药材经净制、切制或炮炙等操作，制成一定规格的饮片，以适应医疗要求及调剂和制剂的需要，保证用药的安全有效。许多中药需要经过特殊的加工炮制才能符合临床的用药要求。特别是一些有毒的中药如附子、半夏、天南星等，还有一些通过炮制可以改变药效的中药如淫羊藿等，使用前需经特殊炮制以去除毒性和增强疗效。如淫羊藿经羊油脂炒炙过有补肾助阳的作用，而生品以祛风湿强筋骨力胜，无促进性机能作用，部分指标有抑制性机能作用。

2. 中药饮片仓储影响中药质量

药材从药农到饮片加工厂到医院的仓库再到中药房，在贮藏当中会因温度、湿度、日光等因素出现潮解、风化、气味散失、变色、泛油、虫蛀、霉变等现象，从而导致中药质量下降。因此应改善中药仓储的条件，保证一定的温度、湿度和通风效果，做到先进先出，防虫、防霉、防蛀，入库前要严格验收，对于有质量问题的严禁入库，保证中药的质量。

3. 中药饮片效期长短影响中药质量

中药饮片包装上的生产日期往往是饮片厂加工的日期，药材从采集到中间商到饮片厂加工都忽略不计。大部分饮片随着放置时间延长活性成分降低，甚至消失。目前对中药饮片效期也无明确规范的要求，而时间的概念也往往从经济的利益考虑较多，从而大大影响了中药饮片的质量。我们应该明确规范中药饮片效期的管理，同时尽量缩短流通时间，保证中药的质量。

（三）影响中药制剂质量的因素

就中成药而言，其生产原料——中药材和中药饮片的质量对于保证中成药质量是至关重要的。

在保证原料质量情况下，同一种中药制剂，由于不同生产厂家的生产工艺上的差别，也会影响到制剂中化学成分及其含量。中药制剂生产工艺较为复杂，比如煎煮过程中加水量的多少，煎煮时间长短，浓缩过程中是常压浓缩还是减压浓缩，浓缩稠膏的相对密度；若采用醇沉除杂，乙醇含量的高低、体积的大小、减压浓缩稠膏的相对密度等因素都将影响到化学成分的含量。

如生产中药注射液或口服液时，制备工艺中为了提高成品的澄明度，而常常采用乙醇沉淀除杂或活性炭、滑石粉等吸附脱色除杂，由于工艺的复杂性和可变性，常常对有效成分的含量影响较大，即使同一批原料，同一生产车间，工艺上稍有疏忽，就很难保证不同批次之间化学成分的一致性。所以只有当原料质量合格，生产工艺合理、稳定，才能生产出质量统一的产品。这也正是中药制剂检测分析的目的之一，通过定性、定量分析，来检测原料是否合格，工艺是否稳定，以保证成品的安全有效。

四、中药分析与检测的历史发展与展望

1. 我国中药分析与检测发展概况

我国药典迄今已出版了 10 部，从历年版药典的质量标准收载情况，可以看出中药质量标准逐步发展完善的轨迹。其发展大致可以分为 3 个阶段：1953～1963 年版《中华人民共和国药典》为第 1 阶段，处于外观形态的经验鉴别水平；1977 年版《中华人民共和国药典》为第 2 阶段，大量收载了显微鉴别，比单纯以外观形态的经验鉴别前进了一大步，初步打破了"丸、散、膏、丹，神仙难辨"的观念；1985～2015 年版的几部《中华人民共和国药典》可以看作第 3 阶段，在"突出特色、立足提高"的指导思想下，中药质量标准迅速提高。

从 1985 年版开始，薄层色谱正式用于《中华人民共和国药典》中药物质量控制，结束了中药无专属鉴别的历史。1990 年版《中华人民共和国药典》中药薄层色谱鉴别设置了对照药材，通过对照药材完整的色谱图与供试品色谱图比较，既体现了专属性，又体现了整体性，较单一化学对照品鉴别更具有可控性。1990 年版《中华人民共和国药典》首次使用现代仪器检测方法测定中药活性成分或指标成分的含量，如使用了高效液相色谱法（HPLC）、气相色谱法（GC）和薄层扫描法（TLCS）等，到 2000 年版《中华人民共和国药典》HPLC 法测定的品种数已达 105 个，TLC 法测定品种为 60 个，GC 法测定品种为 11 个。在量化指标方面，也正在由测定指标性成分过渡到测定活性成分、由测定单一成分过渡到测定多种成分。2005 年版《中华人民共和国药典》中薄层色谱法用于鉴别的已达 1523 项，用于含量测定的为 45 项；高效液相色谱法用于含量测定的中药品种达 479 种，涉及 518 项；气相色谱法用于鉴别和含量测定的品种有 47 种。采用原子吸收和电感耦合等离子体质谱法增加了有害元素（铅、镉、砷、汞、铜）测定法，并规定了有害元素的限度；还增加了中药注射剂安全性检查法应用指导原则，对药品的安全性问题更加重视。2015 年版药典与历版药典比较，收载品种明显增加；现代分析技术得到进一步扩大应用；药品的安全性保障得到进一步加强；对药品质量可控性、有效性的技术保障得到进一步提升；为适应药品监督管理的需要，制剂通则中新增了药用辅料总体要求；本版药典也体现了对野生资源保护与中药可持

续发展的理念，不再收载濒危野生药材。

2. 中药分析与检测现代化研究的意义

中药是中华民族的瑰宝，是世界医药宝库的重要组成部分。要将传统中药提升为现代中药，关键是质量控制标准化、规范化。为了提高中药材及其制剂的技术水平和质量控制标准，多种分离分析技术和现代化仪器已应用于中药研究领域。

近年来薄层色谱技术有了新的发展，出现了高效薄层色谱（HPTLC）、假相薄层色谱、反相薄层色谱（RPTLC）；随着气相色谱法（GC）的广泛应用，新技术和新方法也不断完善，发展了顶空气相色谱法（HS-GC）、全二维气相色谱技术（GC×GC）等新技术。高效液相色谱法（HPLC）具有分离效率高、检测灵敏度高和应用范围广等特点。目前除了传统的正相色谱外，反相色谱也得到了广泛的应用，并且有离子对高效液相色谱、智能多柱高效液相色谱和络合高效液相色谱。超临界流体色谱法（SFC）是介于 GC 和 HPLC 之间的色谱技术，兼有 HPLC 和 GC 二者的优点，能从复杂组分中分离、鉴定痕量组分，特别适用于分析复方中药有效成分的含量。高效毛细管电泳法（HPCE）在分离测定中药有效成分、中药制剂质量控制及鉴别中药材等方面显示了优势。高速逆流色谱技术（HSCCC）是一种连续高效的液-液分配色谱技术，它不用固态支撑物或载体，实现对复杂混合物中各组分的高纯度制备量分离。质谱法（MS）主要用于中药化学成分的结构解析、中药定性鉴别及定量分析。

此外，紫外光谱法（UV）近年发展了导数光谱法、紫外谱线组法等技术；红外光谱法（IR）又有近红外光谱法（NIRS）、傅里叶变换红外光谱法（FTIR）等；中药指纹图谱技术有色质联用指纹图谱、蛋白质指纹图谱、DNA 指纹图谱等。X 射线衍射技术、核磁共振法（NMR）、电泳技术、DNA 分子标记技术、基因芯片技术也在中药分析中应用。

目前，还出现了联用技术，应用最广泛的有 LC-NMR 联用、GC-MS 联用、超临界流体提取-毛细管气相联用等技术。一些更先进的联用技术，如毛细管电泳-MS 联用、LC-MS/MS 联用、HPLC-UV 联用等已取得高效率、高质量的分析效果，正在不断地应用于中药质量研究领域。

中药质量标准现代化不仅要求现代化分析仪器、现代化分析技术和现代化分析方法，同时要求中药农业（种子复壮、药材种植等）和中药工业（药材炮制、半成品加工、制剂生产等）达到现代化。中药质量标准的发展经历了外观形态的经验鉴别→显微鉴别→化学对照品薄层色谱鉴别→对照药材完整薄层色谱图与供试品色谱图比较鉴别→现代仪器测定中药活性成分或指标成分的含量（由测定指标性成分过渡到测定活性成分、由测定单一成分过渡到测定多种成分）的发展过程。中药质量标准一定会逐步发展完善，达到符合中医药理论、具有中医药特色、能够准确反映中药整体质量的要求。

近年来，中医药在国际上得到了迅速的发展，世界对中医药的关注和认可程度大大提高。除已被日本、韩国及东南亚国家广泛应用外，欧美等西方发达国家也逐步放宽了对中医药的限制，部分国家已将中医药纳入保险范畴，并在法律上予以认可。美国 FDA 不再要求中草药是所谓纯而又纯的"单体纯品"，而可以是"安全、有效、可控的混合物"。世界卫生组织也极力推动各国政府将植物药和传统药纳入其医药主管部门的管理范畴，并已收到良好成效。

（时维静）

第二节　中药分析与检测的基本程序

中药分析与检测工作的程序一般为取样、待测样品的制备、待测样品的鉴别与检查以及含量测定等。

一、取样

药品的分析都有取样问题。取样虽简单但非常重要。要从大量的待测品中取出少量样品进行分析，要考虑到取样的代表性、科学性和真实性，否则将会影响到检测结果的正确性。因此，抽取样品前，应注意药材的品名、产地、规格、等级和包件式样是否一致，检查包装是否完整、清洁以及有无水迹、霉变或其他物质污染等情况，并详细记录。凡有异常情况的包件，应单独检验。取样的原则应是均匀、合理且有代表性。下面主要介绍药材和中药制剂取样的方法。

1. 中药材取样方法

（1）同批药材包件中抽取检定用样品，原则如下：

① 药材包件数在 100 件以下的，随机取样 5 件；

② 包件数在 100～1000 件的，按 5% 取样；

③ 包件数超过 1000 件的，超过部分按 1% 取样；

④ 包件数不足 5 件的，要逐件取样；

⑤ 贵重药材，包件不论多少必须逐件取样。

（2）对已破碎的及粉末状的或大小在 1cm 以下的药材，可用取样器取样，每包件要在不同部位抽取 2～3 份样品；包件少的抽取总量要不少于实验用量的 3 倍；包件多时，每包件取样量是：一般普通药材 100～500g；粉末状药材 25g；细贵药材 5～10g；个体大的药材，根据实际情况抽取具有代表性的样品。如药材的个体较大时，可在包件不同部位（大包件的应从 10cm 以下的深处）分别取样。

（3）将抽取的样品混合均匀，即为总样品。对个体较小的药材，应平摊成正方形，依对角线划 "×" 形，使分为四等份，取对角两份；再如上操作，反复数次至最后剩余的量足够完成所有必要的试验及留样数为止，此为平均样品。个体大的药材，可用其他方法取平均样品。

（4）平均样品的量不得少于试验所需量的 3 倍，即 1/3 供实验室分析用，1/3 供复核用，剩下 1/3 供留样保存，保存期至少 1 年。

2. 中药制剂取样法

中药制剂的取样也应有代表性、科学性和真实性，取样量应为至少可供 3 次检验的用量。细贵药可酌情取样。

（1）粉末状中药制剂 如散剂、颗粒剂，一般取样 100g，可从包装的上、中、下 3 层或间隔相等部位取样。将取出的供试样品混匀，然后按 "四分法" 从中取出所需供试量。

（2）液体中药制剂 如口服液、酊剂、酒剂、糖浆，一般取样量为 200mL，对底部有沉淀的液体制剂应在摇匀后再取样。

（3）固体中药制剂 如丸剂、片剂，一般片剂取量为 200 片，未成片前已制成颗粒的可取 100g；大蜜丸一般为 10 丸，水蜜丸、水丸取所需量的 10～20 倍，将取得样品粉碎混匀后，再按 "四分法" 从中取出所需供试量；胶囊按药典规定取样不得少于 20 粒胶囊，倾出其中药物并仔细将附着在胶囊上的药物刮下，合并混匀，再称定空胶囊的重量，由原来的总重量减去，即为胶囊内药物的重量，一般取样量为 100g。

（4）注射剂 取样需经过 2 次，配制后在灌注、熔封、灭菌前取样一次，取样量为 200mL，经灭菌后再取样一次，取样量一般为 200 支。

（5）其他剂型 其他剂型的中药制剂，可根据具体情况抽取一定数量作为随机抽样。

二、待测试样品的制备

(一) 待测试样品的提取

1. 溶剂提取法

溶剂提取法是根据中药材和中药制剂中各种化学成分在溶剂中的溶解性，选用对有效成分溶解度大、对无效成分溶解度小的溶剂，使有效成分从药材组织中尽可能地溶解出来的方法。是最常用的提取方法。

(1) 溶剂提取法的原理　当所选用的溶剂接触天然药物原料时，溶剂由于扩散、渗透作用逐渐通过细胞壁进入到植物组织细胞内，溶解大量可溶性物质，造成了细胞内外浓度差而产生渗透压，使细胞内的浓溶液不断向外扩散，溶剂又不断进入药材原料组织中，可溶的成分不断被溶解出来。如此反复多次，直至细胞内外溶液浓度达到动态平衡为止。将此溶液倾出过滤，再多次加入新溶剂，直至所需成分全部或大部分溶出。

此法的关键就是如何根据所提取成分的性质选择适宜的溶剂。溶剂通常可分为水、亲水性有机溶剂及亲脂性有机溶剂。常用亲水性有机溶剂有甲醇、乙醇、丙酮等，亲脂性有机溶剂有三氯甲烷、苯、石油醚等。

常见溶剂的亲水性或亲脂性的强弱顺序如下：

亲水性增强

石油醚 (Petr)	苯 (C_6H_6)	三氯甲烷 ($CHCl_3$)	乙醚 (Et_2O)	乙酸乙酯 (EtOAc)	丙酮 (Me_2CO)	乙醇 (EtOH)	甲醇 (MeOH)

亲脂性增强

选择溶剂时，溶剂的亲水性和亲脂性要与所需提取成分性质相适应，而天然药物中的化学成分也有亲水性和亲脂性之分。化合物亲水性基团越多（如：羧基、羟基、含氧基团等极性基团），其极性就越大，表明为亲水性；而亲水性基团少者，则表现为亲脂性。这种亲水性和亲脂性的程度和大小，主要取决于分子的大小及极性基团的极性大小和多少。一般来说，两种基本母核相同的成分，分子中的功能基的极性越大，数量越多，则极性越大，亲水性越强，而亲脂性就弱；反之，则亲脂性越强，亲水性就弱。极性小的成分在亲脂性溶剂中溶解度大，而极性大者在亲水性溶剂中溶解度大，这就是所谓"相似相溶"的经验规律。这常作为从天然药物中提取有效成分选择溶剂时的主要依据。

(2) 溶剂的种类　溶剂提取法的关键是选择适宜的溶剂，可根据"相似相溶"的原则进行选择，并从以下三方面加以考虑：a. 溶剂对有效成分溶解度大，对杂质溶解度小；b. 溶剂不能与天然药物的成分发生化学反应；c. 溶剂要价廉、易得、使用安全。

常见的溶剂可分为以下三类：

① 水：水是一种价廉、易得、使用安全、穿透性极强的强极性溶剂。天然药物中的亲水性成分都可溶于水中，如糖类、鞣质、无机盐、有机酸盐、氨基酸、蛋白质、生物碱盐及多数苷类成分等。有时还用酸水或碱水作溶剂，用碱水增大酸性成分在水中的溶解度，用酸水增大碱性成分在水中的溶解度。当药材用水加热煎煮时，由于加热可提高一些成分的溶解度，同时由于中药中一些成分的助溶作用，亲脂性成分也可被部分提出。用水提取的缺点是，可能会使某些苷类成分酶解，水提取液易发霉、变质，热水煎煮后含淀粉、果胶、黏液质多的中药水提液多较黏稠，过滤困难，并且水溶性杂质多，如糖、蛋白质等。此外水的用量大，增加了浓缩、蒸发、分离精制时的困难。

② 亲水性有机溶剂：这是一类极性较大能与水混溶的有机溶剂，如乙醇、甲醇、丙酮等，以乙醇最常用。此类溶剂对植物细胞穿透能力较强，溶解范围广泛，具有提取液黏度

小、沸点低、不易霉变等优点。如乙醇，可以通过调节其浓度，既用于提取极性成分，也用于提取某些亲脂性成分，在提取分离中应用十分广泛。但是，易燃、价格较高是此类溶剂的缺点。

③ 亲脂性有机溶剂：这是一类与水不能混溶的有机溶剂，如乙酸乙酯、乙醚、氯仿、苯、石油醚等。可用来提取脂溶性成分，如游离生物碱、苷元、挥发油、油脂、叶绿素、树脂等。亲脂性溶剂一般挥发性大，易燃，价格较贵，提取时对设备要求较高。这类溶剂对药材组织的穿透能力较弱，提取时间较长，一般亲脂性有机溶剂不宜用于中成药生产。

（3）溶剂提取法操作方法　提取方法可根据所用溶剂的特性及欲提取成分的性质来选择。

① 冷浸法：此法是将药材粗粉装入适当的容器中，加入一定量的溶剂（一般用酒或稀醇），浸泡药材以溶出其中成分的方法。此法操作简便，适宜含树胶、淀粉等成分较多的药材以及含挥发性成分、遇热不稳定易分解或破坏的成分的提取。但此法提取时间长、溶剂用量大，提取效率不高。

② 渗漉法：此法是将药材粉末用适当的溶剂润湿膨胀后，装入渗漉筒中，不断添加新溶剂，使其渗透到药材粉末中，溶解可溶性成分并随溶剂自上而下从渗漉筒下口流出的一种提取方法。渗漉法所用溶剂多为不同浓度的乙醇，在室温下进行，适用于遇热易破坏的成分的提取。本法在渗漉过程中，不断加入新溶剂，保持良好的浓度差，使扩散能较好地进行，故提取效率较高，但提取时间较长。

③ 煎煮法：此法是将药材加水加热煮沸，而使有效成分溶解出来的一种提取方法。将药材饮片置于适当容器中（忌用铁器）加水浸过药面，充分浸泡润湿后，加热煮沸 1～3 次，每次 1～2h，要注意不断搅拌，避免容器底部焦煳。本法简便易行，提取效率比冷浸法高，可以溶出大部分有效成分，但提取液中水溶性杂质相对也多。对含挥发性成分及遇热不稳定的成分的药材不宜用本法。对含有多糖类的药材，煎煮后药液黏稠，过滤较困难。水煎液易霉变、腐败，不易存放。

④ 回流提取法：此法是当用有机溶剂又需加热提取时，需采用回流加热装置，以免溶剂挥发损失的一种加热提取法。少量提取时，可将药材粗粉置于大小适宜的烧瓶中，再加溶剂使其浸过药面 1～2mL，搭建回流装置，加热回流 1～2h，滤出提取液；加入新溶剂重新回流，如此反复几次。大量生产可采用类似的装置。此法提取效率较冷提法高，但受热易破坏的成分不宜用此法。

⑤ 连续回流提取法：此法是采用连续回流装置进行提取的方法。在实验室常用索氏提取器，在连续回流提取过程中，药材不断接触新溶剂，能始终保持较高的浓度差，所以提取效率高，溶剂用量小。但提取时间较长，常需数小时至几十小时，溶出成分在烧瓶内长时间受热，遇热不稳定易分解的成分不宜用此法。

⑥ 超声提取法：样品置适宜容器内，加入提取溶剂后，置超声波振荡器中进行提取。本法提取效率高，经实验证明一般样品 30min 内即可完成。

⑦ 超临界流体萃取法（SFE）：常用二氧化碳超临界流体萃取。主要适于较低极性化合物的提取。对极性较大的化合物，近年来通过加夹带剂的方法也可提取。

2. 水蒸气蒸馏法

本法是将水蒸气通入含有挥发性成分的药材中，使药材中挥发性成分随水蒸气蒸馏出来的一种提取方法。适用于能随水蒸气蒸馏而与水不相混溶的成分的提取。挥发油的提取常用此法。此外，其他的一些挥发性成分也可用此法提取，如麻黄碱、烟碱、槟榔碱等。

水蒸气蒸馏法是根据分压定律，当挥发性成分与水共同加热时，整个系统的蒸气压应为

各组分蒸气压之和。即

$$P = P_{H_2O} + P_A$$

式中，P 为总蒸气压；P_{H_2O} 为水蒸气压；P_A 为与水不混溶的挥发性液体的蒸气压。

当液体总蒸气压与大气压相等时，液体开始沸腾。因此两组分化合物混合蒸馏时，混合液的沸点低于任何一组分的沸点，挥发性成分可在比其沸点低的温度下被蒸馏出来。馏出的挥发油在水中的溶解度小，则可与水分层，而将其分出；若在水中的溶解度大，可用盐析法使挥发性成分在水中析出，或用低沸点有机溶剂萃取，回收有机溶剂即得到挥发性成分。

3. 升华法

固体物质受热不经液态直接气化，遇冷后又凝固为固体，称之为升华。天然药物的某些成分具有升华的性质，故可利用升华的方法直接自天然药物中提取出来。如茶叶中的咖啡因、大黄中游离羟基蒽醌类成分、牡丹皮中的丹皮酚。

（二）待测试样品的精制

中药或中药制剂经提取后，得到的常是含有较多杂质的混合物，需要经过净化分离后才能进行分析测定。净化分离方法设计主要依据待测成分和杂质理化性质的差异。还要结合所要采用的检测方法进行选择。常用的净化分离方法有以下几种。

1. 系统溶剂分离法

此法是将提取浓缩后的总提取物用 3～5 种极性由低到高的不同溶剂依次进行溶解，使总提取物中性质不同的成分依次溶解在不同的溶剂中，而使各成分得以分离的一种方法。

此种操作方法比较烦琐，同一成分可能溶解在不同的溶剂中，给下一步的处理带来困难，以致影响到药理试验的准确性。尽管如此，系统溶剂分离法仍是研究成分不明的天然药物常用的一种方法。

2. 两相溶剂萃取法

两相溶剂萃取法简称萃取法，是在提取液中加入一种与其不相混溶的溶剂，通过振摇使原提取液中的某些成分转溶到加入的溶剂中，而其他成分仍留在原提取液中。如此反复多次，将所需成分萃取出来的分离方法。

萃取法主要理论依据为分配定律，利用混合物中各成分在两种互不相溶的溶剂中的分配系数不同而达到分离的目的。分配系数是指在一定温度时，一种物质溶解在相互接触但又不能混溶的两相溶剂中，溶解平衡后，两溶剂中溶质浓度的比值。溶质在两相溶剂中的分配比（K）在一定温度及压力下为一常数：

$$K = \frac{C_A}{C_B}$$

式中，K 为分配系数；C_A 为物质在上层溶剂中的浓度；C_B 为物质在下层溶剂中的浓度。

各种成分分离难易可以用分离因子 β 表示，分离因子 β 可定义为 A、B 两种溶质在同一溶剂系统中分配系数的比值。一般情况下，当 $\beta \geqslant 100$ 时，仅做一次简单萃取就可实现基本分离；当 $100 > \beta \geqslant 10$ 时，则需萃取 10～12 次；$\beta \leqslant 2$ 时，要实现基本分离，需做 100 次以上萃取才能完成。$\beta \cong 1$ 时，则 $K_A \cong K_B$，意味着两者性质极其相似，即使做任意次萃取也无法实现分离。

因此，实际工作中，尽量选择分离因子 β 值大的溶剂系统，以求简化分离过程，提高分离效率。即混合物中各成分的分配系数相差越大，分离效果越好。

天然药物成分很少有现成的分配系数作为参考，所以在实际工作中对溶剂的选择，常根据被分离成分在两相溶剂中的溶解度来决定。如水提取液中的有效成分是偏亲脂性的物质，一般多用亲脂性有机溶剂，如乙醚、苯、三氯甲烷进行萃取；如果有效成分是偏于亲水性的物质，就选用弱亲脂性的溶剂，如乙酸乙酯、丁醇、正丁醇等溶剂萃取，也可采用三氯甲烷或乙醚中加入适量乙醇或甲醇的混合溶剂，以增大萃取溶剂的亲水性。例如分离亲水性强的皂苷时，多选用正丁醇或异戊醇与水进行萃取；分离黄酮类成分时，则往往采用乙酸乙酯和水进行萃取。但要注意的是：有机溶剂亲水性越大，与水做两相萃取的效果就越差，因为能使较多的亲水性杂质伴随而出，对有效成分进一步精制影响很大。

此外，对酸性、碱性及两性化合物来说，分配比还受溶剂系统 pH 值的影响。因为 pH 值的变化可以改变它们的存在状态（游离型或解离型），从而影响在溶剂系统中的分配比。如酚类和羧酸类化合物一般在 pH$<$3 的情况下，酸性物质多呈非解离状态（HA）、碱性物质则呈解离状态（BH$^+$）存在；但 pH$>$12，则酸性物质多呈解离状态（A$^-$）、碱性物质则呈非解离状态（B）存在。据此，可采用在不同 pH 值的缓冲溶液与有机溶剂中进行分配的方法，使酸性、碱性、中性及两性物质得以分离。

分次萃取操作中应注意几点：a. 避免乳化现象出现；b. 提取液的浓度适当，过稀萃取溶剂用量大，过浓则两相不易充分接触；c. 萃取溶剂与提取液应保持适当的比例。

3. 沉淀法

在天然药物提取液中加入某些试剂使某些成分产生沉淀，与不能产生沉淀的成分得到分离的方法。多用于提取液中各成分溶解度性质相近，不宜用萃取法，以及亲水性成分的分离。常用的沉淀法有下面几种。

（1）乙醇沉淀法 利用水提取液中的某些成分（如淀粉、树胶、黏液质、蛋白质等）在乙醇达到一定浓度时析出沉淀而达到分离的一种操作方法。

（2）铅盐沉淀法 利用中性醋酸铅或碱式醋酸铅在水或稀醇溶液中能与许多物质生成难溶的铅盐沉淀，从而使各成分得以分离的方法。中性醋酸铅可使有机酸、氨基酸、蛋白质、黏液质、鞣质、酸性皂苷、树脂及部分黄酮类等成分产生沉淀；碱式醋酸铅沉淀范围更广，除上述成分外，还可沉淀某些中性或碱性成分，如中性皂苷、异黄酮苷、糖类、生物碱等。通常将天然药物的水或醇提取液先加入醋酸铅溶液至不再沉淀为止，静置后滤出沉淀；再向滤液中再加碱式醋酸铅饱和溶液至不再发生沉淀为止。这样就得到醋酸铅沉淀物、碱式醋酸铅沉淀物及母液三部分，然后将铅盐沉淀悬浮于水、醇或丙酮中，通入硫化氢脱铅，天然药物成分留在溶液中。

（3）酸碱沉淀法 这是利用某些成分在碱（或酸）中溶解、在酸（或碱）中沉淀的性质达到分离的方法。如：不溶于水的酸性成分或含有内酯环的成分均可溶于碱液，加酸使酸化后又析出沉淀。同样，不溶于水的碱性成分易溶于酸液中，加碱又沉淀析出。此法在生物碱、黄酮、蒽醌类成分分离中常用到。

（4）试剂沉淀法 利用某些成分在某种试剂的作用下产生沉淀而使某些成分得以分离的方法。如在生物碱盐的溶液中，加入生物碱的沉淀试剂（苦味酸、磷钨酸等），使生物碱生成不溶性复盐而析出沉淀；在分离水溶性生物碱时，可在水液中加入雷氏铵盐使其生成生物碱雷氏盐沉淀析出。

4. 盐析法

在天然药物的水提取液中加入无机盐，如氯化钠、硫酸镁、硫酸钠、硫酸铵等，达到饱和或接近饱和状态，使某些成分在水中的溶解度降低而析出沉淀分离。如自三颗针中提取小檗碱在生产上都采用氯化钠进行盐析。

5. 结晶法

利用混合物中各成分在溶剂中的溶解度不同达而到分离的一种方法。是分离精制常用的方法之一。具体的操作是：选择合适的溶剂，将经过提取分离后只含几种成分的混合物溶解，使成为饱和溶液，溶液低温放置或蒸发除去部分溶剂后再低温放置，使有效成分析出结晶而与溶液中的杂质分离，这个过程称为结晶。一次结晶会带一些杂质，常需通过反复结晶处理（重结晶），最后得到纯的结晶。

结晶的关键是溶剂的选择：a. 对欲结晶的成分冷热溶解度差别要大，而对杂质冷热均不溶或冷热均易溶；b. 不与欲提纯的成分发生化学反应；c. 溶剂的沸点不宜过高或过低。过高时，附着于晶体表面的溶剂不易除去；过低时则溶解度冷热时变化不大，不利于析晶。

6. 透析法

利用小分子物质在溶液中可通过半透膜、大分子物质不能通过半透膜的性质进行分离的方法。例如分离和纯化蛋白质、皂苷、多肽、多糖等物质时，可用透析法除去无机盐、单糖、双糖等杂质。反之也可将大分子的杂质留在半透膜内，而使小分子的物质通过半透膜进入膜外溶液中，而加以分离精制。

7. 分馏法

利用各成分沸点不同，在分馏柱（塔）中通过控制分馏的温度，分别收集不同温度下馏出液使各成分得以分离的方法。此法在有机合成或混合溶剂的回收中应用十分广泛，在天然药物化学中也用于挥发油及一些液体生物碱的分离。蒸气进入分馏柱时，由于柱外空气的冷却，部分蒸气凝成液体，上行的蒸气碰到下行的冷凝液，就产生热交换，如上行的蒸气包含着几种成分，显然高沸点的成分较易被冷凝，随着分馏柱管的升高，愈向上，混合蒸气中所含高沸点的成分愈少，到了一定高度时，可获得纯的某一成分。为了增加热交换的机会，在柱中装有填充料（如短玻璃管、玻璃珠等），填充料间应有空隙，使冷凝液与蒸气通畅对流，扩大接触面，提高分馏效果。

8. 色谱法

色谱法是中药成分分析中最常用的分离精制方法，最大的优点在于分离效能高，快速简便。通过选用不同的分离原理（如吸附色谱、分配色谱、凝胶色谱、大孔吸附树脂等）、不同的操作方式（如柱色谱、薄层色谱等）和不同的色谱材料，达到对各种成分的分离精制。

三、定性鉴别、检查和含量测定

（一）定性鉴别

1. 显微鉴别

显微定性鉴别包括显微组织学鉴别和显微化学鉴别。

（1）显微组织学鉴别　是指用显微镜对药材的切片、粉末、解离组织、表面制片或中成药的组织、细胞、内含物等特征进行特征性鉴别的一种方法。鉴别时要选择具有代表性的样品，根据各不同药材鉴别要求分别制片。而中成药则应根据不同剂型要求适当处理后制片，再进行显微观察鉴别。显微鉴别不仅在单味药材的鉴别时应用较多，在中成药中的应用也十分广泛。2005 年版《药典》中就有不少中药材和中成药的鉴别都是采用粉末显微鉴别的方法。

（2）显微化学鉴别　利用某些中药中的某些成分在化学反应后的显微特征来进行定性鉴别。例如在组织切片或粉末药材鉴别中滴加适当的沉淀试剂、显色试剂，用显微镜观察所形成的反应物形态、颜色等特征；如果药材中具有挥发性成分，可用升华法制得升华物，用显微镜直接观察或滴加试剂后再行观察。

2. 理化定性鉴别

理化定性鉴别是利用中药中所含有的物质的理化性质进行定性鉴别。可测定其理化常数和观察理化性质，也可选择适当的化学反应来检验。如中药中有皂苷类成分，既可用皂苷的显色反应，也可用泡沫试验或溶血试验来鉴定；如含有香豆素类成分，可用颜色反应或荧光反应进行定性分析等。

3. 色谱定性鉴别

色谱定性鉴别中应用最多的是薄层色谱定性。由于薄层色谱具有分离和鉴定的双重功能，只要一些特征斑点（甚至是未知成分）具重现性，就可以作为定性依据。对照品可选择化学标准品、有效部位（如总生物碱、总皂苷等）或标准药材，并可选用薄层标准图谱定性。薄层色谱法可鉴别真伪，区别多来源或相似品种，控制成分或有毒成分的限度。各国药典均将薄层色谱定性作为鉴别天然药物的最主要方法。另外纸色谱、高效液相色谱、气相色谱在定性分析也有比较广泛的应用。

（二）检查

1. 一般理化项目检查

包括浸出物及总固体测定、相对密度测定、旋光度测定、折射率测定、水分测定、干燥失重测定、乙醇含量测定等。

2. 杂质检查

包括杂质限量检查、灰分测定、酸碱度检查、氯化物检查、特殊杂质与掺伪物检查等。

3. 重金属检查

包括铅盐、砷盐、铁盐的测定及其他重金属测定。

（三）含量测定

含量测定是保证中药质量的最重要方法。进行测定时，一般是测定药材中的有效成分和有效部位的含量。但由于中药所含成分复杂，加之有时有效成分和有效部位不是很清楚，因此在实际分析工作中要根据实际情况，选择较为适当或具特征性的成分进行分析。主要有以下几种方法。

1. 有效成分含量测定

对于有效成分明确的中药及中成药，应进行有效成分的含量测定。

2. 有效部位含量测定

某些中药及中成药，大致明确主要活性物质是哪一类成分，就可以进行其有效部位的测定，如总生物碱、总皂苷、总黄酮等，测定的是有效部位的总含量。

3. 有效成分不明确的中药及中成药测定

（1）可选择一个或几个认为可能的有效成分或主要成分进行测定。

（2）测定药物的总固体量，如水浸出物量、醇浸出物量、乙醚浸出物量，以间接控制质量。

（3）对在加工炮制、制备、贮藏过程中易损失、破坏的成分进行含量或限量检查。

（4）可选用适当的生物效价或其他生物化学方法控制质量。

4. 贵重药材或含剧毒成分的中药测定

尽可能测定其中的有效成分或剧毒性成分的含量。

含量测定方法主要根据待测成分的性质，并参考有关资料进行选择。目前在中药分析中应用最多的是色谱法和光谱法；其他方法，如电化学方法、化学分析法、生物化学方法等也有应用。值得一提的是目前分析技术和计算机技术的联用在中药及中成药分析中的应用十分广泛。

（王甫成）

第二章 中药常用仪器分析方法

第一节 分光光度法

一、紫外-可见分光光度法

紫外-可见分光光度法（Vis-UV spectrophotometry，VUV）是利用物质分子对紫外-可见光谱区（一般认为是 200～800nm）辐射的吸收进行分析测定的一种仪器分析方法。VUV 具有灵敏度高、相对误差小等特点，目前被广泛用于医药、卫生、环保、化工等领域无机和有机物质的定性和定量分析。

（一）工作原理

物质的吸收光谱实质上就是物质中的分子或原子吸收了入射光中某些特定波长的光能量，产生分子振动能级跃迁和电子能级跃迁的结果。由于每种物质具有各自不同的分子、原子和不同的分子空间结构，其吸收光的能量也不同。因此，每种物质都有其特有的、固定的吸收光谱曲线，可根据吸收光谱上某些特征波长处吸光度的高低来鉴定或测定该物质的含量。紫外-可见分光光度法的定量分析基础是朗伯-比尔（Lambert-Beer）定律，即物质在一定波长的吸光度与吸收介质的厚度和吸光物质的浓度成正比。

Lambert-Beer 定律：

$$A = \varepsilon bc$$

式中，A 为吸光度；b 为液层厚度（cm）；c 为物质的量浓度（mol/L）；ε 为摩尔吸光系数 [L/(mol·cm)]。其中 ε、b 为常数。

（二）紫外-可见分光光度计的组成

紫外-可见分光光度计主要由光源、单色器、样品室、检测器、显示器等五部分组成。

1. 光源

理想光源的条件是：a. 能提供连续的辐射；b. 光强度足够大；c. 在整个光谱区内光谱强度不随波长变化而有明显变化；d. 光谱范围宽；e. 使用寿命长，价格低。

用于可见光和近红外光区的光源是钨灯，最常用的是卤钨灯，即石英钨灯泡中充以卤素，以提高钨灯的寿命。适用波长范围是 320～1100nm。用于紫外光区的有氢灯和氘灯，适用波长范围是 190～400nm，氘灯比氢灯光强度大，且使用寿命长 2～3 倍，故较为常用。

2. 单色器

单色器一般由入射狭缝、出射狭缝、透镜系统和色散元件（棱镜或光栅）等几部分组成，是用来产生高纯度单色光束的装置，其功能是将光源产生的复合光分解为单色光和分出所需的单色光束。单色器的性能直接影响入射光的单色性，从而影响测定的灵敏度、选择性及校准曲线的线性关系等。起分光作用的色散元件主要是棱镜和光栅。

棱镜有玻璃和石英两种材料。其原理是依据不同波长光通过棱镜时有不同的折射率而将不同波长的光分开。由于玻璃可吸收紫外光，所以玻璃棱镜只能用于 350～3200nm 的波长范围，只能用于可见光域。石英棱镜可使用的波长范围较宽（185～4000nm），可用于紫外、可见和近红外三个光域。

光栅是利用光的衍射与干涉作用制成的，它可用于紫外、可见及红外光域，而且在整个波长区内具有良好的、较为均匀一致的分辨能力。

狭缝的大小直接影响单色光纯度，但过小的狭缝又会减弱光强。

3. 样品池

样品池由池架、吸收池（即比色杯）及各种可更换的附件组成。池架有普通池架和恒温池架，恒温池架包括水恒温池架和电恒温池架。吸收池分为石英池和玻璃池两种。因为普通光学玻璃吸收紫外光，因此玻璃池只能用于可见光，适用波长范围为 $400\sim2000nm$。石英池可透过紫外光、可见光和红外光，是最为常用的吸收池，适用波长范围为 $180\sim3000nm$。

4. 检测器

检测器又称光电转换器。常用的检测器有光电管、光电倍增管和光电二极管三种。

① 光电管：751 型分光光度计使用光电管检测器。

② 光电倍增管：它是检测弱光的最灵敏最常用的光电元件，其灵敏度比光电管高 200 多倍。

③ 光电二极管：其原理是硅二极管受紫外-近红外辐射照射时，其导电性增强的比例与光强成正比。

近年，使用光电二极管作检测器的分光光度计的数量在增加，虽然其灵敏度赶不上光电倍增管，但由于稳定性更好，使用寿命更长，价格便宜，因而，许多高档的分光光度计都在使用。目前，新型的光电二极管阵列检测器能绘出吸光度、波长和时间的三维立体色谱图，可以方便快速地得到任一波长的吸收数据，尤其适宜用于动力学测定，成为高效液相色谱仪最理想的检测器。

5. 显示器

低档分光光度计采用数字显示，有的连有打印机。现代高性能分光光度计采用计算机控制，集图谱、数据显示、操作条件控制和数据处理于一体。

（三）紫外-可见分光光度计的类型

紫外-可见分光光度计可分为单光束分光光度计、双光束分光光度计和双波长分光光度计三种类型。

1. 单光束分光光度计

经单色器分光后的一束平行光，轮流通过参比溶液和样品溶液进行吸光度的测定。此种分光光度计结构简单，操作方便，维修容易，适用于常规分析。

2. 双光束分光光度计

经单色器分光后经反射镜分解为强度相等的两束光，一束通过参比池，一束通过样品池。光度计能自动比较两束光的强度，此比值即为试样的透射比，经对数变换将它转换成吸光度并作为波长的函数记录下来。同时，由于两束光同时分别通过参比池和样品池，还能自动消除光源强度变化所引起的误差。

3. 双波长分光光度计

由同一光源发出的光被分成两束，分别经过两个单色器，得到两束不同波长（λ_1 和 λ_2）的单色光，利用切光器使两束光以一定的频率交替照射同一吸收池，然后经过光电倍增管和电子控制系统，最后由显示器显示出两个波长处的吸光度差值 ΔA（$\Delta A = A\lambda_1 - A\lambda_2$）。对于多组分混合物、混浊试样及存在背景干扰或共存组分吸收干扰等样品的分析，采用双波长分光光度计分析能提高方法的灵敏度和选择性。

（四）紫外-可见分光光度计的应用

VUV 法是一种常用的定量分析方法，也是对物质进行定性分析和结构分析的一种手段，同时还可以测定某些化合物的物理化学参数，例如摩尔质量、配合物的配合比和稳定常数及酸、碱的离解常数等。此种方法主要适用于不饱和有机化合物，尤其是共轭体系的鉴定，以此推断未知物的骨架结构。此外，它还可配合红外光谱法、核磁共振波谱法和质谱法等结构分析法进行定量鉴定和结构分析。

附　TU1810 型紫外-可见分光光度计操作程序

① 打开分光光度计，预热 10min。

② 打开计算机，进入软件，进入"光谱扫描"界面。

③ 设定扫描波长范围。

④ 将盛有标准溶液的比色皿插入样品室，在设定波长范围内扫描，确定最大吸收波长。

⑤ 进入"定量测定"界面设定检测波长，将盛有空白溶液的比色皿插入样品室，调零。

⑥ 插入盛有不同浓度对照品溶液的比色皿，测定吸光度，制备标准曲线。

⑦ 插入盛有样品溶液的比色皿，测定样品溶液的吸光度。

⑧ 退出系统，关闭仪器，关闭电脑。

⑨ 登记使用记录。

（俞　浩）

二、红外分光光度法

红外分光光度法（infrared spectrophotometry，IR）是利用物质对红外光区电磁辐射选择性吸收的特性来进行结构分析、定性和定量分析的方法，又称红外吸收光谱法。主要用于化合物结构鉴定，亦可用于定量分析。

（一）工作原理

1. 红外吸收的产生条件

① 辐射光子的能量应与振动能级跃迁所需能量相等。

② 辐射与物质之间有相互耦合作用。

对称分子：没有偶极矩，辐射不能引起共振，无红外活性。如：N_2、O_2、Cl_2 等。

非对称分子：有偶极矩，具有红外活性。

2. 分子振动与红外吸收

在分子发生振动能级跃迁的同时，必然伴随着转动能级的跃迁，由此而产生的红外吸收光谱又称为振动-转动光谱。分子在振动过程中必须有瞬间偶极矩的改变，才能在红外光谱中出现相对应的吸收峰，这种振动称为具有红外活性的振动。根据量子理论，红外吸收峰的强度与分子振动时偶极矩变化的平方成正比。因此，振动时偶极矩变化越大，吸收强度越强。

（二）红外光区的划分

红外线为波长在 $0.76 \sim 500\mu m$ 范围内的电磁波。通常划分为三个区：近红外区，波长范围 $0.76 \sim 2.5\mu m$；中红外区，波长范围 $2.5 \sim 25\mu m$；远红外区，波长范围 $25 \sim 500\mu m$。大多数有机物和无机离子的化学键基频吸收都出现在中红外区。通常说的红外光谱主要指中红外光谱区。

（三）红外光谱仪的组成

红外光谱仪主要由光源、吸收池、单色器和检测器四部分组成。

1. 光源

常用的有能斯特灯和硅碳棒。能斯特灯是由氧化锆、氧化钇和氧化钍烧结制成的中空或实心圆棒，直径 $1\sim3mm$，长 $20\sim50mm$，特点是发光强度大，使用寿命 $0.5\sim1$ 年。硅碳棒两端粗，中间细，直径 $5mm$，长 $20\sim50mm$，使用时不需预热。

2. 吸收池

因玻璃、石英等材料不能透过红外光，故红外吸收池只用能透过红外光的 NaCl、KBr 等材料制成窗片，需注意防潮。固体试样常与纯 KBr 混匀压片，然后直接进行测定。

3. 单色器

单色器由色散元件、准直镜和狭缝构成。色散元件常用闪耀光栅，由于闪耀光栅存在次级光谱的干扰，因此，需要将光栅和用来分离次级光谱的滤光器或前置棱镜结合起来使用。

4. 检测器

常用的红外检测器有热检测器、热电检测器和光电导检测器三种。

（四）红外光谱仪的类型

红外光谱仪主要有色散型红外吸收光谱仪和 Fourier 变换红外光谱仪两种类型。Fourier 变换红外光谱仪具有扫描速度快、分辨率高、灵敏度高等优点。

（五）红外吸收光谱中常用的术语

1. 基频峰与泛频峰

常温下，由于分子大部分都位于基态（$V=0$）振动，因而分子吸收红外光后主要发生由基态到第一激发态（$V=1$）的跃迁，由此产生的吸收峰称为基频峰。基频峰的峰位等于分子的振动频率。基频峰强度大，是红外光的主要吸收峰。

泛频峰包括倍频峰和组频峰。倍频峰是当分子吸收一定的红外光后，分子的振动能级从基态跃迁至第二振动激发态、第三振动激发态等高能态时所产生的吸收峰（即 $V=0\rightarrow V=2，3，\cdots$产生的峰）。组频峰又包括合频峰和差频峰。虽然泛频峰强度较弱，难辨认，但增加了光谱的特征性。

2. 特征峰与相关峰

凡是能鉴定某官能团的存在，又容易辨认的吸收峰称为特征峰。

由一个基团产生的一组相互依存而又相互佐证的特征峰称为相关峰。相关峰的数目与基团的活性振动及光谱的波数范围有关。用一组相关峰确定一个官能团的存在是光谱解析的一条重要原则。

3. 特征区与指纹区

特征区（特征频谱区）指 $4000\sim1250cm^{-1}$ 的高频区。包含 H 的各种单键、双键和三键的伸缩振动及面内弯曲振动。特征区吸收峰稀疏、较强，易辨认。特征峰常出现在特征区。

指纹区指 $1250\sim400cm^{-1}$ 的低频区。包含 C—X（X：O，H，N）单键的伸缩振动及各种面内弯曲振动。指纹区吸收峰密集、难辨认。相关峰常出现在指纹区。

（六）影响吸收峰位的因素

分子中各基团的振动要受到分子中其他部分特别是邻近基团的影响，这种影响可分为内部因素和外部因素。

1. 内部因素

（1）诱导效应　一般是指"吸电子基团"的诱导效应。由于取代基具有不同的电负性，通过静电诱导作用，引起分子中电子排布的变化，从而引起化学键力常数的变化，改变了基团的特征频率，这种效应通常称为诱导效应。吸电子基团使吸收峰向高频方向移动，又称蓝移。

（2）共轭效应　共轭效应使振动频率移向低波数区。主要包括氢键（分子内氢键、分子间氢键）效应、空间效应和振动耦合。

2. 外部因素

外部因素主要指溶剂效应和仪器色散元件性能对峰位的影响。通常情况下，溶剂极性增加，极性基团的伸缩振动频率下降。色散元件性能优劣影响相邻峰的分辨率。

（俞　浩）

三、原子吸收分光光度法

原子吸收分光光度法又称原子吸收光谱法（atomic absorption spectrophotometry，AAS），简称为原子吸收法。原子吸收光谱法作为一种新型的仪器分析方法，是利用待测元素所产生的气态基态原子对其特征谱线的吸收程度来进行定量分析的方法。1955年，瓦尔西（Wals）正式提出原子吸收理论，并在近几十年得到迅速发展。原子吸收分光光度法具有灵敏度高、准确性高、重现性好（<0.5%）、用途广、检测样品用量少及选择性好等优点。

（一）工作原理

原子是由带有一定数目正电荷的原子核和相同数目的核外电子组成，核外电子以一定的规律在不同的轨道中运动，每一轨道都具有确定的能量，称为原子能级。当核外电子排布在最低能级时，原子的能量状态叫基态，基态是最稳定的状态。

当原子受外界能量激发时，外层电子可跃迁到不同能级上，通常把电子从基态跃迁到第一激发态所产生的吸收谱线称为共振吸收线。不同元素其原子结构和外层电子排布不同，其共振吸收线的频率也不相同。因此，共振吸收线是与元素的原子结构相关的特征谱线。共振吸收能量最低，最容易发生，一般原子吸收分光光度分析法就是利用元素的共振吸收来进行分析的。原子吸收分析关系符合 Lambert-Beer 定律：

$$A = \log I_0 / I_V = K_V cL$$

式中，A 为吸光度，I_0 为光源发出的待测元素的共振吸收线的强度，I_V 为被待测元素原子蒸气吸收后透射光的强度，K_V 为原子吸收系数，c 为物质的量浓度；L 为火焰宽度。其中 L 为定值。

上式表明在一定工作条件下，当吸收厚度一定时，吸收测量的吸光度与被测元素的含量呈线性关系，这是原于吸收光谱定量分析法的基础。

（二）原子吸收分光光度计的组成

原子吸收分光光度计由光源、原子化器、分光系统和检测系统构成。

1. 光源

光源有空心阴极灯、无极放电灯和蒸气放电灯三种。光源的作用是辐射待测元素的特征光谱，以供吸收测量之用。光源要符合以下要求：a. 能辐射待测元素的共振线，并且具有足够的强度；b. 能辐射锐线，即发射线的半宽度比吸收线的半宽度窄得多；c. 辐射的光强必须稳定且背景小；d. 使用寿命长。

2. 原子化器

原子化器通常有火焰原子化器、无火焰原子化器、冷原子化器、氢化物原子化器四种。其作用是将待测元素转化为吸收特征辐射线的基态原子。其性能直接影响测定的灵敏度和重现性。原子化器要符合以下要求：a. 原子化效率要高；b. 准确度要好且记忆效应要小，背景发射等的影响要尽可能小；c. 稳定性好，数据重现性好，噪声低；d. 安全、耐用、操作方便。

3. 分光系统（单色器）

分光系统是由色散元件（光栅、棱镜）、凹面镜和狭缝组成。在原子吸收分光光度计中，光源发射的光谱除含待测元素的共振线外，还有其他一些谱线，如待测原子的其他谱线（非共振线）、惰性气体谱线、杂质谱线、分子光谱等，这些谱线照射到检测系统上，会对测定造成干扰。因此，单色器的作用就是将待测元素的共振线和其他谱线分开。

4. 检测系统

检测系统主要由检测器、放大器、显示记录装置组成。

检测器的作用是将单色器分出的光信号转换成电信号。在原子吸收分光光度法中常用光电倍增管作检测器，既具有光电转换作用，又有放大作用。需要注意的是如果使用太强的光照射，会引起光电倍增管的"疲劳效应"，使灵敏度降低。通常工作电压选择在最高工作电压的 $1/3 \sim 2/3$ 范围内。

放大器是将光电倍增管输出的较弱信号，经电子线路进一步放大。主要采用同步检波放大器即相敏放大器，这种放大器的选频效果好，信噪比高，因为与光源同步，可以减少光源信号频率漂移造成的影响。

现在的原子吸收分光光度计采用原子吸收计算机工作站，使原子吸收分光光度法的自动化程度大大提高。

（三）原子吸收分光光度计的类型

按入射光束可分为单光束原子吸收分光光度计与双光束原子吸收分光光度计；按调制电源方式可分为直流调制分光光度计和交流调制分光光度计；按通道可分为单道原子吸收分光光度计、双道原子吸收分光光度计与多道原子吸收分光光度计。下面简单介绍单道单光束原子吸收分光光度计与单道双光束原子吸收分光光度计的特点。

1. 单道单光束分光光度计

优点是结构简单，光能集中，辐射损失少，灵敏度较高，能满足一般分析要求。缺点是不能消除光源波动引起的基线漂移。

2. 单道双光束分光光度计

光源发射出的元素共振线光束被旋转切光器分解成强度相等的两束光，两光束交替进入单色器和检测器，检测器输出的信号是两光束的强度比或吸光度之差。单道双光束原子吸收分光光度计可以消除光源和检测器不稳定引起的基线漂移，但它仍不能消除原子化不稳定和背景产生的影响。

（四）测定条件的选择

1. 分析线

每种元素都有几条可供选择使用的吸收线，通常选择元素的共振吸收线作为分析线，可以得到更好的灵敏度。

2. 狭缝宽度

狭缝宽度的选择以排除光谱干扰和具有一定透光强度为原则。对于谱线比较简单的元素（如碱金属、碱土金属）狭缝宽度可以大些，以提高信噪比和测量精密度，降低检出限；对于谱线复杂的元素（如过渡金属、稀土金属）要求用较小的狭缝宽度，以提高仪器的分辨率，改善线性范围，提高灵敏度。

3. 灯电流

原则是在保证空心阴极灯有稳定辐射和足够的入射光条件下，尽量使用低的灯电流。

4. 原子化条件的选择

在火焰原子吸收法中，调整喷雾器至最佳雾化状态，改变助燃气体比，选择最佳火焰类型和状态。对于低温、中温火焰中易原子化的元素，可使用乙炔-空气火焰；对于在火焰中易生成难解离的化合物及难熔氧化物的元素，宜使用乙炔—一氧化二氮高温火焰；分析线在220nm以下的元素，可选用氢气-空气火焰。调节燃烧器的高度，使入射光束通过基态原子密度最大区域，可以提高分析的灵敏度。

在石墨炉原子吸收法中，原子化程序要经过干燥、灰化、原子化和除残4个阶段，要通过试验选择各阶段的温度及维持时间。

（五）原子吸收光谱法的应用

1. 间接测定法

（1）利用化学反应进行测定　使被测物质与某一定量可测元素形成化合物。经过分离后，或者测定生成化合物中的可测元素，或者测定尚未反应的元素，都可换算出被测物质的含量。

（2）利用干扰效应进行测定　有些元素或化合物对某些元素或物质有增感或降感效应，且影响程度与这些元素或化合物的浓度在一定范围成比例，则可用来间接测定这些元素或化合物。

2. 萃取原子吸收光谱法

所谓萃取原子吸收光谱法，就是将萃取分离与原子吸收光谱法结合起来的一种方法。即用溶剂萃取分离和富集试样中的待测元素，然后使萃取后的有机相直接进入原子吸收光谱仪的火焰中进行测定。

（俞　浩）

四、荧光分光光度法

荧光分光光度法（fluorospectrophotometry，FLT）是目前较为常用的一种仪器分析方法。通常情况下处于基态的物质分子吸收激发光后变为激发态，处于激发态的分子在返回基态的过程中将一部分能量以光的形式释放出来，从而产生荧光。荧光光谱法具有灵敏度高、选择性强、用样量少、方法简便、线形范围宽等优点，被广泛应用于生命科学、医学、药学、化学等领域。

（一）工作原理

某些具有高度共轭体系结构的分子，吸收一定波长的可见光或紫外光后，其共轭体系中的电子发生跃迁，从基态跃为激发态，然后将这部分能量以光子形式发射出来，使处于激发态的电子又回到基态。直接从激发态返回基态所发射的光即为荧光。不同物质由于分子结构不同，其激发态能级的分布具有各自不同的特征。因此，各种物质都有其特征性的荧光激发光谱和发射光谱，根据物质荧光激发光谱和发射光谱的不同能够对物质进行鉴定和含量测定。

（二）荧光分光光度计的组成

荧光分光光度计主要由光源、单色器、样品池、检测器和记录显示装置5部分组成。与紫外分光光度计相比不同的是：a. 荧光分光光度计具有两个单色器，一个用于选择激发光的波长，另一个用于分析发射光波长；b. 荧光分光光度计检测器与激发光束成一定角度，一般为 90°，以排除穿过样品的透射光干扰，检测器大都位于激发光束的右方。

1. 光源

常用的光源主要有氙弧灯和高压汞灯。其中氙弧灯是荧光分光光度计中应用最广的光源，它是一种短弧气体放电灯，在 200～800nm 范围内是连续的光源。但氙灯灯内气压高，启动时电压也高（20～40kV），使用时要注意安全。

2. 单色器

荧光分光光度计中应用最多的单色器为光栅单色器。光栅有两块，第一块为激发单色器，用于选择激发光的波长；第二块为发射单色器，用于选择荧光发射光的波长。一般后者的光栅闪耀波长比前者长一些。荧光分光光度计的激发波长扫描范围一般是 190～650nm，发射波长扫描范围是 200～800nm。

3. 样品池

荧光检测器的样品池通常由石英材料制成。与紫外分光光度计的比色皿不同，荧光样品池的四面均为磨光透明面，测量液体样品时，光源与检测器成 90°角安排。

4. 检测器

一般用光电管或光电倍增管作检测器，可将光信号放大并转为电信号。较高级的有光电二极管阵列检测器，它具有检测效率高、线性响应好、坚固耐用、寿命长、扫描速度快、可同时记录下完整的荧光光谱等优点，有利于光敏性荧光体和复杂样品的分析。

5. 记录、显示装置

现代荧光分光光度计都采用计算机进行自动控制和显示荧光光谱及各种参数。

（三）荧光分光光度计的类型

常见的荧光分光光度计按单色器不同可分为三类，即滤光片荧光分光光度计、滤光片-光栅荧光分光光度计和双光栅荧光分光光度计。滤光片荧光分光光度计只适于做定量分析，滤光片-光栅荧光分光光度计和双光栅荧光分光光度计可用于定性或定量分析，但滤光片-光栅荧光分光光度计不能测定激发光谱，且激发波长的选择受到限制。

（四）荧光分光光度计的影响因素

1. 温度

温度对物质分子的荧光强度有影响，一般温度低时荧光强度高，温度升高时荧光强度降低。因此，精确的测定要配备恒温装置。

2. pH 值

大多数物质只有在一定 pH 值时才能产生稳定的荧光。因此，采用荧光分析法初次测定某种化合物时，需进行不同 pH 值分析的预试验，选择能产生稳定荧光的 pH 值进行测定。

3. 溶剂及杂质干扰

由于溶剂的吸光性质和其中的杂质均会干扰样品的荧光强度，所以尽可能选用纯度高的有机溶剂，确定溶质测定波长时应尽可能排除溶剂吸收的干扰。为防止荧光分析中的污染影响测定结果，盛放样品的器皿必须清洗干净。

另外，许多物质的荧光在光照或空气中放置的情况下会逐渐消退，故此类样品要在配成溶液后立即测定，最好绘制荧光-时间曲线，找出荧光强度达到最高峰而又比较恒定的时间。

附 荧光分光光度计操作程序

① 开机：接通电源，启动计算机，打开主机开关，预热 30min。

② 荧光激发光谱测定：设置仪器参数，确定扫描激发波长，找到最大 λ_{ex}。

③ 荧光发射光谱测定：设置仪器参数，确定扫描发射波长，找到最大 λ_{em}。

④ 定量测定：配制一系列已知浓度的标准溶液，在一定的测定条件下，设置 λ_{ex}、λ_{em}，测定系列标准溶液的荧光强度，绘制荧光强度-浓度工作曲线。

⑤ 样品荧光强度测定：不改变仪器参数，测定未知溶液的荧光强度，由工作曲线即可求出未知溶液的浓度。

⑥ 退出系统，关闭荧光分光光度计电源，关闭计算机。

（俞　浩）

第二节　色　谱　法

一、薄层色谱法

薄层色谱法（thin-layer chromatography，TLC）系将供试品溶液与对照物溶液点于同一薄层板上，在展开容器内用相应的展开剂展开，使供试品所含成分分离，所得色谱图与适宜的对照物色谱图对比，并可用薄层扫描仪进行扫描，用于鉴别、检查或含量测定的方法。

（一）概述

自 20 世纪 60 年代薄层色谱技术作为一种快速、简单、灵敏的鉴别手段应用于中药、饮片及中成药的鉴别，《中华人民共和国药典》（2005 年版）一部将薄层色谱法用于鉴别已达 1523 项，用于含量测定为 45 项。薄层扫描用于许多中药及中成药的含量测定，在控制中药质量方面起到积极的作用，中药生产及质量监督管理部门已广泛使用。

薄层色谱独有的特点是分析结果以直观的彩色图像表达，为其他色谱技术所不能。而图像给出的多层面的信息是文字难以表达的，而且丰富多彩的图像可以给分析者更多的思考判断的空间。

薄层色谱法各单元操作既有关联，又相互独立，点样器材和方法、展开方式、显色试剂选择、直观比较或扫描比较可根据需要灵活变通。根据需要操作可以视实际需要和实验室条件分层次进行和中止，节省分析时间和资源，因此具有离线操作的灵活性、个人占机时间短的特点。

（二）仪器与材料

1. 薄层板

常用薄层板有硅胶薄层板、硅胶 GF_{254} 薄层板、聚酰胺薄膜等。市售薄层板分普通薄层板和高效薄层板。如需对薄层板进行特别处理和化学改性，以适应供试品分离的要求时，也可用实验室自制的薄层板。

2. 点样器

一般采用微升毛细管或手动、半自动、全自动点样器材。

3. 展开容器

上行展开用平底或双槽展开缸；水平展开用水平展开缸；也可用全自动控湿展开仪、薄层色谱全自动多极展开系统（瑞士卡玛）等。

4. 显色装置

喷雾显色采用玻璃喷雾瓶；浸渍显色采用专用玻璃器械或用适宜的展开缸代用；蒸气熏蒸显色采用双槽展开缸等。

5. 检视装置

包括装有可见光、254nm 及 365nm 紫外光光源三用紫外分析仪，暗箱式紫外观察仪，薄层色谱摄影仪等。

6. 薄层色谱扫描仪与薄层数码成像

薄层色谱扫描仪的工作原理有两类：狭缝扫描光密度检测和 CCD 数码成像分析。

狭缝扫描（可变波长扫描）是经典的方法，是指用一定波长的光照射在薄层板上，对薄层色谱中可吸收紫外光或可见光的斑点，或经激发后能发射出荧光的斑点进行扫描，将扫描得到的图谱及积分数据用于鉴别、检查或含量测定。

薄层数码成像分析技术是利用数码成像设备获得薄层板上各点的光强度信息，之后对获得图像进行分析的薄层分析技术，被称为"第二代薄层色谱扫描仪"。由于数码扫描仪采用逐行成像技术，为便于区分传统薄层扫描仪的逐点扫描，将数码扫描仪称为逐行扫描仪。数码成像设备包括两种：照相机和扫描仪。

狭缝扫描光密度检测的优势在于可选择特定波长，因此可以找到检测物质的最大吸收峰，从而提高检测的精度。而数码成像分析的优势在于仪器投资成本低，操作方便，更易被分析人员接受。

（三）操作步骤与要求

1. 操作步骤

样品处理→点样→展开→显色与检视→成像→含量测定

2. 操作要求

（1）薄层板活化 临用前薄层板一般应在 110℃ 活化 30min（聚酰胺薄膜不需活化）。置干燥器中备用。

（2）点样 于薄层板上点样，可选用圆点状或窄细的条带状。圆点状直径一般不大于 3mm（高效板一般不大于 2mm）；条带状宽度一般为 5～10mm（高效板条带宽度一般为 4～8mm）。点样基线距底边 10～15mm（高效板一般基线离底边 8～10mm），点间距离可视斑点扩散情况以相邻斑点互不干扰为宜，一般不少于 8mm（高效板供试品间隔不少于 5mm）。接触点样时注意勿损伤薄层表面。最好选用半自动或自动点样器械以喷雾法点样。

（3）展开 将点好样品的薄层板放入展开缸中，浸入展开剂的深度为距原点 5mm 为宜（切勿将样点浸入展开剂中），密闭。一般上行展开 8～15cm（高效薄层板上行展开 5～8cm）。溶剂前沿达到规定的展距，取出薄层板，晾干，待检测。

展开前如需要溶剂蒸气预平衡，可在展开缸中加入适量的展开剂，密闭，一般保持15～30min。溶剂蒸气预平衡后，迅速放入载有样品的薄层板，立即密闭，展开。如需使展开缸达到溶剂蒸气饱和的状态，则须在展开缸的内侧放置与展开缸内径同样大小的滤纸，密闭一定时间，使达到饱和再展开。必要时，可进行二次展开或双向展开。

（4）显色与检视 薄层板展开后直接在日光下检视，或用喷雾法、浸渍法显色后，在日光下检视。有荧光的物质可在 365nm 紫外光灯下观察荧光色谱。某些试剂可激发荧光。

对于可见光下无色，但在紫外光下有吸收的成分可用带有荧光剂的硅胶板（如硅胶 GF_{254} 板），在 254nm 紫外光灯下观察荧光板面上的荧光猝灭物质形成的色谱。

（5）成像 薄层色谱一个很大的优势是色谱结果可视并且可以用图像形式保存，可以方便地在同一块薄层板上对多个样品进行质量评估。早期对 TLC 板目视观测后需要采用文字来表述，还常常采用画草图的方式记录斑点；后来逐渐采用成像方式将薄层板的结果永久保存；现在则可以采用视频或数码相机捕捉电子图像，这是记录 TLC 板最有效并能重现的方式。也有人采用台式扫描仪记录有颜色的斑点。如果采用合适的软件，电子图像可以用符合 GXP 规范的方式进行标注、保存、转换并打印。

成像的基本要求是无论是否需要衍生化，色谱需"可见"。现代成像系统有三种光源可选，分别是 254nm 紫外光、366nm 紫外光以及白色可见光。在含有荧光指示剂的薄层板上，指示剂在短波长（254nm）紫外光激发下产生绿色或蓝色的光，对 UV 254 有吸收的样品在薄层板上显暗色。长波长（366nm）紫外光用以激发物质产生荧光。必须加载滤光片阻止紫外光灯产生的光进入相机，只让产生/激发的不同波长（可见）的荧光通过。可见光成像用于有颜色的物质，可以采用三种照明模式：反射、透射、反射＋透射。反射产生的图像类似于可见光下裸视观测薄层板的效果，附加透射可以对较弱的斑点产生更多细节，因为薄层深层的样品分子也会对图像的形成产生帮助。

采用电子图像对薄层板与薄层板之间进行准确比较，必须保证拍摄时照相机所有的参数一致，包括白平衡、光圈、曝光时间、焦距和放大等。采用数码相机设置，控制所有功能可以达到这一要求。根据 GXP 规范，成像过程的所有参数必须可溯源并随图像一起保存（如 CAMAG DigiStore 2 数码成像系统）。

（6）含量测定　按照薄层色谱扫描法，测定供试品中相应成分的含量。

薄层色谱扫描法系指用一定波长的光照射在薄层板上，对薄层色谱中可吸收紫外光或可见光的斑点，或经激发后能发射出荧光的斑点进行扫描，将扫描得到的图谱及积分数据用于鉴别、检查或含量测定。测定时可根据不同薄层扫描仪的结构特点，按照规定方式扫描测定，一般选择反射方式，采用吸收法或荧光法。含量测定应使用市售薄层板。

扫描方法可采用单波长扫描或双波长扫描。如采用双波长扫描，应选用待测斑点无吸收或最小吸收的波长为参比波长，供试品色谱中待测斑点的比移值（R_f 值）和光谱扫描得到的吸收光谱图或测得的光谱最大吸收与最小吸收应与对照品相符，以保证测定结果的准确性。薄层扫描定量测定应保证供试品斑点的量在线性范围内，必要时可适当调整供试品溶液的点样量，供试品与对照品同板点样、展开、扫描、测定计算。

薄层色谱扫描用于含量测定时，通常采用线性回归二点法计算，如线性范围很窄时，可用多点法校正多项式回归计算。供试品溶液和对照品溶液应交叉点于同一薄层板上，供试品点样不得少于 2 个，对照品每一浓度不得少于 2 个。扫描时，应沿展开方向扫描，不可横向扫描。

附 1　薄层板要求与分离度

（1）自制薄层板　玻璃板用 5cm×20cm、10cm×20cm 或 20cm×20cm 的规格，要求光滑、平整，洗净后不附水珠，晾干。将 1 份固定相和 3 份水（或加有黏合剂的水溶液）在研钵中按同一方向研磨混合，去除表面的气泡后，倒入涂布器中，在玻板上平稳地移动涂布器进行涂布（厚度为 0.2～0.3mm），取下涂好薄层的玻板，置水平台上于室温下晾干后，在 110℃ 烘 30min，即置有干燥剂的干燥箱中备用。使用前检查其均匀度，在反射光及透视光下检视，表面应均匀、平整、光滑，无麻点、无气泡、无破损及污染。

（2）薄层板预洗　薄层板在存放期间被空气中杂质污染，使用前可用三氯甲烷、甲醇或二者的混合溶剂（8∶2）在展开缸中上行展开预洗，110℃活化，置干燥器中备用。

（3）分离度　用于鉴别时，对照品溶液与供试品溶液中相应的主斑点，应显示两个清晰分离的斑点。用于限量检查和含量测定时，要求定量峰与相邻峰之间有较好的分离度，分离度（R）的计算公式为：

$$R = 2(d_2 - d_1)/(W_1 + W_2)$$

式中，d_2 为相邻两峰中后一峰与原点的距离；d_1 为相邻两峰中前一峰与原点的距离；W_1 及 W_2 为相邻两峰各自的峰宽。

除另有规定外，分离度应大于 1.0。

附2 CAMAG-Ⅲ型薄层扫描仪（TLC SCANNER 3）操作规程

1. 仪器的组成及开机

（1）仪器的组成　CAMAG TLC SCANNER 3 是由扫描仪主机、计算机系统、打印机、绘图仪组成。通过标准接口相互连接，且分别有各自的开关，它是进行薄层色谱定性或定量用的专用仪器。

（2）开机

① 接通电源；

② 打开不间断电源；

③ 待不间断电源的"Normal"指示灯亮后，打开 CAMAG-Ⅲ型扫描仪主机开关，再分别打开打印机、绘图仪、计算机显示器的开关，最后打开计算机的开关。

2. 扫描

当计算机进入 Windows 操作系统后，用鼠标点击计算机桌面上的薄层扫描软件 Win-CATS 的图标，进入 WinCATS 的工作界面，进行以下操作。

① 选择"File"菜单内"New"一项；选择"Create"一项中"Method"，输入方法名按确认，建立一个新方法；

② 点击左面的窗格中的"Method"，在右面的窗格中 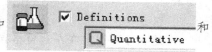 和

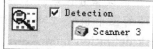 前面打上钩。

③ 点击左窗格中的"Stationary Phase"，在右窗格的"Size"一项选择薄层板尺寸大小；

④ 点击左窗格中"Definitions-Quantitative"，然后点击右窗格中下面的"Quantitative General"项 **\Quantitative General**\ Samples \ Substances \ Standards \，然后在这个对话框中的"Sample Definitions"项内"Number of Samples"输入待测样品数，在"Substance Definitions"框内"Number of Substances"输入组分数目；在"Evaluation Definitions"框内"Calibration Mode"选择计算方法（单点法选"Single Level"，多点法选"Multi Level"），并在"Number of Standard"中输入标准品数目。

⑤ 点击右面窗格的下面的"Samples"　\ Quantitative General **Samples**\ Substances \ Standards \，在这个对话框中的"Sample Id"输入待测样品名称；点击右面窗格下面的"Substances"，然后在"Substance Name"中输入组分名称。

点击右窗格中下面的"Substances"　\ Quantitative General \ Samples **Substances**\ Standards \，在这个对话框中输入各个组分的不同的水平的量。

⑥ 在左面窗格中点击"Detection-Scanner3"，点击右面窗格中下面的"Sc3 General"

\Sc3 General\ Sequence \ Scan - 1WL \ Integration \，在这个对话框中设置扫描模式

（"Single wavelength"为单波长；"Multiple wavelengths"为多波长；"Background correction"为双波长）。

⑦ 点击右面窗格中下面"Sequence" `Sc3 General` `Sequence` `Scan - 1WL` `Integration`，输入"Number of track"（轨道数），"Distance between"（轨道间距），"Position of first Y"（第一轨道距左边的距离），"Scan start position Y."（扫描起始Y），"Scan end position Y"（扫描结束Y）。

将薄层板放入 CAMAG-Ⅲ型扫描仪中，按扫描仪面板上的"Illum"键，打开扫描仪内的指示光标，调整扫描道的坐标，以检查所输入的扫描坐标参数是否正确，输入各参数。

⑧ 点击"Scan-1WL" `Sc3 General` `Sequence` `Scan - 1WL` `Integration`，进入扫描光参数设置对话框，设置狭缝 `Slit dimension`，波长 `Wavelength` `254 nm`，选择灯参数 `Lamp` `D2 & W`，测量模式 `Measurement mode` `Absorption`。

⑨ 点击左面的窗格中的"Evaluation Quantitative"，然后在右面的窗格中区分开每个轨

Track	Evaluate	Type	Vial
1	☑	Sample	1
2	☑	Sample	1
3	☑	Standard1	2
4	☑	Standard2	2
5	☑	Sample	3
6	☑	Sample	3

道的 Type（选择 Stardard1，Stardard2，…，Sample）。

⑩ 点击 WinCATS 软件工具栏中的 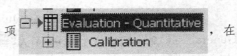，并输入数据保存文件名。

⑪ 点击 WinCATS 软件工具栏中的 ▶□，开始扫描。

3. 积分
① 选积分范围：在左边窗格点击以波长显示的数据菜单项，点击选取其中一轨道。
点击选取"Baseline display"后，拖动积分起始和结束位置虚线，选取积分区域。
② 峰处理：点击选取"Peak display"，然后右键点击选择峰处理的三个模式"Normal display mode"、"Manual baseline correction mode"和"Manual peak definition mode"，进行峰处理。

4. 计算
① 双击左窗格中的"Evaluation-Quantitative"项 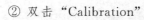，在右面的窗格中点击"Substance assignment"进入指定组分对话框。拖动组分名上下虚线包括所示选取定义的峰，或直接点击峰点使其连入红线，或点击 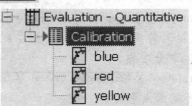。

② 双击"Calibration"后出现组分名，点击组分名显示计算结果，"Substance summary"显示组分计算结果表，"Graph height"显示组分高度计算结果显示图，"Graph Area"显示组分面积计算结果显示图。

5. 打印报告

点击"File"菜单，选取"Report setup"项，打印报告。

6. 关机

实验完毕，取出薄层板，关闭WinCATS软件，先关计算机主机开关，再关显示器、打印机或绘图仪、扫描仪的开关，检查并关闭电源。

（时维静）

二、高效液相色谱法

高效液相色谱法（high performance liquid chromatography，HPLC）是在液相色谱法的基础上发展起来的分离分析技术，具有高压、分离效能高、灵敏度高及分析速度快等特点。目前，此方法已被广泛应用于化学、医学、工业、农业、环保等领域。

（一）工作原理

HPLC的基本原理是利用分析样品中各组分在流动相和固定相之间分配系数不同，当分析样品随流动相进入色谱柱后，样品中各组分在流动相和固定相之间进行反复多次的分配，由于固定相对各组分的吸附能力不同，各组分在色谱柱中移动的速度不同，经过一定的柱长后，各组分就以前后不同的顺序流出色谱柱，进入检测器，通过检测器检测并转变成电信号，输入记录器将检测器输出的信号以色谱峰的形式记录下来。

（二）高效液相色谱仪的组成

HPLC系统一般由泵、进样器、色谱柱、检测器、数据记录及处理装置等组成。其中泵、色谱柱、检测器是HPLC系统的关键部件。现在有的高端仪器还配有梯度洗脱装置、在线脱气机、自动进样器、预柱或保护柱、柱温箱等。半制备型HPLC仪还配备有自动馏分收集装置。

1. 泵

（1）泵的构造和性能　泵是HPLC系统中最重要的部件之一，其性能好坏直接影响到系统的质量和分析结果的可靠性。泵一般应具备以下性能：a. 流量稳定，其RSD<0.5%，这对定性定量的准确性至关重要；b. 流量范围宽，分析型应在$0.1\sim10mL/min$范围内连续可调，制备型应能达到$100mL/min$；c. 输出压力高，一般应能达到$150\sim300kg/cm^2$；d. 液缸容积小；e. 密封性能好，耐腐蚀。按输液性质不同，泵又可分为恒压泵和恒流泵。

（2）使用和维护注意事项　为了延长泵的使用寿命和维持输液的稳定性，操作时应注意以下几点。

① 防止尘埃或其他杂质微粒等进入泵体，否则会磨损柱塞、密封环、缸体和单向阀。因此，流动相在使用前最好用$0.22\mu m$（或$0.45\mu m$）孔径的滤膜过滤，以除去流动相中的固体微粒。泵的入口要连接滤头（或滤片）。

② 流动相不应含有腐蚀性物质，含有缓冲液的流动相不能保留在泵内，以免盐结晶析出损坏密封环或堵塞柱头。

③ 泵工作时要防止溶剂瓶内的流动相被吸干，否则空泵运转会磨损柱塞、缸体或密封环，从而导致漏液。

④ 输液泵的工作压力不能超过规定的最高压力，否则会使高压密封环变形，导致漏液。

⑤ 流动相使用前要先脱气，以免在泵内产生气泡，影响流量的稳定。

2. 进样器

现在大多使用六通进样阀或自动进样器。进样装置要求：密封性能好，死体积小，重复性好，进样时对色谱系统的压力、流量影响小。

（1）六通进样阀　以美国 Rheodyne 公司的 7725 型和 7725i 型最常见，其关键部件由圆形密封垫（转子）和固定底座（定子）组成。由于阀接头和连接管死体积的存在，柱效相对较低，但耐高压（35～40MPa），进样量准确，重复性好，操作方便。

（2）自动进样器　主要用于数量较多样品的常规分析。

3. 色谱柱

色谱柱是液相色谱的核心部件，它包括柱管与固定相两部分。柱管材料有玻璃、不锈钢、铝、铜及内衬光滑聚合材料的其他金属。玻璃管耐压有限，故金属管用得较多。目前，色谱柱的填料主要有多孔硅胶、以硅胶为基质的键合相、氧化铝、有机聚合物微球（包括离子交换树脂）及多孔炭等，其粒度一般为 $3\mu m$、$5\mu m$、$7\mu m$、$10\mu m$ 等。由于硅胶具有线性容量较高、机械性能好、不溶胀、与大多数试样不发生化学反应等优点，因此，硅胶填料用得最多。

（1）柱的构造　色谱柱由柱管、压帽、卡套（密封环）、筛板（滤片）、接头、螺丝等组成。柱管多用不锈钢制成，管内壁要有较高的光洁度。为提高柱效，减小管壁效应，不锈钢柱内壁多经过抛光。色谱柱两端的柱接头内装有筛板，由烧结不锈钢或钛合金制成，目的是防止填料漏出。

色谱柱按用途可分为分析型和制备型两类，尺寸规格也不同：常规分析柱（常量柱），内径 2～5mm（常用 4.6mm），柱长 10～30cm，常用的为 15cm、25cm；实验室制备柱，内径 20～40mm，柱长 10～30cm。柱内径一般是根据柱长、填料粒径和折合流速来确定，目的是为了避免管壁效应。另外，还有生产型制备柱。

（2）使用和维护注意事项　色谱柱的正确使用和维护十分重要，否则会导致柱效降低，使用寿命缩短，甚至损坏色谱柱。色谱柱在使用过程中，要注意以下问题。

① 避免压力和温度的急剧变化及任何机械振动。温度的突然变化或强烈的机械振动会影响柱内的填充状况；柱压的骤升骤降也会冲动柱内填料，因此在调节流速时应缓慢进行。

② 应逐渐改变流动相中有机相与水相的比例，特别是反相色谱柱，流动相不能直接从 100% 的有机相改为 100% 的水相，反之亦然。

③ 不能反冲色谱柱，只有生产厂家标明可以反冲时，才可以反冲除去残留在柱头的杂质，否则会使柱效急剧降低。

④ 流动相 pH 值要适宜，以避免固定相被破坏，流动相的 pH 值要严格控制在说明书规定的范围内。

⑤ 含杂质较多的样品尤其是生物样品需进行前处理后方可进样测定，在色谱柱前端连接一保护柱可以延长色谱柱的使用寿命。

⑥ 经常用强溶剂冲洗色谱柱，可以有效清除残留在柱内的杂质。

⑦ 保存色谱柱时应将柱内充满乙腈或甲醇，拧紧柱接头，防止溶剂挥发导致填料干燥。绝对禁止将缓冲溶液留在柱内静置过夜或放置更长时间。

⑧ 色谱柱在使用过程中，如果压力突然升高，一种可能是烧结滤片被堵塞，这时应更换滤片或将其取出进行清洗；另一种可能是大分子堵塞柱头；如果柱效降低或色谱峰变形，则可能是柱头塌陷，死体积增大所致。

⑨ 装在 HPLC 仪上的柱子如不经常使用，应每隔 4～5 天开机冲洗 15min。

4. 检测器

检测器是 HPLC 仪的三大关键部件之一。其作用是把洗脱液中各组分的量转变为电信号。检测器要具有灵敏度高、噪声低、线性范围宽、重复性好和适用范围广等特点。HPLC

法常用的检测器有紫外检测器（包括二极管阵列检测器）、荧光检测器、示差折光检测器、电导检测器、蒸发光散射检测器、电化学检测器等。

（1）紫外检测器　紫外检测器是 HPLC 中应用最广泛的检测器，具有灵敏度高、噪声低、线性范围宽、对流速和温度不敏感、可用于梯度洗脱等特点。其原理是根据被测组分对特定波长紫外光的选择性吸收。适用于具有紫外吸收或经衍生化后具有紫外吸收的组分，可用于测定生物样品中大多数药物和内源性成分。二极管阵列检测器被称为 21 世纪标准紫外检测器，其主要优点是能够采集三维谱图，可进行峰纯度检验，可进行光谱库检索，可以发现单波长检测时未检测到的峰。

（2）荧光检测器　荧光检测器的优点是灵敏度高，是最灵敏的检测器之一；选择性好；对温度和流速不敏感，可用于梯度洗脱。其原理是根据被测组分发射的荧光强度进行检测。适用于测定具有天然荧光或通过衍生化能转变成荧光衍生物的物质。由于可选择最大激发波长和最大发射波长来检测药物，通常荧光检测器的灵敏度比紫外检测器高几个数量级。缺点是荧光衍生化试剂的种类有限，衍生化反应又使样品预处理过程复杂化；同时，试剂中的荧光杂质会对测定的重现性和灵敏度产生干扰。

（3）示差折光检测器　示差折光检测器是通用型检测器。但该检测器对温度变化敏感；对溶剂组成变化敏感，不能用于梯度检测；属于中等灵敏度的检测器。其原理是连续测定流通池中溶液折射率来测定试样中各组分浓度。

（4）电导检测器　优点是对流动相流速和压力的改变不敏感，可用于梯度洗脱。缺点是对温度变化敏感（温度每升高 $1℃$，电导率增加 $2\%\sim2.5\%$）。主要用于检测无机离子和有机离子。其原理是根据物质在某些介质中电离后所产生的电导率的变化来测定电离物质的含量，广泛应用于离子色谱法。

（5）蒸发光散射检测器　优点是消除了溶剂干扰及温度变化带来的基线漂移，可梯度洗脱，灵敏度高，是 HPLC 的通用型检测器；缺点是不能使用不挥发性盐作流动相，如磷酸盐等。其原理是流出物在检测器中被高速氮气喷成雾状液滴，溶剂挥发后，溶质形成微小颗粒，被载气带到检测系统，进入散射室中，检验散射光的强度。

（6）电化学检测器　电化学检测器的灵敏度比紫外检测器和荧光检测器灵敏度更高，一般可至 ng 级～pg 级水平，凡含有硝基、羰基、氨基酸等电化学活性基团的药物都能产生电解电流而被测定。

5. 数据处理和记录装置

早期的 HPLC 仪是用记录仪记录检测信号，再手工测量计算。20 世纪 80 年代后，计算机技术的广泛应用使 HPLC 操作更加快速、简便、准确、精密和自动化。现在采用的计算机控制的主要功能有：采集、处理和分析数据，控制仪器，色谱系统优化和专家系统等。

（三）分类

按分离机制的不同，高效液相色谱法可分为液固吸附色谱法、液液分配色谱法（正相与反相）、离子交换色谱法、离子对色谱法及尺寸排阻色谱法等。

1. 液固吸附色谱法

液固吸附色谱是以固体吸附剂作为固定相，吸附剂通常是多孔的固体颗粒物质。其原理是根据固定相对被分离组分吸附作用的不同进行分离。大多用于非离子型化合物的分离。

2. 液液分配色谱法

液液分配色谱法中流动相和固定相都是液体，无论是极性或非极性的，水溶性或油溶性的，离子型或非离子型化合物均适于采用此种方法分离。其原理是根据被分离组分在流动相和固定相中溶解度不同而分离。液液分配色谱法按固定相和流动相的极性不同可分为正相色谱法和反相色谱法两种（表 2-1）。

表 2-1 正相色谱法与反相色谱法比较

色谱类型	固定相极性	流动相极性	组分洗脱次序
正相色谱法	高～中	低～中	极性小先洗出
反相色谱法	中～低	中～高	极性大先洗出

（1）正相色谱法　以极性的有机基团，如 CN、NH_2 双羟基等键合在硅胶表面作为固定相；而以非极性或极性较小的溶剂（如烃类）中加入适量的极性溶剂（如三氯甲烷、醇、乙腈等）为流动相。适用于分离中等极性和极性较强的化合物，如酚类、胺类、羰基类及氨基酸类等。

（2）反相色谱法　采用极性较小的键合固定相，如 C_{18}、C_8 等；流动相为水或缓冲液，常加入甲醇、乙腈、异丙醇、丙酮、四氢呋喃等与水互溶的有机溶剂以调节保留时间。适用于分离非极性或极性较弱的化合物。反相色谱法在现代液相色谱中应用最为广泛。当前，随着柱填料的快速发展，反相色谱法的应用范围也逐步扩大，现已应用于某些无机样品或易解离样品的分析。

3. 离子交换色谱法

此法是用离子交换原理与液相色谱技术相结合来测定溶液中阳离子或阴离子的一种分离分析方法。凡在溶液中能够电离的物质，通常都可用离子交换色谱法进行分离。它不仅适用无机离子混合物的分离，亦可用于有机物的分离，如氨基酸、核酸、蛋白质等生物大分子，应用范围较广。

4. 离子对色谱法

离子对色谱法又称偶离子色谱法，它是根据被测组分离子与离子对试剂离子形成中性的离子对化合物后，在非极性固定相中溶解度增大，从而使分离效果改善。主要用于分析离子强度大的酸碱性物质。

分析碱性物质常用的离子对试剂为烷基磺酸盐，如戊烷磺酸钠、辛烷磺酸钠等。另外高氯酸、三氟乙酸也可与多种碱性样品形成强的离子对；分析酸性物质常用的离子对试剂为四丁基季铵盐，如四丁基溴化铵、四丁基铵磷酸盐等。

5. 尺寸排阻色谱法

尺寸排阻色谱法又称凝胶色谱法，主要用于较大分子的分离。其原理是利用分子筛对分子量大小不同的各组分排阻能力的差异而进行分离。其固定相是有一定孔径的多孔性填料，流动相是可以溶解样品的溶剂。分子量小的化合物可以进入孔中，滞留时间长；分子量大的化合物不能进入孔中，直接随流动相流出。常用于分离高分子化合物，如提取物、多肽、蛋白质、核酸等。

（四）HPLC 的流动相

在色谱分析中，如何选择最佳的色谱条件以实现被测组分理想的分离，是色谱工作者的重要工作。

1. 流动相的性质要求

理想的流动相溶剂应具有黏度低、与检测器兼容性好、易于得到纯品和低毒性等特点。通常情况下，选择流动相溶剂应注意以下几点。

① HPLC 级溶剂。

② 不会引起柱效损失或保留特性变化。如碱性流动相不能用于硅胶柱系统。酸性流动

相不能用于氧化铝、氧化镁等作吸附剂的柱系统。

③ 对样品有适宜的溶解度。否则样品会在柱头沉淀，不仅影响纯化分离，且会堵塞柱头。

④ 溶剂黏度要低。高黏度溶剂会影响溶质的扩散、传质，降低柱效，还会使柱压增加，分离时间延长。最好选择沸点在100℃以下的流动相。

⑤ 必须与检测器匹配。使用UV检测器时，所用流动相在检测波长下应没有吸收或吸收很小。

⑥ 易于回收样品。应选用挥发性溶剂。

2. 流动相的选择

在化学键合相色谱法中，溶剂的洗脱能力与它的极性相关。在正相色谱中，溶剂的强度随极性的增强而增加；在反相色谱中，溶剂的强度随极性的增强而减弱。反相色谱的流动相通常以水作基础溶剂，再加入一定量的能与水互溶的溶剂，如甲醇、乙腈、四氢呋喃等。一般情况下，甲醇-水系统已能满足多数样品的分离要求，且流动相黏度小、价格低，是反相色谱最常用的流动相。乙腈与甲醇相比具有溶剂强度较高，黏度较小的优点，并可满足在紫外波长185～205nm处检测的要求，故乙腈-水系统要优于甲醇-水系统。但乙腈的毒性比甲醇大。

3. 流动相pH值

采用反相色谱法分离弱酸（$3 \leqslant pK_a < 7$）或弱碱（$7 \leqslant pK_a < 8$）样品时，通过调节流动相pH，可抑制样品组分的解离，改变组分在固定相上的保留时间。对于弱酸的分离，流动相的pH值越小（当pH值远远小于弱酸的pK_a值时），弱酸主要以分子形式存在。因此，分析弱酸样品时，通常在流动相中加入少量弱酸，如采用50mmol/L磷酸盐缓冲液或1%乙酸溶液；分析弱碱样品时，通常在流动相中加入少量弱碱，常用50mmol/L磷酸盐缓冲液或30mmol/L三乙胺溶液。另外，流动相中加入有机胺可减轻或消除峰拖尾现象，所以有机胺（如三乙胺）又称为消尾剂或除尾剂。

4. 流动相的脱气

HPLC所用流动相必须预先脱气，否则容易在系统内逸出气泡，影响泵的工作。气泡还会影响柱的分离效率，影响检测器的灵敏度，基线的稳定性，甚至无法检测。常用的脱气方法有加热煮沸、抽真空、超声、吹氦等。

5. 流动相的滤过

所有流动相所用溶剂在使用前都必须经$0.22\mu m$（或$0.45\mu m$）滤膜滤过，以除去杂质微粒，色谱纯试剂也不例外。用滤膜过滤时，要注意区分有机相滤膜和水相滤膜。有机相滤膜一般用于过滤有机溶剂，过滤水溶液时流速低或滤不动。水相滤膜只能用于过滤水溶液，严禁用于有机溶剂，否则滤膜会被溶解。

6. 流动相的贮存

流动相一般贮存于玻璃、聚四氟乙烯或不锈钢容器内，不能贮存在塑料容器中。因许多有机溶剂如甲醇、乙酸等可浸出塑料表面的增塑剂，导致溶剂被污染，污染后的溶剂如用于HPLC系统，会污染色谱柱。另外，贮存容器一定要盖严，防止溶剂挥发引起组成变化，也防止空气溶入流动相。

磷酸盐、乙酸盐等缓冲液最好现配现用，不要贮存。如确需贮存，可在冰箱内冷藏，并在3d内使用，用前应重新滤过。容器应定期清洗，特别是盛水、缓冲液和混合溶液的瓶子，以除去底部沉淀的杂质和可能生长的微生物。

7. HPLC用水

HPLC要求使用超纯水，配制流动相要用新鲜制备的超纯水。通常可以通过以下几个方法制备：a. 专门的纯水机或超纯水机，理想的 HPLC 用水应为 $18.2M\Omega$ 的超纯水，并通过 $0.22\mu m$ 的滤膜，除去热源、有机物、无机离子等；b. 去离子水重蒸；c. 二次或三次重蒸水等。

附 岛津液相色谱仪（LC-Solution）操作规程

① 打开电源，启动计算机。

② 依次打开泵、自动进样器、柱温箱、检测器电源。

③ 泵、自动进样器在线脱气。

④ 脱气完成后，打开 LC-Solution 工作站，采用梯度溶剂冲洗色谱柱，最好以 20% 的梯度下降冲洗至与流动相相同比例，每一梯度冲洗 20～30 倍柱体积。

⑤ 建立方法，保存为自己命名的 Method，勿覆盖或删除他人的方法及实验结果。

⑥ 正式进样分析前 30min 左右开启氘灯或钨灯，以延长灯的使用寿命。

⑦ 实验结束后，一般先用低浓度的甲醇水溶液冲洗整个流路 30 柱体积以上，再用甲醇冲洗至柱平衡即可。冲洗过程中关闭氘灯、钨灯。

⑧ 关机时，先退出 LC-Solution 工作站，再关闭泵、检测器等，然后关闭计算机。

⑨ 使用者必须认真填写使用登记本，出现问题及时报告，不能擅自拆卸仪器。

（俞 浩）

三、气相色谱法

气相色谱法（gas chromatography，GC）是英国生物化学家 Martin 等人在研究液液分配色谱的基础上，于 1952 年创立的一种极有效的分离方法，它是以气体作为流动相的一种色谱分析法，可用于分析和分离复杂的多组分混合物。气体黏度小，渗透性高，传质速率高，用气体作流动相，能获得很高的柱效，配以高灵敏度的检测器，能够实现多组分复杂混合物的分离和分析。

（一）概述

与其他方法相比，气相色谱法具有以下优点。

① 应用范围广，能分析气体、液体和固体；

② 灵敏度高，可测定痕量物质，可进行"mg"级的定量分析，进样量可在 1mg 以下；

③ 分析速度快，仅用几分钟至几十分钟就可完成一次分析，操作简单；

④ 选择性高，可分离性能相近物质和多组分混合物。

另外，还有操作稍有失误不会损伤仪器、试样分析费用低等特点。

只要在气相色谱仪允许的条件下可气化而不分解的物质，都可以用气相色谱法测定。对部分热不稳定物质或难以气化的物质，通过化学衍生化的方法，仍可用气相色谱法分析。目前由于使用了高效能的色谱柱，高灵敏度的检测器及微处理机，使得气相色谱法成为一种分析速度快、灵敏度高、应用范围广的分析方法。如气相色谱与质谱（GC-MS）联用、气相色谱与 Fourier 红外光谱（GC-FTIR）联用、气相色谱与原子发射光谱（GC-AES）联用等。

由于分析的样品在气相中进行，要求样品气化，因此不适用于大部分沸点高的热不稳定的化合物；反应活性较强的物质也难以进行分析，这些缺点使气相色谱的应用受到了一定的限制。

（二）气相色谱仪

气相色谱流程如图 2-1 所示，载气由高压气瓶供给，经减压阀减压，净化器净化，再经调节阀调到所需流速，得到稳定流量的载气。载气经气化室，将气化的样品带入色谱柱进行分离。分离后的各组分先后流入检测器，检测器按照一定的浓度或质量的变化转变为一定的电信号，经放大后在记录仪上记录下来，得到色谱流出的曲线。根据各峰的保留时间进行定性或者定量分析。

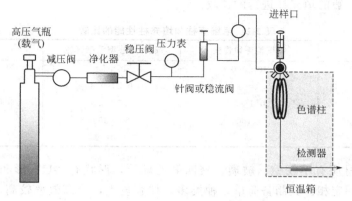

图 2-1　气相色谱流程示意图

气相色谱仪由五大系统组成，如图 2-2 所示，分离系统是色谱仪的关键部分，分离后的组分能否产生信号取决于检测系统，中间的三个系统统称为温控系统，是色谱仪的核心。

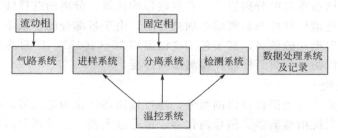

图 2-2　气相色谱仪五大系统

1. 气路系统

气相色谱的气路是一个载气连续运行的密闭管路系统，载气从钢瓶出来后依次经过减压阀、净化器、气流调节阀、流量计、气化室、色谱柱、检测器，放空。通过该系统，可以获得纯净的、流速稳定的载气，这是气相色谱分析的必备条件。

净化器是用来提高载气纯度的，它是一根用金属或高强度塑料制成的管子，串联在气路中，管里装有不同的净化剂，如活性炭、硅胶、分子筛等。载气流速的大小与稳定对分析结果有很大影响。在恒温色谱中，只要柱前压稳定，则载气流速稳定；在程序梯度升温时，载气流量发生变化，应该用稳流阀进行自动控制。载气流速的测定可用转子流量计或者皂膜流量计测量。

2. 进样系统

进样系统包括两个部分：气化室和进样室。气化室是将样品瞬间气化为气体的装置，它是由一块金属块制成的，要求死体积小、容量大、内表面无催化活性，以保证样品迅速进入色谱柱。

进样装置一般有微量注射器和六通阀进样两种类型。微量注射器一般用于液体样品，各种规格均有。气体样品通常采用六通阀进样。近几年仪器都配备全自动进样装置，由计算机自动控制，取样、进样、复位、样品管路清洗等按预定程序自动进行，进样重复性高。

进样的样品分为气体、液体、固体，如果是气体则可采用顶空进样型气相色谱，如果是固体则可采用裂解气相色谱，液体则是一般常用的气相色谱。

3. 分离系统

分离系统由色谱柱组成。常用的色谱柱有填充柱和毛细管柱两种。表 2-2 是两种不同类型的毛细管柱与一般的填充柱进行的比较。

表 2-2　毛细管柱和填充柱性能的比较

项　目	涂壁型毛细管柱	载体涂层型毛细管柱	填　充　柱
长度/m	10～100	10～50	1～5
内径/mm	0.1～0.8	0.5～0.8	2～4
液膜厚度/μm	0.1～5	0.5～0.8	10
每个峰的容量/ng	<100	50～300	10000
分离能力	高	中	低

填充柱管柱材质有不锈钢、玻璃、聚四氟乙烯等，形状有 "U" 形和螺旋形，柱内均匀、密实地填充固定相。其制备简单，种类多，柱容量大，分离效率较高，应用较为广泛。毛细管柱则由石英和不锈钢拉制而成，柱内表面涂渍固定液，具有高效、快速、吸附及催化活性小等优点，缺点是制备工艺复杂。

4. 温控系统

温度是气相色谱最重要的分离操作，它直接影响柱效、分离的选择性、检测的灵敏度和稳定性。气化室、色谱柱和检测器都需要加热控温，由于各部分的要求不一样，所以控温装置也不同，气化室温度一般最高，高于色谱柱恒温箱 50～100℃，检测器和恒温箱温度相同或前者稍高后者，以防止分离后样品在检测器内冷凝。

5. 检测记录系统

检测记录系统是指从色谱柱流出的组分，经过检测器转化为电信号，并经过放大由记录器显示。检测记录系统由检测器、信号转化器、信号放大器、记录器等组成。其中检测器是关键部分。

（三）气相色谱的固定相

气相色谱按固定相聚集态分为气固色谱和气液色谱两种，一般说来气相色谱为气液色谱。

1. 气固色谱固定相

气固色谱法所遵循的规律是气体或蒸气在吸附剂上的吸附规律，气体在吸附剂表面上的吸附平衡可用 "吸附等温线" 描述。吸附等温线是在一定温度下气体或蒸气在吸附剂表面上的浓度随气体或蒸气在气相中的浓度而变化的规律。主要用于永久气体和低沸点烃类的分析。常用的固定相有各种形式的碳分子筛、无机分子筛、高分子多孔小球等。使用时，可根据其对气体的吸附能力的大小来选择最合适的吸附剂。

2. 气液色谱固定相

气液色谱固定相由载体和固定液组成。载体是支撑固定液的惰性多孔固体，把固定液涂渍在载体上就成为气液色谱的固定相。

（1）载体（担体）　种类主要有硅藻土类载体、玻璃微球载体、氟塑料载体。硅藻土载体有白色载体和红色载体两种。白色载体在煅烧前加入了碳酸钠，煅烧时与铁形成了硅铁酸钠络合物，呈白色，我国生产的 101 型、405 型和美国 Chromosorb G 载体为白色载体。红色载体是煅烧时部分矿物质变成了氧化物，其中铁以三氧化二铁存在，煅烧后呈红色，我国生产的 6201 型及美国的 Chromosorb P 载体为红色载体。

硅藻土载体在使用前要进行去活处理，如酸洗、碱洗、釉化、硅烷化及加减尾剂等。

（2）固定液　是色谱柱的核心，必须具备严格的条件：在工作温度下是液体，较低的蒸气压；较较高的热稳定性和化学稳定性；有好的浸渍能力，使固定液形成均匀的液膜；对所分离的混合物有选择性分离能力。

按照分子间作用力的大小对固定液进行了分类，分类情况如表 2-3 所示。

表 2-3　按分子间作用力对固定液的分类

固定液类别	典型固定液	色谱保留特性
不易极化非极性固定液	角鲨烷、正三十六烷、聚二甲基硅氧烷	①非极性化合物按沸点次序洗脱出来； ②同沸点极性化合物，偶极矩大的较快洗脱出来； ③氢键型化合物类似于极性化合物，但同沸点、同偶极矩的极性化合物中，氢键型化合物较快洗脱出来
易极化非极性固定液	含有芳香基的聚甲基硅氧烷，阿皮松-L、阿皮松-M	①非极性化合物按沸点次序洗脱出来；②同沸点极性化合物要比非极性化合物洗脱出去慢，偶极矩越大的洗脱出来越慢；③氢键型化合物类似于极性化合物，但同沸点、同偶极矩的极性化合物中，氢键型化合物较快洗脱出来
难成氢键的极性固定液	氟油、氟蜡	①不易极化的非极性化合物按沸点次序洗脱出来，但易极化的非极性化合物要比不易极化的非极性化合物洗脱出来慢一些；②同沸点极性化合物按偶极矩大小决定洗脱出来的快慢，偶极矩大的洗脱出来要慢一些；③氢键型化合物也按偶极矩大小规律变化
给质子力和受质子力同时存在的固定液	聚酯和聚酯固定液，如 PEG、DEGS	①不易极化的非极性化合物按沸点次序洗脱出来，但保留时间较短，易极化的非极性化合物洗脱出来较慢；②同沸点极性化合物，偶极矩大的洗脱出来较慢；③氢键型化合物洗脱出来较慢
受质子力较强的固定液	如 THEED	①对非极性化合物色谱特性与给质子和受质子力同时存在的固定液类似；②对能给质子的化合物洗脱出来较慢
给质子力较强的固定液	如 OV-210，QF-1	①对非极性化合物色谱特性与给质子和受质子力同时存在的固定液类似；②对受质子的化合物洗脱出来较慢

在选择固定液时要遵循几个原则：a. "相似相溶"原则，在同系物或相同官能团的混合物各组分在沸点上有差别时，使用该原则；b. 根据固定液和被分离物分子之间特殊作用力，例如诱导力、氢键、受质子力、给质子力，形成超分子等；c. 利用混合固定液；d. 利用协同效应。实际工作中遇到的样品是比较复杂的，所以选择固定液是一个较困难的问题，一般依靠经验规律或参考文献，按最接近的性质选择。

（四）气相色谱检测器

气相色谱检测器检测组分的存在，并将组分的量定量地转换为电信号，加以放大。气相色谱检测器分为质量型和浓度型两种。浓度型检测器测量的是载气中某组分浓度瞬间的变化，即检测器的响应值和组分的浓度成正比。质量型检测器测量的是载气中某组分进入检测器的速度变化，即检测器的响应值和单位时间内进入检测器某组分的量成正比。

常用的检测器有以下类型。

（1）热导检测器（TCD）

① 原理：根据不同的物质具有不同的热导系数原理进行检测。

② 热导池的结构：池体和热敏元件构成，池体内装有 Wheatstone 电桥。

③ 特点：TCD 结构简单，性能稳定，通用性好，而且线性范围宽，价格便宜。缺点：灵敏度较低。

④ 适用范围：与载气导热率不同的可气化物质。

（2）氢火焰离子化检测器（FID）

① 原理：以氢气和空气燃烧的火焰作为能源，利用含碳有机物在火焰中燃烧产生离子，在外加的电场作用下，使离子形成离子流，根据离子流产生的电信号强度，检测被色谱柱分离出的组分。

② 结构：含碳有机化合物在氢火焰中燃烧产生正离子，收集这些离子并加以放大，得到代表组分的电流。

③ 影响因素：离子室的结构、操作条件、H_2、载气、空气流速及纯度和温度影响灵敏度。

④ 特点：灵敏度很高，$S_{FID} = 10^3 S_{TCD}$；检出限低，可达 10^{-12} g/s；死体积小，响应速度快，线性范围也宽，可达 10^6；结构不复杂，操作简单。

⑤ 适用范围：大多数含碳有机化合物。不能检测永久性气体，如 CO_2、SO_2、NO_x、H_2S、H_2O。

（3）电子捕获检测器（ECD）

① 适用范围：电负性物质（如含卤素、硫、磷、氰等）（检出限约 10^{-14} g/cm³）。农副产品、食品及环境中农药残留量的测定。

② 缺点：线性范围窄，只有 10^3 左右，且响应易受操作条件的影响，重现性较差对大多数烃类没有响应。

（4）火焰光度检测器（FPD）　适用于含磷硫有机化合物，检出限：10^{-12} g/s（P）或 10^{-11} g/s(S)。

（五）操作条件的选择

在气相分析中，为了得到好的分析结果，除了选择固定相之外还要考虑温度、载气流速等因素。

1. 载气流速的选择

通常使用的载气有 N_2、H_2、Ar、He 等气体。选用何种载气，根据具体情况分析，如果是降低纵向扩散，用 N_2、Ar 重载气；如果是降低气相的传质阻力缩短分析时间的话用 H_2 等轻载气。对于 TCD 和 FID 检测时多用轻载气。FID 要使用三种气体（N_2、H_2、空气），其流速一般为：N_2 流速：H_2 流速＝1∶1，空气的流量大于 H_2 的 5～10 倍。

2. 柱温的选择

柱温是气相中的很重要的参数，对峰高影响较大，对峰面积没什么影响。通常是通过实验来选择柱温，既达到各物质分离又峰形良好不拖尾。柱温还不能高于固定液的最高使用温度，否则固定液流失，不利于分离。

3. 气化室、检测器的温度

气化室的温度要高于样品的沸点，一般是最高的，高于色谱柱恒温箱 50～100℃。

FID 检测器的温度高于 100℃，防止水蒸气冷凝。其他的检测器温度要视具体情况来分析。

（六）毛细管气相色谱法简介

1. 毛细管柱的特征和类型

毛细管气相色谱法（CGC）是采用高分离效能的毛细管分离复杂组分的一种气相色谱法。其分为开管型和填充型两大类。填充型应用相对很少。开管型分为：常规型（壁涂型 WCOT 和多孔层型 SCOT）、小内径型、大内径型、集束型等。

2. 毛细管柱气相色谱系统

现代实验用气相色谱仪大都既现可作填充柱型又可作毛细管型。二者在进样系统上有差别，毛细管型在柱前多了一个分流或不分流的进样器，柱后加了尾吹气路。毛细管柱样品容量小，大的样品量会超负荷，所以采用分流。由于毛细管柱载气流速很小，进入检测器后发生突然减速，引起色谱峰扩张，所以增加辅助尾吹，以加速样品通过检测器。

常用的检测器为 FID，其他类型的较少用。

（七）气相色谱法的应用

气相色谱法具有的优点使其在石油、化工、医药、卫生、环境监测、生物化学等领域都得到了应用。

在卫生检验中的应用：空气、水中污染物如挥发性有机物、多环芳烃［苯、甲苯、苯并（a）芘］等；农作物中残留有机氯、有机磷农药等；食品添加剂苯甲酸等在医学检验中的应用：体液和组织等生物材料的分析，如脂肪酸、甘油三酯、维生素、糖类等。在药物分析中的应用：抗癫痫药、中成药中挥发性成分、生物碱类药品的测定等。

目前，气相色谱与质谱（GC-MS）联用、气相色谱与傅里叶（Fourier）红外光谱（GC-FTIR）联用、气相色谱与原子发射光谱（GC-AES）联用等，使得其应用更为广泛。

附1 GC9890气相色谱仪（南京南达分析仪器）**操作步骤简介**

1. 开机过程

① 打开氮气、氢气、空气开关；

② 色谱仪侧面压力表应有指示（氮气压力表指针为 0.3MPa，氢气压力表为 0.1MPa，空气压力表为 0.15MPa）；

③ 色谱仪正面气路框压力表亦有指示；

④ 打开气相色谱仪电路框侧面的电源开关（打开，开关灯亮）；

⑤ 色谱仪经过内部电路自检后（约20s），显示屏上将显示 "PASSED SELF TEST" 并且红灯亮而不闪；

⑥ 按信号1键，应显示 "SIGNAL" "1" "A"，继续按信号1键应显示通道 A 的数值，如 "SIGNAL" "1" "0.0"（注意此时数值一定要小于0.9，否则不能点火）注 "1"；

⑦ 按检测器 A 温度使其温度大于 120℃，方可点火；

⑧ 点火过程：将气路框上指示为氢气的旋钮以顺时针方向开大（以火着为准），用点火枪放在检测器 FID 的烟囱上连续点火，直到显示屏上基流由 0.0 增大到某一数值为止；

⑨ 此时火焰较大，将氢气旋钮以逆时针方向开小到所需要的值（20～80）；

⑩ 这时可以把外接信号的按钮开关打开（按钮按下），接通外界工作站。

2. 关机过程

① 将氢气钢瓶和空气钢瓶的阀门开关（或氢气发生器和空气的电源开关）关掉；

② 色谱仪显示屏上基流逐渐下降到 "0.0"；

③ 将炉温下降到 60℃ 以下；

④ 把外接信号的按钮开关关掉，与工作站断开；

⑤ 关掉色谱仪的电源开关；

⑥ 最后关闭载气（氮气）气源。

附2 气相色谱使用注意事项

1. 载气钢瓶的使用规程

① 钢瓶必须分类保管，直立而定，远离热源，避免暴晒及强烈振动，氢气室内存放量

不得超过 2 瓶。

② 氧气瓶及专用工具严禁与油类接触。

③ 钢瓶上的氧气表要专用，安装时螺扣要上紧。

④ 操作时严禁敲打，发现漏气须立即修好。

⑤ 用后气瓶的剩余残压不应少于 980kPa。

⑥ 氢气压力表系反螺纹，安装拆卸时应注意防止损坏螺纹。

2. 减压阀的使用及注意事项

① 在气相色谱分析中，钢瓶供气压力在 9.8～14.7MPa。

② 减压阀与钢瓶配套使用，不同气体钢瓶所用的减压阀是不同的。氢气减压阀接头为反向螺纹，安装时需小心。使用时需缓慢调节手轮，使用完毕必须旋松调节手轮和关闭钢瓶阀门。

③ 关闭气源时，先关闭减压阀，后关闭钢瓶阀门，再开启减压阀，排出减压阀内气体，最后松开调节螺杆。

3. 微量注射器的使用及注意事项

① 微量注射器是易碎器械，使用时应多加小心，不用时要洗净放入盒内，不要随便玩弄，来回空抽，否则会严重磨损，破坏气密性，降低准确度。

② 微量注射器在使用前后都须用丙酮等溶剂清洗。

③ 对 10～100μL 的注射器，如遇针尖堵塞，宜用直径为 0.1mm 的细钢丝耐心穿通，不能用火烧的方法。

④ 硅橡胶垫在几十次进样后，容易漏气，需及时更换。

⑤ 用微量注射器取液体试样，应先用少量试样洗涤多次，再慢慢抽入试样，并稍多于需要量。如内有气泡则将针头朝上，使气泡上升排出，再将过量的试样排出，用滤纸吸去针尖外所沾试样。注意切勿使针头内的试样流失。

⑥ 取好样后应立即进样，进样时，注射器应与进样口垂直，针尖刺穿硅橡胶垫圈，插到底后迅速注入试样，完成后立即拔出注射器，整个动作应进行得稳当、连贯、迅速。针尖在进样器中的位置、插入速度、停留时间和拔出速度等都会影响进样的重复性，操作时应注意。

4. 热导池检测器的使用及注意事项

① 开启热导电源前，必须先通载气，实验结束时，把桥电流调到最小值，再关闭热导电源，最后关闭载气。

② 稳压阀，针形阀的调节须缓慢进行。稳压阀不工作时，必须放松调节手柄。针形阀不工作时，应将阀门处于"开"的状态。

③ 各室升温要缓慢，防止超温。

④ 更换气化室密封垫片时，应将热导电源关闭。若流量计浮子突然下落到底，也应首先关闭该电源。

⑤ 桥电流不得超过允许值。

5. 氢火焰检测器的使用及注意事项

① 通氢气后，待管道中残余气体排出后，应及时点火，并保证火焰是点着的。

② 使用 FID 时，离子室外罩须罩住，以保证良好的屏蔽和防止空气侵入。如果离子室积水，可将端盖取下，待离子室温度较高时再盖上。工作状态下，取下检测器罩盖，不能触及极化极，以防触电。

③ 离子室温度应大于 100℃，待层析室温度稳定后再点火，否则离子室易积水，影响电极绝缘而使基线不稳。

（王海侠）

第三节 其他新技术应用

一、色谱与质谱联用技术

色谱与质谱联用进行中药定量分析，是近年来发展很快的一项新技术，尤其是液相色谱与质谱联用技术的发展，对于很多热不稳定化合物及无紫外吸收的微量成分的定量分析具有重要意义。

（一）概述

色谱与质谱联用技术在中药分析中的应用主要是在复杂化合物的定性研究方面。色谱是一种很好的分离手段，可以将复杂化合物的各组分分开，当其与质谱技术相结合时，即可以实现化合物的定性分析。对于很多常规的检测技术难以达到定量目的的微量活性成分，尤其是对于没有紫外吸收的微量成分，质谱与色谱联用技术的发展不仅满足了人们对化合物定性方面的需要，也使痕量化合物的定量成为可能。

气相色谱-质谱联用技术（gas chromatography-mass spectrometry，GC-MS）起始于 20 世纪 50 年代后期。1957 年 J. C. Homlmesh 和 F. A. Morrell 首次实现 GC-MS 联用。1965 年出现第一台商品仪器，1968 年实现与计算机联用，使得该技术得到长足的发展。质谱仪根据化合物碎片离子的质荷比和碎片离子的相对丰度，利用智能分析软件，对于给出的质谱图，进行智能解析，从而确定分子量、分子式，判断化合物的组成成分，并进行定性和定量分析。在所有的联用技术中，气-质联用发展的最完善，应用最广。GC-MS 主要适用于分析沸点较低、热稳定性好的化合物。

高效液相色谱-质谱联用技术的研究起始于 20 世纪 70 年代，与 GC-MS 联用技术比较，液-质联用技术的发展遇到两个核心技术问题，一是真空的匹配，二是接口技术，其经历了一个更长的研究过程，在解决了真空、接口等技术之后，90 年代才开始出现了被广泛接受的商品化仪器。HPLC 与串联质谱联用可在一级质谱条件下获得很强的待测物准分子离子峰，并可借助 MSn（$n=2\sim10$）对准分子离子进行多级裂解，从而获得丰富的化合物碎片信息，以判断化合物的结构，辨认重叠色谱峰以及在背景或干扰物存在的情况下对目标化合物定量分析。近年来，LC-MSn（$n=1\sim10$）在药物分析领域的应用十分广泛。

（二）方法原理

1. 色谱法基本原理

详见本章第二节。

2. 质谱法的基本原理

质谱法主要是通过对样品离子的质荷比进行分析，实现对样品定性和定量的一种分析方法。样品进入质谱仪，在质谱仪离子源中，化合物被电子轰击，电离成分子离子和碎片离子，这些离子在质量分析器中，按质荷比大小顺序分开，经电子倍增器检测，即可得到化合物的质谱图，一般质谱图的横坐标是质荷比，纵坐标是离子的强度。离子的绝对强度取决于样品量和仪器的灵敏度；离子的相对强度和样品分子结构有关。同一样品，在一定的电离条件下得到的质谱图是相同的，这是质谱图进行有机物定性分析的基础。GC-MS 由于在 EI 电离方式下，任何公司生产的仪器都可以获得很好的质谱图重现，因此其具有了标准的图谱库，方便科研工作者的应用。液-质联用仪常用电离源有大气压化学电离源和电喷雾电离源，得不到可供检索的标准质谱图，不能进行库检索定性，只能提供分子量信息，可通过采用串联质谱仪获取碎片信息，用来推断化合物结构。

高分辨率的质谱仪，可以精确测定分子离子或碎片离子的质量，依靠计算机可以计算出化合物的组成式，对于化合物的定性很有帮助。分析出化合物的特征离子后，即可通过提取特征离子谱图进行定量分析，总离子流可以与 UV 图对照，而基峰离子流能更清晰地反映分离状况，特征离子的质量色谱在复杂化合物分析及痕量分析时是 LC-MS 测定中最有用的谱图，它既有保留值信息，又具备化合物的结构特征，抗化学干扰性能好，常用于定量分析，尤其是对于在 UV 图谱中不能获得完全分离的样品，具有独特的优势。

（三）仪器结构与原理

色谱质谱联用仪是实现样品分离及检测过程的仪器，结合了色谱高效分离和质谱高灵敏度检测的优点，可以实现复杂微量物质的在线检测。无论哪种性质的色谱-质谱联用仪，其三个基本组成部分都是相同的，即色谱分离系统、质谱检测系统和数据处理系统，其主要构成如图 2-3 所示。

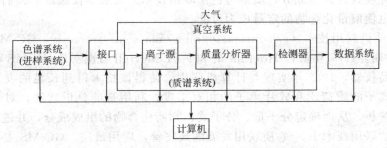

图 2-3　色谱-质谱联用仪结构示意图

1. 色谱系统（进样系统）

色谱系统是构成色谱-质谱联用仪的重要组成部分，是把分析样品导入离子源的装置，其可以是气相色谱、液相色谱，也可以是各种类型的毛细管电泳，这部分内容可以参考前面有关的章节。由于要与质谱联用，在流动相组成、色谱条件等方面与常规的色谱法之间存在一定的差别，尤其是液-质联用时，在色谱柱、流动相的选择上与常规液相法都有一些区别，这一点会在后面作详细的介绍。

2. 质谱系统

质谱仪是色谱-质谱联用仪中实现被分离样品在线检测的重要部分，根据质谱所提供的信息，可以对复杂化合物进行定性和定量分析。无论色谱-质谱联用仪的类型如何变化，构成质谱系统的 5 个基本组成部分都是相同的，即接口、真空系统、离子源、检测系统及数据处理系统。

（1）真空系统　质谱仪除了记录和显示系统外，其他各个部分都必须在不同的高真空度下工作。真空系统是由机械真空泵（前极低真空泵）和扩散泵或分子泵（高真空泵）组成的二级真空系统，由其抽取离子源和分析器部分的真空。只有在足够高的真空度下，离子才能从离子源到达接收器，真空度不够，会造成离子源灯丝损坏，本底增高，电离室中加速及发生火花放电等一系列问题，从而使仪器灵敏度降低，图谱复杂化。

（2）电离源　电离源是将进样系统引入的被分析样品分子转化为带电粒子（离子），并对离子进行加速使其进入分析器的装置。根据离子化方式的不同，电离源又可分为很多种。常用的电离源有电子轰击离子源（electron impact ionization，EI）、化学电离源（chemical ionization，CI）、大气压化学电离源（atmospheric pressure chemical ionization，APCI）、电喷雾电离源（electrospray ionization，ESI）、光化学电离源（APPI）、基质辅助激光解析电离源（matrix assisted laser desorption ioni-zation，MALDI）、电感耦合等离子体源（inductively coupled plasma，ICP）和快原子轰击源（fast atom bombardment，FAB）等。由于各种电离源能量大小不同，应用的对象也不同，在气相色谱-质谱联用仪中，EI 和 CI 是最主要的电离方式，在液相色谱-质谱联用仪中，目前市场上商品化的仪器中主要配置了 ESI 和 APCI 两种高效的软电离电离源。

（3）质量分析器 质量分析器是质谱仪中将离子按质荷比分开的部分。样品分子在电离源离子化后，经加速、聚焦被送入质量分析器，在质量分析器中，离子按不同质荷比（m/z）被分开，依次进入检测器，相同的 m/z 离子聚焦在一起，组成质谱图。

现代质谱仪的分析器有很多种，不同的分析器在分离原理、质量范围、分辨本领等各个方面都不同，可以适用于不同的分析样品。常用的质量分析器有：单聚焦质量分析器（single focusing mass analyzer）、双聚焦质量分析器（double focusing mass analyzer）、四极质量分析器（quadrupole mass analyzer）、飞行时间质量分析器（time of flight mass analyzer）、离子阱质量分析器（ion trap mass analyzer）和离子回旋共振质量分析器（ion cyclotron resonance mass analyzer）等。在这些质量分析器中，气相色谱中应用最多的是四极杆，与液相色谱联用中较常用到的有四极杆质谱、飞行时间质谱、离子阱质谱及多级质谱（三重四极、TOF＋TOF 及四极＋TOF、磁式＋TRAP 等混合型串联式多级质谱仪）。

（四）**液相色谱-质谱定量方法研究**

大多数质谱定量工作是基于比较样品中待测成分的离子流和内标物的离子流。记录离子流的方法通常为选择性离子监测（selected ion monitoring，SIM）。多数定量工作是采用 LC-MS 或 GC-MS 技术。

在所有的质谱仪中，四极杆质谱仪是与色谱仪器联用时应用的最为广泛的 MS 仪器，单四极杆质谱仪的主要优点是相对可靠，具有优良的性价比，适合于定性、定量分析。通常用单四极杆质谱仪做定量分析时采用离子监测模式（selected ion monitoring，SIM）。检测限取决于能否将目标化合物与样品中的其他化学成分包括背景干扰加以区别。在对未知化合物的定性研究中，单级四极质谱明显不如串联质谱（三重四极质谱、离子阱质谱）具有优势，但是单四极杆质谱 SIM 模式的灵敏度要远高于离子阱质谱。Kevin C. Crellin 等人的研究表明：即使在分析复杂的生物样品时（牛奶提取物等），采用 SIM 模式进行定量的检测限（LOD）仍可达 pg 级，虽然仍高于三重四极质谱仪的 LOD，但要远低于离子阱质谱仪的 LOD。

液相色谱与串联质谱（多级质谱）联用技术目前在中药和天然产物研究中的应用研究日渐增多，在液相色谱分离的基础上，多级串联质谱不仅可以给出化合物的分子量，还可以提供有关化合物的结构类型等信息，其在天然产物的结构鉴定、定性与定量分析研究方面的应用日益引起重视。串联质谱仪的应用成功地弥补了 ESI 等软电离方式缺乏样品结构信息的缺陷。ESI、APCI、MALDI 这三种离子化方法和 FAB 等方法均属于软电离方式，其中 ESI 是目前最温和的一种电离方式，通常它的能量在 2～5eV，非常适合分析中等极性、高极性和热不稳定的化合物。但是 ESI-MS 多数情况下只能给出准分子离子峰，很少给出碎片离子峰，不能提供更多的化合物的结构信息，不利于进一步的结构解析。因此串联质谱采用适当的活化方法，使前体离子裂解，得到大量的碎片结构信息。目前常用的 MS-MS 技术多采用碰撞诱导解离（collision induced dissociation，CID），又称碰撞活化解离（collision activated dissociation，CAD）技术，利用惰性气体和离子相碰撞，使离子内能增加，从而发生裂解反应。

借助 CID 等活化技术，串联质谱法可进行 4 种扫描工作方式：a. 产物离子扫描，包括选择前体离子和测定由 CID 产生的所有产物离子，通过产物离子谱可以解析碎片峰的可能组成，从而获得分子的结构信息；b. 前体离子扫描，包括选择某一产物离子和测定所有能经 CID 产生这一产物离子的前体离子，快速筛选产生某种特征碎片离子的一类化合物；c. 中性丢失扫描，包括选定中性碎片，检测所有能丢失这一中性碎片的裂解反应，从而反映该化合物的官能团情况；d. 选择反应监测（selected reaction monitoring, SRM），此时，第一个质量分析器选定一个离子，这个离子经碰撞池产生碎片离子，然后由后一个质量分析器选择特征离子进行监测。当选定多对前体-产物离子进行选择反应监测时即为多反应监测（multiple reaction monitoring, MRM）。这种扫描方式适合于复杂体系中对目标化合物的快速筛选和鉴定，可大幅提高信噪比，特别是对复杂体系的定量分析。

近些年药物学家又尝试开发 TOF MS 在药物代谢物定量分析等方面的应用。Zhang hongwei 等同时采用 LC-TOF MS 和 TQ MS 的 SRM 模式对人血浆中 idoxifene 进行定量分析，并将两种方法的验证结果进行比较：TOF MS 的定量限（5ng/mL）较 SRM TQ MS 的定量限（0.5ng/mL）高 10 倍；TOF MS 的线性动态范围为 5～2000ng/mL，SRM TQ MS 的为 0.5～1000ng/mL；精密度、重复性与 SRM TQ MS 的相似，在可接受的范围内。TOF MS 定量的优点还在于数据采集速度快、全谱灵敏度高，适合于生物样品的高通量分析、快速色谱分离。但作者同时指出：相比于 SRM LC-MS，LC-TOF MS 对于所分析的目标化合物要求有足够的色谱分离度。

（五）实验技术

由于气相色谱-质谱法应用较早，经过 40 余年的发展，其色谱柱、接口及质谱仪选择等技术均已成熟，在这里主要介绍液-质联用的实验技术。

采用质谱定量分析，必须遵循先定性后定量的原则。进行含量测定之前必须了解样品的其他信息，例如熔点、沸点、溶解性等理化性质，样品来源，光谱、波谱数据等，可能的杂质，LC 条件，色谱柱类型、规格、流动相、流速，样品含量等。定量前一定要摸好 LC 条件，同时对于待测组分的质谱裂解性质要有充分的了解。

1. 电离源及正负离子模式的选择

电喷雾电离源是一种软电离方式，即便是分子量大、稳定性差的化合物，也不会在电离过程中发生分解，它适合于分析极性强的大分子有机化合物，如蛋白质、肽、糖等。电喷雾电离源的最大特点是容易形成多电荷离子。这样，一个分子质量为 10 000Da 的分子若带有 10 个电荷，则其质荷比只有 1000Da，进入了一般质谱仪可以分析的范围之内。根据这一特点，目前采用电喷雾电离，可以测量分子质量在 300 000Da 以上的蛋白质。

大气压化学电离源主要用来分析中等极性的化合物。有些分析物由于结构和极性方面的原因，用 ESI 不能产生足够强的离子，可以采用 APCI 方式增加离子产率，可以认为 APCI 是 ESI 的补充。APCI 主要产生的是单电荷离子，所以分析的化合物分子质量一般小于 1000Da。用这种电离源得到的质谱很少有碎片离子，主要是准分子离子。

APCI 与 ESI 源都能分析许多样品，而且灵敏度相似，很难说出哪一种更合适，至今没有一个确切的准则判断何时使用某一种电离方式更好。但是通常认为 ESI 源由于能产生一系列的多电荷离子，特别适合于蛋白质、多肽类的生物大分子及其他分子量大的化合物；APCI 源不能生成一系列多电荷离子，所以不适合分析生物大分子，而更适合于分析极性较小的化合物。

根据样品性质确定离子化方式：高极性化合物或大分子，如蛋白质、肽类、低聚核苷酸等生物分子，胺类、季铵盐等，含杂原子化合物如氨基甲酸酯等，适合 ESI（IS）。弱极性/中等极性的小分子，如脂肪酸、邻苯二甲酸等，含杂原子化合物如氨基甲酸酯、脲等，适合

APCI（HN）。ESI不能用于极端非极性化合物如苯等；APCI不能用于非挥发性样品、热稳定性差的样品。

另外，利用色谱-质谱系统进行定量分析时，首先要选择正负离子测定模式。选择的一般性原则为：碱性化合物宜用正离子方式，酸性化合物宜用负离子方式；如为未知化合物，正负离子模式都要做；有些化合物正负离子模式下都出峰，则选择灵敏度高的方式。

2. 特征离子的选择

特征离子的质量色谱在复杂混合物分析及痕量分析时是LC/MS测定中最有用的谱图，当样品浓度很低时LC的TIC上往往看不到峰，此时，根据上一步得到的分子量信息，输入$M+1$、$M-1$或$M+23$等特征离子的数值，观察提取离子的质量色谱图，检验直接进样得到的信息是否在LC-MS上都能反映出来，确定LC条件是否合适，然后进行测定。特征离子选$M+H$或$M-H$最好，但有时只有$M+NH_4$，$M+Na$等。

3. 流动相和色谱柱及内标的选择

进行质谱定量前一定要摸好普通液相的条件，被分析物质在液相中要能够达到基本分离。缓冲体系必须符合MS要求，采用挥发性缓冲液，如醋酸铵、甲酸铵、乙酸、三氟乙酸（TFA）、七氟丁酸（HFBA）等代替硼酸盐、磷酸盐和硫酸盐等，pH值应保持相同；应采用挥发性的离子对试剂，但应注意更换离子对试剂后保留时间的变化；液相用的有机溶剂应与离子化方式一致。反相LC用的极性溶剂与ESI相匹配；正相LC用的非极性溶剂与APCI相匹配。

如果选择电喷雾（ESI）离子源，建议使用内径小于4.6mm的微径柱，如果选择大气压化学电离源（APCI），建议使用内径为4.6mm的色谱柱。

内标物与被测物的化学性质有区别时，要注意干扰基质对它们的离子化影响的不同，尽量选同系物作为内标物。

4. 样品前处理

为了防止分析样品中的微量颗粒堵塞质谱内部系统，在进行定量分析前，样品必须进行前处理。样品的预处理常用方法有超滤、溶剂萃取/去盐、固相萃取、灌注（perfusion）净化/去盐、色谱分离等。将待测成分自水相提取至有机相是常用的方法之一，这种方法的优点是应用广泛，溶剂、pH值、离子对试剂等均可选择，以利提取，可浓集待测成分，缺点是耗时，有时回收率较低。固相萃取是质谱前处理中应用最多的方法，主要是使用C_{18}、C_8、C_4萃取小柱。对于已经处理好的待测样品，若原来溶剂不合适，以N_2吹干，再用甲醇或乙腈定量溶解。进样前，样品还要经过$0.22\mu m$的微孔滤膜进行过滤。

实例解析

下面以利用ESI/QMS方法测定牛膝中活性物质的含量为例，来介绍质谱定量检测的具体步骤，MS分析使用Agilent SL G1946D单四极杆质谱仪（USA）。

首先对需要检测的4种甾酮类化合物：水龙骨甾酮（polypodine，**1**）、β-蜕皮甾酮（β-ecdysterone，**2**）、25-R牛膝甾酮（25-R inokosterone，**3**）、25-S牛膝甾酮（25-S inokosterone，**4**）及8种三萜类化合物：人参皂苷Ro（ginsenoside Ro，**5**）、竹节参皂苷ⅤⅠa（chikusetsusaponin ⅤⅠa，**6**）、姜状三七苷R₁（zingibroside R₁，**7**）、竹节参皂苷Ⅳa乙酯（chikusetsusaponin Ⅳa ethyl ester，**8**）、28-去葡萄糖竹节参皂苷Ⅳa（28-deglucosyl-chikusetsusaponin Ⅳa，**9**）、竹节参皂苷-1（PJS-1，**10**）、28-去葡萄糖竹节参皂苷Ⅳa丁酯（28-desglucosyl-chikusetsusaponin Ⅳa butyl ester，**11**）、齐墩果酸（oleanolic acid，**12**）的对照品进行正、负离子模式扫描，得到每个化合物的质谱信息，并最终确定选择在负离子模式下进行实验。然后以峰面积为指标，分别选取代表性化合物，对两类物质进行负离子模式下的

流动注射质谱分析，通过优化质谱参数（如干燥气温度、雾化压力、传输电压等），确定最佳的离子源参数，并在此参数条件下找出 4 种甾酮类及 8 种三萜类化合物的质谱裂解规律（表 2-4，图 2-4）。例如，在负离子模式下，化合物 **1**，**2**，**3**，**4** 和 **10** 的加合离子 [M-H＋HCOOH]⁻ 为基峰，甾酮类成分同时还可观察到 [M-H]⁻ 及 [2M-H]⁻ 离子。化合物 **8** 和 **10** 还可观察到 [M-Glc]⁻ 离子的分子离子峰，化合物 **5**，**6**，**7** 和 **9**，**11**，**12** [M-H]⁻ 离子为基峰，没有观察到加合离子 [M-H＋HCOOH]⁻，化合物 **12** 可观察到 [2M-H]⁻ 峰。

表 2-4　12 个对照品负离子模式 ESI-MS 主要离子峰

高子峰	1	2	3	4	5	6	7	8	9	10	11	12
[M-H]⁻	495.3	479.3	479.3	479.3	955.4*	793.4*	793.4*	—	631.4*	—	687.4*	455.4*
[M+HCOOH-H]⁻	541.3*	525.3*	525.3*	525.3*				867.4*		663.4*		

注：* 为基峰。

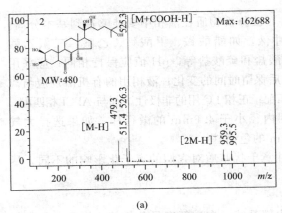

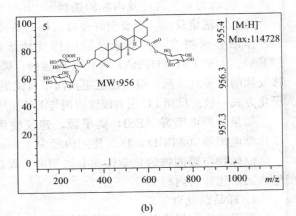

图 2-4　代表化合物 β-蜕皮甾酮（a）和人参皂苷 Ro（b）的负离子模式 ESI-MS 谱图

在优化了质谱条件的基础上，选取合适内标，对内标与对照品的混合物进行色谱条件的优化。优化色谱条件时，可以充分发挥 HPLC-ESI/QMS 的技术优势，利用待分析化合物的分子量及裂解规律不同的性质，使得在色谱条件下未完全分离的目标化合物与干扰物成功地分离，达到定量分析要求，即采用多通道对样品数据进行采集和分析。如图 2-5

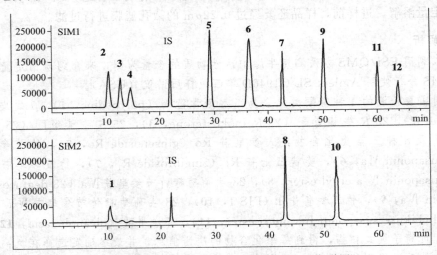

图 2-5　对照品负离子模式 HPLC-ESI-MS 色谱图

所示，化合物 **1** 和 **2** 在色谱条件下并没有达到基线分离，但因其分子量不同、特征加合离子 ［M＋HCOOH-H］$^-$ 的 m/z 没有干扰，化合物 **1** 为 541.3；化合物 **2** 为 525.3，可以采用多通道对样品数据进行采集和分析，其结果如表 2-5 所示，大大缩短了分析时间。

表 2-5　对照品的 HPLC-ESI-MS 分析中采集通道及采集碎片离子参数

化合物 **1**		化合物 **2**	
时间/min	m/z	时间/min	m/z
0	525.3	0	541.3
17	931.3	17	977.3
26	955.4	26	867.4
33	793.4	45	663.4
45	631.3		
55	687.4		
61	455.4		

以上步骤完成之后，以峰面积与标准品浓度线性关系绘制标准曲线，并以峰面积为指标，确定仪器的检测限、定量限、精密度、稳定性以及方法的加样回收率等，并以待测样品的选择离子流图（SIM）对目标化合物的含量进行分析计算。

附 1　Agilent7890/5975C-GC/MS 仪器操作规程

① 打开氦气和氮气控制阀，设置分压阀压力至 0.5～0.7MPa；

② 打开计算机电源，登录进入 Windows XP（SP2）系统；

③ 分别打开 7890GC、5975MSD 电源，等待仪器自检完毕；

④ 在桌面双击"Instrument＃1"图标，进入 MSD 化学工作站；

⑤ 在仪器控制界面下，选择"调谐及真空控制"进入调谐与真空控制界面，选择真空状态，观察真空泵运行状态；

⑥ 点击配置按钮，点击 自动进样器 ，选择输入注射器的体积 1μL，由仪器自动进样；

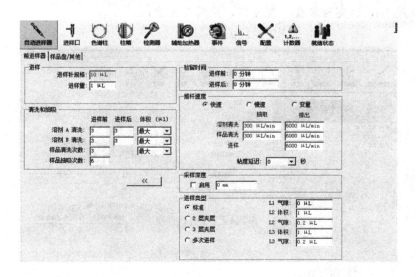

⑦ 点击 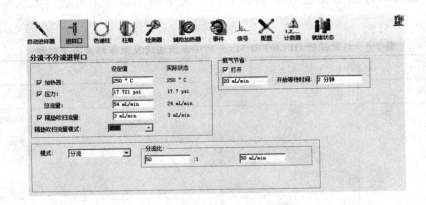，设定进样口温度、载气流速；

⑧ 点击 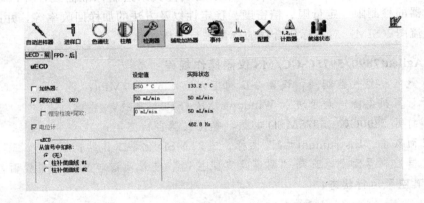，设定检测器温度；

⑨ 点击 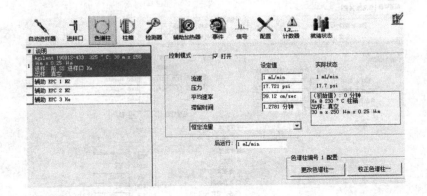，设定柱参数、气流速，控制气流量；

⑩ 点击 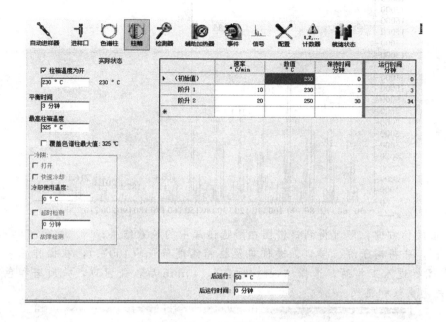，设定柱模式，对柱箱温度的设置；

⑪ 开始运行，并得到谱图，保存在文档备用；

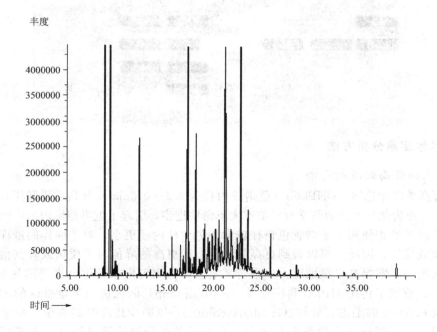

⑫ 用右键双击化合物的谱图，得到该化合物的质谱图；

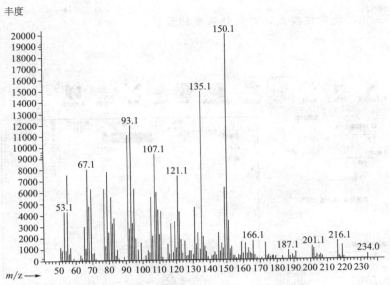

⑬ 双击鼠标右键，即可得到该谱图在所选谱库中的检索结果；

⑭ 关机，先将离子源、接口、进样口及柱箱温度降低（100℃），在操作系统"Instrument#1"图标进入工作站，选择"vent/放空"，40min后，关窗口，关质谱和色谱电源和计算机，关闭氦气和氮气。

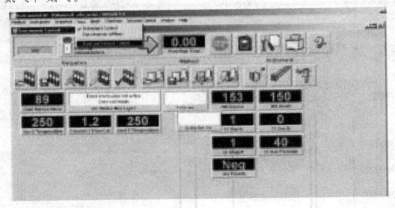

二、其他定量分析方法

（一）毛细管高效液相色谱

毛细管高效液相色谱（CHPLC）（色谱柱内径为0.1～0.5mm）及其质谱联用技术，以其独特的优点，作为化学及生命科学分析的重大革命性进步，引起了世界范围内的广泛关注。

毛细管高效液相使用的毛细管色谱柱较常规色谱柱内径更小，对于同样的进样量峰高与柱横断面积成反比，因此，可以得到更高的峰值，而更高的峰值对于质谱或者其他检测器便有更低的检测限，即提高了灵敏度。毛细管高效液相采用可供微量组分推送的注射泵（syringe pump），克服了传统HPLC利用塞泵（piston pump）而无法做微量推送的困扰，并且采用管径仅0.5mm的毛细管管柱（capillary column）以减少传送时的流量。对于UV检测器部分采用 U形管使流路检测面积增大，提高了各组分的检测灵敏度。大多情况下，能够得到的可供分析的生物样本极其微量（例如临床和生物利用度的研究），样品的浓度很低，需要更高选择性、灵敏度的分析设备，例如血清样品在进行普通HPLC分析之前的预处理极其繁复，而毛细管高效液相对于生物样品可以直接进样分析，灵敏度必然提高。

毛细管液相目前主要应用于蛋白组学、生物分析以及高通量筛选上。微量进样使得一系列高灵敏度的检测器（如光敏二极管阵列检测器、质谱仪、激光诱导荧光检测器）与毛细管高效液相色谱联用时，样品检测浓度可达到 ng 级水平或者更低。由于毛细管高效液相对于极低浓度的样品的高度灵敏性，现已广泛应用于蛋白水解液 2D gel isolates、微量 DNA 加合物以及药物前期研究的神经递质分析和生物分析。

（二）毛细管电色谱

毛细管电色谱（capillary electrochromatography，CEC）是一种新型的高效电分离微柱液相色谱技术，它结合了毛细管电泳的高柱效和高效液相色谱的高选择性，已成为近年来色谱领域研究的热点之一。CEC 以高压直流电源代替高压泵，产生电渗流（或电渗流结合高压输液泵），作为流动相驱动力的微柱色谱法，它的分离原理包含有电泳迁移和色谱固定相的保留原理，溶质依据其在流动相与固定相中的分配系数的不同以及自身电泳淌度的差异得到分离，既能分离中性物质又能分离带电组分。CEC 所用色谱柱为填充了 HPLC 填料的填充型毛细管柱（PCEC）和管内壁涂渍了固定相功能分子的开管毛细管柱（OTCEC）。CEC 结合了 CE 与 HPLC 的分离优势，大大提高了分离效率，同时 CEC 与质谱联用既可解决 LC-MS 的分离效率不高的问题，又可克服 CE-MS 中质量流量太小的缺陷，是复杂微量组分定性定量的有利工具，在中药质量控制中得到广泛应用。

（三）超高效液相色谱法

超高效液相色谱（Ultra Performance Liquid Chromatography，UPLC）是一个新兴的领域，它借助于 HPLC 的理论及原理，涵盖了小颗粒填料、非常低系统体积及快速检测手段等全新技术，增加了分析的通量、灵敏度及色谱峰容量。作为世界第一个商品化 UPLC 产品的 Waters ACQUITY UPLCTM 超高效液相色谱系统也是刚刚出现，目前已发表的文献资料还很缺乏。与传统的 HPLC 相比，UPLC 的速度、灵敏度及分离度分别是 HPLC 的 9 倍、3 倍及 1.7 倍。因此其在蛋白质、多肽、代谢组学分析及其他一些生化领域里将会得到广泛应用。另外，使用 UPLC 与质谱检测器连接，对天然产物分析，特别是对中药研究领域的发展是一个极大的促进。

（李 娟）

参 考 文 献

[1] 刘密新，罗国安，张新荣等. 仪器分析 [M]. 北京：清华大学出版社，2006.

[2] 董慧茹. 仪器分析 [M]. 北京：化学工业出版社，2006.

[3] 李克安. 分析化学教程 [M]. 北京：北京大学出版社，2005.

[4] 武汉大学. 分析化学：下册 [M]. 北京：高等教育出版社，2007.

[5] 北京大学化学系分析教研室. 仪器分析教程 [M]. 第 2 版. 北京：北京大学出版社，2007.

[6] 傅若农. 色谱分析概论 [M]. 第 2 版. 北京：化学工业出版社，2005.

[7] 王瑞芬. 现代色谱分析法的应用 [M]. 北京：冶金工业出版社，2009.

[8] 何华，倪坤仪. 现代色谱分析 [M]. 北京：化学工业出版社，2009.

[9] 张永忠. 仪器分析 [M]. 北京：中国农业出版社，2008.

[10] 凌笑梅. 高等仪器分析实验与技术 [M]. 北京：北京大学医学出版社，2006.

[11] 盛龙生. 药物分析 [M]. 北京：化学工业出版社，2003.

[12] 李萍. 现代生药学 [M]. 北京：科学出版社，2006.

[13] Zhang Hongwei, Jack Henion. Comparison between liquid chromatography-time-of-flight massspectrometry and selected reaction monitoring liquid chromatography-mass spectrometry for quantitative determination of idoxifene in human plasma [J]. Journal of Chromatography B, 2001, 757：151-159.

第三章 中药及制剂中各类化学成分分析与检测方法

第一节 生物碱类成分的分析

一、理化性质

1. 性状

多数生物碱为结晶形固体，少数为非晶形粉末（如乌头原碱），极少数小分子生物碱为液体（如烟碱、毒芹碱等）。生物碱一般为无色或白色，如结构中具有较长共轭体系，并有助色团，或同时为离子型化合物时可显不同颜色（如小檗碱、木兰花碱为黄色，血根碱的盐为红色）。生物碱多具有苦味、个别也有其他味道（如甜味、辛味等）。少数液态及小分子固体生物碱具挥发性，个别生物碱还具有升华性。

2. 旋光性

含有手性碳原子或本身为手性分子的生物碱具有旋光性，多为左旋。一般左旋的生物碱具有较强的生物活性，而右旋体的生物活性则无或极弱。

3. 溶解性

生物碱的溶解性与其结构中的氮原子的存在状态、官能团极性大小、数目及溶剂等因素有关。游离生物碱极性较小，难溶或不溶于水，可溶于乙醇、丙酮、乙醚、三氯甲烷等有机溶剂；生物碱的盐极性较大，大多易溶于水和醇，难溶或不溶于乙醚、苯、三氯甲烷等；季铵类生物碱极性较大，易溶于水；小分子生物碱和液体生物碱也易溶于水，如麻黄碱、烟碱等。某些结构中含有羧基、酚羟基等酸性基团的生物碱还能溶于碱性溶液中；若分子中存在内酯环结构，在碱水中内酯环开裂、成盐而溶解，加酸又能析出。

4. 沉淀反应

在酸性水溶液中可以与生物碱反应生成不溶于水的复盐或分子络合物的试剂称为生物碱沉淀试剂。生物碱沉淀试剂可用于生物碱类成分的定性鉴别，当某些沉淀试剂与生物碱生成的沉淀组成稳定时，还可用于生物碱类成分的含量测定。常用的生物碱沉淀试剂见表3-1。

表 3-1　常用生物碱沉淀试剂

试 剂 名 称	反 应 特 征
碘化铋钾试剂（Dragendorff 试剂）	多生成黄色至橘红色沉淀
碘化汞钾试剂（Mayer 试剂）	类白色沉淀，若加过量试剂，沉淀又被溶解
碘-碘化钾试剂（Wagner 试剂）	多生成红棕色沉淀
硅钨酸试剂（Bertrand 试剂）	淡黄色或灰白色沉淀
磷钨酸试剂（Scheibler 试剂）	白色或黄褐色沉淀
磷钼酸试剂（Sonnenschein 试剂）	白色或黄褐色沉淀
苦味酸试剂（Picric acid Hager 试剂）	黄色结晶，反应必须在中性溶液中进行
雷氏盐试剂（Ammonium reineckate 试剂）	生成难溶性复盐，红色沉淀或结晶，往往有一定的晶形、熔点或分解点

5. 碱性

生物碱因其分子中氮原子上的孤对电子能接受质子而显碱性，能与酸反应成盐。生物碱的碱性强弱与氮原子的存在状态和杂化方式有关，碱性的 pK_a 值大小顺序一般是：胍类＞季铵碱＞脂肪胺＞芳杂环（吡啶）＞酰胺类。通常情况下，氮原子的杂化度越高碱性越强，即 $sp^3 > sp^2 > sp^1$。一般碱性强的生物碱在植物体中多与植物中的有机酸结合成盐，以盐的形式存在；而碱性很弱的生物碱，则以游离状态存在。

6. 显色反应

许多生物碱能与一些试剂如 Mandelin 试剂（1％钒酸铵的浓硫酸溶液）、Frohde 试剂（1％钼酸钠或 5％钼酸铵的浓硫酸溶液）和 Macrquis 试剂（30％甲醛溶液 0.2mL 与 10mL浓硫酸混合）产生不同颜色，可借以区别生物碱。但由于容易受杂质干扰（如蛋白质等），因此检测结果不太准确。

二、定性分析

1. 化学分析法

沉淀反应是生物碱理化鉴别常用的方法。常用的生物碱沉淀剂有碘-碘化钾、碘化铋钾、碘化汞钾、苦味酸、硅钨酸等。多数沉淀反应是在酸性环境中进行，苦味酸等试剂可在中性条件下进行。用沉淀反应鉴别时需注意，中药水浸出液中的蛋白质、多肽和鞣质等成分也可与生物碱沉淀试剂生成沉淀，产生假阳性从而导致鉴别结论错误。因此，由此法进行中药中是否含生物碱类成分分析时，要先用适宜的方法处理样品供试液，以排除杂质类成分的干扰，避免产生假阳性。

2. 色谱分析法

色谱分析法是检视中药中生物碱类成分常用的方法之一。包括薄层色谱法（TLC）、纸色谱法（PC）、高效液相色谱法（HPLC）和气相色谱法（GC）。

（1）薄层色谱法（TLC） 吸附剂常用硅胶或氧化铝。供试品溶液的制备要根据被测成分的特点（如存在状态、理化性质及共存成分的性质等），选用适宜的溶剂和方法进行提取、纯化精制。展开剂多为三氯甲烷、苯等弱极性有机溶剂，可根据被测成分的极性加入其他溶剂调整展开剂的极性大小，以达到满意的分离效果。薄层色谱展开后，有色生物碱可直接日光观察，有荧光的生物碱可在紫外光灯下观察，绝大多数情况需进行显色，常用的显色剂是改良碘化铋钾试剂，有时也可用碘化铋钾显色后再喷硝酸钠试剂，可使样品斑点颜色更明显，易于观察。

当使用硅胶作吸附剂时，由于硅胶显弱酸性，强碱性的生物碱在硅胶色谱板上能形成盐，而使 R_f 值变小或出现拖尾、形成复斑等现象。因此在使用硅胶吸附薄层色谱时，通用碱性展开系统（如加入氨水等）或在碱性环境下（用氨蒸气饱和平衡）进行展开。

（2）纸色谱法（PC） 纸色谱法可用于生物碱盐或游离生物碱的鉴别。当鉴别生物碱盐时，由于生物碱是以解离形式存在，极性较大，一般以滤纸中所含水分作为固定相，用正丁醇-乙酸-水（BAW）系统作为展开剂。当生物碱以游离碱态存在时，常以甲酰胺等作为固定相，以甲酰胺饱和的亲脂性有机溶剂，如苯、三氯甲烷或乙酸乙酯等作为展开剂。生物碱纸色谱的显色剂与薄层色谱法显色剂基本相同。

（3）高效液相色谱法（HPLC） 高效液相色谱法对结构十分相似的生物碱有良好的分离效果，用于生物碱类成分的鉴别时，具有快速、灵敏、微量等优点。在一定的高效液相色谱条件下，各种生物碱都有一定的保留时间，可作为定性鉴别的依据，但多数情况下采用标准品对照定性。

（4）气相色谱法（GC） 具有挥发性且对热稳定的生物碱（如麻黄碱、烟碱等）可用气相色谱法进行鉴别，其定性依据与高效液相色谱法相同。

三、定量分析

生物碱类成分含量测定方法很多，常用的有酸碱滴定法、分光光度法、薄层扫描法、高效液相色谱法、气相色谱法及毛细管电泳法。

1. 酸碱滴定法

生物碱类成分的碱性使其可用酸碱滴定法进行定量分析。通常根据生物碱的碱性不同，选用水溶液酸碱滴定及非水溶液酸碱滴定两种方法进行含量测定。

游离生物碱多为亲脂性，不溶于水，水溶液酸碱滴定法是先将生物碱溶于过量的标准酸溶液中（如 $0.01mol/L\ H_2SO_4$ 溶液），再用标准碱溶液（如 $0.02mol/L\ NaOH$ 溶液）回滴。指示剂可用溴酚蓝、甲基红、溴甲酚蓝等，如《中华人民共和国药典》2005 年版中麻黄总生物碱的含量测定即采用此法。其他如颠茄、槟榔、苦参等的总生物碱也可用此法进行测定。

由于大多数生物碱的碱性较弱，常用非水溶液酸碱滴定法。在非水溶液酸碱滴定法过程中多用冰醋酸为溶剂，$0.1mol/L$ 高氯酸标准溶液为滴定液，溴酚蓝、酚酞为指示剂。盐酸麻黄碱、盐酸小檗碱、盐酸川芎嗪等都可用非水溶液酸碱滴定法测定含量。

2. 分光光度法

根据生物碱分子结构的不同，若生物碱类成分在紫外区有吸收，就可用紫外分光光度法对其进行定量分析。若生物碱类成分在可见区有吸收，或在可见区无吸收，但可通过加入一些试剂能显色的生物碱类成分，均可用可见分光光度法测定，即比色法。

（1）**紫外分光光度法**　在紫外区有吸收的生物碱类成分，可在其最大吸收波长处测定，利用其吸收度与生物碱的量成正比的原理进行定量分析。如雷公藤总生物碱的测定波长为267nm，通过吸收系数法或对照品对照法进行定量计算。当其他共存成分有干扰时，也可采用分光光度法。

（2）**比色法**　用比色法测定生物碱类成分常用下列三类方法：①加酸性染料比色法；②与生物碱沉淀试剂产生有色沉淀，定量分离沉淀后，用适当溶剂溶解后比色，如苦味酸钠比色法、雷氏铵盐比色法等；③根据生物碱自身的性质或分子中所含官能团与某些试剂反应生成的颜色进行比色，如异羟肟酸铁比色法。

① 加酸性染料比色法：在一定 pH 介质下，生物碱可与 H^+ 结合成生物碱阳离子，而酸性染料在此条件下解离为相应阴离子，二者可定量地结合成有色离子对。此离子对经有机溶剂定量提取，测定有机溶剂提取液的吸收度或再经碱化后定量放出染料的吸收度，即可计算出生物碱的含量。加酸性染料比色法广泛用于中药中生物碱类成分的测定。如川芎、防己、百部、浙贝母和附子等总生物碱的含量测定。

② 雷氏盐比色法：雷氏盐 $NH_4[Cr(NH_3)_2(SCN)_4]$ 在酸性介质中可与生物碱类成分定量地生成难溶于水的有色生物碱雷氏盐沉淀 $B[Cr(NH_3)_2(SCN)_4]$。含两个或两个以上氮原子的生物碱，则可与雷氏盐进一步作用生成双盐、三盐等沉淀。应用雷氏盐比色法比色测定时应注意：a. 雷氏盐的水溶液在室温下可分解，故需临用临配，沉淀反应在低温条件下进行较好；b. 雷氏盐的丙酮或丙酮-水溶液的吸收值随时间变化而有变化，故需快速测定。

③ 苦味酸钠比色法：在弱酸性溶液或中性溶液中生物碱可与苦味酸定量生成苦味酸钠沉淀，该沉淀可溶于氯仿等有机溶剂，也可以在碱性条件下解离释放出生物碱和苦味酸用来进行含量测定。

④ 异羟肟酸铁比色法：含有酯键结构的生物碱，在碱性介质中加热酯键水解，产生的羧基与盐酸羟胺反应生成异羟肟酸，再与 Fe^{3+} 生成紫红色的异羟肟酸铁，在波长 530nm 处

有最大吸收，测其吸收值，即计算生物碱的含量。

3. 薄层扫描法

薄层扫描法测定生物碱类成分的含量具有方便、快速的优点，因而应用较广。通常薄层扫描法测定时对供试液纯度要求不是太高，但由于中药中化学成分复杂，待测定成分含量一般较低，因此在层析前需进行纯化处理，以提高其纯度。

采用薄层扫描法进行生物碱类成分含量测定时，所选用的吸附剂、展开剂及显色剂与其定性鉴别相似，但要求要严格。生物碱类成分在薄层扫描时，多采用双波长反射式锯齿扫描，若被测成分本身具有荧光时，也可采用荧光扫描，如盐酸小檗碱等。

4. 高效液相色谱法

高效液相色谱法是生物碱类成分定量分析最常用的方法，尤其适用于单体生物碱成分的含量测定。根据生物碱类成分碱性强弱、存在形式不同，可选用吸附色谱法、分配色谱法及离子交换色谱法等，其中分配色谱法应用最多。

在分配色谱法中，反相分配色谱在生物碱类成分的分析方面应用最为广泛。反相高效液相色谱中多采用非极性化学键合固定相，如十八烷基键合相（简称 ODS 或 C_{18}）、辛烷基键合相（简称 C_8）。最常用的流动相为甲醇-水、乙腈-水等混合溶剂。

正相高效液相色谱常用的固定相有极性化学键合相（如氰基柱）和原型硅胶。在单体生物碱成分分析时，多用原型硅胶为固定相，但其分离原理属于液-固吸附色谱。硅胶柱的分离主要利用生物碱的碱性不同，与生物碱的 pK_a 值有关，而与生物碱亲脂性的大小无关。正相高效液相色谱常用的流动相为：二氯甲烷（或三氯甲烷、乙醚、异丙醚、四氢呋喃、乙酸乙酯)-甲醇（或异丙醇)-氨水（约为流动相的 1%）。在流动相中加入氨是为了中和硅胶的弱酸性，从而避免拖尾现象。

5. 气相色谱法

气相色谱法用于生物碱类成分的含量测定，只适用于有挥发性且热稳定的生物碱类成分。如麻黄碱、槟榔碱、苦参碱等。对挥发性生物碱成分进行气相色谱分析时，供试品溶液在提取、纯化过程要避免加热，以防成分被破坏或挥发，最后需用三氯甲烷等亲脂性强的有机溶剂为溶剂制备供试液。

6. 毛细管电泳法

毛细管电泳法在中药成分分析中的应用虽起步较晚，但发展迅速，在生物碱类成分分析中已有较多应用。生物碱能解离正电荷，根据生物碱类成分 pK_a 值的不同，可采用毛细管区带电泳模式分离结构相似的生物碱。在分析时，除可根据生物碱类成分 pK_a 值的不同选择缓冲液 pH 值外，还可根据结构上的细微差异适当加入一些试剂以增强选择性和分离度。

第二节 黄酮类成分的分析

一、理化性质

1. 性状

黄酮类化合物多为结晶性固体，少数为无定形粉末（如黄酮苷类）。一般游离状态的黄酮较黄酮苷易形成结晶。黄酮类化合物多呈黄色，一般情况下，黄酮、黄酮醇及其苷类多呈灰黄～黄色，查耳酮为黄色～橙黄色，二氢黄酮、二氢黄酮醇及黄烷醇因无交叉共轭体系，几乎为无色，异黄酮类不显色或显微黄色。花色素及其苷元的颜色随 pH 值不同而改变，一般显红色（pH＜7.0），显紫色（pH＝8.5），显蓝色（pH＞8.5）。

2. 旋光性

多数游离的黄酮苷元无旋光性，二氢黄酮、二氢黄酮醇、黄烷醇、二氢异黄酮等因分子中含手性原子而具有旋光性。黄酮苷类由于结构中含有糖部分，故均有旋光性，且多为左旋。

3. 溶解性

一般游离苷元难溶或不溶于水，易溶于甲醇、乙醇、乙酸乙酯、乙醚等有机溶剂及稀碱水溶液。其中黄酮、黄酮醇、查耳酮等平面性强的分子，因分子间排列紧密，分子间引力较大，故更难溶于水；二氢黄酮及二氢黄酮醇等，因系非平面性分子，分子间排列相对不紧密，分子间引力较低，有利于水分子进入，故溶解度稍大。

至于花色素苷元类虽也为平面性结构，但因以离子形式存在，具有盐的通性，故亲水性较强，在水中溶解度较大。

游离苷元中引入羟基，将增加其在水中的溶解度；而羟基经甲基化后脂溶性增加，在有机溶剂中的溶解度增加。

黄酮苷一般易溶于水、甲醇、乙醇等强极性溶剂中，可溶于乙酸乙酯，难溶或不溶于苯、乙醚、三氯甲烷等有机溶剂中。苷分子中糖基的数目和结合的位置对溶解度亦有一定影响，一般多糖苷的水溶性大于单糖苷。

4. 酸碱性

（1）酸性　黄酮类化合物因分子中具有酚羟基，故显酸性，可溶于碱性水溶液、吡啶中。其酸性强弱与酚羟基数目及位置不同有关，以黄酮为例，其酚羟基酸性强弱顺序依次为：

7,4′-二羟基＞7-羟基或 4′-羟基＞一般酚羟基＞5-羟基

由于 7、4′位上羟基处于羰基的对位，在 p-π 共轭效应的影响下，酸性较强，可溶于碳酸钠水溶液中，酸性强的黄酮类化合物甚至可溶于碳酸氢钠水溶液中。而一般酚羟基处于羰基的间位，不能通过共轭效应产生影响，酸性较弱；5 位上酚羟基处于羰基的邻位，可与羰基形成分子内氢键，酸性最弱，酸性弱的黄酮类化合物可溶于氢氧化钠水溶液中。此性质可用于提取、分离及鉴定工作。

（2）碱性　γ-吡喃环上的 1 位氧原子，因有未共用电子对，故表现出微弱的碱性，可与强无机酸，如浓硫酸、盐酸等生成𨦬盐，但生成的𨦬盐极不稳定，遇水后即可分解。

二、定性分析

1. 化学分析法

黄酮类化合物的颜色反应主要是利用分子中的酚羟基及广吡喃酮环的性质。

（1）还原反应

① 盐酸-镁粉反应：多数黄酮、黄酮醇、二氢黄酮及二氢黄酮醇类化合物显橙红色～紫红色，少数显紫色或蓝色，特别是分子中当 B 环上有—OH 或—OCH$_3$ 取代时，呈现的颜色亦随之加深。但查耳酮、橙酮、儿茶素、异黄酮不显色。

② 四氢硼钠还原反应：为二氢黄酮、二氢黄酮醇类化合物专属性较高的一种还原反应。在样品的甲醇或乙醇液中，加入等量的 2% NaBH$_4$ 的甲醇溶液，1min 后，加浓盐酸或浓硫酸数滴，二氢黄酮、二氢黄酮醇类化合物与之反应显红色～紫红色，其他黄酮类不显阳性，可进行区别。

（2）与金属盐类试剂的络合反应　黄酮类化合物分子中若具有 3-羟基、4-羰基，或 5-羟

基、4-羰基或邻二酚羟基，则可以与一些金属盐类试剂如铝盐、锆盐、铅盐、镁盐、锶盐等反应，生成有色的络合物、有色沉淀或使产物的颜色加深，有的还产生荧光。这些性质可以作为黄酮类化合物的定性、定量及结构测定的依据。

① 三氯化铝反应：加 1% 三氯化铝（或硝酸铝）甲醇液，生成铝络合物显黄色，置紫外光灯下显黄绿色荧光，可用于定性及定量分析。

② 锆盐-枸橼酸反应：此反应常用于区别 3-羟基黄酮和 5-羟基黄酮。在样品的甲醇溶液中加入 2% 二氯氧锆（$ZrOCl_2$）的甲醇溶液时，3-羟基黄酮、5-羟基黄酮类化合物均能与之生成络合物而显鲜黄色，当再加入 2% 的枸橼酸甲醇溶液时，3-羟基黄酮仍为鲜黄色不退；5-羟基黄酮鲜黄色显著减退。这是因为 C_5 位羟基、C_4 位羰基与锆盐生成的络合物没有 C_3 位羟基、C_4 位羰基与锆盐生成的络合物稳定，借此可区别两者。

锆络合物

③ 氨性氯化锶反应：黄酮类化合物的分子中若含有邻二酚羟基，则可与氨性氯化锶试剂反应，产生绿色～棕色乃至黑色沉淀。该性质可用于检测分子中是否含有邻二酚羟基。

④ 醋酸镁反应：该反应可区别二氢黄酮（醇）类化合物与其他类黄酮。在滤纸上滴加样品乙醇溶液，喷以 1% 醋酸镁的甲醇液，加热干燥，在紫外光灯下观察。二氢黄酮、二氢黄酮醇类化合物可显天蓝色荧光，而黄酮、黄酮醇及异黄酮类化合物等则显黄色、橙黄色或褐色。

⑤ 铅盐反应：常用 1% 醋酸铅及碱式醋酸铅水溶液，可生成黄色～红色沉淀。醋酸铅只能与分子中具有邻二酚羟基或兼有 3-羟基、4-酮基或 5-羟基、4-酮基结构的化合物反应生成沉淀。而碱式醋酸铅的沉淀能力要大得多，一般酚类化合物均可与其发生沉淀。

2. 色谱分析法

（1）薄层色谱法　薄层色谱法也是黄酮类成分定性分析常用的方法。一般采用吸附薄层色谱，常用的吸附剂有硅胶、聚酰胺等。

① 硅胶薄层色谱：主要用于检视和分离极性较小的黄酮苷元，也可用于检视和分离黄酮苷类化合物。检视和分离黄酮苷元时常用极性较小的溶剂系统展开，如甲苯-甲酸甲酯-甲酸（5:4:1），也可以根据成分的极性大小适当调整甲苯与甲酸的比例；检视和分离黄酮苷类则采用极性较大的溶剂展开，如正丁醇-乙酸-水（3:1:1）等。

② 聚酰胺薄层色谱：适宜检视和分离各类型含有酚羟基的黄酮苷元与苷。由于聚酰胺对黄酮类化合物吸附能力较强，因此，需要用较强极性的展开剂，展开剂中大多含有醇、酸或水。检视和分离黄酮苷常用含水的有机溶剂为展开剂，如甲醇-乙酸-水（90:5:5）等；检视和分离黄酮苷元常用有机溶剂为展开剂，如三氯甲烷-甲醇（94:6）等。

黄酮类成分经薄层色谱分离后，紫外光灯下可观察到荧光，黄酮醇类常显亮黄色或黄绿色，异黄酮类多呈现紫色。喷三氯化铝试剂后，日光下黄酮醇类无色，查耳酮类显黄色或橙黄色。但在紫外光灯下，荧光均加强，黄酮醇类为黄色或绿色荧光，异黄酮类显黄色荧光，查耳酮显橙色荧光。经薄层色谱分离后，用显色剂显色，于紫外光灯下观测是黄酮类成分定性分析常用的方法，也是鉴定各种类型黄酮的方法。

（2）纸色谱法　纸色谱可用于检视各种类型黄酮类成分。可采用单向纸色谱或双向纸色谱，溶剂系统可选择中性与酸性溶剂系统。由于游离的黄酮苷元难溶于水，而黄酮苷为水溶性的，在水中溶解度较大，如果仅选用水为展开剂，则黄酮苷移动快，R_f 值大，而黄酮苷元移动很慢。所以，对于黄酮苷元一般用醇性溶剂或极性稍小的溶剂，黄酮苷类双向纸色谱第一展开剂选用醇性溶剂，第二展开剂选用水。也可用水和有机溶剂按一定比例混合为溶剂系统，根据黄酮苷元和苷的溶解度不同，可以调节展开剂的极性，避免 R_f 太大或过小的缺点。水饱和的乙酸乙酯、正丁醇等有机溶剂为溶剂系统，对极性大或小的成分都能得到合适的 R_f 值。

三、定量分析

黄酮类成分的定量分析主要有分光光度法、薄层扫描法、高效液相色谱法等方法。

（1）分光光度法　分光光度法一般可用于总黄酮类成分的含量测定。黄酮类成分由于分子结构多含有交叉共轭体系，一般都显一定的颜色，以黄色为主，此外由于黄酮化合物母核苯环上常含有一个或两个相邻的羟基，这些羟基能与一些金属离子，如铝、铁、锶等离子形成络合物，呈现黄色或橙色，从而在光谱上产生明显变化。故可利用黄酮类化合物的这些颜色或荧光上的特征进行分析鉴别和比色测定含量。

（2）薄层扫描法　薄层扫描法是测定中药中单体黄酮类成分的有效方法。中药样品经有机溶剂或水提取后，可用硅胶薄层色谱、聚酰胺薄层色谱分离。再用薄层扫描仪（单波长或双波长）直接在薄层板上测定。

（3）高效液相色谱法　高效液相色谱法具有快速、准确、分离效果好等优点。而黄酮类化合物在紫外光区有较强的吸收，故用高效液相色谱法检测灵敏度高。如含有黄酮类化合物的中药，只要经过适当的预处理，并选择好色谱条件，一般都能得到满意的分析结果。

黄酮类成分的高效液相色谱法条件分为正相与反相色谱两类。正相色谱多用于没有羟基的黄酮类化合物或乙酰化黄酮类化合物，固定相为硅胶，流动相采用用薄层色谱条件，但极性要相对小一点。—CN 键合相色谱不仅适用于乙酰化黄酮成分，而且也适用于带有一个羟基的黄酮类成分，流动相为乙烷-三氯甲烷。含有 2 个以上羟基的可选用—NH_2 键合相，流动相可选用二噁烷-二氯甲烷（1∶9）。反相色谱测定多用 C_{18} 键合相固定液，流动相常用甲醇-水-乙酸（或磷酸缓冲液）及乙腈-水。检测仪器主要采用紫外检测器或荧光检测器。

第三节　醌类成分的分析

一、理化性质

1. 性状

醌类化合物如无酚基，则近乎无色。随着助色团酚羟基的引入而表现出一定的颜色。引入的助色团越多，颜色越深。苯醌、萘醌和菲醌类化合物多以游离状态存在，具有完好的结晶。蒽醌类化合物在植物体中多以苷的形式存在，由于极性大，较难得到结晶，但其游离的苷元则易结晶。

2. 升华性及挥发性

游离的醌类化合物一般具有升华性，常压下加热升华而不分解。其升华温度因化合物而异，通常升华温度随化合物酸性增强而升高。小分子的苯醌和萘醌类化合物具有挥发性，可随水蒸气蒸馏。游离苷元若具有升华性或挥发性，与糖缩合成苷后，则此性质消失。

3. 溶解性

游离醌类极性较小，一般溶于甲醇、丙酮、乙醚、三氯甲烷、苯等有机溶剂，难溶于水。苷类易溶于甲醇、乙醇和热水，在冷水中溶解度较小，难溶于苯、乙醚、三氯甲烷等有机溶剂中。

4. 酸碱性

（1）酸性 醌类衍生物多具有酚羟基，有的尚具有其他的酸性取代基（如羧基），故呈酸性。醌类化合物的酸性强弱与分子中酚羟基、羧基的数目及位置有关。一般有如下规律。

① 带有羧基的醌类衍生物酸性强于不带羧基者，一般蒽核上羧基的酸性与芳香酸相同。醌环上的羟基亦具有酸性，其羟基类似于烯酸的结构，故表现出与羧基相似的酸性，都能溶于 $NaHCO_3$ 的水溶液。

② β 位酚羟基的酸性比 α 位酚羟基要强，其原因 β 位酚羟基与醌环羰基处在对位，易发生电子云的转移而使酸性增强；而 α 位酚羟基因与醌环羰基形成分子内氢键缔合，酸性减弱。

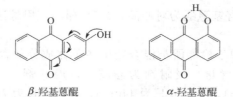

β-羟基蒽醌 α-羟基蒽醌

③ 酚羟基数目增加，酸性亦增强。

综上所述，醌类化合物酸性强弱顺序为：

含—COOH＞含 2 个以上 β-OH＞含 1 个 β-OH＞含 2 个 α-OH＞含 1 个 α-OH

故在分离工作中，常可以 pH 梯度萃取法进行分离。依次可用 5% $NaHCO_3$、5% Na_2CO_3、0.1% NaOH 和高于 1% NaOH 浓度的碱液进行萃取，从而达到分离的目的。

（2）碱性

由于羰基氧原子的存在，蒽醌类化合物具有微弱的碱性，溶于浓硫酸，同时颜色发生改变，呈红色至红紫色。产物不稳定，加水稀释即分解为原化合物。

二、定性分析

1. 化学分析法

醌类化合物的颜色反应较多，常用于中药检视的反应为碱液显色反应（如 Bornträger 反应）和醋酸镁反应。

（1）Bornträger 反应 羟基蒽醌类化合物在碱性溶液中会发生颜色改变，多呈橙红色、紫红色及蓝色。蒽酚、蒽酮、二蒽酮类化合物需氧化形成羟基蒽醌类化合物后才能显色。游离的蒽醌及其衍生物多具有升华性，可用升华法得到升华物，再加碱液，可观察到颜色的改变。如中药大黄的鉴别。

（2）醋酸镁反应 在蒽醌类化合物结构中，如果有 α-酚羟基或邻二酚羟基时，可与 Mg^{2+} 形成络合物。不同结构的蒽醌类化合物与醋酸镁形成的络合物具有不同的颜色，如橙黄色、橙红色、紫红色、紫色、蓝色等。用于初步确定羟基的取代位置。

2. 色谱分析法

色谱分析法是检视中药中蒽醌类化合物常用的方法之一。主要用薄层色谱法和纸色谱法。

（1）薄层色谱 吸附剂常用硅胶。展开剂多用混合溶剂系统如苯-甲醇（9：1）、苯等，对蒽苷类采用极性较大的溶剂系统如三氯甲烷-甲醇-水（2：1：1）、正丙醇-乙酸乙酯-水（4：4：3）等。显色剂可用氨熏或 10% 氢氧化钾甲醇溶液、0.5% 醋酸镁甲醇溶液显色。也可直接在可见光下观察，多显黄色，在紫外光下观察则显黄棕色、红色、橙色等荧光。

（2）纸色谱 一般在中性溶剂系统中进行，可用水、乙醇、丙醇等与石油醚、苯混合，分层后取极性小的有机溶剂层进行展开。如石油醚（30～60℃）以甲醇饱和。正丁醇以28％氨水饱和等。蒽苷类用苯-丙酮-水（4：1：2）等。显色剂常用1％～2％氢氧化钠或氢氧化钾，或以0.55％醋酸镁甲醇溶液显色。

必要时也可用高效液相色谱法、紫外分光光度法、红外分光光度法、荧光法以及指纹图谱法对中药进行定性分析。

三、定量分析

用于醌类化合物定量分析的方法主要有分光光度法、薄层扫描法和高效液相色谱法。

（1）分光光度法　多用于测定总蒽醌及其苷类的含量。

① 混合碱液：以1,8-二羟基蒽醌为对照品，5％氢氧化钠-2％氢氧化铵混合碱液作显色剂，于波长510nm处测定。

② 醋酸镁：以1,8-二羟基蒽醌为对照品，0.5％醋酸镁甲醇液作显色剂，于波长498nm处测定。

（2）薄层扫描法　可用于检测醌类混合物中各单体成分的含量。如测定何首乌中大黄素、大黄素甲醚等成分的含量。吸附剂为硅胶G，展开剂为环己烷-丙酮-甲酸-乙醇-水（1.0：3.5：1.6：1.0：1.5），测定波长为440nm，参比波长为700nm。

（3）高效液相色谱法　用于检测单体醌类成分的含量，灵敏度高，操作简便。如大黄中大黄素的含量测定。流动相为甲醇-水（95：5），流速为0.9mL/min，柱温为20℃，检测波长为430nm。

第四节　香豆素和木脂素类成分的分析

一、理化性质

（一）香豆素的理化性质

1.物理性质

游离的香豆素类成分在可见光下多为无色或浅黄色结晶，具有一定的熔点，也有一些香豆素类成分呈液态，且大多有香味。分子量小的游离香豆素类成分，多具有升华性和挥发性，能随水蒸气蒸出。游离的香豆素类成分能溶于沸水，难溶于冷水，易溶于甲醇、乙醇、三氯甲烷和乙醚等有机溶剂。

香豆素苷多呈粉末状，无香味，无升华性和挥发性，能溶于水、甲醇和乙醇，难溶于乙醚、苯等极性低的有机溶剂。

2.荧光

香豆素母核本身不具有荧光，但羟基香豆素在紫外光灯照射下，多显蓝色或紫色荧光。此外，香豆素类成分荧光的有无或强弱与分子中取代基的种类及位置有关。如7-OH香豆素类往往具有较强的蓝色荧光，加碱碱化后荧光更强，且荧光变为绿色，但若8位再引入—OH，则荧光减至极弱，甚至不显荧光；羟基香豆素醚化或导入非羟基取代基后，荧光强度往往也会减弱，呋喃香豆素多显蓝色或褐色荧光，但较弱；多烷氧基取代的呋喃香豆素一般呈黄绿色或褐色荧光。

（二）木脂素的理化性质

1.物理性质

常见的多数木脂素类化合物为无色结晶，一般没有挥发性，少数具有升华性，如二氢愈创木脂酸。游离态木脂素一般难溶于水，在石油醚中溶解度较小，易溶于苯、三氯甲烷、乙醚、丙酮及乙醇等有机溶剂，有酚羟基存在的木脂素还可溶于苛性碱水溶液；成苷存在的木脂素水溶性增强，也可溶于甲醇、乙醇。

2. 旋光性

木脂素常有多个手性碳原子或手性中心结构，因此大部分具有光学活性，且遇碱易异构化。木脂素生理活性常与手性碳原子的构型有关，在分析时应注意操作条件，尽量避免与碱接触，防止其构型的改变；同时在分析含有木脂素的中药饮片时，应对其构型也进行检查，以防在炮制、贮存、运输等过程中发生构型的改变，从而降低甚至丧失临床疗效。

二、定性分析

（一）香豆素的定性分析

1. 化学分析法

（1）显色反应 香豆素类物质分子中具有内酯结构，且大多具有酚羟基，通过这些基团的特征性显色反应，能为检视和鉴别香豆素类成分提供参考。

① 酚羟基的反应：具有酚羟基取代的香豆素类化合物，在水溶液中可与 $FeCl_3$ 试剂反应显色。若酚羟基的邻、对位无取代，可与重氮化试剂反应，显红色～紫红色。

② 异羟肟酸铁反应：香豆素类成分具有内酯结构，在碱性条件下内酯环开裂，与盐酸羟胺缩合生成异羟肟酸，再在酸性条件下与 Fe^{3+} 生成红色的络合物。

③ Gibb 反应和 Emerson 反应：在碱性条件下（pH 9～10），香豆素类成分内酯环水解开裂，生成酚羟基，如果其对位（C_6 位）无取代，可与 Gibb 试剂（2,6-二氯苯醌氯亚胺）反应而显蓝色，或与 Emerson 试剂（4-氨基安替比林和铁氰化钾）反应显红色；若 C_6 位有取代，则无反应。

（2）荧光法 利用羟基香豆素类化合物一般显蓝色或紫色荧光的性质，可进行定性鉴别。可直接观察提取溶液的荧光，也可观察薄层色谱或纸色谱后斑点的荧光。根据荧光的颜色及强弱初步判断取代基的种类和位置。

2. 色谱分析法

（1）薄层色谱 常用硅胶作为吸附剂，并且为了获得较好的分离效果，常用一定 pH 的缓冲溶液（如 3mol/L 醋酸钠或 0.5mol/L 草酸）处理。游离香豆素类可用环己烷（石油醚）-乙酸乙酯（5∶1）、三氯甲烷-丙酮（9∶1）等溶剂系统展开；香豆素苷类可依极性不同选用不同比例的三氯甲烷-甲醇作为展开剂。展开后可在紫外光灯（365nm）下直接观察荧光斑点，或喷三氯化锑等试剂显色。

（2）纸色谱 香豆素纸色谱常用的展开剂系统有：水饱和的异戊醇、水饱和的三氯甲烷、正丁醇-乙酸-水（4∶1∶5）、乙酸乙酯-吡啶-水（2∶1∶1）等的上层溶液。展开后的滤纸可先在紫外光灯（365nm）下观察荧光，若荧光微弱可喷少量碱性溶液以增强荧光，或直接喷 10％氢氧化钾乙醇溶液、20％三氯化锑氯仿溶液等试剂显色。

（二）木脂素的定性分析

1. 化学分析法

木脂素类化合物没有共同的特征颜色反应，但对磷钼酸乙醇溶液、硫酸乙醇溶液等一些非特征性试剂，不同的木脂素化合物可显不同的颜色，常用于薄层色谱的显色。利用一些显色反应检视木脂素分子中某些功能团的存在与否。如 Labat 反应和 Ecgrine 反应可作为具有亚甲二氧基的木脂素的特征反应，前者为化合物加浓硫酸，再加没食子酸，可产生蓝绿色；

后者为化合物加浓硫酸，再加变色酸，并保持温度 70～80℃持续 20min，可产生蓝紫色。氯化铁试剂、重氮化试剂检视酚羟基的存在与否。但应注意，若干扰因素较多，应进行阴性对照实验，以证明其专属性。

2. 色谱分析法

木脂素类成分一般亲脂性较强，多采用吸附色谱法可获得较好的效果。常用硅胶薄层色谱；展开剂一般是亲脂性溶剂，如苯、三氯甲烷、三氯甲烷-甲醇（9∶1）、三氯甲烷-乙酸乙酯（9∶1）、三氯甲烷-二氯甲烷（9∶1）和乙酸乙酯-甲醇（95∶1）等；常用的显色剂有：茴香醛浓硫酸试剂（110℃加热 5min），5%或 10%磷钼酸乙醇溶液（120℃加热至斑点明显出现），三氯化锑试剂（100℃加热 10min 紫外光灯下观察），碘蒸气（熏后观察应呈黄棕色或置紫外光灯下观察荧光）。

三、定量分析

（一）香豆素的定量分析

（1）分光光度法　在可见光波长区域，通过测定香豆素类成分经显色反应生成的有色物质而得到香豆素类的含量。当干扰成分较多时，可先用薄层色谱进行分离，在紫外光灯下定位，找出相关香豆素类成分，将薄层板上斑点部分完全刮下，用溶剂洗脱后加入试剂显色，进行比色测定。常用试剂为重氮化试剂。香豆素类成分都具有紫外吸收，样品较纯净时，可用紫外光谱直接测定。

（2）薄层扫描法　含香豆素类成分的样品经薄层色谱分离后，可喷洒显色剂显色后扫描，也可利用香豆素类成分能产生荧光的特性，将薄层板置紫外光灯下定位后，直接进行扫描测定，方法简便、准确，是香豆素类成分常用的测定方法之一。

（3）荧光光度法　利用羟基香豆素大多能产生较强荧光的性质，用荧光光度法进行测定，有较高的灵敏度。当干扰成分过多时，同样可先利用薄层色谱进行分离。

（4）高效液相色谱法　香豆素类成分含有芳香环及其他共轭结构，用 HPLC 测定时有较高的灵敏度。常用的固定相为 C_{18}，流动相为不同比例的甲醇-水。对极性小的香豆素类，一般用正相色谱或反相色谱；而对香豆素苷类，一般用反相色谱。均可用 HPLC 测定含量。

（5）气相色谱法　一些小分子量的香豆素类成分具有挥发性，可利用气相色谱进行含量测定。常用 SE-30 石英毛细管柱，FID 检测器。如中药中的蛇床子素、欧前胡素、香橙内酯、异虎耳草素、花椒毒素、花椒毒酚等均可用 GC 测定含量。

（二）木脂素的定量分析

（1）分光光度法　用分光光度法测定单体木脂素的含量时，一般需要通过化学方法、柱色谱法、薄层色谱法等分离技术对样品进行净化处理，除去干扰性杂质。另外，木脂素类均有紫外吸收，可直接用紫外光谱法测定吸收度。

（2）薄层扫描法　可用于测定木脂素各单体成分的含量。单体木脂素一般选用薄层吸附色谱，以硅胶为吸附剂，低极性有机溶剂为展开剂。如牛蒡苷、芝麻素、连翘苷均可用此方法。

（3）高效液相色谱法　可用于测定木脂素各单体成分的含量。用高效液相色谱法测定单体木脂素含量时，一般以十八烷基键合硅胶为填充剂，乙腈-水或甲醇-水系统为流动相的反相色谱，多用紫外检测器检测。如牛蒡子中牛蒡苷、杜仲中松脂醇二葡萄糖苷、连翘中连翘苷的含量测定均可用高效液相色谱法。

第五节 皂苷类成分的分析

一、理化性质

1. 性状

皂苷类分子量较大，不易结晶，大多数呈无色或白色无定形粉末，而皂苷元大多有完好的结晶。皂苷多具苦而辛辣味，对人体黏膜有刺激性，且多具有吸湿性。

2. 溶解度

大多数皂苷极性较大，易溶于水、含水稀醇、热甲醇和乙醇中，难溶于丙酮，几乎不溶于乙醚、苯等极性小的有机溶剂。当皂苷水解成次级皂苷后，在水中溶解度降低，易溶于丙酮、丁醇、乙酸乙酯中。完全水解成皂苷元后则不溶于水而溶于石油醚、苯、三氯甲烷、乙醚等低极性溶剂中。

3. 发泡性

皂苷有降低水溶液表面张力的作用，多数含皂苷的水溶液经振摇后，能产生不易消去的泡沫。

4. 溶血性

皂苷的水溶液大多能破坏红细胞而有溶血作用。各类皂苷的溶血作用强弱不同，可用溶血指数表示。皂苷引起溶血作用的机制是皂苷与红细胞细胞膜上的胆固醇结合，生成不溶性分子复合物沉淀，使细胞膜渗透性增加，细胞内渗透压改变而发生细胞溶解现象。

5. 旋光性

一般甾体皂苷及其苷元的旋光度几乎都是左旋，而且旋光度与双键间有密切的关系。

二、定性分析

1. 化学分析法

(1) 泡沫反应 取植物样品约 1g，加水 10mL，煮沸 10min 后过滤，将滤液于试管内强烈振摇，如产生持久性泡沫（15min 以上，即产生的泡沫的高度几无变化），即为阳性反应。含蛋白质和黏液质的水溶液虽也能产生泡沫，但不能持久，很快即消失或消退。皂苷元因不溶于水故无此反应。

(2) 显色反应 利用显色试剂检视皂苷，虽然反应灵敏，但专属性差。常用的显色反应有以下几种。

① 醋酐-浓硫酸（Liebermann-Burchard）反应：将皂苷样品溶解于醋酐中，加浓硫酸-醋酐试剂，能产生颜色变化，一般由黄色转为红色、紫色、蓝色或绿色。如果是甾体皂苷元最后呈绿色，而三萜皂苷只能转变为红色、紫色或蓝色，不出现绿色。浓硫酸-醋酐试剂以新鲜制备为佳。

② 三氯乙酸（Rosen-Heimer）反应：将含甾体皂苷样品的三氯甲烷溶液滴于滤纸上，加三氯醋酐试液 1 滴，加热至 60℃，生成红色渐变为紫色；在同样条件下，三萜皂苷必须加热到 100℃才能生成红色渐变为紫色。

③ 三氯甲烷-浓硫酸（Salkowski）反应：样品溶于三氯甲烷，加入浓硫酸后，在三氯甲烷层呈现红色或蓝色，硫酸层有绿色荧光出现。

④ 冰醋酸-乙酰氯反应（Tschugaeff 反应）：样品溶于冰醋酸中，加入乙酰氯数滴及氯化锌结晶数粒，稍加热，则呈现淡红色或紫红色。

⑤ 五氯化锑反应：皂苷遇五氯化锑的三氯甲烷溶液呈紫蓝色。

（3）与胆固醇生成分子复合物　皂苷和胆甾醇可形成难溶性分子化合物而从溶液中析出。此反应只对 3β-OH 结构有效，对 3α-OH 类型不发生沉淀。此反应可用于皂苷的纯化。

2. 色谱分析法

（1）薄层色谱　薄层色谱法是皂苷类成分定性鉴别最常用的方法。常用的吸附剂有硅胶、氧化铝及硅藻土。

皂苷的极性较大，一般用分配薄层效果较好。亲水性强的皂苷通常要求硅胶的吸附活性要弱些，展开剂的极性要大些，才能得到较好的分离效果。常用的展开剂有：水饱和的正丁醇、正丁醇-乙酸乙酯-水（4∶1∶5）、正丁醇-乙酸-水（4∶1∶5，上层）、三氯甲烷-乙醇（95∶5）、三氯甲烷-甲醇-水（13∶7∶2，下层）等。

亲脂性皂苷和皂苷元的极性较小，可用吸附薄层色谱或分配薄层色谱。如以硅胶为吸附剂，要求用亲脂性强的展开剂，才能适应皂苷元的强亲脂性。常用的溶剂系统有：环己烷-乙酸乙酯（1∶1）、苯-乙酸乙酯（1∶1）、三氯甲烷-乙酸乙酯（1∶1）、苯-丙酮（1∶1）等。

皂苷类化合物检视常用的显色剂有：浓硫酸、50％或10％硫酸乙醇溶液、三氯乙酸、磷钼酸、三氯化锑试剂等。

（2）纸色谱　纸色谱可用于皂苷元和亲脂性皂苷类成分的鉴别。常用甲酰胺作为固定相，用预先被甲酰胺饱和的三氯甲烷（或苯）作为移动相。对于亲水性强的皂苷可用水作为固定相，但要求溶剂系统的亲水性也大，对于酸性皂苷的色谱，展开剂系统中常加碱性溶剂，如丁醇-乙醇-15％氨水（9∶2∶9）。但这种以水为固定相的纸色谱法，得到的斑点不集中。因此，对于亲水性强的皂苷，硅胶薄层色谱较纸色谱的效果好。

皂苷类成分的纸色谱常用的显色剂有磷钼酸、五氯化锑、三氯化锑、三氯乙酸试剂等。

三、定量分析

中药中皂苷类成分的定量分析对象可以是总皂苷、总皂苷元或单体皂苷。其测定方法主要有：重量法、分光光度法、薄层色谱法和高效液相色谱法。

（1）重量法　重量法常用于测定皂苷类成分含量较高的中药中总皂苷的含量。常见的方法有两种：一种方法是利用皂苷在醇中溶解度大，在丙酮、乙醚中溶解度小，而被沉淀出来，如《中华人民共和国药典》2005 年版一部收载的桔梗中总皂苷的含量测定即采用此法。另一种方法是利用皂苷在含水丁醇中有较大的溶解度，而从水溶液中萃取出来。

（2）分光光度法　分光光度法常用于总皂苷或总皂苷元的含量测定。中药中皂苷类成分经用适当的溶剂提取后，再用正丁醇萃取或大孔吸附树脂法处理分离可得到总皂苷成分。将中药中皂苷类成分水解为皂苷元，再用适当的溶剂提取，分离，可得到总皂苷元成分。皂苷类成分多无色，大多在近紫外区也无明显吸收峰，但与某些试剂反应后能产生颜色，因此，利用这一性质可用分光光度法测定。常用的显色试剂有：浓硫酸、高氯酸、芳香醛-高氯酸、硫酸-醋酐试剂等。皂苷类成分的颜色反应虽然反应比较灵敏，方法简便、易行，但专属性较差，并且反应所产生的颜色受试剂的浓度、反应温度、反应时间等因素影响较大，因此必须注意反应条件的控制。

（3）薄层色谱法　薄层色谱法是测定单体皂苷或皂苷元含量较为常用的方法。测定方法分为薄层洗脱定量法和薄层扫描法。样品经适当的溶剂提取，用薄层色谱法分离，即可排除其他组分的干扰。

（4）高效液相色谱法　HPLC 法常用于皂苷类成分的含量测定。对于在紫外区有较强吸收的皂苷类成分，如远志皂苷等，可用紫外检测器检测。多数皂苷在紫外区无明显的吸收峰，因而常利用其在紫外区的末端吸收来检测，但灵敏度也相对较低。因此，近年来多是采用蒸发光散射检测器及示差折光检测器进行检测。

第六节 挥发性成分的分析

一、理化性质

1. 性状

常温下挥发油大多为无色或淡黄色的透明液体，部分挥发油在降低温度时其主要成分可能析出结晶，习惯上将这种析出物称为"脑"，如薄荷脑、樟脑等。少数挥发油具有其他颜色，如含薁类成分者多显蓝色，佛手油显绿色，桂皮油显红棕色。挥发油多具浓烈的特异性嗅味，对黏膜有一定刺激性，有辛辣灼烧感。挥发油在常温下可自行挥发而不留任何痕迹，这是挥发油与脂肪油的本质区别。

2. 溶解性

挥发油多为亲脂性成分，不溶或难溶于水，在低浓度乙醇中只能溶解一部分，而在高浓度乙醇中能全部溶解，易溶于亲脂性有机溶剂，如石油醚、乙醚等。

3. 物理常数

挥发油多数比水轻，少数比水重（如丁香油、桂皮油），相对密度一般在 $0.850 \sim 1.065$。挥发油几乎都有光学活性，比旋度在 $+97° \sim +177°$ 范围内。挥发油多具有强的折光性，折射率多在 $1.43 \sim 1.61$。挥发油的沸点一般在 $70 \sim 300℃$。

4. 化学常数

挥发油的化学常数包括酸值、酯值和皂化值，是衡量挥发油质量的重要指标。

（1）酸值 反映挥发油中游离羧酸和酚类成分含量的高低，用中和 1g 挥发油中游离酸性成分所消耗氢氧化钾的毫克数表示。

（2）酯值 反映挥发油中酯类成分含量的高低，用水解 1g 挥发油中所含酯所需要的氢氧化钾的毫克数表示。

（3）皂化值 反映挥发油中所含游离羧酸、酚类成分和酯类成分含量的高低，以中和并皂化 1g 挥发油含有的游离酸性成分与酯类成分所需氢氧化钾的毫克数表示。实际上皂化值等于酸值与酯值之和。

5. 稳定性

挥发油与空气及光线接触，常会逐渐氧化变质，使之密度增加、颜色变深，失去原有香气，并能形成树脂样物质，也不能再随水蒸气而蒸馏了。因此，挥发油制备方法的选择是很重要的，其产品应贮于棕色瓶内，装满、密塞并在阴凉处低温保存。

二、定性分析

1. 化学分析法

利用中药所含挥发油各组分的化学结构及其主要官能团的化学性质进行鉴别。化学分析法因挥发油成分复杂，干扰因素较多，而专属性不强，灵敏度不高，需要注意。

（1）氯化铁反应 将挥发油少许溶于乙醇中，加入氯化铁乙醇溶液，如产生蓝色、蓝紫色或绿色，表示挥发油中有酚性成分存在。

（2）银镜反应 将挥发油少许溶于乙醇中，加入硝酸银的氨溶液，如发生银镜反应，表示挥发油中有醛类等还原性成分存在。

（3）羰基反应 挥发油的乙醇溶液加 2,4-二硝基苯肼、氨基脲、羟胺等试剂，如有结晶性产物生成，表明挥发油中有醛类或酮类化合物存在。

（4）与溴的加成反应　在挥发油的三氯甲烷溶液中滴加溴的三氯甲烷溶液，如红色褪去，表示挥发油中含有不饱和化合物，继续滴加溴的三氯甲烷溶液，如产生蓝色、紫色或绿色，则表明挥发油中含有薁类衍生物。

（5）浓硫酸反应　在挥发油甲醇溶液中加入浓硫酸，如产生蓝色或紫色，表示挥发油中含有薁类衍生物。

（6）亚硝酰铁氰化钠反应（Legal 反应）　在挥发油的吡啶溶液中，加入亚硝酰铁氰化钠试剂及氢氧化钠溶液，如出现红色并逐渐消失，表示挥发油中含有 α,β-不饱和内酯类化合物。

（7）香草醛-浓硫酸反应　大多数挥发油成分能在浓硫酸（或浓盐酸）存在下与香草醛形成各种颜色的化合物。

2. 色谱分析法

（1）薄层色谱法　在挥发油的定性分析中薄层色谱应用较广。用薄层色谱法分离检视挥发油时，吸附剂多采用硅胶或中性氧化铝（Ⅱ～Ⅲ级活性），主要根据挥发油中不同组分极性强弱予以分离。针对不同极性的成分，在选择展开剂时，一般常用石油醚（或正己烷）展开非含氧烃类；用石油醚（或正己烷）-乙酸乙酯混合溶剂展开含氧烃类。也可根据具体情况选择其他展开剂，如苯、乙醚、四氯化碳、三氯甲烷、乙酸乙酯及其不同比例的混合溶剂。对于组成特别复杂，一次展开或单向展开分离效果不理想者，也可考虑选择相同或不同展开剂二次展开或双向展开，往往能获得较好的分离效果。对一些难分离的组分，尤其是含不同双键的萜类化合物，可采用硝酸银薄层进行分离。

挥发油薄层色谱常用的显色剂有：0.5%～1.0%茴香醛（香草醛）-浓硫酸试剂，2%高锰酸钾水溶液，荧光素-溴试剂，2,4-二硝基苯肼试剂，异羟肟酸铁试剂，氯化铁试剂，0.05%溴酚蓝乙醇溶液，对二甲氨基苯甲醛试剂，碘化钾-冰醋酸-淀粉试剂等。

（2）气相色谱法　气相色谱法是研究挥发油的重要方法之一。在挥发油的气相色谱中，固定相常选用非极性的饱和烃润滑油类（如硅酮、甲基硅油等）和极性固定相类（如聚酯、聚乙二醇类等）。前者适用于沸点差异大的萜类成分的分离，而后者适用于沸点差异小，但极性有差异的萜类成分的分离。

三、定量分析

（1）气相色谱法　气相色谱法是目前测定挥发性成分含量最常用的方法。在测定时，既可用填充柱，也可用毛细管柱。使用填充柱时，多用经酸洗并硅烷化处理的硅藻土或高分子多孔小球作载体，载体直径为 0.18～0.25mm、0.15～0.18mm 或 0.125～0.150mm；固定液可分为非极性的饱和烃润滑油类（如硅酮、甲基硅油等）和极性的聚酯、聚乙二醇类。其中极性固定液对分离醇、醛、酮、酯等挥发性成分效果较好。毛细管柱用玻璃柱或弹性石英柱，内径一般为 0.20mm 或 0.32mm。检测器温度一般为 250～350℃。

为了克服一般气相色谱分析中药成分周期长，操作复杂，可能破坏或损失某些成分的缺点，可采用闪蒸气相色谱法，将样品置闪蒸器内，在一定温度下，挥发性成分气化，被载气带入色谱柱进行分析。也可用顶空气相色谱分析法，在热力学平衡的蒸气相与被分析样品同时存在于一个密闭恒温的样品瓶中，测定恒温后样品瓶蒸气相中挥发性成分的含量。

气相色谱定量分析可用外标法或内标法。外标法虽然操作方便，但定量准确性受进样重复性和实验条件稳定性的影响较大。因此在分离度允许的情况下，多使用内标法。

（2）薄层扫描法　挥发性成分，特别是挥发油成分复杂，薄层色谱分离往往很难达到定量分析要求，且挥发性成分在室温下易挥散损失，因此薄层色谱扫描法较少用于挥发性成分的定量分析。

（3）高效液相色谱法 一些具有紫外吸收的挥发性成分，如小分子芳香族化合物（桂皮醛、丹皮酚、丁香酚等），可用高效液相色谱法进行测定。

（4）GC-MS 和 GC-FTIR 等联用技术 GC-MS 和 GC-FTIR 等联用技术用于挥发性成分的定量分析，具有方法简便、快速等优点。其中尤以 GC-MS 联用法应用较多，特别是在没有标准品而需要定量未知化合物时，可以利用数据库或分析质谱裂解碎片，在对未知化合物进行定性分析的基础上，用归一化法测定含量。

第七节 有机酸类成分的分析

一、理化性质

1. 性状

有机酸通常分为三类，即脂肪族类、芳香族类和萜类。按羧基数目可分为单羧基酸、二羧基酸或多元羧酸，有饱和酸、不饱和酸、羟基酸或酚酸等。8 个碳以下的低级脂肪酸及不饱和脂肪酸常温时多为液体，脂肪二羧酸、脂肪三羧酸等则为固体化合物，芳酸类大都为固体化合物。

2. 溶解性

低级脂肪酸多易溶于水或乙醇，随着碳原子数的增多，溶解度迅速下降；分子中的极性基团越多，在水中的溶解度越大。多元酸比一元酸易溶于水，含羟基数目多的有机酸水溶性大；芳香酸较难溶于水，而易溶于乙醇和乙醚中。

3. 酸性

有机酸能与碱金属、碱土金属结合成盐。其一价金属盐易溶于水，不溶于有机溶剂和高浓度的乙醇，二价、三价金属盐较难溶于水，如有机酸的铅盐、钙盐。可利用此性质提取和分离有机酸。

二、定性分析

有机酸结构中含有羧基，无论是脂肪酸、芳香酸均表现出弱酸性，或受结构中其他基团的影响产生不同的酸性，可利用其羧基与某些显色剂产生颜色反应进行鉴别和含量测定。

可用薄层色谱方法，采用硅胶等吸附剂，利用极性较大的展开剂，为防有机酸展开过程中发生解离，常在展开剂中加入一定比例的甲酸或乙酸等以消除因有机酸解离而产生拖尾现象。常用的显色剂有 pH 指示剂，如溴甲酚绿、溴甲酚紫、溴酚蓝、磷钼酸试剂等。具有荧光的有机酸如绿原酸、阿魏酸等，不必显色，可直接在荧光灯下观察荧光。

三、定量分析

（1）薄层扫描法 脂肪酸类一些不具有紫外吸收的酸类物质可用薄层色谱分离，再选用适当的显色剂，显色后测定。如脂肪酸类中的苹果酸、丁二酸、丙二酸、枸橼酸、酒石酸可用溴酚蓝、溴甲酚绿等 pH 指示剂为显色剂；芳酸类物质如阿魏酸、绿原酸多数为具有荧光的化合物，薄层分离后，可用薄层扫描荧光法直接测定中药中阿魏酸、绿原酸等的含量。

（2）分光光度法 可利用有机酸与显色剂反应生成有色物质后，也可利用经过薄层、柱层分离，经显色剂显色后，采用单波长法、双波长法、导数分光光度法测定有机酸的含量。

（3）高效液相色谱法 脂肪酸和芳香族酸类等各种有机酸化合物均可采用高效液相色谱法进行含量测定，可以根据化合物的不同性质选择紫外检测器、荧光检测器、蒸发光散射检测器等不同的检测器。如：绿原酸、桂皮酸、丹参素、阿魏酸可以采用紫外检测器测定含量，熊果酸、齐墩果酸可以用蒸发光散射检测器测定含量。

（4）其他定量方法　由于中药中有机酸类成分酸性弱，可采用非水溶液滴定法，也可利用电位法指示终点的方法，测定中药中总有机酸类成分。对于一些具有挥发性的有机酸类化合物的含量测定可以采用气相色谱法。

第八节　萜类成分的分析

一、理化性质

1. 性状

单萜和倍半萜类多为具有特殊香气的油状液体或低熔点的固体，常温下具有挥发性。二萜和二倍半萜多为结晶性固体。三萜化合物多数为结晶，与糖成苷后多数为白色无定形粉末。环烯醚萜成分主要以苷的形式存在，大多为白色结晶或粉末。萜类化合物多具有苦味，又称苦味素。三萜皂苷具有辛辣、苦味，其粉末对人体黏膜有强烈刺激性。

2. 溶解性

萜类化合物亲脂性强，易溶于石油醚、苯、乙醚、醇等有机溶剂，难溶或微溶于水。随着含氧官能团的增加及成苷的萜类则水溶性增强，可溶于热水，易溶于甲醇、乙醇、丙酮等极性溶剂。三萜皂苷可溶于水，易溶于热水、热甲醇、热乙醇。具有内酯结构的萜类化合物能溶于碱液中，酸化则析出，可用于分离与纯化。环烯醚萜苷易溶于水、甲醇，遇酸不稳定，易被酸水解生成苷元，可溶于乙醇、丙酮、正丁醇，难溶于三氯甲烷、苯、乙醚。

3. 旋光性

大多数萜类化合物含不对称碳原子，具有光学活性，多有异构体存在。三萜皂苷水溶液经剧烈振摇能产生持久的泡沫，能破坏红细胞而具有溶血作用。萜类化物在高温、光或酸碱作用下易引起结构的变化，在分析中应予注意。

二、定性分析

1. 化学分析法

（1）官能团的反应　萜类化合物分子中常含有双键、羰基、羟基等官能团，可利用其与试剂发生加成、氧化、消除和重排等化学反应的性质进行定性分析。如含有双键的萜类能与高锰酸钾反应使之退色，内酯类萜类则能发生异羟肟酸铁反应。薄荷油加硫酸数滴及香草醛结晶少量，即显橙红色，加水变为紫色。

（2）环烯醚萜的显色反应　环烯醚萜苷元与酸、碱和氨基酸加热都能发生变色反应，游离苷元与氨基酸类物质加热，显深红色或蓝色，最后生成蓝色沉淀；环烯醚萜苷的冰醋酸溶液中加少量铜盐，加热，显蓝色，与浓盐酸-苯胺（1:15）混合试剂反应显不同颜色。

（3）三萜类化合物显色反应

① 醋酐-浓硫酸反应：取样品置于试管中，加醋酐 1mL 溶解后，试管壁加入少量浓硫酸，在两层中间出现黄色、红紫色、蓝色等颜色，最后退色。

② 五氯化锑反应：将样品三氯甲烷或醇溶液点于滤纸上，喷以 20% 五氯化锑的三氯甲烷溶液，该反应试剂也可选用三氯化锑饱和的三氯甲烷溶液代替（不应含乙醇和水），干燥后 60~70℃加热，显蓝色、灰蓝色、灰紫色等多种颜色斑点。

③ 三氯乙酸反应：将样品溶液滴在滤纸上，喷 25% 三氯乙酸乙醇溶液，加热至 100℃，显红色~紫色斑点。

2. 色谱分析法

（1）薄层色谱法　萜类化合物常用薄层色谱法进行定性分析，吸附剂可选用硅胶、氧化铝等。对极性较小的成分展开剂可选用正己烷和石油醚，加乙酸乙酯可用于分离极性大的成分。如石油醚-乙酸乙酯（95∶5；75∶25），单萜、倍半萜烃的 R_f 值较大。其他展开剂还有苯、乙醚、三氯甲烷、乙酸乙酯以及不同比例的混合物。常用的显色试剂有：10％硫酸乙醇溶液，0.5％香草醛-硫酸乙醇溶液，5％对二甲氨基苯甲醛乙醇溶液；5％茴香醛-浓硫酸-冰醋酸试剂。

（2）气相色谱法　气相色谱法也是萜类定性分析的较好方法，主要解决萜类已知成分的定性分析，即利用已知成分的对照品在同一条件下，相对保留值出现的色谱峰，以确定某一成分。即用对照品相对保留时间进行对照，或用加大峰面积的方法作为对已知化合物的定性分析。

（3）气相色谱-质谱（GC-MS）联用法　此法已成为对化学组成复杂的挥发油进行定性分析的一种有效手段。现多采用气相色谱-质谱-数据系统联用（GC-MS-DS）技术，大大提高了挥发油分析鉴定的速度和研究水平。分析时，首先将样品注入气相色谱仪内，经分离后得到的各组分依次进入分流器，浓缩后的各组分依次进入质谱仪。质谱仪对每个组分进行检测和结果分析，得到每个组分的质谱，通过计算机与数据库的标准谱对照，则可根据质谱碎片规律进行解析，并参考有关文献数据加以确认。

三、定量分析

（1）气相色谱法　气相色谱法对易挥发成分的分离效率和灵敏度都很高，色谱柱可选用填充柱或毛细管柱，后者分离效果更好。担体经过硅烷化处理后化学惰性大，能使色谱峰尖锐，减少拖尾现象。

固定相有非极性和极性固定相。极性固定相，如聚酯类、聚乙二醇类等；非极性固定相，如硅酮类、甲基硅油等。单萜烃类既可用极性固定相也可用非极性固定相分离，但单萜类成分的沸点往往很接近，所以用非极性固定相进行分离效果较差。倍半萜成分则用极性固定相分离效果较好。含氧的萜类衍生物（含醇、酮、酯及酚类成分等）以极性固定相分离较好。

检测器的选择：基本上采用氢焰离子化检测器。对于单萜和倍单萜类化合物，因仅含碳、氢两元素，符合氢焰检测器特征。此外也可采用气相色谱-质谱、气相色谱-红外光谱联用进行分析。

（2）薄层色谱法　萜类定量分析中，薄层色谱的应用没有气相色谱有效、快速，但其仪器设备简单，操作方便。吸附剂可选用硅胶、氧化铝等。展开剂可用正己烷、石油醚分离弱极性成分。对极性大的成分可加乙酸乙酯。显色剂有10％硫酸乙醇溶液，0.5％香草醛硫酸乙醇溶液，5％对二甲氨基苯甲醛乙醇溶液，5％茴香醛-浓硫酸试剂等。含量测定可用薄层扫描法等。

（3）紫外分光光度法　对于有紫外吸收的萜类成分，可直接测定。对于无紫外吸收的，可加入相应的显色剂，反应后在紫外光区进行测定。

（4）高效液相色谱法　三萜皂苷类成分除少数化合物（如甘草酸、远志皂苷）外，大多数无明显的紫外吸收，或仅在 200nm 附近有末端吸收，因此直接用高效液相色谱紫外检测器测定的不多，但用蒸发光散射检测器检测的文献报道越来越多。

（王甫成　龚道锋）

第四章 常用药材分析与检测

人 参

GINSENG RADIX ET RHIZOMA

人参为五加科植物人参 *Panax ginseng* C. A. Mey. 的干燥根和根茎。主产于吉林、辽宁、黑龙江。野生者名"山参";栽培者称"园参";播种在山林野生状态下自然生长的称"林下参",习称"籽海"。园参一般应栽培 6～7 年后收获。鲜参洗净后干燥者称"生晒参";蒸制后干燥者称"红参";加工断下的细根称"参须"。山参经晒干称"生晒山参"。多于秋季采挖,洗净经晒干或烘干。其性微温,味甘、微苦。具有大补元气,复脉固脱,补脾益肺,生津,安神的功效[1,2]。

【主要成分】

(1) 三萜皂苷类 人参皂苷 (ginsenoside),多数为达玛烷型四环三萜皂苷,如人参皂苷 Ra_1、人参皂苷 Ra_2、人参皂苷 Ra_3、人参皂苷 Rb_1、人参皂苷 Rb_2、人参皂苷 Rb_3、人参皂苷 Rc、人参皂苷 Rd、人参皂苷 Re、人参皂苷 Rf、人参皂苷 Rg_1、人参皂苷 Rg_2、人参皂苷 Rg_3、人参皂苷 Rh_1 及 20-葡萄糖基-人参皂苷 Rf 等;少数为齐墩果酸型(C 型)皂苷,如人参皂苷 Ro。由于苷元不同,达玛烷型皂苷又分为 20 (S)-原人参二醇型皂苷(A 型)和 20 (S)-原人参三醇型皂苷(B 型),以前一类型较多。

(2) 挥发性成分 β-榄香烯、β-金合欢烯、α-愈创木烯、蛇麻烯、艾里莫欢烯、β-广藿香烯、2,6-二叔丁基-4-甲基苯酚、十七烷醇-1、人参炔醇、人参环氧炔醇等。

(3) 多糖类 人参淀粉和人参果胶两部分组成,具显著生理活性的主要是人参果胶。人参果胶中有两种酸性杂多糖 SA 与 SB。

【定性分析】

(1) 取粉末 0.5g,加乙醇 5mL,振摇,过滤;滤液少量置蒸发皿中蒸干,滴加三氯化锑三氯甲烷饱和溶液,蒸干显紫色(甾萜类反应)。

(2) 取本品粉末 1g,加三氯甲烷 40mL,加热回流 1h,弃去三氯甲烷液,药渣挥干溶剂,加水 0.5mL 拌匀湿润后,加水饱和的正丁醇 10mL,超声处理 30min,吸取上清液,加 3 倍量氨试液,摇匀,放置分层,取上层液蒸干,残渣加甲醇 1mL 使溶解,作为供试品溶液。另取人参对照药材 1g,同法制成对照药材溶液。再取人参皂苷 Rb_1、人参皂苷 Re、人参皂苷 Rf 及人参皂苷 Rg_1 对照品,加甲醇制成每 1mL 各含 2mg 的混合溶液,作为对照品溶液。吸取上述三种溶液各 1～2μL,分别点于同一硅胶 G 薄层板(厚 500μm)上,以三氯甲烷-乙酸乙酯-甲醇-水(15:40:22:10)10℃ 以下放置的下层溶液为展开剂,展开,取出,晾干,喷以 10% 硫酸乙醇溶液,在 105℃ 加热至斑点显色清晰,分别置日光及紫外光灯(365nm)下检视。供试品色谱中,在与对照药材色谱和对照品色谱相应位置上,分别显相同颜色的斑点或荧光斑点;在与色谱相应的位置上,日光下显相同的三个紫红色斑点,紫外光灯(365nm)下,显相同的一个黄色和两个橙色荧光斑点。

【含量测定】 人参皂苷 Rg_1、人参皂苷 Re 及人参皂苷 Rb_1(高效液相色谱法)

（1）色谱条件与系统适用性试验　用十八烷基硅烷键合硅胶为填充剂；以乙腈为流动相A，以水为流动相B，按下表进行梯度洗脱（检测波长为203nm，理论板数按人参皂苷Rg_1峰计算应不低于6000）。

时间/min	流动相 A/%	流动相 B/%
0～35	19	81
35～55	19→29	81→71
55～70	29	71
70～100	29→40	71→60

（2）对照品溶液的制备　精密称取人参皂苷Rg_1对照品、人参皂苷Re对照品及人参皂苷Rb_1对照品，加甲醇制成每1mL中各含0.2mg的混合溶液，摇匀，即得。

（3）供试品溶液的制备　取本品粉末（过四号筛）约1g，精密称定，置索氏提取器中，加三氯甲烷加热回流3h，弃去三氯甲烷液，药渣挥干溶剂，连同滤纸筒移入100mL锥形瓶中，精密加水饱和正丁醇50mL，密塞，放置过夜，超声处理（功率250W，频率50kHz）30min，滤过，弃去初滤液，精密量取续滤液25mL，置蒸发皿中蒸干，残渣加甲醇溶解并转移至5mL量瓶中，加甲醇稀释至刻度，摇匀，滤过，取续滤液，即得。

（4）测定法　分别精密吸取对照品溶液$10\mu L$与供试品溶液$10\sim20\mu L$，注入液相色谱仪，测定，即得。

本品按干燥品计算，含人参皂苷Rg_1（$C_{42}H_{72}O_{14}$）和人参皂苷Re（$C_{48}H_{82}O_{18}$）的总量不得少于0.30%，人参皂苷Rb_1（$C_{54}H_{92}O_{23}$）不得少于0.20%。

【现代研究】

张翠英等[3]采用超高效液相色谱（UPLC）法研究人参药材皂苷类成分。方法：ACQUITY UPLC BEH C_{18}色谱柱（50mm×2.1mm ID，1.7μm），流动相为乙腈-水，梯度洗脱，流速0.3mL/min，检测波长203nm；在特征图谱中有15个共有指纹峰，并定性了其中9个色谱峰。

袁斌等[4]采用快速溶剂萃取（ASE）-液相色谱法测定人参皂苷Re、Rg_1和Rb_1等。方法：用三氯甲烷脱脂，水饱和正丁醇提取人参皂苷；C_{18}色谱柱，柱温35℃，流动相为乙腈-水，梯度洗脱，检测波长203nm。

刘芳芳等[5]采用薄层扫描法测定红参中人参皂苷Re的含量。以甲醇超声提取皂苷，硅胶G板点样后薄层扫描（$\lambda_S=550nm$，$\lambda_R=650nm$）；测得红参中人参皂苷Re的含量为0.19%，葛根人参中的含量为0.21%。

赵亚等[6]比较了超微粉碎的粉碎度、提取温度、提取时间、乙醇体积分数等因素对参须中人参总皂苷溶出的影响。利用响应曲面法对3个主要因素即超微粉碎时间、乙醇体积分数和提取时间进行优化，得最佳工艺参数为：超微粉碎时间为9min，70%乙醇，提取时间70min，提取温度50℃，人参总皂苷平均溶出率为94.81%，接近模型预测值。

宋利华等[7]以多糖和糖醛酸提取率与相对分子质量为指标，比较不同提取方法（水提、酸提和碱提）的提取人参多糖效果，经正交试验得最佳提取工艺为：15倍量水，100℃水浴，提取时间3h，提取3次。

佟鹤芳等[8]对比研究了人参和西洋参的挥发性成分。方法：采用水蒸气蒸馏法、索氏提取法、固相微萃取法和吹扫捕集法分别得到人参和西洋参挥发性成分，GC-MS分离与检测，总离子流图通过NIST谱库检索并结合保留指数（Kovats' RI）分析和鉴定具体化学成分。结果：4种方法提取的2种中药的挥发性气味、成分、种类和含量均有差异，同一提取方法条件下得到的人参和西洋参亦具有各自的特征性成分，水蒸气蒸馏共鉴定人参、西洋参样品萜类化合物分别为42个、28个；索氏提取共鉴定人参、西洋参样品萜类化合物分别为26个、15个；固相微萃取共鉴定人参、西洋参样品萜类化合物分别为18个、5个；吹扫捕集共鉴定人参、西洋参样品萜类化合物分别为2个、4个。

【参考文献】

[1] 国家药典委员会. 中华人民共和国药典：一部 [S]. 北京：中国医药科技出版社，2015：8.

[2] 康廷国. 中药鉴定学 [M]. 北京：中国中医药出版社，2012：123.

[3] 张翠英，董梁，陈士林等. 人参药材皂苷类成分 UPLC 特征图谱的质量评价方法 [J]. 药学学报，2010，45（10）：1296-1300.

[4] 袁斌，车金水，金燕等. 快速溶剂萃取-液相色谱法测定人参药材中人参皂苷的含量 [J]. 药物分析杂志，2013，33（7）：1267-1270.

[5] 刘芳芳，何晶晶，郑毅男等. 薄层扫描法比较红参及葛根人参中人参皂苷 Re 的含量 [J]. 人参研究，2012（3）：16-17.

[6] 赵亚，赖小平，姚海燕等. 响应曲面优化超微粉碎参须中人参总皂苷的溶出工艺 [J]. 中药材，2014，37（3）：494-498.

[7] 宋利华，萧伟，鹿丽丽等. 正交试验优选人参多糖的提取工艺 [J]. 中草药，2012，43（2）：283-287.

[8] 佟鹤芳，薛健，童燕玲等. 人参和西洋参特有挥发性成分鉴别 [J]. 中国实验方剂学杂志，2013，19（21）：120-122.

（方艳夕）

三 七
NOTOGINSENG RADIX ET RHIZOMA

本品为五加科植物三七 *Panax notoginseng*（Burk.）F. H. Chen 的干燥根及根茎。主产云南、广西，以广西靖西、田阳、百色及云南文山所产的三七质量较好，为道地药材。秋季花开前采挖，洗净，分开主根、支根及根茎，干燥。支根习称"筋条"，根茎习称"剪口"。其味甘、微苦，性温。具有散瘀止血、消肿止痛的功能[1]。

【主要成分】 含多种皂苷，总量为 $9.75\% \sim 14.9\%$，和人参所含皂苷类似，但主要为达玛脂烷系皂苷，有人参皂苷 Rb_1、人参皂苷 Rb_2、人参皂苷 Rc、人参皂苷 Rd、人参皂苷 Re、人参皂苷 Rg_1、人参皂苷 Rg_2、人参皂苷 Rh_1 及三七皂苷（notoginsenoside）R_1、三七皂苷 R_2、三七皂苷 R_3、三七皂苷 R_6。含止血活性成分田七氨酸（dencichine）、三七黄酮 B 及槲皮素等少量黄酮类成分。挥发油中鉴定出几十种化合物。水提取液尚含一种具止血活性的三七素（N-oxalo-L-α, β-diaminopropionic acid）。尚含无机微量元素和 16 种氨基酸等。

【定性分析】 取本品粉末 0.5g，加水约 5 滴，搅匀，再加以水饱和的正丁醇 5mL，密塞，振摇约 10min，放置 2h，离心，取上清液，加 3 倍量以正丁醇饱和的水，摇匀，放置使分层（必要时离心），取正丁醇层，置蒸发皿中，蒸干，残渣加甲醇 1mL 使溶解，作为供试品溶液。另取人参皂苷 Rb_1 对照品、人参皂苷 Re 对照品、人参皂苷 Rg_1 对照品及三七皂苷 R_1 对照品，加甲醇制成每 1mL 各含 0.5mg 的混合溶液，作为对照品溶液。吸取上述两种溶液各 1μL，分别点于同一硅胶 G 薄层板上，以三氯甲烷-乙酸乙酯-甲醇-水（15：40：22：10）10℃以下放置的下层溶液为展开剂，展开，取出，晾干，喷以硫酸溶液（1→10），于 105℃加热至斑点显色清晰。供试品色谱中，在与对照品色谱相应的位置上，显相同颜色的斑点；置紫色外光灯（365nm）下检视，显相同的荧光斑点。

【含量测定】 人参皂苷 Rg_1、人参皂苷 Rb_1，三七皂苷 R_1[1]（高效液相色谱法）

（1）色谱条件与系统适用性试验 用十八烷基硅烷键合硅胶为填充剂；乙腈为流动相 A，以水为流动相 B；按下表进行梯度洗脱；检测波长为 203nm。理论板数按三七皂苷 R_1 峰计算应不低于 4000。

时间/min	流动相 A/%	流动相 B/%
0~12	19	81
12~60	19→36	81→64

（2）对照品溶液的制备　精密称取人参皂苷 Rg_1 对照品、人参皂苷 Rb_1 对照品和三七皂苷 R_1 对照品适量，加甲醇制成每 1mL 中各含人参皂苷 Rg_1 0.4mg、人参皂苷 Rb_1 0.4mg、三七皂苷 R_1 0.1mg 的混合溶液，即得。

（3）供试品溶液的制备　取本品粉末（过四号筛）约 0.6g，精密称定，精密加入甲醇 50mL，称定重量，放置过夜，置 80℃ 水浴上保持微沸 2h，放冷，再称定重量，用甲醇补足减失的重量，摇匀，滤过，取续滤液，即得。

（4）测定法　分别精密吸取对照品溶液与供试品溶液各 $10\mu L$，注入液相色谱仪，测定，即得。

本品按干燥品计算，含人参皂苷 Rg_1（$C_{42}H_{72}O_{14}$）、人参皂苷 Rb_1（$C_{54}H_{92}O_{23}$）及三七皂苷 R_1（$C_{47}H_{80}O_{18}$）三者的总量不得少于 5.0%。

【现代研究】

徐文等[2]利用 UPLC-ESI-HRMS 定性分析方法研究三七的化学成分。方法：Kinetics 色谱柱，梯度洗脱，DAD 检测，ESI-LTQ-Orbitrap 质谱负离子模式，三七成分在离子阱内进行一级全扫描离子 CID 多级质谱，鉴定 43 个成分，并首次从三七中检测到新型的乙酰取代皂苷成分和三七皂苷母核。

李丽明等[3]采用顶空固相微萃取-气质联用技术检测三七挥发性成分的组成。结果表明不同规格三七中化合物种类、含量和数量不同，不同规格三七中异萜烯类化合物占较大比重，其中 α-愈创木烯含量较高。

杨晶晶等[4]采用高效液相色谱法测定三七地上部分中 γ-氨基丁酸的含量。方法：C_{18} 柱色谱柱（4.6mm×250mm，$5\mu m$），流动相为乙腈-醋酸钠缓冲液 4.1g/L，检测波长为 254nm。结果表明，不同产地三七花中 GABA 平均含量高于茎叶，分别为 0.53%，0.49%。

李建蕊等[5]采用溴化钾压片法及红外光谱技术对三七的剪口、主根、筋条等不同部位以及表皮、韧皮部和木质部等不同组织的红外光谱及其二阶导数谱进行比较分析。结果表明三七各部位及组织的整体峰形相似，但不同部位和组织的红外光谱及其特征性化学成分有差异。

刘岩等[6]用 80% 乙醇提取还原性糖，然后水提取三七多糖，利用分光光度法、蒽酮-硫酸比色法测定多糖含量，检测波长为 528nm。研究表明三七不同部位中多糖含量有明显差异，筋条中多糖含量最高，茎叶中多糖含量最低。

【参考文献】

[1] 国家药典委员会. 中华人民共和国药典：一部 [S]. 北京：中国医药科技出版社，2015：11.
[2] 徐文，丘小惠，张靖等. 超高压液相/电喷雾-LTQ-Orbitrap 质谱联用技术分析三七根中皂苷类成分 [J]. 药学学报，2012，47（6）：773-778.
[3] 李丽明，任斌，郭洁文等. 不同规格三七挥发性成分研究 [J]. 中药材，2013，36，（6）：934-938.
[4] 杨晶晶，刘英，崔秀明等. 高效液相色谱法测定三七地上部分 γ-氨基丁酸的含量 [J]. 中国中药杂志，2014，39（4）：606-609.
[5] 李建蕊，陈建波，周群等. 中药三七不同部位和组织的红外光谱分析 [J]. 光谱学与光谱分析，2014，34（3）：634-637.
[6] 刘岩，范开，李龙军. 三七多糖的含量测定方法及不同部位多糖的含量变化研究 [J]. 中国实验方剂学杂志，2012，18（19）：118-120.

（方艳夕）

山　药
DIOSCOREAE RHIZOMA

本品为薯蓣科植物薯蓣 *Dioscorea opposita* Thunb. 的干燥根茎。主产于河南、江苏、广西、湖南等地。冬季茎叶枯萎后采挖，切去根头，洗净，除去外皮及须根，干燥，习称"毛山药"；或趁鲜切片，干燥，称为"山药片"；或选择肥大顺直的干燥山药，置清水中，浸至无干心，闷透，切齐两端，用木板搓成圆柱状，晒干，打光，习称"光山药"。本品性平，味甘。具有健脾止泻、补肺益肾的功效[1]。

【主要成分】 含淀粉（16%）、黏液质、胆碱、糖蛋白、多酚氧化酶、维生素 C、尿囊素、薯蓣皂苷元等。

【定性分析】

（1）取本品粗粉 5g，加水煮沸，滤过，滤液供试验用：①取滤液 1mL，加 5%氢氧化钠溶液 2 滴，再加稀硫酸铜溶液 2 滴，呈蓝紫色（检查蛋白质）；②取滤液 1mL，加费林试液 1mL，水浴加热，产生红色沉淀（检查还原糖类）；③取滤液滴于滤纸上，滴加 1%茚三酮丙酮溶液 2 滴，加热后立即显紫色（另以空白试剂对照为负反应，检查氨基酸）。

（2）取本品粉末 5g，加二氯甲烷 30mL，加热回流 2h，滤过，滤液蒸干，残渣加二氯甲烷 1mL 使溶解，作为供试品溶液。另取山药对照药材 5g，同法制成对照药材溶液。吸取上述两种溶液各 4μL，分别点于同一硅胶 G 薄层板上，以乙酸乙酯-甲醇-浓氨试液（9:1:0.5）为展开剂，展开，取出，晾干，喷以 10%磷钼酸乙醇溶液，在 105℃加热至斑点显色清晰。供试品色谱中，在与对照药材色谱相应的位置上，显相同颜色的斑点。

【现代研究】

郑琴等[2]建立 HPLC 法测定山药饮片中尿囊素、腺苷的含量。方法：尿囊素 Pinnacle Amina C_{18} 柱（4.6mm×250mm，5μm），甲醇-水（80:20）为流动相，流速 1mL/min，柱温 30℃，检测波长 224nm；腺苷 Phenomenex Luna C_{18} 色谱柱（4.6mm×250mm，5μm），磷酸盐缓冲液（pH6.5）-甲醇（85:15）为流动相，流速 1.0mL/min，柱温 25℃，检测波长 260nm。结果表明不同产地山药中尿囊素、腺苷含量差异较大。

邵海等[3]采用正交试验得出了提取山药糖蛋白的优化试验条件，山药经水浸提分离、浸提液脱蛋白、透析乙醇沉淀物，经 DEAE-52 及 Sephadex G-75 柱层析得到两种糖蛋白组分 GLP-Ñ 和 GLP-Ò，经 SDS-聚丙烯酰胺凝胶电泳，相对分子量分别是 13000 和 38000。

杜绍亮等[4]采用精制怀山药多糖，测得怀山药多糖对葡萄糖的换算因子，用苯酚-硫酸法测定怀山药中多糖的含量。结果生山药多糖含量为 13.4%。

【参考文献】

[1] 国家药典委员会. 中华人民共和国药典：一部 [S]. 北京：中国医药科技出版社，2015：28.

[2] 郑琴，胡鹏翼，龚莹莹等. HPLC 法测定不同产地山药饮片中尿囊素和腺苷的含量 [J]. 江西中医学院学报，2013，25（3）：32-35.

[3] 邵海，龚钢明，管世敏等. 山药糖蛋白的提取及纯化研究 [J]. 天然产物研究与开发，2010（22）：261-263.

[4] 杜绍亮，李晓坤，张振凌等. 不同炮制方法对怀山药中多糖含量的影响 [J]. 中药材，2010，33（12）1858-1861.

（方艳夕）

山 楂

CRATAEGI FRUCTUS

本品为蔷薇科植物山里红 *Crataegus pinnatifida* Bge. var. *major* N. E. Br. 或山楂 *Crataegus pinnatifida* Bge. 的干燥成熟果实。主产于山东、河北、河南、辽宁等省。秋季果实成熟时采收，切片，干燥。其性微温，味酸、甘。具有消食健胃、行气散瘀的功能[1]。

【主要成分】

（1）有机酸类 柠檬酸及其甲酯、苹果酸、酒石酸（tartaric acid）、绿原酸（chlorogenic acid）、熊果酸（ursolic acid）、齐墩果酸（oleanolic acid）、棕榈酸（palmitic acid）、硬脂酸（stearic acid）、油酸（oleic acid）、亚油酸（linoleic acid）以及亚麻酸（linolenic acid）等。

（2）黄酮类 金丝桃苷（hyperoside）、槲皮素（quercetin）、牡荆素（vitexin）、芦丁（rutin）、表儿茶精（epicatechin）、北美圣草素-3,7-双葡萄糖苷（eriodictyol-3,7-diglucoside）、黄烷聚合物（flavan polymers）以及牡荆素-4′-鼠李糖苷。

此外还含有苦杏仁苷、皂苷、维生素C、核黄素、胡萝卜素等。

【定性分析】 取本品粉末1g，用乙酸乙酯4mL，超声提取15min，滤过，取滤液作为供试品溶液。另取熊果酸对照品，加甲醇制成每1mL含1mg的溶液，作为对照品溶液。吸取上述两种溶液各4μL，分别点于同一硅胶G薄层板上，以甲苯-乙酸乙酯-甲酸（20∶4∶0.5）展开，取出，喷以硫酸乙醇溶液（3→10），在80℃加热至斑点显色清晰。供试品色谱中，在与对照品色谱相应的位置上，显相同的紫红色斑点；置紫外光灯（365nm）下检视，显相同的橙黄色荧光斑点。

【含量测定】 有机酸（酸碱滴定法）

取本品细粉约1g，精密称定，置锥形瓶中，精密加水100mL，室温下浸泡4h，时时振摇，滤过。精密量取续滤液25mL，加水50mL，加酚酞指示液2滴，用氢氧化钠滴定液（0.1mol/L）滴定，即得。每1mL氢氧化钠滴定液（0.1mol/L）相当于6.404mg的枸橼酸。

本品按干燥品计算，含有机酸以枸橼酸（$C_6H_8O_7$）计，不得少于5.0%。

【现代研究】

常大伟等[2]比较两种提取方法对山楂（干）中的黄酮类比色法含量测定的影响，并考察不同金属离子溶液（铜，锌，铁，铝）及其浓度及反应液的pH对黄酮类物质纯化效果的影响。结果表明：碱液加乙醇的提取方法较为适宜；纯化最佳工艺：50mg/mL的硫酸锌溶液，pH为9.0～10.0。

何雅君等[3]采用HPLC测定山楂中绿原酸和牡荆素鼠李糖苷的含量。方法：色谱柱SHISEIDO CAP-CELLPAK C_{18}（4.6mm×250mm，5μm），柱温25℃，流动相为甲醇和乙酸-四氢呋喃-水（2∶10∶76），梯度洗脱，流速1.0mL/min，检测波长330nm。

王嫦鹤等[4]采用反相高效液相色谱检测山楂中山楂酸、齐墩果酸和熊果酸。方法：色谱柱Thermo Hypersil C_{18} ODS（250mm×4.6mm，5μm）；流动相：甲醇-乙腈-水（含1g/L磷酸，2mL/L三乙胺）（25∶60∶15）；流速0.8mL/min，检测波长210nm。

王玉荣等[5]以鲜山楂全果和果肉为原料，研究山楂多糖在不同提取温度（4℃、50℃、100℃）下鲜山楂全果和果肉的多糖水提取率和化学组成有无明显差异，其中100℃提取的多糖得率最高，分别达到3.65%、3.72%；在4℃时提取的多糖黏度最高，如多糖的浓度为10mg/mL时，黏度分别为158mPa·s、166mPa·s；提取得到的山楂多糖，主要组成是酸性多糖，并含有部分中性多糖、还原性多糖等。

【参考文献】

[1] 国家药典委员会.中华人民共和国药典：一部［S］.北京：中国医药科技出版社，2015：31.

[2] 常大伟，张薇.山楂中黄酮类物质的提取及纯化工艺研究［J］.食品工业，2013，34（8）：104-107.

[3] 何雅君，苏娟，杨茜等.HPLC同时测定山楂提取物中绿原酸和牡荆素鼠李糖苷的含量［J］.中国中药杂志，2012，37（6）：829-831.

[4] 王嫦鹤，张秉生，刘芳等.HPLC法同时测定山楂中的山楂酸、齐墩果酸和熊果酸［J］.西北药学杂志，2011，26（1）：35-37.

[5] 王玉荣，金玉兰，朴美子等.山楂中多糖的提取及化学特性分析［J］.中国酿造，2013，32（9）：102-105.

（方艳夕）

山 茱 萸
CORNI FRUCTUS

本品为山茱萸科植物山茱萸 *Cornus officinalis* Sieb. et Zucc. 的干燥成熟果肉。秋末冬初果皮变红时采收果实，用文火烘或置沸水中略烫后，及时除去果核，干燥。其味酸、涩，性微温。归肝、肾经。具有补益肝肾，收涩固脱的功能[1]。

【主要成分】 主要含有机酸及其酯类、五环三萜及其酯类、环烯醚萜苷、鞣质、多糖、维生素、氨基酸和矿物质等类成分。如马钱苷、番木鳖苷、莫诺苷、獐牙菜苷、山茱萸新苷等。此外含熊果酸、没食子酸、原儿茶酸、苹果酸、酒石酸及维生素 A 等。种子的脂肪油中有棕榈酸、油酸及亚油酸等。果实含莫罗忍冬苷（morroniside）、7-O-甲基莫罗忍冬苷（7-O-methylmorroniside）、当药苷（sweroside）及番木鳖苷（loganin）。

【定性分析】

(1) 取本品粉末 0.5g，加乙酸乙酯 10mL，超声处理 15min，滤过，滤液蒸干，残渣加无水乙醇 2mL 使溶解，作为供试品溶液。另取熊果酸对照品，加无水乙醇制成每 1mL 含 1mg 的溶液，作为对照品溶液。吸取上述两种溶液各 5μL，分别点于同一硅胶 G 薄层板上，以甲苯-乙酸乙酯-甲酸（20:4:0.5）为展开剂，展开，取出，晾干，喷以 10%硫酸乙醇溶液，在 105℃加热至斑点显色清晰。供试品色谱中，在与对照品色谱相应的位置上，显相同的紫红色斑点；置紫外光灯（365nm）下检视，显相同的橙黄色荧光斑点。

(2) 取本品粉末 0.5g，加甲醇 10mL，超声处理 15min，滤过，滤液蒸干，残渣加甲醇 2mL 使溶解，作为供试品溶液。另取莫诺苷对照品、马钱苷对照品，加甲醇制成每 1mL 各含 2mg 的混合溶液，作为对照品溶液。吸取上述两种溶液各 2μL，分别点于同一硅胶 G 薄层板上，以三氯甲烷-甲醇（3:1）为展开剂，展开，取出，晾干，喷以 10%硫酸乙醇溶液，在 105℃加热至斑点显色清晰，置紫外光灯（365nm）下检视。供试品色谱中，在与对照品色谱相应的位置上，显相同颜色的荧光斑点。

【含量测定】 莫诺苷、马钱苷[1]

(1) **色谱条件与系统适用性试验** 以十八烷基硅烷键合硅胶为填充剂；以乙腈为流动相 A，以 3%磷酸溶液为流动相 B，按下表中的规定进行梯度洗脱；检测波长为 240nm，柱温为 35℃。理论板数按马钱苷峰计算应不低于 10000。

时间/min	A%	B%
0~20	7	93
20~50	7→20	93→80

(2) **对照品溶液的制备** 取莫诺苷对照品、马钱苷对照品适量，精密称定，加 80%甲醇制成每 1mL 各含 50μg 的混合溶液，即得。

(3) **供试品溶液的制备** 取本品粉末（过三号筛）约 0.2g，精密称定，置具塞锥形瓶中，精密加入 80%甲醇 25mL，称定重量，加热回流 1h，放冷，再称定重量，用 80%甲醇补足减失的重量，摇匀，滤过，取续滤液，即得。

(4) **测定法** 分别精密吸取对照品溶液与供试品溶液各 10μL，注入液相色谱仪，测定，即得。

本品按干燥品计算，含莫诺苷（$C_{17}H_{26}O_{11}$）和马钱苷（$C_{17}H_{26}O_{10}$）的总量不得少于 1.2%。

【现代研究】

诸明娜等[2]测定山茱萸及其炮制品中 5-羟甲基糠醛和没食子酸的含量。测定 5-羟甲基糠醛色谱条件，Kromasil-C$_{18}$（4.6mm×250mm，5μm）色谱柱，以乙腈-水（5：95），流速 1.0mL/min，检测波长 240nm，柱温 30℃。测定没食子酸的色谱条件：Kromasil-C$_{18}$（4.6mm×250mm，5μm）色谱柱，以甲醇-0.1%磷酸（8：92），流速 1.0mL/min，检测波长 271nm，柱温 30℃。结果显示，与生品相比，炮制品中 5-羟甲基糠醛为新增加成分，没食子酸含量明显增加。

刘艳妮[3]建立了 RP-HPLC-DAD 法同时测定山茱萸 7 种有效成分含量的方法。采用 Phenomenex Luna ODS C$_{18}$色谱柱（250mm×4.6mm，5μm）；流动相：0.1%甲酸水溶液和乙腈，梯度洗脱程序：0～15min，2%～4% B；15～50min，4%～16%B；50～57min，16%～18%B；57～67min，18%～25% B；67～87min，25%～90%B；87～95min，90%B。柱温：30℃；流速：1.0mL/min；检测波长为 220nm，240nm，260nm，265nm 和 280nm；进样量为 10μL。

李冠业等[4]比较了山茱萸炮制前、后石油醚部位化学成分及对小鼠免疫功能的影响。研究表明，山茱萸炮制前、后石油醚部位化学成分发生明显变化，炮制后维生素 E 提高了 46.6%，亚油酸提高了 18.3%，亚麻酸甲酯提高了 30.9%。炮制后石油醚部位显著增强小鼠非特异性免疫功能和特异性体液免疫功能。

【参考文献】

[1] 国家药典委员会. 中华人民共和国药典：一部 [S]. 北京：中国医药科技出版社，2015：27-28.

[2] 诸明娜，陆兔林，毛春琴等. HPLC 测定山茱萸不同炮制品中 5-羟甲基糠醛和没食子酸的含量 [J]. 中国实验方剂学杂志，2012，18（7）：64-67.

[3] 刘艳妮. 山茱萸多种有效成分的同时测定及指纹图谱的优化研究 [D]. 陕西师范大学，2013，12.

[4] 李冠业，姚运香，丁霞. 山茱萸炮制前后石油醚部位化学成分及生物活性研究 [J]. 中药材，2010，33（2）：192-95.

（周丽丽）

女 贞 子
LIGUSTRI LUCIDI FRUCTUS

本品为木犀科植物女贞 *Ligustrum lucidum* Ait. 的干燥成熟果实。冬季果实成熟时采收，除去枝叶，稍蒸或置沸水中略烫后干燥，或直接干燥。其味甘、苦，性凉。具有滋补肝肾，明目乌发的功能[1,2]。

【主要成分】 含特女贞苷、洋橄榄苦苷（oleuropein）、齐墩果酸（oleanolic acid）、乙酰齐墩果酸、熊果酸、4-羟基-β-苯乙基-β-D-葡萄糖苷、桦木醇（betulin），种子的脂肪油中含棕榈酸、硬脂酸、油酸、亚油酸等。

【定性分析】 取本品粉末 0.5g，加三氯甲烷 20mL，超声处理 30min，滤过，滤液蒸干，残渣加甲醇 1mL 使溶解，作为供试品溶液。另取齐墩果酸对照品，加甲醇制成每 1mL 含 1mg 的溶液，作为对照品溶液。吸取上述两种溶液各 4μL，分别点于同一硅胶 G 薄层板上，以三氯甲烷-甲醇-甲酸（40：1：1）为展开剂，展开，取出，晾干，喷以 10%硫酸乙醇溶液，在 110℃加热至斑点显色清晰。供试品色谱中，在与对照品色谱相应的位置上，显相同颜色的斑点。

【含量测定】 特女贞苷、齐墩果酸[1]

1. 特女贞苷（高效液相色谱法）

（1）色谱条件与系统适用性试验 以十八烷基硅烷键合硅胶为填充剂；以甲醇-水（40：60）为流动相；检测波长为 224nm。理论板数按特女贞苷峰计算应不低于 4000。

（2）对照品溶液的制备 取特女贞苷对照品适量，精密称定，加甲醇制成每 1mL 含 0.25mg 的溶液，即得。

（3）供试品溶液的制备　取本品粉末（过三号筛）约 0.5g，精密称定，置具塞锥形瓶中，精密加入稀乙醇 50mL，称定重量，加热回流 1h，放冷，再称定重量，用稀乙醇补足减失的重量，摇匀，滤过，取续滤液，即得。

（4）测定法　分别精密吸取对照品溶液与供试品溶液 5μL 与供试品溶液 10μL，注入液相色谱仪，测定，即得。

本品按干燥品计算，含特女贞苷（$C_{31}H_{42}O_{17}$）不得少于 0.70%。

2. 齐墩果酸（薄层扫描法）

取本品粗粉约 1g，精密称定，加乙醇 50mL，加热回流 30min，放冷，滤过，药渣加乙醇同上，再重复回流 2 次，合并滤液，蒸干，残渣加无水乙醇微热使溶解，转移至 10mL 量瓶中，并加乙醇至刻度，摇匀，作为供试品溶液。另精密称取齐墩果酸对照品，加无水乙醇制成每 1mL 含 0.5mg 的溶液，作为对照品溶液。精密吸取供试品溶液 2μL、对照品溶液 4μL 与 8μL，分别交叉点于同一硅胶 G 薄层板上，以环己烷-丙酮-乙酸乙酯（5∶2∶1）为展开剂，展开，取出，晾干，喷以 10% 硫酸乙醇溶液，在 100℃ 加热至斑点显色清晰，取出，在薄层板上覆盖同样大小的玻璃板，周围用胶布固定，进行扫描，波长 $\lambda_S = 530\text{nm}$，$\lambda_R = 700\text{nm}$，测量供试品吸光度积分值与对照品吸光度积分值，计算，即得。

本品含齐墩果酸（$C_{30}H_{48}O_3$）不得少于 0.60%。

【现代研究】

姜斐[2]采用硅胶柱色谱、Sephadex LH-20 柱色谱、ODS 柱色谱以及重结晶等分离纯化的方法，根据理化性质和光谱鉴定化合物的结构，对女贞子中的主要成分进行分离与鉴定。从女贞子中分离得到并鉴定了 8 个化合物。

蒋叶娟等[3]采用 UPLC-ESI-Q-TOF-MS 技术对女贞子中的化学成分进行定性分析，采用 ACQUITY UPLC BEH C_{18} 色谱柱（2.1mm×100mm，1.7μm），以乙腈-0.1% 甲酸溶液为流动相梯度洗脱，质谱使用 ESI 离子源，正离子与负离子模式下采集数据，共鉴定了 14 个化合物。

张廷芳等[4]采用硅胶、ODS、Sephadex LH-20 和 RP-HPLC 等色谱分离手段对女贞子 70% 乙醇提取物的乙酸乙酯萃取部位进行分离纯化，得到 1 个裂环环烯醚萜苷类化合物，鉴定为 6′-O-肉桂酰基-8-表-金吉苷酸，为新化合物。

黄新苹等[5]从女贞子石油醚部位分离并鉴定化合物 11 个，分别为（13^2-S)-羟基叶绿素 α、（13^2-R)-羟基叶绿素 α、β-谷甾醇、豆甾醇、白桦脂醛、（E）-3β，20-二羟基-25-过氧羟基达玛烷-23-烯、20（S)-3β，20-二羟基-24-过氧羟基达玛烷-25-烯、乙酰齐墩果酸、齐墩果酸、羽扇豆醇、白桦脂醇。

【参考文献】

[1] 国家药典委员会. 中华人民共和国药典：一部 [S]. 北京：中国医药科技出版社，2015：45-46.

[2] 姜斐. 女贞子化学成分的提取分离鉴定及活性研究 [D]. 南京中医药大学，2010，30.

[3] 蒋叶娟，姚卫峰，张丽等. 女贞子化学成分的 UPLC-ESI-Q-TOF-MS 分析 [J]. 中国中药杂志，2012，37（15）：2304-2308.

[4] 张廷芳，段营辉，屠凤娟. 女贞子中一个新的裂环环烯醚萜苷类成分 [J]. 中草药，2012，43（1）：20-22.

[5] 黄新苹，可钰，冯凯等. 女贞子石油醚提取物的化学成分研究 [J]. 中国药学杂志，2011，46（13）：984-987.

（周丽丽）

大　黄
RHEI RADIX ET RHIZOMA

本品为蓼科植物掌叶大黄 *Rheum palmatum* L.、唐古特大黄 *Rheum tanguticum* Maxim. ex Balf. 或药用大黄 *Rheum officinale* Baill. 的干燥根及根茎[1]。掌叶大黄主产于甘肃、青海、西藏、四川等地。唐古特大黄主产于青海、甘肃、西藏等地。药用大黄主产于四川、贵州、云南、湖北等省。前两种习称"北大黄"，后一种习称"南大黄"。秋末茎叶枯萎或次春发芽前采挖，除去细根，刮去外皮，切瓣或段，绳穿成串干燥或直接干燥。其味苦、性寒。具有泻热通肠，凉血解毒，逐瘀通经的功效[1]。

【主要成分】 主要含结合蒽醌及游离蒽醌衍生物；结合蒽醌主要有番泻苷 A、番泻苷 B、番泻苷 C、番泻苷 D、番泻苷 E，大黄酚-1-葡萄糖苷，大黄素甲醚-8-葡萄糖苷，大黄素-1-葡萄糖苷，大黄素-8-葡萄糖苷，芦荟大黄素-8-葡萄糖苷，大黄酸-8-葡萄糖苷等。尚含苯丁酮苷类、二苯乙烯苷类等多种苷类[2]。亦含鞣质、有机酸、糖类、挥发油等。

【定性分析】 取本品粉末 0.1g，加甲醇 20mL，浸泡 1h，滤过，取滤液 5mL，蒸干，残渣加水 10mL 使溶解，再加盐酸 1mL，加热回流 30min，立即冷却，用乙醚分 2 次提取，每次 20mL，合并乙醚液，蒸干，残渣加三氯甲烷 1mL 使溶解，作为供试品溶液。另取大黄对照药材 0.1g，同法制成对照药材溶液。再取大黄酸对照品，加甲醇制成每 1mL 含 1mg 的溶液，作为对照品溶液。吸取上述三种溶液各 4μL，分别点于同一以羧甲基纤维素钠为黏合剂的硅胶 H 薄层板上，以石油醚（30～60℃）-甲酸乙酯-甲酸（15：5：1）的上层溶液为展开剂，展开，取出，晾干，置紫外光灯（365nm）下检视。供试品色谱中，在与对照药材色谱相应的位置上，显相同的 5 个橙黄色荧光主斑点；在与对照品色谱相应的位置上，显相同的橙黄色荧光斑点，置氨蒸气中熏后，斑点变为红色。

【含量测定】 总蒽醌、游离蒽醌[1]（高效液相色谱法）

1. 总蒽醌

（1）色谱条件与系统适用性试验 以十八烷基硅烷键合硅胶为填充剂；以甲醇-0.1%磷酸溶液（85：15）为流动相；检测波长为 254nm。理论板数按大黄素峰计算应不低于 3000。

（2）对照品溶液的制备 精密称取芦荟大黄素对照品、大黄酸对照品、大黄素对照品、大黄酚对照品、大黄素甲醚对照品适量，加甲醇分别制成每 1mL 含芦荟大黄素、大黄酸、大黄素、大黄酚各 80μg，大黄素甲醚 40μg 的溶液；分别精密量取上述对照品溶液各 2mL，混匀，即得（每 1mL 中含芦荟大黄素、大黄酸、大黄素、大黄酚各 16μg，含大黄素甲醚 8μg）。

（3）供试品溶液的制备 取本品粉末（过四号筛）约 0.15g，精密称定，置具塞锥形瓶中，精密加甲醇 25mL，称定重量，加热回流 1h，放冷，再称定重量，用甲醇补足减失的重量，摇匀，滤过。精密量取续滤液 5mL，置烧瓶中，挥去溶剂，加 8%盐酸溶液 10mL，超声处理 2min，再加三氯甲烷 10mL，加热回流 1h，放冷，置分液漏斗中，用少量三氯甲烷洗涤容器，并入分液漏斗中，分取三氯甲烷层，酸液再用三氯甲烷提取 3 次，每次 10mL，合并三氯甲烷液，减压回收溶剂至干，残渣加甲醇使溶解，转移至 10mL 量瓶中，加甲醇至刻度，摇匀，滤过，取续滤液，即得。

（4）测定法 分别精密吸取上述对照品溶液与供试品溶液各 10μL，注入液相色谱仪，测定，即得。

本品按干燥品计算，含芦荟大黄素（$C_{15}H_{10}O_5$）、大黄酸（$C_{15}H_8O_6$）、大黄素（$C_{15}H_{10}O_5$）、大黄酚（$C_{15}H_{10}O_4$）和大黄素甲醚（$C_{16}H_{12}O_5$）的总量不得少于 1.5%。

2. 游离蒽醌

（1）色谱条件与系统适用性试验 以十八烷基硅烷键合硅胶为填充剂；以甲醇-0.1%磷酸溶液（85：15）为流动相；检测波长为 254nm。理论塔板数按大黄素峰计算应不低于 3000。

（2）对照品溶液的制备 精密称取芦荟大黄素对照品、大黄酸对照品、大黄素对照品、大黄酚对照品、大黄素甲醚对照品适量，加甲醇分别制成每 1mL 含芦荟大黄素、大黄酸、大黄素、大黄酚各 80μg，大黄素甲醚 40μg 的溶液；分别精密量取上述对照品溶液各 2mL，混匀，即得（每 1mL 中含芦荟大黄素、大黄酸、大黄素、大黄酚各 16μg，含大黄素甲醚 8μg）。

（3）供试品溶液的制备　取本品粉末（过四号筛）约 0.5g，精密称定，置具塞锥形瓶中，精密加甲醇 25mL，称定重量，加热回流 1h，放冷，再称定重量，用甲醇补足减失的重量，摇匀，滤过，取续滤液，即得。

（4）测定法　分别精密吸取对照品溶液与供试品溶液各 10μL，注入液相色谱仪，测定，即得。

本品按干燥品计算，含游离蒽醌以芦荟大黄素（$C_{15}H_{10}O_5$）、大黄酸（$C_{15}H_8O_6$）、大黄素（$C_{15}H_{10}O_5$）、大黄酚（$C_{15}H_{10}O_4$）和大黄素甲醚（$C_{16}H_{12}O_5$）的总量计，不得少于 0.20%。

【现代研究】

韩媛媛等采用 HPLC-荧光检测法测定东乐膏中大黄酸、大黄素、大黄酚的含量。方法是采用 Phenomenex Luna C_{18} 柱（250mm×4.6mm，5μm），流动相为甲醇-0.1%磷酸溶液（85：15），流速 1.0mL/min，荧光检测器检测，激发波长为 442nm，发射波长为 514nm。

高晓燕等采用 HPLC-DAD 法同时测定大黄中大黄素、大黄酸、大黄酚、大黄素甲醚、芦荟大黄素、番泻苷 A 和番泻苷 B，7 个蒽醌类化合物的含量。方法：色谱柱为 Agilent Zorbax SB-C_{18}（150mm×4.6mm，5μm），流动相为 0.05%磷酸水溶液-乙腈，梯度洗脱，流速为 1mL/min，检测波长 254nm。

袁晓等以大黄酚为参照物，采用高效液相色谱梯度洗脱，测定了 10 批大黄样品，建立了以大黄药材蒽醌成分为特征的指纹图谱，色谱柱为 YMC-ODS-AQC_{18}柱（250mm×4.6mm，5μm）；流动相：乙腈（A）-0.2%磷酸水（B），检测波长 270nm，柱温 25℃，流速 1.0mL/min。通过高压液相指纹色谱分析，鉴定了 13 个色谱峰的化成分，找出 24 个共有峰，相似度均大于 0.92。

程小丽等采用 RP-HPLC-DAD 同时测定大黄中 5 种游离蒽醌类成分（芦荟大黄素、大黄酸、大黄素、大黄酚和大黄素甲醚），2 种双蒽酮类成分（番泻苷 A、番泻苷 B），以及没食子酸、儿茶素，合计 9 种成分含量。方法是流动相 0.05%磷酸水溶液-乙腈，梯度洗脱，流速 1mL/min，检测波长 280nm，柱温 40℃。

毛春芳等采用 HPLC 法同时测定大黄中芦荟大黄素、大黄酸、大黄素、大黄酚和大黄素甲醚、芦荟大黄素-8-O-葡萄糖苷、大黄素-1-O-葡萄糖苷、大黄酚-1-O-葡萄糖苷、大黄素-8-O-葡萄糖苷、没食子酸、儿茶素共计 11 种成分的含量。方法是采用 Symmetry C_{18}色谱柱，流动相为甲醇-0.1%磷酸水梯度洗脱，体积流量 1.0mL/min，柱温 30℃，检测波长 254nm。

陈岑等采用毛细管电泳法同时测定清肺抑火丸中大黄素、芦荟大黄素、大黄酸、大黄酚、大黄素甲醚等 5 种蒽醌类成分的含量。方法：采用毛细管电泳法，以对乙酰氨基酚为内标。毛细管柱为未涂层弹性融硅石英毛细管柱，运行缓冲液为 25mmol/L 硼砂溶液＋20mmol/L 十二烷基磺酸钠＋4mmol/L 磺丁基醚-β-环糊精＋2%甲醇（pH 10.01），分离电压为 18kV，进样方式为重力进样 10s（高度 15cm），检测波长为 254nm，温度为 25℃，湿度<70%。

【参考文献】

[1]　国家药典委员会. 中华人民共和国药典：一部 [S]. 北京：中国医药科技出版社，2015：23.

[2]　任伟光，王琦，黄林芳. 大黄类药材的质量评价进展 [J]. 中南药学，2014（4）：354-359.

[3]　魏玉辉，武新安，陈岚等. 大黄蒽醌类成分含量测定方法实验研究 [J]. 兰州大学学报，2005，31（1）：13-14.

（秦梅颂）

天　麻
GASTRODIAE RHIZOMA

本品为兰科植物天麻 *Gastrodia elata* Bl. 的干燥块茎。主产于四川、云南、贵州等省，东北及华北各地亦产。立冬后至次年清明前采挖，立即洗净，蒸透，敞开低温干燥。其性平，味甘。具有息风止痉、平肝抑阳等功效[1]。

【主要成分】 主要含有酚苷类及其苷元，其中天麻素（即对羟甲基苯-β-D-吡喃葡萄糖苷）是天麻中的主要成分。另含赤箭苷、对羟基苯甲醇、对羟基苯甲醛、4-羟苄基甲醚、香草醇等。

【定性分析】

（1）取药材粉末0.5g，加70％甲醇5mL，超声处理30min，滤过，滤液作为供试品溶液。另取天麻对照药材0.5g，同法制成对照药材溶液。再取天麻素对照品，加甲酸制成每1mL含1mg的溶液，作为对照品溶液。吸取上述供试品溶液10μL，对照药材溶液及对照品溶液各5μL，分别点于同一硅胶G薄层板上，以乙酸乙酯-甲醇-水（9∶1∶0.2）为展开剂，展开，取出晾干，喷以10％磷钼酸乙醇溶液，105℃加热至斑点显色清晰。供试品色谱中，在与对照药材色谱及对照品色谱相应的位置上，显相同颜色的斑点。

（2）取对羟基苯甲醇对照品，加乙醇制成每1mL含1mg的溶液，作为对照品溶液。取定性分析（1）项下供试品溶液10μL，对照药材及对照品溶液5μL，分别点于同一硅胶G薄层板上，以石油醚（60～90℃）-乙酸乙酯（1∶1）为展开剂，展开，取出，晾干，喷以10％磷钼酸乙醇溶液，在105℃加热至斑点显色清晰，供试品色谱中，在与对照药材色谱和对照品色谱相应的位置上，显相同颜色的斑点。

【含量测定】 天麻素，对羟基苯甲醇[1]

（1）色谱条件与系统适用性试验 以十八烷基硅烷键合硅胶为填充剂，以乙腈-0.05％磷酸溶液（3∶97）为流动相，检测波长为220nm。理论板数按天麻素峰计算应不低于5000。

（2）对照品溶液的制备 取天麻素对照品、对羟基苯甲醇对照品适量，精密称定，加乙腈-水（3∶97）制成每1mL含天麻素50μg、对羟基苯甲醇25μg的混合溶液，即得。

（3）供试品溶液的制备 取本品粉末（过三号筛）约2g，精密称定，置具塞锥形瓶中，精密加入稀乙醇50mL，称定重量，超声处理（功率120W，频率40kHz）30min，放冷，再称定重量，用稀乙醇补足减失的重量，滤过，精密量取续滤液10mL，浓缩至近干无醇味，残渣加乙腈-水（3∶97）混合溶液溶解，转移至25mL量瓶中，并用乙腈-水（3∶97）混合溶液稀释至刻度，摇匀，滤过，取续滤液，即得。

（4）测定法 分别精密吸取对照品溶液与供试品溶液各5μL，注入液相色谱仪，测定，即得。

本品按干燥品计算，含天麻素（$C_{13}H_{18}O_7$）和对羟基苯甲醇（$C_7H_8O_2$）的总量不得少于0.25％。

【现代研究】

刘智等[2]以天麻素为内标物，采用一测多评技术（QAMS）测定天麻药材中对羟基苯甲醇、对羟基苯甲醛、巴利森苷的含量，并用外标法验证了该方法的可行性。色谱条件：采用Phenomenex Hydro-RP 80A色谱柱（150mm×4.6mm，4μm）；以乙腈-0.1％磷酸为流动相进行梯度洗脱，流速1.0mL/min，检测波长270nm，柱温40℃。

朱培芳等[3]采用苯酚-硫酸法测定云南昭通产天麻中天麻多糖含量。

涂雪莲等[4]采用日立L-8800氨基酸自动分析仪对7种天麻中氨基酸进行测定检测其差异。结果表明，不同产地的天麻中氨基酸的含量存在差异。

刘玉红等[5]采用RP-HPLC法同时测定天麻中游离天麻素、巴利森苷和总天麻素的含量。色谱柱为LUNA C_{18}（2）（150mm×4.6mm，5μm），流动相为甲醇-1％冰醋酸（梯度洗脱），体积流量0.8mL/min，柱温35℃，检测波长270nm。

李志峰等从天麻50％乙醇提取物中分离得到9个化合物，其中分离得到未见报道的新化合物天麻呋喃二酮；首次分离得到对羟基苄基二硫醚。

黄小玲等[7]采用 HPLC 法初步建立了天麻药材的指纹图谱，标定出 16 个共有峰。方法：采用 Ultimate XB-C$_{18}$色谱柱（250mm×4.6mm，5μm），流动相为甲醇-1%冰醋酸水溶液（梯度洗脱），柱温为 30℃，流速 1.0mL/min，检测波长 270nm。

谭碧君等运用优化的 HPLC 法测定天麻的生化指纹图谱及其天麻素含量，利用指纹图谱对天麻进行科学分类和评价。结果表明天麻的天麻素含量与生化指纹图谱和产地之间有明显的相关性。

【参考文献】

[1] 国家药典委员会．中华人民共和国药典：一部 [S]．北京：中国医药科技出版社，2015：58.

[2] 刘智，王爱民，许祖超等．一测多评技术在天麻药材质量评价中的应用 [J]．中国药房，2012，23（47）：4469-4471.

[3] 朱培芳，陈涛，顾雯等．云南昭通产天麻中天麻多糖含量的测定 [J]．光谱实验室，2013，30（6）：2960-2963.

[4] 涂雪莲，范巧佳．不同产地天麻氨基酸的含量测定 [J]．氨基酸和生物资源，2013，35（4）：64-67.

[5] 刘玉红，易进海，陈燕等．RP-HPLC 法同时测定天麻中游离天麻素、巴利森苷和总天麻素 [J]．中成药，2012，34（1）：182-184.

[6] 李志峰，王亚威，王琦等．天麻的化学成分研究（Ⅱ）[J]．中草药，2014，45（14）：1976-1979.

[7] 黄小玲，杨春燕，袁慧文．天麻药材高效液相色谱指纹图谱研究 [J]．中国药业，2011，20（2）：17-19.

（李娟/窦金凤）

牛 膝
ACHYRANTHIS BIDENTATAE RADIX

本品为苋科植物牛膝 *Achyranthes bidentata* Bl. 的干燥根。主产于河南武陟、沁阳等地，河北、山西、山东、江苏等省亦产，为栽培品。冬季茎叶枯萎时采挖，除去须根及泥沙，捆成小把，晒至干皱后，将顶端切齐，晒干。其性平，味苦、酸。具有补肝肾，强筋骨，逐瘀通经，引血下行的功能[1]。

【主要成分】 主要含有糖类成分（如肽多糖 ABAB、寡糖 ABS），三萜皂苷类（如人参皂苷 Ro，竹节参皂苷Ⅳa 等）及甾酮类（如羟基促蜕皮甾酮、牛膝甾酮、红苋甾酮等）等活性成分。

【定性分析】 取本品粉末 4g，加 80%甲醇 50mL，加热回流 3h，滤过，滤液蒸干，残渣加水 15mL，微热使溶解，通过 D101 型大孔吸附树脂柱（内径 1.5cm，柱高 15cm）上，用水 100mL 洗脱，弃去水液，再用 20%乙醇 100mL 洗脱，弃去洗脱液，继用 80%乙醇 100mL 洗脱，收集洗脱液，蒸干，残渣加 80%甲醇 1mL 使溶解，作为供试品溶液。另取牛膝对照药材 4g，同法制成对照药材溶液。再取 β-蜕皮甾酮对照品、人参皂苷 Ro 对照品，加甲醇分别制成每 1mL 含 1mg 的溶液，作为对照品溶液。吸取供试品溶液 4~8μL、对照药材溶液和对照品溶液各 4μL，分别点于同一硅胶 G 薄层板上，以三氯甲烷-甲醇-水-甲酸（7：3：0.5：0.05）为展开剂，展开，取出，晾干，喷以 5%香草醛硫酸溶液，在 105℃加热至斑点显色清晰。供试品色谱中，在与对照药材色谱和对照品色谱相应的位置上，显相同颜色的斑点。

【含量测定】 β-蜕皮甾酮[1]（高效液相色谱法）

（1）色谱条件与系统适用性试验 以十八烷基硅烷键合硅胶为填充剂；以乙腈-水-甲酸（16：84：0.1）为流动相；检测波长为 250nm。理论板数按 β-蜕皮甾酮峰计算应不低于 4000。

（2）对照品溶液的制备 取 β-蜕皮甾酮对照品适量，精密称定，加甲醇制成每 1mL 含 0.1mg 的溶液，即得。

（3）供试品溶液的制备 取本品粉末（过三号筛）约 1g，精密称定，置具塞锥形瓶中，加水饱和正丁醇30mL，密塞，浸泡过夜，超声处理（功率300W，频率40kHz）30min，滤过，用甲醇10mL分次洗涤容器和残渣，合并滤液和洗液，蒸干，残渣加甲醇使溶解，转移至5mL量瓶中，加甲醇至刻度，摇匀，即得。

（4）测定法　分别精密吸取对照品溶液与供试品溶液各10μL，注入液相色谱仪，测定，即得。

本品按干燥品计算，含β-蜕皮甾酮（$C_{27}H_{44}O_7$）不得少于0.030%。

【现代研究】

穆海风等[2]建立同时测定怀牛膝中β-蜕皮甾酮、R-牛膝甾酮和S-牛膝甾酮3种成分含量的方法。色谱柱为Venusil XBP C_{18}柱（250nm×4.6mm，5μm），流动相为0.1%甲酸-乙腈（84∶16），检测波长为250nm，柱温40℃。

赵变等[3]采用HPLC同时测定怀牛膝中5-羟甲基糠醛和蜕皮甾酮的含量。采用SHIMADAU shim-pack VP-ODS色谱柱（4.6mm×250mm，5μm），柱温30℃，流动相为乙腈-水（梯度洗脱），流速1.0mL/min，检测波长245nm和279nm。

张留记等[4]建立怀牛膝中β-蜕皮甾酮的HPLC含量测定和指纹图谱方法，以比较不同产地牛膝的质量差异。β-蜕皮甾酮在0.26～2.6μg线性关系良好（$r=0.9994$），平均回收率为100.29%（RSD=2.42%，$n=6$）。建立的怀牛膝药材HPLC指纹图谱标定了7个共有峰。

杨蝉等[5]采用硫酸-苯酚法显色后，用分光光度法测定牛膝中多糖含量，测定波长491nm。

成丹[6]采用原子吸收分光光度法测定牛膝中微量元素铁、锰、锌、铜、铝的含量。

孙晋鹏等[7]以柱前衍生化高效液相色谱法测定牛膝中齐墩果酸的含量。用对硝基苯甲酰氯作为衍生化试剂对齐墩果酸分子中的羟基进行苯甲酰化，以0.2%磷酸水溶液-乙腈（5∶95）为流动相，在波长254nm处进行检测。

赵素霞等[8]采用高效液相色谱-蒸发光散射检测器分析法检测酒炮制的牛膝饮片中甜菜碱的含量，以探讨酒炙对牛膝甜菜碱含量的影响。

　附：

川 牛 膝
CYATHULAE RADIX

本品为苋科植物川牛膝 *Cyathula officinalis* Kuan 的干燥根。秋、冬二季采挖，除去芦头、须根及泥沙，烘或晒至半干，堆放回润，再烘干或晒干。本品性平，味甘、微苦。具有逐瘀通经，通利关节，利尿通淋的功能[1]。

【主要成分】　主要含有甾类化合物，如杯苋甾酮、异杯苋甾酮，羟基杯苋甾酮、苋菜甾酮、前杯苋甾酮、羟基促蜕皮甾酮等活性成分。

【定性分析】　取本品粉末2g，加甲醇50mL，加热回流1h，滤过，滤液浓缩至约1mL，加于中性氧化铝柱（100～200目，2g，内径为1cm）上，用甲醇-乙酸乙酯（1∶1）40mL洗脱，收集洗脱液，蒸干，残渣加甲醇1mL使溶解，作为供试品溶液。另取川牛膝对照药材2g，同法制成对照药材溶液。再取杯苋甾酮对照品，加甲醇制成每1mL含0.5mg的溶液，作为对照品溶液。吸取供试品溶液5～10μL、对照药材溶液和对照品溶液各5μL，分别点于同一硅胶G薄层板上，以三氯甲烷-甲醇（10∶1）为展开剂，展开，取出，晾干，喷以10%硫酸乙醇溶液，在105℃加热至斑点显色清晰，置紫外光灯（365nm）下检视。供试品色谱中，在与对照药材色谱和对照品色谱相应的位置上，显相同颜色的荧光斑点。

【含量测定】　杯苋甾酮[8]（高效液相色谱法）

（1）色谱条件与系统适用性试验　以十八烷基硅烷键合硅胶为填充剂；以甲醇为流动相

A，以水为流动相 B，按下表中的规定进行梯度洗脱；检测波长为 243nm；理论板数按杯苋甾酮峰计算应不低于 3000。

时间/min	流动相 A/%	流动相 B/%
0～5	10	90
5～15	10→37	90→63
15～30	37	63
30～31	37→100	63→0

（2）对照品溶液的制备　取杯苋甾酮对照品适量，精密称定，加甲醇制成每 1mL 含 25μg 的溶液，即得。

（3）供试品溶液的制备　取本品粉末（过三号筛）约 1g，精密称定，置具塞锥形瓶中，精密加入加甲醇 20mL，密塞，称定重量，加热回流 1h，放冷，再称定重量，用甲醇补足减失的重量，摇匀，滤过，取续滤液，即得。

（4）测定法　分别精密吸取对照品溶液 10μL 与供试品溶液各 5～20μL，注入液相色谱仪，测定，即得。

本品按干燥品计算，含杯苋甾酮（$C_{29}H_{44}O_8$）不得少于 0.030%。

【现代研究】

张祎楠等[9]采用 ISSR 分子标记技术，对川牛膝主产地 6 个居群，23 份川牛膝样本进行植物性状研究及遗传性研究，初步评价四川省川牛膝居群的遗传多样性。结果发现四川主产地川牛膝居群间遗传多样性较小，物种间遗传多样性较大。

谭玉柱等[10]应用 HPLC 测定 10 批药材的色谱图，确立标准指纹图谱。方法：采用 Diamonsil C_{18} 色谱柱（4.6mm×250mm，5μm），以乙腈-0.1%磷酸水梯度洗脱，流速 0.8mL/min，柱温 30℃，检测波长 210nm。

【参考文献】

[1] 国家药典委员会．中华人民共和国药典：一部［S］．北京：中国医药科技出版社，2015：72，38.

[2] 穆海风，李会军，陈君等．HPLC 法同时测定怀牛膝中 3 种甾酮类成分［J］．中国药科大学学报，2014，45（2）：210-212.

[3] 赵变，常珍珍，史彪等．HPLC 法同时测定怀牛膝中 5-羟甲基糠醛和蜕皮甾酮的含量［J］．药物分析杂志，2011.31（8）：1582-1585.

[4] 张留记，孙丹丹，屠万倩．不同产地怀牛膝 β-蜕皮甾酮含量测定及指纹图谱研究［J］．天然产物研究与开发．2013，25：500-505，510.

[5] 杨蝉，杨玉琴，朱京祎等．不同产地牛膝多糖的含量测定［J］．微量元素与健康研究．2013，30（6）：21-22.

[6] 成丹．贵州不同产地牛膝中微量元素的含量测定［J］．微量元素与健康研究，2014，31（1）：26-27.

[7] 孙晋鹏，张军，秦雪梅等．柱前衍生化 HPLC-UV 测定牛膝中齐墩果酸的含量［J］．中国现代应用药学，2010，27（1）：49-53.

[8] 赵素霞，吴国学，张振凌．不同种类酒炙对牛膝饮片甜菜碱含量的影响［J］．中药材，2011，34（5）：690-692.

[9] 张祎楠，裴瑾，马云桐等．四川产栽培川牛膝遗传多样性的 ISSR 分析［J］．中成药，2013，35（8）：1724-1729.

[10] 谭玉柱，童婷婷，潘晓丽．川牛膝的 HPLC 指纹图谱研究［J］．成都中医药大学学报，2011，34（3）：75-77.

（李娟/窦金凤）

乌　梅
MUME FRUCTUS

本品为蔷薇科植物梅 *Prunus mume*（Sieb.）Sieb. et Zucc. 的干燥近成熟果实。主产四川、浙江、福建、广东等省。夏季果实近成熟时采收，低温烘干后闷至色变黑。其味酸、涩，性平。具有敛肺，涩肠，生津，安蛔的功能[1]。

【主要成分】 果实主要含有机酸如枸橼酸、柠檬酸、苹果酸、琥珀酸，还有齐墩果酸、β-谷甾醇、蜡醇、糖类等。种子含苦杏仁苷、脂肪油等。

【定性分析】 取本品粉末 5g，加甲醇 30mL，超声处理 30min，放冷，滤过，滤液蒸干，残渣加水 20mL 使溶解，移至分液漏斗中，加乙醚振摇提取 2 次，每次 20mL，合并乙醚液，蒸干，残渣用石油醚（30~60℃）浸泡两次，每次 15mL（浸泡约 2min），倾去石油醚，残渣加无水乙醇 2mL 使溶解，作为供试品溶液。另取乌梅对照药材 5g，同法制成对照药材溶液。再取熊果酸对照品，加无水乙醇制成每 1mL 含 0.5mg 的溶液，作为对照品溶液。吸取上述三种溶液各 1~2μL，分别点于同一硅胶 G 薄层板上，以环己烷-三氯甲烷-乙酸乙酯-甲酸（20：5：8：0.1）为展开剂，展开，取出，晾干，喷以 10％硫酸乙醇溶液，在 105℃加热至斑点显色清晰。供试品色谱中，在与对照药材色谱及对照品色谱相应的位置上，显相同颜色的斑点。

【含量测定】 枸橼酸[1]（高效液相色谱法）

（1）色谱条件与系统适用性试验 以十八烷基硅烷键合硅胶为填充剂；以乙腈-0.5％磷酸二氢铵溶液（3：97）（用磷酸调节 pH 值至 3.0）为流动相；检测波长为 210nm。理论板数按枸橼酸峰计算应不低于 7000。

（2）对照品溶液的制备 取枸橼酸对照品适量，精密称定，加水制成每 1mL 含 0.5mg 的溶液，即得。

（3）供试品溶液的制备 取本品最粗粉约 0.2g，精密称定，精密加入水 50mL，称定重量，加热回流 1h，放冷，再称定重量，用水补足减失的重量，摇匀，离心，取上清液，即得。

（4）测定法 分别精密吸取对照品溶液 10μL 与供试品溶液 5μL，注入液相色谱仪，测定，即得。

本品按干燥品计算，含枸橼酸（$C_6H_8O_7$）不得少于 12.0％。

【现代研究】

熊建飞等[2]研究抑制电导检测-离子排斥色谱法同时测定乌梅中 6 种有机酸（草酸、柠檬酸、苹果酸、琥珀酸、乙酸、丙酸）的方法。分离柱 METROSEP Organic Acids（250mm×7.8mm），抑制器再生液为超纯水和 10mmol/L LiCl 溶液，淋洗液 0.5mmol/L H_2SO_4 溶液-10％丙酮，流速 0.6mL/min；检测出乌梅含有柠檬酸和苹果酸，且柠檬酸含量较高。

张璐等[3]采用苯酚-硫酸显色法测定乌梅药材中多糖的含量为 2.51％，检测波长 488nm。

林文津等[4]采用超临界 CO_2 萃取技术，加入夹带剂无水乙醇，萃取压力 35MPa，萃取温度 40℃，循环萃取 2h，提取乌梅中挥发性成分。用 GC-MS 分离鉴定化学成分，归一化法测定其百分含量；初步鉴定主成分为 5-羟甲基-2-呋喃甲醛、正十六酸、6-十八碳烯酸等。

【参考文献】

[1] 国家药典委员会. 中华人民共和国药典：一部 [S]. 北京：中国医药科技出版社，2015：79.
[2] 熊建飞，周光明，许丽等. 离子色谱法测定山楂和乌梅中的有机酸 [J]. 食品科技，2012，37（9）：284-287.
[3] 张璐，翁立冬，刘莉等. 苯酚-硫酸法测定乌梅多糖的含量 [J]. 中国实验方剂学杂志，2011，17（6）：107-109.
[4] 林文津，徐榕青，张亚敏. 中药乌梅超临界 CO_2 萃取物中挥发性成分气质联用分析 [J]. 现代中药研究与实践，2011，25（6）：27-29.

（方艳夕）

五 味 子
SCHISANDRAE CHINENSIS FRUCTUS

本品为木兰科植物五味子 *Schisandra chinensis* (Turcz.) Baill. 的干燥成熟果实。习称

"北五味子"。秋季果实成熟时采摘，晒干或蒸后晒干，除去果梗及杂质。其味酸、甘，性温。归肺、心、肾经。具有收敛固涩，益气生津，补肾宁心的功能[1]。

【主要成分】 五味子中含有挥发油、有机酸、维生素、木脂素、三萜、倍半萜及多糖等多种化学成分。木脂素类化合物为五味子中最主要的药理活性成分。五味子中含有多种木脂素成分，如五味子素（schisandrin）、五味子甲素（deoxyschisandrin）、五味子乙素（schisandrin B）、五味子丙素（schisandrin C）、五味子醇甲、五味子醇乙（schisandrol B）、五味子酯甲（schisantherrin A）、五味子酯乙（schisantherrin B）、戈米辛 A（gomisin A）等。

【定性分析】 取本品粉末 1g，加三氯甲烷 20mL，加热回流 30min，滤过，滤液蒸干，残渣加三氯甲烷 1mL 使溶解，作为供试品溶液。另取五味子对照药材 1g，同法制成对照药材溶液。再取五味子甲素对照品，加三氯甲烷制成每 1mL 含 1mg 的溶液，作为对照品溶液。吸取上述三种溶液各 2μL，分别点于同一硅胶 GF_{254} 薄层板上，以石油醚（30～60℃）-甲酸乙酯-甲酸（15：5：1）的上层溶液为展开剂，展开，取出，晾干，置紫外光灯（254nm）下检视。供试品色谱中，在与对照药材色谱和对照品色谱相应的位置上，显相同颜色的斑点。

【含量测定】 五味子醇甲[1]（高效液相色谱法）

（1）色谱条件与系统适用性试验 以十八烷基硅烷键合硅胶为填充剂；以甲醇-水（65：35）为流动相；检测波长为 250nm。理论板数按五味子醇甲峰计算应不低于 2000。

（2）对照品溶液的制备 取五味子醇甲对照品 15mg，精密称定，置 50mL 量瓶中，用甲醇溶解并稀释至刻度，摇匀，即得（每 1mL 含五味子醇甲 0.3mg）。

（3）供试品溶液的制备 取本品粉末（过三号筛）约 0.25g，精密称定，置 20mL 量瓶中，加甲醇约 18mL，超声处理（功率 250W，频率 20kHz）20min，取出，加甲醇至刻度，摇匀，滤过，取续滤液，即得。

（4）测定法 分别精密吸取对照品溶液与供试品溶液各 10μL，注入液相色谱仪，测定，即得。

本品按干燥品计算，含五味子醇甲（$C_{24}H_{32}O_7$）不得少于 0.40%。

【现代研究】

胡俊扬等[2]采用 HPLC 法同时测定产自辽宁、河北和黑龙江省的五味子中五味子醇甲、戈米辛 J、五味子醇乙、戈米辛 G、五味子酯甲、五味子甲素、五味子乙素及五味子丙素 8 种木脂素成分，结果显示 8 种被测木脂素成分分离度良好。方法：五味子用甲醇超声提取，色谱柱为依利特 ODS-C_{18}（250mm×4.6mm，5μm）；流动相为乙腈（A）-水（B）梯度洗脱，体积流量 1.0mL/min；柱温 30℃，检测波长 217nm。

黄文倩等[3]采用 HPLC 法，以甲醇-0.5% 冰醋酸为流动相，梯度洗脱，检测波长 254nm，流速 0.9mL/min，柱温 35℃，同时测定五味子药材中五味子甲素、五味子乙素、五味子丙素、五味子醇甲、五味子醇乙、五味子酯甲等 6 种木脂素类成分的含量。

【参考文献】

[1] 国家药典委员会. 中华人民共和国药典：一部 [S]. 北京：中国医药科技出版社，2015：66-67.

[2] 胡俊扬，陆兔林，毛春芹等. HPLC 法同时测定不同产地五味子中 8 种木脂素类成分 [J]. 中成药，2012，34（2）：313-316.

[3] 黄文倩，李丽，肖永庆等. HPLC 同时测定五味子中 6 种木脂素类成分 [J]. 中国实验方剂学杂志，2011，17（10）：63-66.

（周丽丽）

丹 参

SALVIAE MILTIORRHIZAE RADIX ET RHIZOMA

本品为唇形科植物丹参 *Salvia miltiorrhiza* Bge. 的干燥根和根茎。春、秋二季采挖，除去泥沙，干燥[1]。其味苦，性微寒。归心、肝经。具有祛瘀止痛，活血通经，清心除烦的功能[1]。

【主要成分】 丹参的化学成分主要分为两类：脂溶性二萜醌类和水溶性酚酸类。结晶性菲醌类化合物有：丹参酮Ⅰ、丹参酮Ⅱ_A、丹参酮Ⅱ_B、隐丹参酮、丹参酸甲酯、丹参新酮、二氢丹参酮Ⅰ、次甲丹参酮、准丹参酮、红根草邻醌、丹参二醇以及紫丹参甲素、紫丹参乙素、紫丹参丙素、紫丹参丁素、紫丹参戊素、紫丹参己素等。其中丹参酮Ⅱ_A是丹参治疗冠心病的主要有效成分之一。隐丹参酮是抗菌的主要有效成分。丹参水溶性成分主要有丹参素、丹参素乙、丹参素丙、原儿茶醛、原儿茶酸、丹参酚酸A、丹参酚酸B等。其中，丹参素和原儿茶醛含量较高，活性较强，是丹参治疗冠心病的主要有效成分，二者常作为丹参原药材及其制剂的质量控制指标成分。

【定性分析】 取本品粉末 1g，加乙醇 5mL，超声处理 15min，离心，取上清液作为供试品溶液。另取丹参对照药材 1g，同法制成对照药材溶液。再取丹参酮Ⅱ_A对照品、丹参酸 B 对照品，加乙醇制成每 1mL 分别含 0.5mg 和 1.5mg 的混合溶液作为对照品溶液。吸取上述三种溶液各 5μL，分别点于同一硅胶 G 薄层板上，使成条状，以三氯甲烷-甲苯-乙酸乙酯-甲醇-甲酸（6：4：8：1：4）为展开剂，展开至约 4cm，取出晾干，再以石油醚（60~90℃）-乙酸乙酯（4：1）为展开剂，展开至 8cm，取出晾干，分别在日光及紫外光（365nm）下检视。供试品色谱中，在与对照药材色谱和对照品色谱相应的位置上，显相同颜色斑点或荧光斑点。

【含量测定】 丹参酮类、丹酚酸B[1]（高效液相色谱法）

1. 丹参酮类

（1）色谱条件与系统适用性试验 以十八烷基硅烷键合硅胶为填充剂；以乙腈为流动相 A，以 0.02% 磷酸溶液为流动相 B，按下表中的规定进行梯度洗脱，柱温为 20℃，检测波长为 270nm。理论板数按丹参酮Ⅱ_A峰计算应不低于 60000。

时间/min	流动相 A/%	流动相 B/%
0~6	61	39
6~20	61→90	39→10
20~20.5	90→61	10→39
20.5~25	61	39

（2）对照品溶液的制备 取丹参酮Ⅱ_A对照品适量，精密称定，置棕色量瓶中，加甲醇制成每 1mL 含 20μg 的溶液，即得。

（3）供试品溶液的制备 取本品粉末（过三号筛）约 0.3g，精密称定，置具塞锥形瓶中，精密加入甲醇 50mL，密塞，称定重量，超声处理（功率 140W，频率 42kHz）30min，放冷，再称定重量，用甲醇补足减失的重量，摇匀，滤过，取续滤液，即得。

（4）测定法 分别精密吸取对照品溶液与供试品溶液各 10μL，注入液相色谱仪，测定。

按药典要求，以丹参酮Ⅱ_A（$C_{19}H_{18}O_3$）对照品为参照，以其相应的峰为 S 峰，计算隐丹参酮、丹参酮Ⅰ的相对保留时间，其相对保留时间应在规定值的 ±5% 范围之内。相对保留时间及校正因子见下表。

待测成分（峰）	相对保留时间	校正因子
隐丹参酮	0.75	1.18
丹参酮 I	0.79	1.31
丹参酮 II A	1.00	1.00

以丹参酮 II A 的峰面积为对照，分别乘以校正因子，计算隐丹参酮、丹参酮 I、丹参酮 II A 的含量。

本品按干燥品计算，含丹参酮 II A（$C_{19}H_{18}O_3$）、隐丹参酮（$C_{19}H_{20}O_3$）和丹参酮 I（$C_{18}H_{12}O_3$）的总量不得少于 0.25%。

2. 丹酚酸 B

（1）色谱条件与系统适用性试验　以十八烷基硅烷键合硅胶为填充剂；以乙腈-0.1%磷酸溶液（22:78）为流动相；柱温为 20℃；流速为 1.2mL/min，检测波长为 286nm。理论板数按丹酚酸 B 峰计算应不低于 6000。

（2）对照品溶液的制备　取丹酚酸 B 对照品适量，精密称定，加甲醇-水（8:2）混合溶液制成每 1mL 含 0.10mg 的溶液，即得。

（3）供试品溶液的制备　取本品粉末（过三号筛）约 0.15g，精密称定，置具塞锥形瓶中，精密加入甲醇-水（8:2）混合溶液 50mL，密塞，称定重量，超声处理（功率 140W，频率 42kHz）30min，取出，放冷，再称定重量，用甲醇-水（8:2）混合溶液补足减失的重量，摇匀，滤过，精密量取续滤液 5mL，移至 10mL 量瓶中，加甲醇-水（8:2）混合溶液稀释至刻度，摇匀，滤过，取续滤液，即得。

（4）测定法　分别精密吸取对照品溶液与供试品溶液各 10μL，注入液相色谱仪，测定，即得。

按药典要求，本品按干燥品计算，含丹酚酸 B（$C_{36}H_{30}O_{16}$）不得少于 3.0%。

【现代研究】

肖飞[2]采用 USMM 联用技术（USMM 联用技术是将超声波提取、超临界流体萃取、大孔树脂分离技术、膜分离技术等提取、分离技术联合应用），对丹参药材脂溶性活性成分和水溶性活性成分提取、分离工艺进行研究，缩短了时间，提高了效率和产品质量。

郭西华等[3]利用 X 射线荧光（XRF）、粉末 X 射线衍射（PXRD）和傅里叶变换红外光谱（FTIR）分析技术，对安国栽培的 5 个不同种质丹参主要成分及微结构检测，对各样品中多种元素种类及含量、晶体及非晶体成分以一套综合特征图的方式对其表征；将同种属不同种质丹参中的共有成分和细微差异之处进行直观地描述，具有制样简单，测定速度快，再现性和客观性好的特点。

蓝天凤等[4]采用 HPLC 法，以丹参酮 II A 为对照品，外标法测定其在丹参中的量，同时测定丹参酮 II A 与丹参酮 I、隐丹参酮、二氢丹参酮的相对校正因子，用获得的相对校正因子计算后 3 种成分的量，实现一测多评。

【参考文献】

[1] 国家药典委员会. 中华人民共和国药典：一部 [S]. 北京：中国医药科技出版社，2015：76-77.

[2] 肖飞. USMM 联用技术在丹参活性成分提取分离中的集成应用 [D]. 广州中医药大学，2011，19，54.

[3] 郭西华，朱艳英，王志宙等. 5 种丹参主要成分及微结构的检测及综合表征 [J]. 光谱学与光谱分析，2010，30（8）：2299-2302.

[4] 蓝天凤，王晓，王岱杰等. 一测多评法测定丹参中 4 种丹参酮类成分 [J]. 中草药，2012，43（12）：2420-2423.

（周丽丽/窦金凤）

车 前 子
PLANTAGINIS SEMEN

本品为车前科植物车前 *Plantago asiatica* L. 或平车前 *Plantago depressa* Willd. 的干燥成熟种子。夏、秋二季种子成熟时采收果穗，晒干，搓出种子，除去杂质。其性味甘，微寒。具有清热利尿，渗湿通淋，明目，祛痰的功能[1]。

【主要成分】 主要含黏液质、琥珀酸、二氢黄酮苷、车前烯醇、腺嘌呤、胆碱、车前子碱、脂肪油、维生素 A、维生素 B 等。

【定性分析】

(1) 取本品粗粉 1g，加甲醇 10mL，超声处理 30min，滤过，滤液蒸干，残渣加甲醇 2mL 使溶解，作为供试品溶液。另取京尼平苷酸和毛蕊花苷对照品，加甲醇分别制成每 1mL 各含 1mg 的溶液，作为对照品溶液。吸取上述三种溶液各 5μL，分别点于同一硅胶 GF$_{254}$ 薄层板上，以乙酸乙酯-甲醇-甲酸-水（18：2：1.5：1）为展开剂，展开，取出，晾干，置紫外光灯（254nm）下检视。供试品色谱中，在与对照品色谱相应的位置上，显相同颜色的斑点。喷以 0.5％香草醛硫酸溶液，在 105℃加热至斑点显色清晰。供试品色谱中，在与对照品色谱相应的位置上，显相同颜色的斑点。

(2) 膨胀度 取本品 1g，称定重量，照膨胀度测定法[2]测定，应不低于 4.0。

【含量测定】 京尼平苷酸、毛蕊花苷[1]（高效液相色谱法）

(1) 色谱条件与系统适用性试验 以十八烷基硅烷键合硅胶为填充剂；以甲醇为流动相 A，以 0.5％乙酸溶液为流动相 B，按下表中的规定进行梯度洗脱；检测波长为 254nm；柱温 30℃。理论板数按京尼平苷酸峰计算应不低于 3000。

时间/min	流动相 A/％	流动相 B/％
0～1	5	95
1～40	5→60	95→40
40～50	5	95

(2) 对照品溶液的制备 取京尼平苷酸、毛蕊花苷对照品适量，精密称定，置棕色量瓶中，加 60％甲醇制成每 1mL 各含 0.1mg 的混合溶液，即得。

(3) 供试品溶液的制备 取本品粗粉（过二号筛）约 1g，精密称定，置具塞锥形瓶中，精密加入 60％甲醇 50mL，称定重量，加热回流 2h，放冷，再称定重量，用 60％甲醇补足减失的重量，摇匀，滤过，取续滤液，即得。

(4) 测定法 分别精密吸取对照品溶液与供试品溶液各 10μL，注入液相色谱仪，测定，即得。

本品按干燥品计算，含京尼平苷酸（C$_{16}$H$_{22}$O$_{10}$）不得少于 0.50％，毛蕊花苷（C$_{29}$H$_{36}$O$_{15}$）不得少于 0.40％。

【现代研究】

车前子检测指标性成分主要是环烯醚萜类成分京尼平苷酸、桃叶珊瑚苷；苯乙醇类成分毛蕊花糖苷和异毛蕊花苷；黄酮类成分车前子苷等[2]。

龚卉卉等[3]应用扫描电镜技术，观察车前子及其易混伪品在种皮表面纹饰与长短径上均有明显差异。

郭丹等[4]建立以高效毛细管电泳结合聚合酶链反应（PCR）鉴别南葶苈子与车前子的方法，二者的电泳色谱图存在较大差异，容易区分。

王隶书等[5]采用色谱柱：Spherigel C₁₈柱（150mm×4.6mm，5μm），流动相：乙腈-甲醇-1％乙酸溶液（10：15：75），流速 1mL/min，检测波长：254nm，柱温 30℃。毛蕊花糖苷在 0.1936～3.0976μg 范围内线性关系良好。

邱倬星等[6]建立一种同步测定车前子京尼平苷酸与毛蕊花糖苷含量的 HPLC 方法。色谱柱为 Hypersil ODS2 C₁₈柱（4.6mm×250mm，5μm），流速 1.0mL/min，检测波长 254nm，柱温 30℃。京尼平苷酸与毛蕊花糖苷的线性范围分别为 0.191～1.910μg 和 0.2002～2.002μg。

何新荣等[7]建立车前子药材高效液相色谱指纹图谱并测定京尼平苷酸和毛蕊花糖苷 2 种指标成分含量的方法。ZORBAX SB-Ag-C₁₈柱（250mm×4.6mm，5μm），柱温 30℃，体积流量 1.0mL/min，检测波长254nm；以乙腈（A）-0.5％乙酸水（B）为流动相，梯度洗脱 0～10min，90％B，10～20min，80％B，20～50min，20％B，50～60min，10％B。车前子 HPLC 指纹图谱，确立 13 个共有峰，京尼平苷酸和毛蕊花糖苷质量分数均值为 0.794 3％和 0.664 2％。

陈永新等[8]采用 GC-MS 对车前子石油醚提取物检测鉴定出 42 种化合物，主要脂肪酸成分为亚麻酸、亚油酸、芥子酸、14-甲基十五烷酸甲酯、2-己烷基环丙烷辛酸、2-己烷基环丙烷癸酸等。

附：

车 前 草
PLANTAGINIS HERBA

本品为车前科植物车前 *Plantago asiatica* L. 或平车前 *Plantago depressa* Willd. 的干燥全草。夏季采挖，除去泥沙，晒干。

【主要成分】 车前全草中主要有效成分为熊果酸、大车前苷、环烯醚苷类成分，其中环烯醚苷类包括桃叶珊瑚苷、梓醇、京尼平苷酸、蜜特力苷等；黄酮类如车前苷、黄芩素等；此外还含有生物碱、蛋白质、氨基酸、大量脂肪酸类、固醇类及酚酸类[5]。

【定性分析】 取本品粉末 1g，加甲醇 10mL，超声处理 30min，滤过，滤液作为供试品溶液。另取大车前苷对照品，加甲醇制成每 1mL 含 1mg 的溶液，作为对照品溶液。吸取上述两种溶液各 10μL，分别点于同一硅胶 G 薄层板上，以乙酸乙酯-甲醇-甲酸-水（18：3：1.5：1）为展开剂，展开，取出，晾干，置紫外光灯（365nm）下检视。供试品色谱中，在与对照品色谱相应的位置上，显相同颜色的斑点。

【含量测定】 大车前苷[1]（高效液相色谱法）

（1）色谱条件与系统适用性试验 以十八烷基硅烷键合硅胶为填充剂；以乙腈-0.1％甲酸溶液（17：83）为流动相；检测波长为 330nm。理论板数按大车前苷峰计算应不低于 3000。

（2）对照品溶液的制备 取大车前苷对照品适量，精密称定，置棕色量瓶中，加 60％甲醇制成每 1mL 含 0.1mg 的溶液，即得。

（3）供试品溶液的制备 取本品粉末（过二号筛）约 1g，精密称定，置具塞锥形瓶中，精密加入 60％甲醇 50mL，称定重量，超声处理 30min（功率 250W，频率 40kHz），放冷，再称定重量，用 60％甲醇补足减失的重量，摇匀，滤过，取续滤液，即得。

（4）测定法 分别精密吸取对照品溶液与供试品溶液各 10μL，注入液相色谱仪，测定，即得。

本品按干燥品计算，含大车前苷（$C_{29}H_{36}O_{16}$）不得少于 0.10％。

【参考文献】

[1] 国家药典委员会. 中华人民共和国药典：一部 [S]. 北京：中国医药科技出版社，2015：68.

[2] 李秋红，郭冷秋. 车前子有效成分含量测定方法研究进展 [J]. 黑龙江医药，2013，26（2）：260-262.

[3] 龚卉卉，汪娟，孙莉等. 车前子及其易混伪品的扫描电镜鉴别 [J]. 中国野生植物资源，2012，31（6）：49-52.

[4] 郭丹, 陈娜娜. 高效毛细管电泳结合 PCR 法鉴别南草劳子与车前子 [J]. 中国药房, 2010, 21 (3): 232-233.

[5] 王隶书, 王友联, 李明洋等. HPLC 测定市售车前子中毛蕊花糖苷的含量 [J]. 中国药师, 2011, 14 (11): 1581-1582.

[6] 邱倬星, 熊学敏, 胡晓艳等. 车前子超微速溶饮片中京尼平苷酸与毛蕊花糖苷的含量测定 [J]. 中国医药科学, 2013, 3 (5): 41-43.

[7] 何新荣, 古今, 刘萍. 车前子指纹图谱研究及其 2 种指标成分的测定 [J]. 中草药, 2013, 44 (21): 3053-3056.

[8] 陈永新, 黄爱云, 李峰. 车前子中脂溶性成分的气相色谱质谱联用分析 [J]. 中国实验方剂学, 2011, 17 (3): 55-57.

(时维静/程世云)

石 膏
GYPSUM FIBROSUM

本品为硫酸盐类矿物硬石膏族石膏, 主含含水硫酸钙 ($CaSO_4 \cdot 2H_2O$)。采挖后, 除去泥沙及杂石[1]。主产于湖北、甘肃、四川、安徽、山西等省。

【主要成分】 主成分为二水合硫酸钙 ($CaSO_4 \cdot 2H_2O$)。

【定性分析】

(1) 取本品一小块 (约 2g), 置具有小孔软木塞的试管内, 灼烧, 管壁有水生成, 小块变为不透明体。

(2) 钙盐的鉴别 取本品粉末 0.2g, 加稀盐酸 10mL, 加热使溶解, 得供试品溶液。取铂丝, 用盐酸湿润后, 蘸取供试品, 在无色火焰中燃烧, 火焰即显砖红色。

取供试品溶液 (1→20), 加甲基红指示液 2 滴, 用氨试液中和, 再滴加盐酸至恰呈酸性, 加草酸铵试液, 即生成白色沉淀; 分离, 沉淀不溶于乙酸, 但可溶于盐酸。

(3) 硫酸盐的鉴别 取本品粉末 0.2g, 加稀盐酸 10mL, 加热使溶解, 得供试品溶液。

① 取供试品溶液, 加氯化钡试液, 即生成白色沉淀; 分离, 沉淀在盐酸或硝酸中均不溶解。

② 取供试品溶液, 加乙酸铅试液, 即生成白色沉淀; 分离, 沉淀在醋酸铵试液或氢氧化钠试液中溶解。

③ 取供试品溶液, 加盐酸, 不生成白色沉淀 (与硫代硫酸盐区别)。

【含量测定】 取本品细粉约 0.2g, 精密称定, 置锥形瓶中, 加稀盐酸 10mL, 加热使溶解, 加水 100mL 与甲基红指示液 1 滴, 滴加氢氧化钾试液至溶液显浅黄色, 再继续多加 5mL, 加钙黄绿素指示剂少量, 用乙二胺四乙酸二钠滴定液 (0.05mol/L) 滴定, 至溶液的黄绿色荧光消失, 并显橙色。每 1mL 乙二胺四乙酸二钠滴定液 (0.05mol/L) 相当于 8.608mg 的含水硫酸钙 ($CaSO_4 \cdot 2H_2O$)[1]。

本品含含水硫酸钙 ($CaSO_4 \cdot 2H_2O$) 不得少于 95.0%。

【现代研究】

测定钙的方法常用的有乙二胺四乙酸 (EDTA) 法, 滴定中钙黄绿素和钙紫红素是两种测定钙离子的常用指示剂。李晓明等[2]建立了小儿清热止咳口服液中二水硫酸钙的含量测定方法。方法: 先将样品炭化后灰化, 然后应用 EDTA 络合滴定法测定二水硫酸钙的含量。

许金国等[3]采用 HPCE 法快速测定中药石膏中钠和钙离子含量, 电泳条件是分离电压 6kV, 进样时间 5s, 检测波长 214nm。电泳缓冲溶液 10mmol/L 咪唑, 4mol/L 酒石酸, 以 0.1mol/L 的盐酸和氨水调节 pH 至 4.5。

孙晓静等[4]采用乙二胺四乙酸二钠滴定不同产地石膏中硫酸钙的含量, 结果发现各产区石膏样品中硫酸钙的含量在 98.9%~99.9%, 其中以湖北应城石膏样品含含水硫酸钙最高。

王薇等[5]利用微波消解-电感耦合等离子质谱分析法，对各产地石膏样品中所含 Fe、Si、Mg、Na、Al、K 等微量元素进行含量测定，比较各地石膏微量元素的差异。结果：各产地石膏中无机元素含量差异较大。

【参考文献】

[1] 国家药典委员会.中华人民共和国药典：一部 [S].北京：中国医药科技出版社，2015：94-95.

[2] 李晓明，邵爱娟，陈敏等.小儿清热止咳口服液中石膏的含量测定 [J].中国实验方剂学杂志，2011，17（19）：72-73.

[3] 许金国，李祥，陈建伟.HPCE 法测定中药石膏中钠和钙离子含量 [J].解放军药学学报，2012，28（1）：77-79.

[4] 孙晓静，邹璇，范彦博等.不同产地石膏中主药成分含量比较 [J].医药导报，2013，32（8）：1078-1080.

[5] 王薇，周才新，张义生等.不同产地石膏中微量元素的比较分析 [J].中国药师，2014，17（6）：972-974.

（秦梅颂）

白 芷
ANGELICAE DAHURICAE RADIX

本品为伞形科植物白芷 *Angelica dahurica*（Fisch. ex Hoffm.）Benth. et Hook. f. 或杭白芷 *Angelica dahurica*（Fisch. ex Hoffm.）Benth. et Hook. f. var. *formosana*（Boiss.）Shan et Yuan 的干燥根。产于河南长葛、禹县者习称"禹白芷"；产于河北安国者习称"祁白芷"；产于浙江、福建和四川等省者习称"杭白芷"和"川白芷"。夏、秋间叶黄时采挖，除去须根及泥沙，晒干或低温干燥。性温，味辛。具有散风除湿，通窍止痛，消肿排脓的功能[1]。

【主要成分】 主要含有多种香豆精衍生物，如欧前胡素、异欧前胡素、别欧前胡素、花椒毒素、珊瑚菜素等，另含多种挥发油类化合物。

【定性分析】 取本品粉末 0.5g，加乙醚 10mL，浸泡 1h，时时振摇，滤过，滤液挥干，残渣加乙酸乙酯 1mL 使溶解，作为供试品溶液。另取白芷对照药材 0.5g，同法制成对照药材溶液。再取欧前胡素对照品、异欧前胡素对照品，加乙酸乙酯制成每 1mL 各含 1mg 的混合溶液，作为对照品溶液。吸取上述三种溶液各 4μL，分别点于同一硅胶 G 薄层板上，以石油醚（30～60℃）-乙醚（3：2）为展开剂，在 25℃ 以下展开，取出，晾干，置紫外光灯（365nm）下检视。供试品色谱中，在与对照药材色谱和对照品色谱相应的位置上，显相同颜色的荧光斑点。

【含量测定】 欧前胡素[1]（高效液相色谱法）

（1）色谱条件与系统适用性试验 以十八烷基硅烷键合硅胶为填充剂；以甲醇-水（55：45）为流动相；检测波长为 300nm。理论板数按欧前胡素峰计算应不低于 3000。

（2）对照品溶液的制备 精密称取欧前胡素对照品适量。加甲醇制成每 1mL 含 10μg 的溶液，即得。

（3）供试品溶液的制备 取本品粉末（过三号筛）约 0.4g，精密称定，置 50mL 量瓶中，加甲醇 45mL，超声处理（功率 300W，频率 50kHz）1h，取出，放冷，用甲醇稀释至刻度，摇匀，滤过，取续滤液，即得。

（4）测定法 分别精密吸取对照品溶液与供试品溶液各 20μL，注入液相色谱仪，测定，即得。

本品按干燥品计算，含欧前胡素（$C_{16}H_{14}O_4$）不得少于 0.080%。

【现代研究】

杨芳等[2]以欧前胡素对照品为内标物，采用一测多评法同时测定川白芷中欧前胡素、异欧前胡素、氧化前胡素的含量。色谱条件：Diamonsil C$_{18}$色谱柱（4.6mm×250mm，5μm）；流动相为甲醇-水，梯度洗脱；流速1.0mL/min，柱温30℃，检测波长250nm。

胡大强等[3]采用反相高效液相色谱法测定白芷乙醇提取分离物中欧前胡素含量，该方法可用于大孔吸附树脂分离白芷乙醇提取物中欧前胡素的含量测定。

邓瑞等[4]建立RRLC-UV法同时测定川白芷中水合氧化前胡素、佛手柑内酯、氧化前胡素、欧前胡素、cnidilin和异欧前胡素6种香豆素类成分的含量测定方法，并对不同产地的川白芷进行含量测定，以建立完善川白芷的质量控制标准。色谱条件：Agilent ZORBAX SB-C$_{18}$色谱柱（4.6mm×100mm，1.8μm）；流动相为甲醇-水，梯度洗脱，流速1.0mL/min，在波长310nm处检测。

李玲等[5]采用水蒸气蒸馏法提取川白芷和杭白芷挥发油，运用GC-MS结合PCA技术对挥发油成分进行分析比较。共鉴定出川白芷和杭白芷中122个挥发油成分，其中有57个共有成分，两者所含的挥发油在组分和含量上存在一定的差异，PCA验证了结果的可靠性。

张慧等[6]采用HPLC法建立白芷水提液指纹图谱，对12批不同产地的白芷药材进行检测，共发现13个共有色谱峰，各色谱峰分离情况良好。色谱条件：色谱柱为Lichrospher 5-C$_{18}$柱（4.6mm×250mm，5μm），以甲醇-水为流动相梯度洗脱，柱温30℃，流速为1.0mL/min，检测波长为254nm。

【参考文献】

[1] 国家药典委员会. 中华人民共和国药典：一部[S]. 北京：中国医药科技出版社，2015：105.

[2] 杨芳，万丽，胡一晨等. 一测多评法测定川白芷药材中3种香豆素成分的含量[J]. 中国中药杂志，2012，37（7）：956-959.

[3] 胡大强，侯丽娜，孟德胜等. 反相高效液相色谱法测定白芷提取分离物中欧前胡素含量[J]. 药物鉴定，2011，20（15）：22-23.

[4] 邓瑞，张静，罗维早等. RRLC-UV同时测定川白芷中6种香豆素类成分的含量[J]. 中国中药杂志，2010，35（23）：3184-3287.

[5] 李玲，吕磊，张薇等. 运用GC-MS结合PCA技术对川白芷与杭白芷挥发油成分的比较分析[J]. 药物分析杂志，2011，31（1），112-118.

[6] 张慧，吕洁丽，张崇等. 白芷药材水提液指纹图谱的研究[J]. 天然产物与开发，2013，25，506-510.

（李娟/窦金凤）

白　术
ATRACTYLODIS MACROCEPHALAE RHIZOMA

本品为菊科植物白术 *Atractylodes macrocephala* Koidz. 的干燥根茎。以浙江省栽培最多。目前贵州、湖南、江西、湖北、安徽、江苏、四川、河北、山东等地亦有栽培。冬季下部叶枯黄、上部叶变脆时采挖，除去泥沙，烘干或晒干，再除去须根。性温，味苦、甘。具有健脾益气，燥湿利水，止汗，安胎的功能[1]。

【主要成分】 主要含有挥发油成分，油中主成分为苍术酮，另含苍术醇、白术内酯甲、白术内酯乙、3-β-乙酰氧基苍术酮等。

【定性分析】 取本品粉末0.5g，加正己烷2mL，超声处理15min，滤过，滤液作为供试品溶液；另取白术对照药材0.5g，同法制成对照药材溶液。吸取上述新制备的两种溶液各10μL，分别点于同一硅胶G薄层板上，以石油醚（60～90℃）-乙酸乙酯（50∶1）为展开剂，展开，取出，晾干，喷以5%香草醛硫酸溶液，加热至斑点显色清晰。供试品色谱中，在与对照药材色谱相应的位置上，显相同颜色的斑点，并应显有一桃红色主斑点（苍术酮）。

【含量测定】

有关白术质量控制的方法，2015版药典尚无明确规定。目前其研究热点主要集中在内酯类成分的含量测定上。

【现代研究】

阎克里等[2]用 HPLC 法同时测定白术挥发油中白术内酯 Ⅰ、Ⅲ、β-榄香烯、苍术酮、β-按叶醇的含量。采用 Hypersil ODS2 色谱柱（250mm×4.6mm，5μm），乙腈-水为流动相梯度洗脱，流速为 1.0mL/min，柱温 30℃，检测波长：0～9min 时 200nm（白术内酯Ⅲ、β-桉叶醇），9.1～20min 时 220nm（白术内酯Ⅰ），20.1～45min 时 200nm（苍术酮、β-榄香烯）。

佘金明等[3]为对挥发油成分进行准确的定性、定量分析，采用 GC-MS 联用技术对白术挥发油进行分离检测，利用化学计量学解析法（CRM）对重叠色谱峰进行分辨解析，并结合程序升温保留指数辅助定性。白术挥发油中共分辨出 33 个色谱峰，鉴定了其中 29 个组分，占白术挥发油总量的 95.93%。

尹华等[4]建立同时测定白术中白术内酯Ⅰ、白术内酯Ⅱ、白术内酯Ⅲ和苍术酮等多成分含量的 HPLC-DAD 分析方法。采用 Waters Sunfire C$_{18}$ 柱（4.6mm×250mm，5μm），乙腈-水为流动相梯度洗脱；检测波长：220nm（白术内酯Ⅰ、白术内酯Ⅲ及苍术酮），276nm（白术内酯Ⅱ）；进样量 10μL，流速 1.0mL/min，柱温 30℃。

吴慧等[5]采用高效液相色谱波长切换法同时测定白术内酯Ⅰ、白术内酯Ⅱ、白术内酯Ⅲ的含量比较生、制品中白术内酯含有量变化情况。白术经麸炒后，白术内酯Ⅰ、白术内酯Ⅱ、白术内酯Ⅲ的量较生品及清炒品均有所增加。

叶文文等[6]建立白术的 UPLC 指纹图谱方法，较之 HPLC 极大地缩短了分析时间，具有更高的分辨率和灵敏度，建立的共有模式较为可靠。色谱条件：色谱柱为 ACQUITY UPLC BEH C$_{18}$ 柱（1.0mm×50mm，1.7μm），乙腈-水为流动相梯度洗脱，流速为 0.1mL/min，检测波长 242nm。

【参考文献】

[1] 国家药典委员会. 中华人民共和国药典：一部 [S]. 北京：中国医药科技出版社，2015：103.

[2] 阎克里，朱秀卿，赵丽等. HPLC 法同时测定白术挥发油中 5 种抗肿瘤成分含量 [J]. 中草药，2011，31（6）：1106-1110.

[3] 佘金明，蒯碧华，雄峻等. GC-MS 和化学计量学解析法分析白术中挥发油成分 [J]. 中国现代应用药学，2010，27（10）：928-931.

[4] 尹华，王知青，王玲等. HPLC-DAD 波长切换法同时测定白术中白术内酯Ⅰ、Ⅱ、Ⅲ和苍术酮的含量 [J]. 中华中医药杂志，2013，28（1）：233-236.

[5] 吴慧，赵文龙，单国顺等. HPLC 波长切换法同时测定白术及其不同麸制品中白术内酯Ⅰ、Ⅱ、Ⅲ [J]. 中成药，2013，35（11）：2484-2487.

[6] 叶文文，邵毅，胡润淮. 白术的 UPLC 指纹图谱 [J]. 中国现代应用药学，2010，27（9）：799-804.

（李娟/窦金凤）

白 茅 根
IMPERATAE RHIZOMA

本品为禾本科植物白茅 *Imperata cylindrica* Beauv. var. major（Nees）C. E. Hubb. 的干燥根茎。全国大部分地区均有分布。春、秋二季采挖，洗净，晒干，除去须根及膜质叶鞘，捆成小把。其味甘，性寒。具有凉血止血，清热利尿的功能[1]。

【主要成分】 含糖类化合物，如葡萄糖、蔗糖、果糖、木糖以及淀粉等；含柠檬酸等有机酸；含白茅素等三萜类以及白头翁素等成分。

【定性分析】

（1）取本品粗粉 5g，加苯 30mL，加热回流 1h，滤过。取滤液 5mL，蒸干，残渣加醋酐 1mL 溶解，再加浓硫酸 1～2 滴，即显红色，后渐变成紫红色、蓝紫色，最后呈污绿色（检查甾醇）。

（2）取本品粗粉 1g，加水 10mL，煮沸 5～10min，滤过。滤液浓缩成 1mL，加碱性酒石酸铜试液 1mL，置水浴中加热，生成棕红色沉淀（检查糖类）。

（3）取本品粉末 1g，加乙醚 20mL，超声处理 10min，滤过，滤液蒸干，残渣加乙醚 1mL 使溶解，作为供试品溶液。另取白茅根对照药材 1g，同法制成对照药材溶液。吸取上述两种溶液各 10μL，分别点于同一硅胶 G 薄层板上，以二氯甲烷为展开剂，展开，取出，晾干，喷以 10% 硫酸乙醇溶液，在 105℃加热至斑点清晰。供试品色谱中，在与对照药材色谱相应的位置上，显相同颜色的斑点。

【含量测定】

有关白茅根质量控制的方法，2015 版中国药典尚无明确规定。目前其研究热点主要集中在绿原酸、白茅素和芦竹素、多糖类、香豆素类等的含量测定上。

【现代研究】

刘轩等[2] 应用色谱法和波谱法并结合文献报道的波谱数据鉴定白茅根中的化学成分。结果分离鉴定出苯丙素类成分 3 个：1-O-对香豆酰基甘油酯、1-（3,4,5-三甲氧基苯基）-1,2,3-丙三醇、4-甲氧基-5-甲基香豆素-7-O-β-D-吡喃葡萄糖苷；有机酸类成分 4 个：香草酸、对羟基苯甲酸、3,4-二羟基丁酸、3,4-二羟基苯甲酸；酚类成分 1 个：水杨苷；以及三萜类成分 5 个：白茅素、羊齿烯醇、芦竹素、西米杜鹃醇、粘霉酮。

刘荣华等[3] 采用超声波辅助提取，分光光度法测定白茅根中总酚酸的含量，以没食子酸为对照品，检测波长为 695nm；采用单因素试验和星点设计法考察提取工艺，二项式方程处理结果，效应面法筛选最佳条件和预测分析；得最佳提取工艺：料液比为 1：40，乙醇浓度为 40%，提取温度为 33℃，提取时间 38min，总酚酸质量分数的预测值为 2.71mg/g。

王莹等[4] 采用高效液相色谱法测定绿原酸的含量；利用正交试验设计优化白茅根水提物中绿原酸的最佳提取工艺为：回流提取，料液比为 1：16，提取时间 1h，提取 3 次，测定的绿原酸含量达到 0.139%。

王海侠等[5] 以白茅根多糖含量为考察指标，采用正交试验法优选出白茅根多糖最佳水提工艺：料液比为 1：15，85℃温度下回流提取 3 次，提取时间为 3h；测定的多糖含量在 0.15% 以上。

宋伟峰等[6] 采用水蒸气蒸馏法提取白茅根中的挥发油，运用 GC-MS 结合计算机检索对其化学成分进行鉴定；结果分离得到 12 个成分，其中相对含量较高的是亚油酸（44.99%）、棕榈酸（35.23%）、顺-7-十四烯醛（13.82%）。

【参考文献】

[1] 国家药典委员会. 中华人民共和国药典：一部 [S]. 北京：中国医药科技出版社，2015：107.

[2] 刘轩，张彬锋，俞桂新等. 白茅根的化学成分研究 [J]. 中国中药杂志，2012，37（15）：2296-2300.

[3] 刘荣华，陈石生，任刚等. 星点设计-效应面法优化白茅根总酚酸提取工艺 [J]. 中成药，2011，33（7）：1149-1153.

[4] 王莹，孟宪生，包永睿等. 白茅根水提物中绿原酸的含量测定 [J]. 亚太传统医药，2011，7（3）：22-24.

[5] 王海侠，吴云，时维静等. 白茅根多糖的提取与含量测定 [J]. 中国中医药信息杂志，2010，17（2）：55-57.

[6] 宋伟峰，陈佩毅，熊万娜. 白茅根挥发油的气相色谱-质谱联用分析 [J]. 中国当代医药，2012，19（16）：61-62.

（方艳夕）

白 头 翁
PULSATILLAE RADIX

本品为毛茛科植物白头翁 *Pulsatilla chinensis*（Bge.）Regel 的干燥根。主产于吉林、黑龙江、辽宁、安徽、山东、河北、江苏等地。春、秋二季采挖，除去叶及残留的花茎和须根，保留根头白绒毛，干燥。其性寒，味苦。具有清热解毒，凉血止痢的功能[1]。

【主要成分】 主要化学成分为三萜皂苷类及白头翁素（银莲花素 anemonin），白头翁灵（okinalin，$C_{32}H_{64}O_2$），白头翁英（okinalein，$C_4H_6O_2$），豆甾醇（stigmasterol）、β-谷甾醇（β-Sitosterol）、（＋）-松脂素［（＋）-pinoresinol］、β-足叶草脂素（β-Peltatin）、常春藤酮酸、胡萝卜苷及非 O 连接的糖蛋白组分 PcG-A 等成分。白头翁所含三萜皂苷分为羽扇豆烷型〔苷元以 23-羟基桦木酸（23-hydroxybetulinic acid）为主〕和齐墩果烷型（苷元以常春藤皂苷元为主）两类，数十种皂苷及常春藤皂苷元（hederageni）、齐墩果酸皂苷元（oleanolic acid）等三萜皂苷元[2]。

【定性分析】 取本品 1g，研细，加甲醇 10mL，超声处理 10min，滤过，滤液作为供试品溶液。另取白头翁皂苷 B₄ 对照品适量，加甲醇制成每 1mL 含 0.5mg 的溶液，作为对照品溶液。吸取上述两种溶液各 5μL，分别点于同一硅胶 G 薄层板上，以正丁醇-乙酸-水（4:1:2）的上层溶液为展开剂[1]，展开，取出，晾干，喷以 10% 硫酸乙醇溶液，105℃加热至斑点显色清晰。供试品色谱中，在与对照品色谱相应的位置上，显相同颜色的斑点。

【含量测定】 白头翁皂苷 B₄（高效液相色谱法）

（1）色谱条件与系统适用性试验　以十八烷基硅烷键合硅胶为填充剂，以甲醇-水（64:36）为流动相；检测波长为 201nm。理论板数按白头翁皂苷 B₄ 峰计算应不低于 3000。

（2）对照品溶液的制备　精密称取白头翁皂苷 B₄ 对照品适量，加甲醇制成每 1mL 含 0.1mg 的溶液，即得。

（3）供试品溶液的制备　取本品粉末（过三号筛）0.2g，精密称定，加甲醇 10mL，密塞，超声处理（功率 150W，频率 40kHz）25min，放冷，滤过，滤液置 250mL 量瓶中，用少量流动相洗涤容器及残渣，洗液并入同一量瓶中，加流动相稀释至刻度，摇匀，即得。

（4）测定法　分别精密吸取对照品溶液与供试品溶液各 20μL，注入液相色谱仪，测定，即得。

本品以干燥品计算，含白头翁皂苷 B₄（$C_{59}H_{96}O_{26}$）不得少于 4.6%。

【现代研究】

郝宁等[3]建立白头翁总皂苷含量的紫外分光光度测定法，以白头翁皂苷 B₄ 为对照品，香草醛-冰醋酸法对白头翁总皂苷提取物进行反应，于 470nm 处测定吸光度。

尹姗等[4]采用 HPLC 测定白头翁皂苷 D 的含量，色谱条件为 Hypersil ODS2 C_{18} 柱（250mm×4.6mm，5μm），柱温：25℃；流动相：乙腈-水-甲酸（38:62:0.1），流速 1.0mL/min；检测波长 203nm，线性范围 0.3112～3.1120μg。

饶小勇等[5]建立高效液相色谱-蒸发光检测法测定白头翁皂苷 D 含量的方法。Hypersil ODS2 C_{18} 柱（250mm×4.6mm，5μm），柱温 30℃，流动相：甲醇-水-甲酸（72:28:0.1），流速 1.0mL/min；Altech ELSD 3300 检测器，雾化气流速 1.3L/min，漂移管温度为 55℃。线性范围为 0.1046～1.0460mg/mL。

郑光浩等[6]采用反相高效液相色谱法测定白头翁常春藤皂苷元的含量，色谱柱为 BDS Hypersil C_{18} 柱（250mm×4.6mm，5μm），柱温 30℃，流动相：乙腈-水（85:15），流速：0.5mL/min；检测波长为 210nm，线性范围：1～100mg/L。

唐博雅等[7]建立了白头翁药材的高效液相色谱指纹图谱得到 29 个共有峰，色谱柱 Phenomenex Kinetex XB-C_{18} 柱（4.6mm×100mm，2.6μm）；检测波长 210nm；柱温 35℃；流动相：乙腈（A）-0.1 磷酸（B）梯度洗脱（如下表）；流速 1.5mL/min。

时间/min	A:B
0→8	(8:92)→(11:89)
8→9	(11:89)→(15:85)
9→12	(15:85)→(16:84)
12→24	(16:84)→(25:75)
24→30	(25:75)→(30:70)

【参考文献】

[1] 国家药典委员会.中华人民共和国药典：一部 [S].北京：中国医药科技出版社，2015：104.

[2] 高学敏.中药学 [M].北京，中国中医药出版社，2004，149.

[3] 郝宁，李海燕，李宏博等.白头翁及其同属植物总皂苷含量测定 [J].时珍国医国药，2012，23（10）：2474-2475.

[4] 尹姗，饶小勇，何雁等.不同产地白头翁中白头翁皂苷 D 的含量测定 [J].中国实验方剂学杂志，2013，19（20）：36-38.

[5] 饶小勇，尹姗，龚明等.HPLC-ELSD法测定白头翁中白头翁皂苷 D 的含量 [J].西北药学杂志，2013，28（6）：569-572.

[6] 郑光浩，裴晓玲，金研等.兴安白头翁常春藤皂苷元的含量测定 [J].延边大学医学学报，2012，35（1）：30-32.

[7] 唐博雅，杨义芳，黄春跃等.白头翁及其疑似品的 HPLC 指纹图谱法鉴别 [J].中国医药工业杂志，2013，44（3）：281-285.

（时维静/程世云）

白 芍
PAEONIAE RADIX ALBA

本品为毛茛科植物芍药 *Paeonia lactiflora* Pall. 的干燥根。夏、秋二季采挖，洗净，除去头尾及细根，置沸水中煮后除去外皮或去皮后再煮，晒干[1]。其味苦、酸，性微寒。具有平肝止痛，养血调经，敛阴止汗功能[2]。

【主要成分】 芍药根含多量芍药苷，经加工为白芍后含量逐渐减少。含少量羟基芍药苷、芍药内酯苷、苯甲酰芍药苷及苯甲酸、鞣质（1,2,3,4,6-五没食子酰基葡萄糖组成的鞣质、4 种逆没食子鞣质）、挥发油等。

【定性分析】 取本品粉末 0.5g，加乙醇 10mL，振摇 5min，滤过，滤液蒸干，残渣加乙醇 1mL 使溶解，作为供试品溶液。另取芍药苷对照品，加乙醇制成每 1mL 含 1mg 溶液，作为对照品溶液。吸取上述两种溶液各 10μL，分别点于同一硅胶 G 薄层板上，以三氯甲烷-乙酸乙酯-甲醇-甲酸（40∶5∶10∶0.2）为展开剂，展开，取出，晾干，喷以 5％香草醛硫酸溶液，加热至斑点显色清晰。供试品色谱中，在与对照品色谱相应的位置上，显相同的蓝紫色斑点。

【含量测定】 芍药苷[1]（高效液相色谱法）

（1）色谱条件与系统适用性试验 以十八烷基硅烷键合硅胶为填充剂；以乙腈-0.1％磷酸溶液（14∶86）为流动相；检测波长为 230nm。理论板数按芍药苷峰计算应不低于 2000。

（2）对照品溶液的制备 取芍药苷对照品适量，精密称定，加甲醇制成每 1mL 含 60μg 的溶液，即得。

（3）供试品溶液的制备 取本品中粉约 0.1g，精密称定，置 50mL 量瓶中，加稀乙醇 35mL，超声处理（功率 240W，频率 45kHz）30min，放冷，加稀乙醇至刻度，摇匀，滤过，取续滤液，即得。

（4）测定法 分别精密吸取对照品溶液与供试品溶液各 10μL，注入液相色谱仪，测定，即得。

按药典要求，本品按干燥品计算，含芍药苷（$C_{23}H_{28}O_{11}$）不得少于 1.6％。

【现代研究】

谭菁菁等[3]采用硅胶柱色谱、Sephadex LH-20 柱色谱、ODS 柱色谱等分离手段，并通过波谱方法对结构进行解析和鉴定。从白芍中分离并鉴定了 15 个化合物，并首次从芍药属植物中分离得到 6-O-没食子酰基-β-D-吡喃葡萄糖，首次从该植物中分离得到邻苯三酚。

母会丹等[4]采用超高压液相色谱-飞行时间质谱在正离子、负离子模式下分析了白芍甲醇提取物中的化学成分，共推测出 9 个化合物的化学结构。

【参考文献】

[1] 国家药典委员会.中华人民共和国药典：一部 [S].北京：中国医药科技出版社，2015：105.

[2] 康廷国.中药鉴定学 [M].北京：中国中医药出版社，2008.

[3] 谭菁菁，赵庆春，杨琳等.白芍化学成分研究 [J].中草药，2010，41（8）：1245-1248.

[4] 母会丹，朱靖博，丁燕等.白芍化学成分的 UPLC/Q-TOF-MS 分析 [J].分析实验室，2013，32（7）：113-117.

（周丽丽）

玄 参
SCROPHULARIAE RADIX

本品为玄参科植物玄参 *Scrophularia ningpoensis* Hemsl. 的干燥根。主产于浙江、湖北、江苏、江西等省。主要为栽培品。冬季茎叶枯萎时采挖，除去根茎、幼芽、须根及泥沙，晒或烘至半干，堆放 3～6 天，反复数次至干燥。其性微寒，味甘、苦、咸。具有补血滋阴，泻火解毒的功能[1]。

【主要成分】 主要含有环烯醚萜类化合物，如哈巴苷、哈巴俄苷。尚含有糖类、挥发油、氨基酸、油酸、亚麻酸、L-天冬酰胺、生物碱、甾醇和脂肪油等成分。

【定性分析】 取本品粉末 2g，加甲醇 25mL，浸泡 1h，超声 30min，滤过，滤液蒸干，残渣加水 25mL 使溶解，用水饱和的正丁醇振摇提取 2 次，每次 30mL，合并正丁醇液，蒸干，残渣加甲醇 5mL 使溶解，作为供试品溶液。另取玄参对照药材 2g，同法制成对照药材溶液。再取哈巴俄苷对照品，加甲醇制成每 1mL 含 1mg 的溶液，作为对照品溶液。吸取上述三种溶液各 4μL，分别点于同一硅胶 G 薄层板上，以三氯甲烷-甲醇-水（12：4：1）的下层溶液为展开剂，置用展开剂预饱和 15min 的展开缸内，展开，取出，晾干，喷以 5％香草醛硫酸溶液，热风吹至斑点显色清晰。供试品色谱中，在与对照药材色谱和对照品色谱相应的位置上，显相同颜色的斑点。

【含量测定】 哈巴俄苷、哈巴苷[1]（高效液相色谱法）

（1）色谱条件与系统适用性试验 以十八烷基硅烷键合硅胶为填充剂；以乙腈为流动相 A，以 0.03％磷酸溶液为流动相 B，按下表中的规定进行梯度洗脱；检测波长为 210nm。理论板数按哈巴俄苷峰与哈巴苷峰计算均应不低于 5000。

时间/min	流动相 A/%	流动相 B/%
0～10	3→10	97→90
10～20	10→33	90→67
20～25	33→50	67→50
25～30	50→80	50→20
30～35	80	20
35～37	80→3	20→97

（2）对照品溶液的制备 取哈巴苷对照品、哈巴俄苷对照品适量，精密称定，加 30％甲醇制成每 1mL 含哈巴苷 60μg、哈巴俄苷 20μg 的混合溶液，即得。

（3）供试品溶液的制备 取本品粉末（过三号筛）约 0.5g，精密称定，置具塞锥形瓶中，精密加入 50％甲醇 50mL，密塞，称定重量，浸泡 1h，超声处理（功率 500W，频率 40kHz）45min，放冷，再称定重量，用 50％甲醇补足减失重量，摇匀，过滤，取续滤液，即得。

（4）测定法　分别精密吸取对照品溶液与供试品溶液各 $10\mu L$，注入液相色谱仪，测定，即得。

本品按干燥品计算，含哈巴苷（$C_{15}H_{24}O_{10}$）和哈巴俄苷（$C_{24}H_{30}O_{11}$）的总量不得少于 0.45%。

【现代研究】

刘洪宇等[2]建立玄参 HPLC 指纹图谱测定方法，用于评价玄参药材及饮片质量。分析玄参商品饮片和不同加工方法制成的玄参饮片的指纹图谱，发现玄参商品饮片有 16 个色谱共有峰，并确定了其相对保留时间和相对峰面积的范围。指纹图谱的数据表明，20 批玄参饮片相似度为 0.488～0.929，质量差异较大；不同加工方法制成的玄参饮片化学成分差异较大。

黄滔敏等[3]采用红外光辅助萃取-高效液相色谱法测定玄参中肉桂酸和哈巴俄苷含量。方法：色谱柱为 Diamonsil C_{18}（200mm×4.6mm，$5\mu m$），流动相为 1%乙酸溶液-甲醇（55：45），柱温为 25℃，流速为 1mL/min，检测波长为 278nm，以外标法计算含量。红外光辅助萃取条件的溶剂为甲醇-水（50：50），提取时间 5min。

张雪梅等[4]用优化紫外分光光度法测定玄参中总环烯醚萜类成分的含量。张雪梅等[5]建立 HPLC 同时测定玄参药材中哈巴苷、哈巴俄苷、肉桂酸、麦角甾苷、安格洛苷 C 含量的方法，该方法简便快速，分离效果好，灵敏度高，重现性好。方法：采用 Agilent SB-C_{18} 色谱柱（4.6mm×250mm，$5\mu m$）；流动相为乙腈-0.03%磷酸水溶液（梯度洗脱）；流速 1.0mL/min，检测波长 210nm、280nm、330nm，柱温 30℃。

丘琴等[6]测定同一产地不同生长期的苦玄参药材不同药用部位叶、茎、根中苦玄参苷 I_A 的含量，为苦玄参药材的采收加工和规范化种植提供了科学依据。方法：采用高效液相色谱法（HPLC），C_{18}柱分离分析，以乙腈-0.1%冰醋酸溶液（36：64）为流动相，流速 1mL/min，检测波长 264nm，柱温 25℃。

【参考文献】

[1] 国家药典委员会.中华人民共和国药典：一部 [S].北京：中国医药科技出版社，2015：117.

[2] 刘洪宇，蔡铁全.玄参 HPLC 指纹图谱的比较研究 [J].药物分析杂志，2012，32（7）：1277-1288.

[3] 黄滔敏，陈念祖，王东蕾等.红外光辅助萃取-HPLC 法测定玄参中肉桂酸和哈巴俄苷的含量 [J].中国药房，2011，22（19）：1796-1798.

[4] 张雪梅，王瑞，吴喜民.优化分光光度法用于玄参中总环烯醚萜类成分的含量测定 [J].中成药，2011，33（2）：308-311.

[5] 张雪梅，王瑞，安睿等.HPLC 同时测定玄参中 5 种成分的含量 [J].中国中药杂志，2011，36（6）：709-711.

[6] 丘琴，苏春妹，甄汉深等.不同生产期苦玄参中苦玄参苷 I_A 含量测定 [J].中国实验方剂学杂志，2013，19（8）：108-110.

（李娟/窦金凤）

冬 虫 夏 草
CORDYCEPS

本品为麦角菌科真菌冬虫夏草菌 *Cordyceps sinensis*（BerK.）Sacc. 寄生在蝙蝠蛾科昆虫幼虫上的子座及幼虫尸体的干燥复合体。主产于四川、青海、西藏、云南等省区。夏初子座出土、孢子未发散时挖取，晒至六七成干，除去似纤维状的附着物及杂质，晒干或低温干燥。其性平，味甘。具有补肺益肾，止血，化痰的功能[1]。

【主要成分】

主要含有核苷类成分（如虫草素、腺苷）、粗蛋白、氨基酸及肽类、糖和醇类（如 D-甘露醇）、甾体类及脂肪酸等成分。

【定性分析】

取药材粉末 0.5g，置于平底烧瓶中，加 90%甲醇 30mL，回流提取 60min，过滤，滤渣用 90%甲醇 1mL 冲洗后，与滤液合并，水浴浓缩至 2mL 左右，作为样品溶液。另取冬虫夏草对照药材，同法制成对照药材溶液。吸取上述两种溶液各 $10\mu L$，分别点于同一硅胶 G 薄层板上，以正丁醇-乙酸-水（5：4：1）为展开剂，展开，取出，晾干，以 5％茚三酮试液为显色剂，在 110℃加热至斑点显色清晰，日光下检视。供试品色谱中，在与对照药材色谱相应的位置上，日光下显相同颜色的斑点[2]。

【含量测定】 腺苷[1]（高效液相色谱法）

（1）色谱条件与系统适用性试验　以十八烷基硅烷键合硅胶为填充剂；以磷酸盐缓冲液〔取 0.01mol/L 磷酸二氢钠 68.5mL 与 0.01mol/L 磷酸氢二钠 31.5mL，混合（pH 6.5）〕-甲醇（85∶15）为流动相；检测波长为 260nm。理论板数按腺苷峰计算应不低于 2000。

（2）对照品溶液的制备　取腺苷对照品适量，精密称定，加 90％甲酸制成每 1mL 含 20μg 的溶液，摇匀、即得。

（3）供试品溶液的制备　取药材粉末（过三号筛）约 0.5g，精密称定，置具塞锥形瓶中，精密加入 90％甲醇 10mL。密塞，摇匀，称定重量，加热回流 30min，放冷，再称定重量，用 90％甲醇补足减失的重量，摇匀，滤过，取续滤液，即得。

（4）测定法　分别精密吸取对照品溶液与供试品溶液各 10μL，注入液相色谱仪，测定，即得。

本品含腺苷（$C_{10}H_{13}N_5O_4$）不得少于 0.010％。

【现代研究】

王丽等[3]建立了 HPLC 快速测定冬虫夏草中氨基酸含量的方法。方法：采用柱前邻苯二甲醛和氯甲酸芴甲酯联合在线自动衍生、一元梯度洗脱（流动相 A：40mmol/L $NaH_2PO_4 \cdot H_2O$，pH 7.8；流动相 B：乙腈-甲醇-水（4.5∶4.5∶1），v/v）、反相 C_{18} 短柱分离（Zorbax Eclipse AAA C_{18} 柱，75mm×4.6mm，3.5μm）、二极管阵列检测器和荧光检测器联合检测，内标法定量。测定不同产地的冬虫夏草中氨基酸含量，发现不同产地冬虫夏草氨基酸总量存在一定差异，但是各种不同类型氨基酸占总量的比例相当。

潘清灵等[4]采用浓硝酸-双氧水消解冬虫夏草样品，电感耦合等离子体质谱（ICP-MS）测定 22 个西藏不同地区冬虫夏草样品中钾、钠、钙、镁、铝、铁、铜、锌、锰、铬、镉、铅等 12 种微量元素的含量。结果显示不同冬虫夏草样品中的微量元素含量存在不同程度的差异。

石岩等[5]建立了 RP-HPLC 测定冬虫夏草药材中麦角甾醇含量的方法。采用 Phenomenex Luna C_{18} 色谱柱（250mm×4.6mm，5μm），流动相为甲醇-水（98∶2）；流速为 1mL/min；检测波长为 282nm。

钱正明等[6]采用高效液相-四级杆飞行时间质谱联用技术（HPLC-QTOF/MS）建立了冬虫夏草高效液相特征图谱。采用 Agilent ZORBAX SB-Ag（150mm×4.6mm，5μm）色谱柱，5mmol/L 乙酸铵-乙腈梯度洗脱，流速 0.8mL/min，检测波长 260nm。

张占蓬等[7]建立了 RP-HPLC 法同时测定虫草类样品中胞嘧啶、尿嘧啶、鸟苷、腺苷、虫草素 5 种核苷含量的方法。

贺云彪等[8]用 LC/ESI-MS 方法测定冬虫夏草及其代用品中主要活性成分虫草素的含量，该方法灵敏度高、选择性好，可用于冬虫夏草及其代用品的质量控制。

【参考文献】

［1］　国家药典委员会. 中华人民共和国药典：一部 [S]. 北京：中国医药科技出版社，2015：115.

［2］　胡侃，方道硕，唐艳萍. TLC 法定性比较冬虫夏草与固体发酵虫草 [J]. 中国药房，2008，19（15）：1180-1182.

［3］　王丽，宋志峰，黄磺等. HPLC 测定不同产地冬虫夏草中氨基酸的含量 [J]. 中成药，2010，32（6）：984-987.

［4］　潘清灵，代安国，熊卫萍等. 微波消解 ICP-MS 法测定西藏冬虫夏草中的微量元素 [J]. 中国民族民间医药.2014（8）：33-35.

［5］　石岩，肖新月，程显隆等. 冬虫夏草中游离麦角甾醇的研究 [J]. 中国现代中药，2012，14（7）：15-17.

［6］　钱正明，孙培培，李文庆等. 冬虫夏草高效液相特征图谱分析 [J]. 世界科学技术-中医药现代化，2007，32（19）：2018-2021.

［7］　张占蓬，黄宏南，李晓明等. RP-HPLC 定量测定冬虫夏草中 5 种核苷类成分 [J]. 海峡药学，2013，25（3）：54-56.

［8］　贺云彪，黄兰芳. 冬虫夏草及其代用品中虫草素的 LC/ESI-MS 定量分析 [J]. 光谱实验室，2010，27（2）：561-564.

（李娟/窦金凤）

甘 草
GLYCYRRHIZAE RADIX ET RHIZOMA

本品为豆科植物甘草 *Glycyrrhiza uralensis* Fisch. 、胀果甘草 *Glycyrrhiza inflata* Bat. 或光果甘草 *Glycyrrhiza glabra* L. 的干燥根及根茎。主产于内蒙古、甘肃、新疆。春、秋二季采挖，除去须根，晒干；也有刮去栓皮的称"粉甘草"。其味甘，性平。具有补脾益气，祛痰止咳，缓急止痛，清热解毒，调和诸药的功能[1]。

【主要成分】

（1）三萜皂苷类 主要有甘草甜素（glycyrrhizin），系甘草的甜味成分，是甘草次酸（18β-glycyrrhetic acid）和葡萄糖醛酸（glucuronic acid）结合生成的甘草酸（glycyrrhizic acid）的钾盐和钙盐。还有乌拉尔甘草皂苷 A、乌拉尔甘草皂苷 B（uralsaponin A，B）、甘草皂苷 A_3、甘草皂苷 B_2、甘草皂苷 C_2、甘草皂苷 D_3、甘草皂苷 E_2、甘草皂苷 F_3、甘草皂苷 G_2、甘草皂苷 H_2、甘草皂苷 J_2、甘草皂苷 K_2（licoricesaponin A_3、B_2、C_2、D_3、E_2、F_3、G_2、H_2、J_2、K_2）等。

（2）黄酮类 主要有甘草苷元（liquiritigenin）、甘草苷（liquiritin）、异甘草苷元（isoliquiritigenin）、异甘草苷（isoliquiritin）、新甘草苷（neoliquiritin）、新异甘草苷（neoisoliquiritin）、甘草西定（licoricidin）、甘草利酮（licoricone）、刺芒柄花素（formononetin）、5-*O*-甲基甘草西定（5-*O*-methyllicoricidin）、甘草苷元-4′-芹糖葡萄糖苷[liquiritigenin-4′-apiofuranosyl-（1 → 2）-glucopyranoside]、甘草苷元-7，4′-二葡萄糖苷（liquiritigenin-7，4′-diglucoside）、新西兰牡荆苷Ⅱ（vicenin Ⅱ）、芒柄花苷（ononin）、异甘草黄酮醇（isolicoflavonol）、异甘草苷元-4′-芹糖葡萄糖苷[isoliquiritigenin-4′-apiofuranosyl-（1→2）glucopyranoside]等。

（3）香豆素类 包括甘草香豆素（glycycoumarin）、甘草酚（glycyrol）、异甘草酚（isoglycyrol）、甘草香豆素-7-甲醚（glycyrin）、新甘草酚（neoglycyrol）、甘草吡喃香豆素（licopyranocoumarin）、甘草香豆酮（licocoumarone）等。

（4）生物碱类 5，6，7，8-四氢-4-甲基喹啉（5，6，7，8-tetrahydro-4-methylquinoline）、5，6，7，8-四氢-2，4-二甲基喹啉（5，6，7，8-tetrahydro-2，4-dimethylquinoline）等。

（5）多糖类 有甘草多糖 UA、甘草多糖 UB、甘草多糖 UC（glycyrrigan UA，UB，UC）等。

胀果甘草除含有三萜皂苷类、黄酮类外，还含二芳基丙二酮类成分，如 5′-异戊烯基甘草二酮（5′-prenyllicodione）、胀果甘草二酮 A、胀果甘草二酮 B（glycyrdione A，B）、胀果甘草宁 A、胀果甘草宁 B、胀果甘草宁 C、胀果甘草宁 D（glyinflanin A，B，C，D）。

【定性分析】 取本品粉末 1g，加乙醚 40mL，加热回流 1h，滤过，药渣加甲醇 30mL，加热回流 1h，滤过，滤液蒸干，残渣加水 40mL 使溶解，用正丁醇提取 3 次，每次 20mL，合并正丁醇液，用水洗涤 3 次，蒸干，残渣加甲醇 5mL 使溶解，作为供试品溶液。另取甘草对照药材 1g，同法制成对照药材溶液。再取甘草酸单铵盐对照品，加甲醇制成每 1mL 含 2mg 的溶液，作为对照品溶液。吸取上述三种溶液各 1~2μL，分别点于同一用 1%氢氧化钠溶液制备的硅胶 G 薄层板上，以乙酸乙酯-甲酸-冰醋酸-水（15∶1∶1∶2）为展开剂，展开，取出，晾干，喷以 10%硫酸乙醇溶液，在 105℃加热至斑点显色清晰，置紫外光灯（365nm）下检视。供试品色谱中，在与对照药材色谱相应的位置上，显相同颜色的荧光斑点；在与对照品色谱相应的位置上，显相同的橙黄色荧光斑点。

【含量测定】 甘草酸、甘草苷[1]（高效液相色谱法）

（1）色谱条件与系统适用性试验　以十八烷基硅烷键合硅胶为填充剂，以乙腈为流动相A，以0.05%磷酸溶液为流动相B，按下表中的规定进行梯度洗脱；检测波长为237nm。理论板数按甘草苷峰计算应不低于5000。

时间/min	流动相 A/%	流动相 B/%
0～8	19	81
8～35	19→50	81→50
35～36	50→100	50→0
36～40	100→19	0→81

（2）对照品溶液的制备　取甘草苷对照品、甘草酸铵对照品适量，精密称定，加70%乙醇分别制成每1mL含甘草苷20μg、甘草酸单铵盐0.2mg的溶液，即得（甘草酸重量＝甘草酸铵重量/1.0207）。

（3）供试品溶液的制备　取本品粉末（过三号筛）约0.2g，精密称定，置具塞锥形瓶中，精密加入70%乙醇溶液100mL，密塞，称定重量，超声处理（功率250W，频率40kHz）30min，取出，放冷，再称定重量，用70%乙醇补足减失的重量，摇匀，滤过，取续滤液，即得。

（4）测定法　分别精密吸取对照品溶液与供试品溶液各10μL，注入液相色谱仪，测定，即得。

本品按干燥品计算，含甘草苷（$C_{21}H_{22}O_9$）不得少于0.50%，甘草酸（$C_{42}H_{62}O_{16}$）不得少于2.0%。

【现代研究】

周逸芝等[2]研究了甘草饮片的HPCE-DAD指纹图谱，并作模糊聚类法分析和相似度评价。方法：以甘草酸为参照物，运行缓冲液为40mmol/L硼砂-10mmol/L磷酸二氢钠-10%甲醇（pH 8.6），分离电压为20kV，波长为254nm。

郑云枫等[3]以甘草苷、异甘草苷及甘草酸为考察指标，通过静态、动态吸附及解吸附试验，研究优化甘草中甘草苷的聚酰胺树脂最佳分离工艺为：药液中甘草苷质量浓度1.296g/L，药液pH 7.0，上样体积3BV，吸附后的树脂分别以水、10%乙醇、20%乙醇、30%乙醇（各3BV）进行洗脱，收集20%乙醇洗脱部分。

王青等[4]采用硅胶、聚酰胺、MCI、ODS、Sephadex LH-20、RP-HPLC等分离纯化色谱方法，并依据理化性质和波谱数据鉴定结构，从乌拉尔甘草根70%、95%乙醇提取物中分离出19个化合物，经鉴定为：柚皮素、3-甲基山奈酚、染料木素、甘草异黄酮甲、甘草利酮、半甘草异黄酮B、异芒柄花素、3'-异戊烯基染料木素、甘草黄酮醇、黄羽扇豆魏特酮、黄宝石羽扇豆素、甘草异黄酮乙、异甘草黄酮醇、粗毛甘草素A、甘草宁H、甘草西定、香豌豆酚、粗毛甘草素D、7-甲基羽扇豆异黄酮。

李薇等[5]采用柱前1-苯基-3-甲基-5-吡唑啉酮（PMP）衍生-HPLC法检测甘草多糖中单糖组成。结果：胀果甘草多糖、光果甘草多糖、乌拉尔甘草多糖中单糖的组成比例（Man：GalUA：Glc：Gal：Ara）分别是1.0：6.7：8.0：1.5：2.5、1.0：0.4：7.7：2.3：1.0、1.0：6.3：2.2：0.9：1.7。

郭耀等[6]采用水蒸气蒸馏法提取甘草挥发油，并以甘草的粉碎粒度、料液比、蒸馏温度、时间为因素进行单因素优化试验，利用气相色谱-质谱联用技术分析鉴定，结果表明甘草挥发油含有132种成分，以酸类、醇类和烷烃类化合物为主，并含少量的脂类和烯烃类化合物。

【参考文献】

[1] 国家药典委员会.中华人民共和国药典：一部 [S].北京：中国医药科技出版社，2015：86.

[2] 周逸芝，韩乐，刘训红等.甘草饮片HPCE指纹图谱研究 [J].中国现代应用药学，2012，29（5）：405-409.

[3] 郑云枫，杨锦强，魏娟花等．多指标测定优化聚酰胺树脂分离甘草苷的工艺 [J]．中国中药杂志，2013，38（22）：3902-3906．

[4] 王青，苗文娟，向诚等．乌拉尔甘草中黄酮类化学成分的研究 [J]．中草药，2014，45（1）：31-36．

[5] 李薇，夏晴，孙成荣等．柱前衍生（PMP）-HPLC 法测定不同品种甘草多糖中单糖组成 [J]．辽宁中医药大学学报，2014，16（1）：56-58．

[6] 郭耀，尚琼，汪森等．甘草挥发油的提取及鉴定分析 [J]．甘肃高师学报，2013，18（2）：37-41．

（方艳夕）

当 归
ANGELICAE SINENSIS RADIX

本品为伞形科植物当归 *Angelica sinensis*（Oliv.）Diels 的干燥根。主产于甘肃岷县、武都、漳县等地。云南、四川、陕西、湖北等省亦产。秋末采挖，除去须根及泥沙，待水分稍蒸发后，捆成小把，上棚，用烟火慢慢熏干。其性温，味甘、辛。具有补血活血，调经止痛，润肠通便的功能[1]。

【主要成分】 主要含有挥发油类成分，油中主要成分为藁本内酯（ligustilide）、正丁烯基酞内酯（n-butyli-dene-phthalide）。另含有机酸、胆碱、氨基酸等多种化合物。

【定性分析】

（1）取本品粉末 0.5g，加乙醚 20mL，超声处理 10min，滤过，滤液蒸干，残渣加乙醇 1mL 使溶解，作为供试品溶液；另取当归对照药材 0.5g，同法制成对照药材溶液。吸取上述两种溶液各 10μL，分别点于同一硅胶 G 薄层板上，以正己烷-乙酸乙酯（4：1）为展开剂，展开，取出，晾干，置紫外光灯（365nm）下检视。供试品色谱中，在与对照药材色谱相应的位置上，显相同颜色的荧光斑点。

（2）取本品粉末 3g，加 1% 碳酸氢钠溶液 50mL，超声处理 10min，离心，取上清液用稀盐配调节 pH 值至 2～3，用乙醚振摇提取 2 次，每次 20mL，合并乙醚液，挥干，残渣加甲醇 1mL 使溶解，作为供试品溶液；另取阿魏酸对照品、藁本内酯对照品，加甲醇制成每 1mL 各含 1mg 的溶液，作为对照品溶液。吸取上述三种溶液各 10μL，分别点于同一硅胶 G 薄层板上，以环己烷-二氯甲烷-乙酸乙酯-甲酸（4：1：1：0.1）为展开剂，展开，取出，晾干，置紫外光灯（365nm）下检视。供试品色谱中，在与对照品色谱相应的位置上，显相同颜色的荧光斑点。

【含量测定】 挥发油、阿魏酸[1]

1. 挥发油

照中国药典"挥发油测定法"项下乙法测定，不得少于 0.4%（mL/g）。

2. 阿魏酸（高效液相色谱法）

（1）色谱条件与系统适用性试验 以十八烷基硅烷键合硅胶为填充剂；以乙腈-0.085% 磷酸溶液（17：83）为流动相；检测波长为 316nm；柱温 35℃。理论板数按阿魏酸峰计算应不低于 5000。

（2）对照品溶液的制备 取阿魏酸对照品适量，精密称定，置棕色量瓶中，加 70% 甲醇制成每 1mL 含阿魏酸 12μg 的溶液，即得。

（3）供试品溶液的制备 取本品粉末（过三号筛）约 0.2g，精密称定，置具塞锥形瓶中，精密加入 70% 甲醇 20mL，密塞，称定重量，加热回流 30min，放冷，再称定重量，用 70% 甲醇补足减失的重量，摇匀，静置，取上清液滤过，取续滤液，即得。

（4）测定法 分别精密吸取对照溶液与供试品溶液各 10μL，注入液相色谱仪，测定，即得。

本品按干燥品计算，含阿魏酸（$C_{10}H_{10}O_4$）不得少于 0.050%。

【现代研究】

李曦等[2]用 HPLC-DAD-MS 测定当归中 Z-藁本内酯和 E-藁本内酯的含量，并以 Z-和 E-藁本内酯的含量之和为指标进行不同产地样品间的比较，探讨活性成分藁本内酯的含量与"当归类"药材的产地、性状、质量和品种的相关性。色谱柱为 Alltima C_{18}（4.6mm×150mm，5μm）；保护柱为 C_{18}（4.6mm×7.5mm，5μm）；流动相为乙腈-水（60:40）；流速为 1.0mL/min；柱温为室温；检测波长是 350nm；HPLC-DAD 在线收集紫外光谱为 200～400nm。LC-MS/MS 收集正、负离子的质谱。

卢森华等[3]建立 HPLC 测定当归藤中儿茶素含量的方法，该方法质量可控，稳定性好。

王婕等[4]建立 HPLC 同时测定当归药材中阿魏酸和藁本内酯含量的方法，比较各地 30 批当归质量，并以此建立当归质量控制方法。

胡淑毅等[5]用 HPLC 法测定当归地上部分中绿原酸与金丝桃苷的含量，用于当归地上部分药材的质量控制。色谱条件：色谱柱为 GRACE C_{18} 柱（250mm×4.6mm，5μm）；流动相为乙腈-0.5%甲酸水溶液，梯度洗脱；流速 1.0mL/min；检测波长为 325nm（绿原酸）和 355nm（金丝桃苷）。

温学逊等[6]建立同时测定当归不同药用部位中绿原酸、阿魏酸和 Z-藁本内酯含量的 HPLC 分析方法及特征图谱，研究当归不同药用部位成分差异并加以区别。结果显示当归不同药用部位化合物成分有明显差异。方法：采用 Agilent ZORBAX SB-C_{18} 色谱柱（250mm×4.6mm，5μm），以 0.05%乙酸水溶液-甲醇为流动相，梯度洗脱，流速 0.6mL/min，含量测定采用变波长检测模式（0～30min，326nm；30～57min，350nm），柱温 35℃；特征图谱色谱的建立检测波长 254nm，柱温 25℃。

【参考文献】

[1] 国家药典委员会.中华人民共和国药典：一部［S］.北京：中国医药科技出版社，2015：133.

[2] 李曦，张丽宏，吕光华等.不同产地"当归类"药材中藁本内酯含量比较［J］.中国中药杂志，2013，38（17）：2838-2842.

[3] 卢森华，刘鼎，李怡萱等.HPLC 法测定当归藤中儿茶素的含量［J］.中国医药科学，2014，4（1）：117-119.

[4] 王婕，赵建邦，宋平顺等.30 批当归中阿魏酸、藁本内酯含量测定［J］.中国实验方剂学杂志，2011，17（16）：70-73.

[5] 胡淑毅，刘东来.当归地上部分中绿原酸和金丝桃苷的含量测定［J］.中国实用医药，2013，8（24）：10-11.

[6] 温学逊，牛研，王书芳.当归不同药用部位活性成分含量的 HPLC 分析方法及特征图谱研究［J］.药物分析杂志，2014，34（2）：317-324.

（李娟/窦金凤）

朱　砂
CINNABARIS

本品为硫化物类矿物辰砂族辰砂，主含硫化汞（HgS）。采挖后，选取纯净者，用磁铁吸净含铁的杂质，再用水淘去杂质和泥沙。其味甘，性微寒，有毒。归心经。具有清心镇惊，安神解毒的功能[1,2]。

【主要成分】　主要含 80%六方晶系红色 α-硫化汞，它是由六方晶系黑色 β-硫化汞（黑辰砂，metacinnabarite）加热至 410℃形成，加热至 510℃时红色 α-硫化汞分解成汞蒸气和二氧化硫。

【定性分析】

（1）取本品粉末，用盐酸湿润后，在光洁的铜片上摩擦，铜片表面显银白色光泽，加热烘烤后，银白色即消失。

（2）取本品粉末 2g，加盐酸-硝酸（3:1）的混合溶液 2mL 使溶解，蒸干，加水 2mL 使溶解，滤过，滤液显汞盐与硫酸盐的鉴别反应。

【含量测定】 硫化汞[1]（滴定法）

取本品粉末约 0.3g，精密称定，置锥形瓶中，加硫酸 10mL 与硝酸钾 1.5g，加热使溶解，放冷，加水 50mL，并加 1%高锰酸钾溶液至显粉红色，再滴加 2%硫酸亚铁溶液至红色消失后，加硫酸铁铵指示液 2mL，用硫氰酸铵滴定液（0.1mol/L）滴定。每 1mL 硫氰酸铵滴定液（0.1mol/L）相当于 11.63mg 的硫化汞（HgS）。

按药典要求，本品含硫化汞（HgS）不得少于 96.0%。

【现代研究】

魏少阳等[3]采用化学消化-原子吸收光谱法，测定朱砂在消化液中不同形态汞的含量，分析影响汞溶出的酸度、胃蛋白酶、硫化钠、单质硫、氯化钠、氯化钾离子浓度等因素。结果表明，pH 对朱砂中汞的溶出量有较大的影响，朱砂在人工肠液中溶解极少，含 Na_2S 及单质硫对朱砂中汞溶出量的影响显著，溶液离子（Na^+，K^+）、胃蛋白酶对朱砂溶出影响很小。

【参考文献】

[1] 国家药典委员会. 中华人民共和国药典：一部 [S]. 北京：中国医药科技出版社，2015：137.

[2] 康廷国. 中药鉴定学 [M]. 北京：中国中医药出版社. 2008.

[3] 魏少阳，朱胤龙，梁馨月等. 朱砂在不同消化液中溶出汞的含量测定及影响因素分析 [J]. 中国医院药学杂志，2012，32（7）：494-496.

（周丽丽）

延胡索（元胡）
CORYDALIS RHIZOMA

本品为罂粟科植物延胡索 *Corydalis yanhusuo* W. T. Wang 的干燥块茎。夏初茎叶枯萎时采挖，除去须根，洗净，置沸水中煮至恰无白心时，取出，晒干[1]。其味辛、苦，性温。归肝、脾经。具有活血，行气，止痛的功能[2]。

【主要成分】 主要成分为生物碱。其中有延胡索甲素、延胡索乙素、延胡索丙素、延胡索丁素、延胡索戊素、延胡索己素、延胡索庚素、延胡索辛素及去氢紫堇碱等。

【定性分析】 取本品粉末 1g，加甲醇 50mL，超声处理 30min，滤过，滤液蒸干，残渣加水 10mL 使溶解，加浓氨试液调至碱性，用乙醚振摇提取 3 次，每次 10mL，合并乙醚液，蒸干，残渣加甲醇 1mL 使溶解，作为供试品溶液。另取延胡索对照药材 1g，同法制成对照药材溶液。再取延胡索乙素对照品，加甲醇制成每 1mL 含 0.5mg 的溶液，作为对照品溶液。吸取上述三种溶液各 2～3μL，分别点于同一用 1%氢氧化钠溶液制备的硅胶 G 薄层板上，以甲苯-丙酮（9：2）为展开剂，展开，取出，晾干，置碘缸中约 3min 后取出，挥尽板上吸附的碘后，置紫外光灯（365nm）下检视。供试品色谱中，在与对照药材色谱和对照品色谱相应的位置上，显相同颜色的荧光斑点。

【含量测定】 延胡索乙素[1]（高效液相色谱法）

（1）色谱条件与系统适用性试验　以十八烷基硅烷键合硅胶为填充剂；以甲醇-0.1%磷酸溶液（三乙胺调 pH 值至 6.0）（55：45）为流动相；检测波长为 280nm。理论板数按延胡索乙素峰计算应不低于 3000。

（2）对照品溶液的制备　取延胡索乙素对照品适量，精密称定，加甲醇制成每 1mL 含 46μg 的溶液，即得。

（3）供试品溶液的制备　取本品粉末（过三号筛）约 0.5g，精密称定，置平底烧瓶中，精密加入浓氨试液-甲醇（1：20）混合溶液 50mL，称定重量，冷浸 1h 后加热回流 1h，放冷，再称定重量，用浓氨试液-甲醇（1：20）混合溶液补足减失的重量，摇匀，滤过。精密吸取续滤液 25mL，蒸干，残渣加甲醇溶解，转移至 5mL 量瓶中，并稀释至刻度，摇匀，滤过，取续滤液，即得。

（4）测定法　分别精密吸取对照品溶液与供试品溶液各 10μL，分别注入液相色谱仪，测定，即得。

本品按干燥计算，含延胡索乙素（$C_{21}H_{25}NO_4$）不得少于 0.050%。

【现代研究】

冯静[2]采用硅胶柱色谱法对元胡生物碱进行粗分，然后采用高速逆流色谱以及 HSCCC 结合半制备高效液相色谱对元胡中的生物碱成分进行分离纯化，快速制备出 6 个高纯度的生物碱成分，鉴定了其中 5 个成分，分别为海罂粟碱、四氢巴马亭、四氢小檗碱、d-紫堇碱和去氢紫堇碱。

肖凌等[3]建立了元胡止痛系列制剂中有效成分定量测定的方法，采用 HPLC 法，固定相为 C_{18}，乙腈-0.03%mol/L 乙酸铵溶液（冰醋酸调 pH6.0）梯度洗脱，测定去氢延胡索甲素、延胡索乙素、延胡索甲素 3 种生物碱类、欧前胡素、异欧前胡素 2 种香豆素类成分。

王云龙等[4]建立元胡止痛片中欧前胡素、延胡索乙素与异欧前胡素的 HPLC 含量测定方法。采用 Agilent ZORBAX SB-C_{18}（4.6mm×250mm，5μm）色谱柱，流动相：甲醇-0.1%磷酸溶液（三乙胺调 pH 值至 6.5）（61：39）；检测波长 280nm；流速 1.0 mL/min。结果表明，欧前胡素在 0.0474～0.2844μg 范围内与峰面积呈良好的线性关系（r=0.9999）；延胡索乙素在 0.0205～0.1230μg 范围内与峰面积呈良好的线性关系（r=0.9998）；异欧前胡素在 0.0750～0.4500μg 范围内与峰面积呈良好的线性关系（r=1.0000）。

【参考文献】

[1]　国家药典委员会. 中华人民共和国药典：一部 [S]. 北京：中国医药科技出版社，2015：139-140.

[2]　冯静. 元胡生物碱成分及其在元胡止痛片质量控制中的应用研究 [D]. 山东中医药大学，2013，12.

[3]　肖凌，侯俊杰，聂晶等. 元胡止痛系列制剂中 5 种有效成分定量测定的研究 [J]. 中成药，2012，34（6）：1086-1072.

[4]　王云龙，陈晓辉，许世伟等. 高效液相色谱法同时测定元胡止痛片中欧前胡素、延胡索乙素与异欧前胡素的含量 [J]. 中国医药导报，2010，7（1）：58-60.

（周丽丽）

决 明 子
CASSIAE SEMEN

本品为豆科植物决明 *Cassia obtusifolia* L. 或小决明 *Cassia tora* L. 的干燥成熟种子。秋季采收成熟果实，晒干，打下种子，除去杂质。其味甘、苦、咸，性微寒。归肝、大肠经。具有清热明目，润肠通便的功能[1,2]。

【主要成分】

决明种子含游离羟基蒽醌衍生物，为大黄酚、大黄素、大黄素甲醚、决明素、钝叶素（obtusifolin）、决明苷（cassiaside）、钝新素（obtusin）等。

小决明种子与决明类似，亦含大黄酚、大黄素甲醚、决明素、大黄素，另含橙黄决明素（aurantio-obtusin）、黄决明素（chryso-obtusin）、红镰霉素（rubrofusarin）、去甲红镰霉素（nor-rubrofusarin）；另含红镰霉素-6-β-龙胆二糖苷（rubrofusarin-6-β-gentiobioside）、芦荟大黄素、大黄酸。此外尚含大黄酚-1-β-龙胆二糖苷（chrysophanol-1-β-gentiobioside）、大黄酚-9-蒽酮（chrysophanic acid-9-anthrone）以及决明内酯（toralactone）、决明酮（torachrysone）。

【定性分析】

（1）取本品粉末 0.5g，加稀硫酸 20mL 与三氯甲烷 10mL，微沸回流 15min，放冷后，移入分液漏斗中，分取三氯甲烷层，加氢氧化钠试液 10mL，振摇，放置，碱液层显红色。如显棕色，则分取碱液层加过氧化氢试液 1～2 滴，再置水浴中加热 4min，即显红色（检查蒽醌类成分）。

（2）取本品粉末 1g，加甲醇 10mL，浸渍 1h，滤过，滤液蒸干，残渣加水 10mL 使溶解，再加盐酸 1mL，置水浴上加热 30min，立即冷却，用乙醚提取 2 次，每次 20mL，合并乙醚液，蒸干，残渣加三氯甲烷 1mL 使溶解，作为供试品溶液。另取橙黄决明素对照品、大黄酚对照品，加无水乙醇-乙酸乙酯（2：1）制成每 1mL 各含 1mg 的混合溶液，作为对照品溶液。吸取上述两种溶液各 2μL，分别点于同一硅胶 H 薄层板上，以石油醚（30～60℃）-丙酮（2：1）为展开剂，展开，取出，晾干，置紫外光灯（365nm）下检视。供试品色谱中，在与对照品色谱相应的位置上，显相同颜色的斑点；置氨蒸气中熏后，斑点变为亮黄色（橙黄决明素）和粉红色（大黄酚）。

【含量测定】 大黄酚、橙黄决明素[1]（高效液相色谱法）

（1）色谱条件与系统适用性试验 以十八烷基硅烷键合硅胶为填充剂；以乙腈为流动相 A，以 0.1％磷酸溶液为流动相 B，按下表中的规定进行梯度洗脱；检测波长为 284nm。理论板数按橙黄决明素峰计算应不低于 3000。

时间/min	流动相 A/％	流动相 B/％
0～15	40	60
15～30	40→90	60→10
30～40	90	10

（2）对照品溶液的制备 取大黄酚对照品、橙黄决明素对照品适量，精密称定，加无水乙醇-乙酸乙酯（2：1）混合溶液制成每 1mL 含大黄酚 30μg、橙黄决明素 20μg 的混合溶液，即得。

（3）供试品溶液的制备 取本品粉末（过三号筛）约 0.5g，精密称定，置具塞锥形瓶中，精密加入甲醇 50mL，称定重量，加热回流 2h，放冷，再称定重量，用甲醇补足减失的重量，摇匀，滤过。精密量取续滤液 25mL，蒸干，加稀盐酸 30mL，置水浴中加热水解 1h，立即冷却，用三氯甲烷振摇提取 4 次，每次 30mL，合并三氯甲烷液，回收溶剂至干，残渣用无水乙醇-乙酸乙酯（2：1）溶解，转移至 25mL 量瓶中，并稀释至刻度，摇匀，滤过，取续滤液，即得。

（4）测定法 分别精密吸取对照品溶液与供试品溶液各 10μL，注入液相色谱仪，测定，即得。

按药典要求，本品按干燥品计算，含大黄酚（$C_{15}H_{10}O_4$）不得少于 0.20％，含橙黄决明素（$C_{17}H_{14}O_7$）不得少于 0.080％。

【现代研究】

吕浩然[2]经过粗分离和硅胶柱层析分离，从决明子 70％乙醇提取物的石油醚和乙酸乙酯萃取部位中分离得到多个单体化合物。通过与对照品对照、核磁共振波谱分析与相关文献对比相结合、二维核磁共振波谱如 HMBC（多键碳氢关系）和 HSQC（异核单量子关系）分析以及质谱分析等方法鉴定确定了 5 个单体化合物的结构，分别为大黄酚、1-去甲基橙钝叶决明素、钝叶素、大黄素甲醚和橙黄决明素。

梁朔等[4]建立决明子中橙黄决明素、芦荟大黄素、大黄酚、大黄素、大黄酸、大黄素甲醚 6 个成分的 HPLC 测定方法。采用 Kromasil C_{18} 色谱柱（150mm×4.6mm，5μm），以乙腈（A）-0.1％磷酸水溶液（B）为流动相，梯度洗脱，体积流量为 1.0mL/min，检测波长为 284nm。

【参考文献】

[1] 国家药典委员会 . 中华人民共和国药典：一部 [S]. 北京：中国医药科技出版社，2015：145.

[2] 康廷国 . 中药鉴定学 [M]. 北京：中国中医药出版社，2008.

[3] 吕浩然 . 决明子调脂减肥的活性成分研究 [D]. 华南理工大学，2012，35.

[4] 梁朔，张振秋，米宝丽等．HPLC法同时测定决明子中6种蒽醌类成分 [J]．中成药，2013，35（3）：584-588.

（周丽丽）

红 花
CARTHAMI FLOS

本品为菊科植物红花 *Carthamus tinctorius* L. 的干燥花。夏季花由黄变红时采摘，阴干或晒干[1]。

【主要成分】 红花含红花苷（carthamin）、红花醌苷（carthamone）及新红花苷（neo-carthamin）。不同成熟期的红花所含成分有差异，淡黄色花主含新红花苷，微量红花苷；黄色花主含红花苷；橘红色花主含红花苷或红花醌苷。另含红花素（carthamidin）、β-谷甾醇、棕榈酸、月桂酸等。

【定性分析】 取本品粉末 0.5g，加 80％丙酮溶液 5mL，密塞，振摇 15min，静置，取上清液作为供试品溶液。另取红花对照药材 0.5g，同法制成对照药材溶液。吸取上述两种溶液各 5μL，分别点于同一硅胶 H 薄层板上，以乙酸乙酯-甲酸-水-甲醇（7：2：3：0.4）为展开剂，展开，取出，晾干。供试品色谱中，在与对照药材色谱相应的位置上，显相同颜色的斑点。

【含量测定】 羧基红花黄色素 A、山柰素[1]（高效液相色谱法）

1. 羧基红花黄色素 A

（1）色谱条件与系统适用性试验　以十八烷基硅烷键合硅胶为填充剂；以甲醇-乙腈-0.7％磷酸溶液（26：2：72）为流动相，检测波长为 403nm。理论板数按羧基红花黄色素 A 峰计算应不低于 3000。

（2）对照品溶液的制备　精密称取羟基红花黄色素 A 对照品适量，加 25％甲醇制成每 1mL 中含 0.13mg 的溶液，即得。

（3）供试品溶液的制备　取本品粉末（过三号筛）约 0.4g，精密称定，置具塞锥形瓶中，精密加入 25％甲醇 50mL，称定重量，超声处理（功率 300W，频率 50kHz）40min，放冷，再称定重量，用 25％甲醇补足减失的重量，摇匀，滤过，取续滤液，即得。

（4）测定法　分别精密吸取对照品溶液与供试品溶液各 10μL，注入液相色谱仪，测定，即得。

本品按干燥品计算，含羟基红花黄色素 A（$C_{27}H_{32}O_{16}$）不得少于 1.0％。

2. 山柰素

（1）色谱条件与系统适用性试验　以十八烷基硅烷键合硅胶为填充剂；以甲醇-0.4％磷酸溶液（52：48）为流动相；检测波长为 367nm。理论板数按山柰素峰计算应不低于 3000。

（2）对照品溶液的制备　精密称取山柰素对照品适量，加甲醇制成每 1mL 含 9μg 的溶液，即得。

（3）供试品溶液的制备　取本品粉末（过三号筛）约 0.5g，精密称定，精密加入甲醇 25mL，称定重量，加热回流 30min，放冷，再称定重量，用甲醇补足减失的重量，摇匀，滤过，精密量取续滤液 15mL，置平底烧瓶中，加盐酸溶液（15→37）5mL，摇匀，置水浴中热水解 30min，立即冷却，转移至 25mL 量瓶中，用甲醇稀释至刻度，摇匀，滤过，取续滤液，即得。

（4）测定法　分别精密吸取对照品溶液与供试品溶液各 $10\mu L$，注入液相色谱仪，测定，即得。

本品按干燥品计算，含山柰素（$C_{15}H_{10}O_6$）不得少于 0.050%。

【现代研究】

范莉等[2]采用多种色谱方法对红花中的黄酮类成分进行研究，分离鉴定了 10 个化合物，分别为 6-羟基槲皮素-3,6,7-三葡萄糖苷、6-羟基山柰酚-3,6,7-三氧葡萄糖苷、6-羟基山柰酚-3,6-二氧-7-氧葡萄醛酸苷、6-羟基山柰酚-3-氧葡萄糖苷、6-羟基山柰酚-6,7-二氧葡萄糖苷、6-羟基山柰酚-3-氧芸香糖苷、6-羟基芹菜素-6-氧葡萄糖-7-氧葡萄糖醛酸苷、6-羟基山柰酚-3-氧芸香糖-6-氧葡萄糖苷、6-羟基山柰酚-3,6-二氧葡萄糖苷、(2S)-4，5-二羟基-6,7-二氧葡萄糖二氢黄酮苷。6-羟基槲皮素-3,6,7-三氧葡萄糖苷为新化合物。

兰艺凤等[3]建立了 HPLC 同时测定红花中羟基红花黄色素、6-羟基山柰酚-3-O-β-葡萄糖苷、红花黄色素 B、6-羟基山柰酚-3,6-双氧-葡萄糖苷、6-羟基山柰酚-3-O-β-芸香糖苷-6-O-β-葡萄糖苷 5 种黄酮化合物含量的方法。方法：色谱柱为 Venusil XBP-C$_{18}$（$4.6mm \times 250mm$，$5\mu m$），流动相甲醇-水（0.2moL/L 高氯酸钠-0.2‰高氯酸），柱温 40℃，流速 0.8mL/min，检测波长为 375nm。

【参考文献】

[1] 国家药典委员会. 中华人民共和国药典：一部 [S]. 北京：中国医药科技出版社，2015：151.

[2] 范莉，赵海誉，姜伟，张志珍等. 红花的黄酮类化学成分研究 [J]. 中国药学杂志，2011，46（5）：333-337.

[3] 兰艺凤，周璐，张立伟等. HPLC 法同时测定红花中 5 种黄酮成分 [J]. 食品科学，2011，32（12）：283-286.

（刘汉珍/周丽丽）

西 红 花
CROCI STIGMA

本品为鸢尾科植物番红花 *Crocus sativus* L. 的干燥柱头。其味甘，性平。归心、肝经。具有活血化瘀，凉血解毒，解郁安神的功能[1]。

【主要成分】　含多种胡萝卜素类化合物，含量约 2%，其中主要为西红花苷-Ⅰ（crocin-Ⅰ）、西红花苷-Ⅱ、西红花苷-Ⅲ、西红花苷-Ⅳ、反式西红花二甲酯和顺式西红花二甲酯（trans-crocetin dimethyl ester，cis-crocetin dimethyl ester），α-胡萝卜素，β-胡萝卜素、α-西红花酸（α-crocetin）、玉米黄质、西红花苦苷（picrocrocin）。另含挥发油 0.4%～1.3%，油中主要含西红花醛（safranal，为番红花苦苷的分解产物），其次含桉油精、蒎烯等；此外含异鼠李素、山柰素及维生素 B$_1$ 和维生素 B$_2$。

【定性分析】

（1）取本品浸水中，可见橙黄色呈直线下降，并逐渐扩散，水被染成黄色，无沉淀。柱头呈喇叭状，有短缝；在短时间内，用针拨之不破碎。

（2）取本品少量，置白瓷板上，加硫酸 1 滴，酸液显蓝色经紫色缓缓变为红褐色或棕色。

（3）取本品粉末 20mg，加甲醇 1mL，超声处理 10min，放置使澄清，取上清液作为供试品溶液。另取西红花对照药材 20mg，同法制成对照药材溶液。吸取上述两种溶液各 3～5μL，分别点于同一硅胶 G 薄层板上，以乙酸乙酯-甲醇-水（100：16.5：13.5）为展开剂，展开，取出，晾干，分别置日光下及紫外光灯（365nm）下检视。供试品色谱中，在与对照药材色谱相应的位置上，显相同颜色的斑点或荧光斑点（避光操作）。

【含量测定】　西红花苷-Ⅰ、西红花苷-Ⅱ[1]（高效液相色谱注）

（1）色谱条件与系统适用性试验　以十八烷基硅烷键合硅胶为填充剂；以甲醇-水（45：55）为流动相；检测波长为 440nm。理论板数按西红花苷-Ⅰ峰计算应不低于 3500。

（2）对照品溶液的制备　取西红花苷-Ⅰ对照品和西红花苷-Ⅱ对照品适量，精密称定，加稀乙醇分别制成每 1mL 含 30μg 和 12μg 的溶液，即得。

（3）供试品溶液的制备　取本品粉末（过三号筛）约 10mg，精密称定，置 50mL 棕色量瓶中，加稀乙醇适量，置冰浴中超声处理 20min，放至室温，加稀乙醇稀释至刻度，摇匀，滤过，取续滤液，即得。

（4）测定法　分别精密吸取对照品溶液与供试品溶液各 10μL，注入液相色谱仪，测定，即得。

本品按干燥品计算，含西红花苷-Ⅰ（$C_{44}H_{64}O_{24}$）和西红花苷-Ⅱ（$C_{38}H_{54}O_{19}$）的总量不得少于 10.0%。

【现代研究】

曹佳佳[2]采用反相高效液相色谱法对海门、缙云、南汇等 8 个不同产地西红花的西红花苷-Ⅰ和西红花苷-Ⅱ进行含量测定和比较。色谱条件：色谱柱 Agilent ZORBAX SB-C_{18}（4.6mm×250mm，5μm），甲醇-水（45∶55）为流动相，流速 1.0mL/min，柱温 30℃，检测波长 440nm。

李顺旭[3]应用气相色谱技术对不同中药材市场、不同产地的西红花及其伪品和掺伪品进行研究。色谱条件：Aiglent 6890N 气相色谱仪，色谱柱：HP-5 毛细管色谱柱（30.0m×0.32mm×0.25μm），柱温：起始温度 70℃，保持 2min，以 10℃/min 升至 120℃，保持 5min；以 15℃/min 升至 230℃，以 5℃/min 升至 270℃，保持 20min；载气：N_2（纯度为 99.99%）；检测器：FID，检测器温度 250℃；流速：1.4mL/min。分流比 5∶1。进样量 2μL，进样口温度 200℃。

【参考文献】

[1] 国家药典委员会. 中华人民共和国药典：一部 [S]. 北京：中国医药科技出版社，2015：129-130.

[2] 曹佳佳. 两种药物有效成分与有关物质的提取分离及含量测定研究 [D]. 浙江工业大学，2013.

[3] 李顺旭. 西红花的真伪鉴别及主要成分西红花苷Ⅰ、Ⅱ的含量测定 [D]. 湖南中医药大学，2011，12.

（周丽丽）

西　洋　参
PANACIS QUINQUEFOLII RADIX

本品为五加科植物西洋参 *Panax quinquefolium* L. 的干燥根。主产于美国、加拿大。我国北京、吉林、辽宁等地亦有栽培。均系栽培品，秋季采挖，洗净，晒干或低温干燥。其性凉，味甘、微苦。具有补气养阴，清热生津功能[1]。

【主要成分】　含人参皂苷类成分，如人参皂苷 R_0、人参皂苷 Rb_1、人参皂苷 Rb_2、人参皂苷 Rb_3、人参皂苷 Rc、人参皂苷 Rd、人参皂苷 Re、人参皂苷 Rf、人参皂苷 Rg_1、人参皂苷 Rg_2、人参皂苷 Rg_3、人参皂苷 Rh_1、人参皂苷 Rh_2 及西洋参皂苷 L_1（quinquenoside L_1）、西洋参皂苷 R_1、gypenosideX_1 和拟人参皂苷（Pseudoginsenoside）F_{11}。挥发油中鉴定出 15 种倍半萜类化合物（有 7 种与人参相同），以反式 β-金合欢烯含量较高。尚含精氨酸、天冬氨酸等 16 种以上氨基酸；又含酯、酸、醇、多糖等。

【定性分析】　取本品粉末 1g，加甲醇 25mL，加热回流 30min，滤过，滤液蒸干，残渣加水 20mL 使溶解，用水饱和的正丁醇振摇提取 2 次，每次 25mL，合并正丁醇提取液，用水洗涤 2 次，每次 10mL，分取正丁醇液，蒸干，残渣加甲醇 4mL 使溶解，作为供试品溶液。另取西洋参对照药材 1g，同法制成对照药材溶液。再取拟人参皂苷 F_{11} 对照品、人参皂苷 Rb_1 对照品、人参皂苷 Re 对照品、人参皂苷 Rg_1 对照品，加甲醇制成每 1mL 各含 2mg 的溶液，作为对照品溶液。按薄层色谱法试验，吸取上述 6 种溶液各 2μL，分别点于同一硅胶 G 薄层板上，以三氯甲烷-乙酸乙酯-甲醇-水（15：40：22：10）5～10℃放置12h的下层溶液为展开剂，展开，取出，晾干，喷以10%硫酸乙醇溶液，在105℃加热至斑点显色清晰，分别置日光及紫外光灯（365nm）下检视。供试品色谱中，在与对照药材色谱及对照品色谱相应的位置上，分别显相同颜色的斑点或荧光斑点。

【含量测定】 人参皂苷 Rg_1、人参皂苷 Re 及人参皂苷 Rb_1[1]（高效液相色谱法）

（1）色谱条件与系统适用性试验 用十八烷基硅烷键合硅胶为填充剂；乙腈为流动相A，以0.1%磷酸溶液为流动相B，按下表中的规定进行梯度洗脱；检测波长为203nm；柱温40℃。理论板数按人参皂苷 Rb_1 峰计算应不低于5000。

时间/min	流动相 A/%	流动相 B/%
0～25	19→20	81→80
25～60	20→40	80→60
60～90	40→55	60→45
90～100	55→60	45→40

（2）对照品溶液的制备 精密称取人参皂苷 Rb_1 对照品、人参皂苷 Re 对照品、人参皂苷 Rg_1 对照品适量，加甲醇制成每1mL中各含人参皂苷 Rb_1 1mg、人参皂苷 Re 0.4mg、人参皂苷 Rg_1 0.1mg 的溶液，即得。

（3）供试品溶液的制备 取本品粉末（过三号筛）约1g，精密称定，置具塞锥形瓶中，精密加入水饱和的正丁醇50mL，称定重量，置水浴中加热回流提取1.5h，放冷，再称定重量，用水饱和的正丁醇补足减失的重量，摇匀，滤过。精密量取续滤液25mL，置蒸发皿中，蒸干，残渣加50%甲醇适量使溶解，并转移至10mL量瓶中，并加50%甲醇至刻度，摇匀，滤过，取续滤液，即得。

（4）测定法 分别精密吸取对照品溶液与供试品溶液各10μL，注入液相色谱仪，测定，即得。

本品按干燥品计算，含人参皂苷 Rg_1（$C_{42}H_{72}O_{14}$）和人参皂苷 Re（$C_{48}H_{82}O_{18}$）和人参皂苷 Rb_1（$C_{54}H_{92}O_{23}$）的总量不得少于2.0%。

【现代研究】

黄亚伟等[2]采集人参与西洋参的近红外漫反射光谱，并对光谱进行正交信号校正（OSC）与常规预处理，建立偏最小二乘（PLS）回归模型，测定人参与西洋参的主要皂苷总量，为实现原料的现场快速筛查提供参考。

李佳等[3]为解决西洋参中难溶于水的人参皂苷 Rg_1、人参皂苷 Re 及人参皂苷 Rb_1 的准确定量问题，采用胶束电动毛细管色谱法实现了这3种人参皂苷的分离测定。方法：分离柱为熔融石英毛细管柱40.2cm（有效长度30cm）×50μm，缓冲液 V（15mmol/L $Na_2B_4O_7$＋30mmol/L H_3BO_3＋100mmol/L 十二烷基硫酸钠＋30g/L 聚乙二醇35000）：V（甲醇）：V（异丙醇）＝2：1：1，检测波长214nm。

董梁等[4]研究了西洋参药材皂苷类成分 HPLC-UV-ELSD 指纹图谱。方法：Agilent Extend-C_{18} 色谱柱（250mm×4.6mm，5μm），乙腈-水为流动相，梯度洗脱，流速1.0mL/min，检测波长为203nm，空气流速为2.9L/min，漂移管温度为106.5℃，使用聚类分析和主成分分析对特征图谱数据进行分析，并鉴定了人参皂苷 Rg_1、人参皂苷 Re、人参皂苷 Rb_1、人参皂苷 Rb_2、人参皂苷 Rb_3、人参皂苷 Rc、人参皂苷 Rd 及拟人参皂苷 F_{11} 等8个色谱峰。

任烨等[5]优选西洋参多糖的最佳提取工艺为：加热回流法，药材粒度65目，25倍体积80%乙醇90℃回流提取2次，每次1h，滤渣真空干燥后按照料液比为1：35加水冷浸3h，100℃提取3次，每次1h。

詹鑫婕等[6]依据西洋参和人参 ITS2 条形码的 SNP 专属性鉴别位点，研究采用 PCR-SSCP 技术鉴别人参和西洋参的方法，结果表明西洋参和人参样品的 PCR-SSCP 谱带与各自的对照药材谱带一致，二者的 PCR-SSCP 谱带有显著差异；鉴别结果和经测序鉴别结果一致。

【参考文献】

[1]　国家药典委员会. 中华人民共和国药典：一部 [S]. 北京：中国医药科技出版社，2015：131.

[2]　黄亚伟，王加华，Jacqueline J. Shan 等. 近红外光谱测定人参与西洋参的主要皂甙总量 [J]. 分析化学，2011，39（3）：377-381.

[3]　李佳，丁晓静，李芸等. 胶束电动毛细管色谱法同时测定西洋参中人参皂苷 Rg$_1$、Re 和 Rb$_1$ [J]. 色谱，2011，29（3）：259-264.

[4]　董梁，张翠英，陈士林. 西洋参药材皂苷类成分 HPLC-UV-ELSD 特征图谱及模式识别研究 [J]. 药学学报，2011，46（2）：198-202.

[5]　任烨，李厚聪，刘永恒等. 加拿大原产地西洋参多糖提取工艺优化研究 [J]. 西南民族大学学报，2011，37（6）：940-945.

[6]　詹鑫婕，田程，张媛等. 基于 ITS2 条形码 SNPs 的人参和西洋参 PCR-SSCP 分子鉴别研究 [J]. 中国中药杂志，2012，37（24）：3748-3751.

（方艳夕）

芒　硝
NATRII SULFAS

本品为硫酸盐类矿物芒硝族芒硝，经加工精制而成的结晶体。主含含水硫酸钠（$Na_2SO_4 \cdot 10H_2O$）。全国大部分地区均有生产；多产于海边碱土地区，矿泉、盐场附近及潮湿的山洞中。将天然产品（俗称"土硝"）用热水溶解，滤过，滤液加热浓缩，放冷析出结晶，通称"朴硝"或"皮硝"。再取萝卜洗净切片，置锅内加水与皮硝共煮，取上层液，放冷析出结晶，即芒硝。芒硝经风化失去结晶水而成白色粉末称玄明粉（元明粉）。其性寒，味苦、咸。具有泻下通便、润燥软坚、清火消肿的功能[1]。

【主要成分】　含水硫酸钠（$Na_2SO_4 \cdot 10H_2O$）。有些产品尚含少量镁、氯等元素。

【定性分析】

本品溶于水，水溶液显钠盐与硫酸盐的鉴别反应[1]。

（1）钠盐的鉴别反应

① 取铂丝，用盐酸湿润后，蘸取供试品，在无色火焰中燃烧，火焰即显鲜黄色。

② 取供试品约 100mg，置 10mL 试管中，加水 2mL 溶解，加 15％碳酸钾溶液 2mL，加热至沸，应不得有沉淀生成；加焦锑酸钾试液 4mL，加热至沸，置冰水中冷却，必要时，用玻棒摩擦试管内壁，应有致密的沉淀生成。

（2）硫酸盐的鉴别反应

① 取供试品溶液，滴加氯化钡试液，即生成白色沉淀；分离，沉淀在盐酸或硝酸中均不溶解。

② 取供试品溶液，滴加醋酸铅试液，即生成白色沉淀；分离，沉淀在醋酸铵试液或氢氧化钠试液中溶解。

③ 取供试品溶液，加盐酸，不生成白色沉淀（与硫代硫酸盐区别）。

【含量测定】　硫酸钠[1]（重量分析法）

取本品约 0.4g，精密称定，加水 200mL 溶解后，加盐酸 1mL，煮沸，不断搅拌，并缓缓加入热氯化钡试液（约 20mL），至不再生成沉淀，置水浴上加热 30min，静置 1h，用无灰滤纸或称定重量的古氏坩埚滤过，沉淀用水分次洗涤，至洗液不再显氯化物的反应，干燥，并炽灼至恒重，精密称定，与 0.6086 相乘，即得供试品中含有硫酸钠（Na_2SO_4）的重量。

本品按干燥品计算，含硫酸钠（Na_2SO_4）不得少于 99.0％。

【现代研究】

甘盛等[2]采用离子色谱法测定芒硝中硫酸钠含量。方法：离子色谱仪 Dionex ICS-3000 型、分离柱 IonPac AS11-HC 型、抑制器 Dionex ASRS 300 4mm，淋洗液 35mmol/L NaOH，流速 1.0mL/min。

朱晓静等[3]采用 X 射线粉末衍射法测定市售芒硝和玄明粉的主要物相组成。

李沁等[4]采用电感耦合等离子体质谱（ICP-MS）检测芒硝中的无机元素，数据分析统计学软件 SPSS 18.0，研究芒硝无机元素的指纹图谱。结果测定出 24 种元素，除 Na 元素外，Fe、Ca、Mg、K 等元素的含量也较高；另外，亦检出重金属及有害元素 Pb、Cu、As、Cd。

【参考文献】

[1] 国家药典委员会.中华人民共和国药典：一部［S］.北京：中国医药科技出版社，2015：127.

[2] 甘盛，施晓光，韩婷等.离子色谱法测定药用芒硝中硫酸钠含量［J］.中国药业，2012，21（14）：39-40.

[3] 朱晓静，李峰，王集会等.芒硝和玄明粉的 X 射线粉末衍射鉴别比较［J］.山东中医杂志，2013，32（4）：280.

[4] 李沁，吴春敏，邹义栩等.矿物药芒硝中无机元素的 ICP-MS 分析［J］.药物分析杂志，2013，33（11）：1887-1892.

（方艳夕）

地 榆
SANGUISORBAE RADIX

本品为蔷薇科植物地榆 *Sanguisorba officinalis* L. 或长叶地榆 *Sanguisorba officinalis* L. var. *longifolia*（Bert.）Yü et Li 的干燥根。后者习称"绵地榆"。地榆主产于东北及内蒙古、山西、陕西等地；长叶地榆主产于安徽、浙江、江苏、江西等地。春季将发芽时或秋季植株枯萎后采挖，除去须根，洗净，干燥，或趁鲜切片，干燥。其味苦、酸、涩，性微寒。具有凉血止血，解毒敛疮的功能[1]。

【主要成分】 地榆根含多种鞣质成分，主要为地榆素（sanguiin）$H_1 \sim H_6$、地榆酸双内酯；并含地榆苷 I、地榆苷 II 以及地榆皂苷 A、地榆皂苷 B、地榆皂苷 E 等三萜苷类化合物。此外尚含多种可水解鞣质（没食子酸类）及多种缩合鞣质（儿茶素类）。

【定性分析】 取本品粉末 2g，加 10％盐酸的 50％甲醇溶液 50mL，加热回流 2h，放冷，滤过，滤液用盐酸饱和的乙醚振摇提取 2 次，每次 25mL，合并乙醚液，挥干，残渣加甲醇 1mL 使溶解，作为供试品溶液。另取没食子酸作对照品，加甲醇制成每 1mL 含 0.5mg 的溶液，作为对照品溶液。吸取供试品溶液 5～10μL、对照品溶液 5μL，分别点于同一硅胶 G 薄层板上，以甲苯（用水饱和)-乙酸乙酯-甲酸（6：3：1）为展开剂，展开，取出，晾干，喷以 1％氯化铁乙醇溶液。供试品色谱中，在与对照品色谱相应的位置上，显相同颜色的斑点。

【含量测定】 鞣质、没食子酸

1. 鞣质（紫外-可见分光光度法）（本实验应避光操作）

（1）对照品溶液的制备　精密称取没食子酸对照品 50mg，置 100mL 棕色量瓶中，加水溶解并稀释至刻度，精密量取 5mL，置 50mL 棕色量瓶中，加水稀释至刻度，摇匀，即得（每 1mL 中含没食子酸 0.05mg）。

（2）标准曲线的制备　精密量取对照品溶液 0.5mL、1.0mL、2.0mL、3.0mL、4.0mL、5.0mL，分别置 25mL 棕色量瓶中，各加入磷钼钨酸试液 1mL，再分别加水 11.5mL、11mL、10mL、9mL、8mL、7mL，用 29％碳酸钠溶液稀释至刻度，摇匀，放置 30min，以相应的试剂为空白，以紫外-可见分光光度法，在 760nm 波长处测定吸光度，以吸光度为纵坐标，浓度为横坐标，绘制标准曲线。

（3）供试品溶液的制备　取药材粉末（过四号筛）约0.4g，精密称定，置250mL棕色量瓶中，加水150mL，放置过夜，超声处理10min，放冷，用水稀释至刻度，摇匀，静置（使固体物沉淀），滤过，弃去初滤液50mL，精密量取续滤液20mL，置100mL棕色量瓶中，用水稀释至刻度，摇匀，即得。

（4）测定法

① 总酚：精密量取供试品溶液2mL，置25mL棕色量瓶中，照"标准曲线的制备"项下的方法，自"加入磷钼钨酸试液1mL"起，加水10mL，依法测定吸光度，从标准曲线中读出供试品溶液中没食子酸的量（mg），计算，即得。

② 不被吸附的多酚：精密量取供试品溶液25mL，加至已盛有干酪素0.6g的100mL具塞锥形瓶中，密塞，置30℃水浴中保温1h，时时振摇，取出，放冷，摇匀，滤过，弃去初滤液，精密量取续滤液2mL，置25mL棕色量瓶中，照"标准曲线的制备"项下的方法，自"加入磷钼钨酸试液1mL"起，加水10mL，依法测定吸光度，从标准曲线中读出供试品溶液中没食子酸的量（mg），计算，即得。

按下式计算鞣质的含量：

$$鞣质含量＝总酚量－不被吸附的多酚量$$

本品按干燥品计算，含鞣质不得少于8.0％。

2. 没食子酸[1]（高效液相色谱法）

（1）色谱条件与系统适用性试验　以十八烷基硅烷键合硅胶为填充剂；以甲醇-0.5％磷酸溶液（5：95）为流动相；检测波长为272nm。理论板数按没食子酸峰计算应不低于2000。

（2）对照品溶液的制备　取没食子酸对照品适量，精密称定，加水制成每1mL含30μg的溶液，即得。

（3）供试品溶液的制备　取本品粉末（过四号筛）约0.2g，精密称定，置具塞锥形瓶中，加10％盐酸溶液10mL，加热回流3h，放冷，滤过，滤液置100mL量瓶中，用水适量分数次洗涤容器和残渣，洗液滤入同一量瓶中，加水至刻度，摇匀，滤过，取续滤液，即得。

（4）测定法　分别精密吸取对照品溶液与供试品溶液各10μL，注入液相色谱仪，测定，即得。

本品按干燥品计算，含没食子酸（$C_7H_6O_5$）不得少于1.0％。

【现代研究】

张学文等[2]以地榆药材中总皂苷的含量为考察指标，得出优化后的紫外-可见分光光度法的显色体系为香草醛-冰醋酸-高氯酸（15％香草醛，1.0mL高氯酸）。反应条件：80℃反应15min，测定的地榆中总皂苷含量可达7.25％～8.41％。并采用HPLC-ELSD法测得地榆皂苷I的含量为5.21％～6.18％。

苏柘僮等[3]采用闪式提取法，以总皂苷和地榆皂苷I转移率、总评归一值（OD）为评价指标进行Box-Behnken设计试验。得最佳工艺为：料液比1：9、提取溶剂75％乙醇、提取时间2min，经验证，总皂苷和地榆皂苷I的平均转移率为82.20％、88.73％。

程悦等[4]采用香草醛-硫酸法测定缩合鞣质，采用酸解后HPLC分析法测定可水解鞣质。结果测得地榆水提物及不同极性溶剂萃取物（乙酸乙酯萃取物、正丁醇萃取物、水层留余物）的缩合鞣质质量分数分别为（181.72±1.41）mg/g、（594.52±16.76）mg/g、（476.27±13.33）mg/g、（14.41±0.29）mg/g；可水解鞣质质量分数分别为（81.83±2.59）mg/g、（206.80±2.43）mg/g、（163.56±5.69）mg/g、（47.62±1.13）mg/g。

【参考文献】

[1] 国家药典委员会. 中华人民共和国药典：一部 [S]. 北京：中国医药科技出版社，2015：126.

[2] 张学文，韦玮，程悦等．地榆药材中总皂苷及地榆皂苷-Ⅰ的含量测定 [J]．中药新药与临床药理，2013，24（2）：186-191.

[3] 苏柘僮，刘英，徐佳丽等．应用 Box-Behnken 设计优化地榆皂苷的闪式提取工艺研究 [J]．中草药，2012，43（3）：501-504.

[4] 程悦，陈嘉升，陈建萍等．地榆提取物中不同类型鞣质的测定 [J]．中成药，2011，33（5）：852-857.

（方艳夕）

地 黄
REHMANNIAE RADIX

本品为玄参科植物地黄 *Rehmannia glutinosa* Libosch. 的新鲜或干燥块根。主产于河南、山东、山西、陕西、河北，以河南产者最为著名，奉为道地药材，习称"怀地黄"。秋季采挖，除去芦头、须根及泥沙，鲜用；或将地黄缓缓烘焙至约八成干。前者习称"鲜地黄"，后者习称"生地黄"。其味甘，性寒。具有滋阴清热，补血止血的功能[1]。

【主要成分】 主要含环烯醚萜苷类化合物。鲜地黄和生地黄主要含有梓醇、二氢梓醇、益母草苷、桃叶珊瑚苷、地黄苷 A、地黄苷 B、地黄苷 C、地黄苷 D，黄陵香苷等，尚含糖类、挥发油及氨基酸等。熟地黄含少量的环烯醚萜类成分，还含单萜类成分如焦地黄素 A、焦地黄素 B、焦地黄素 C，焦地黄内酯、焦地黄呋喃、地黄苦苷元等[2]。

【定性分析】

（1）取本品粉末 2g，加甲醇 20mL，加热回流 1h，放冷，滤过，滤液浓缩至约 5mL，作为供试品溶液。另取梓醇对照品，加甲醇制成每 1mL 含 0.5mg 的溶液，作为对照品溶液。吸取上述两种溶液各 5μL，分别点于同一硅胶 G 薄层板上，以三氯甲烷-甲醇-水（14：6：1）为展开剂，展开，取出，晾干，喷以茴香醛试液，在 105℃加热至斑点显色清晰。供试品色谱中，在与对照品色谱相应的位置上，显相同颜色的斑点[2]。

（2）取本品粉末 1g，加 80%甲醇 50mL，超声处理 30min，滤过，滤液蒸干，残渣加水 5mL 使溶解，用水饱和的正丁醇振摇提取 4 次，每次 10mL，合并正丁醇液，蒸干，残渣加甲醇 2mL 使溶解，作为供试品溶液。另取毛蕊花糖苷对照品，加甲醇制成每 1mL 含 1mg 的溶液，作为对照品溶液。分别吸取上述供试品溶液 5μL、对照品溶液 2μL，分别点于同一硅胶 G 薄层板上，以乙酸乙酯-甲醇-甲酸（16：0.5：2）为展开剂，展开，取出，晾干，用 0.1%的 2,2-二苯基-1-苦肼基无水乙醇溶液浸板，晾干。供试品色谱中，在与对照品色谱相应的位置上，显相同颜色的斑点[2]。

【含量测定】 梓醇、毛蕊花糖苷[1]（高效液相色谱法）

1. 梓醇

（1）色谱条件与系统适用性试验 以十八烷基硅烷键合硅胶为填充剂；以乙腈-0.1%磷酸溶液（1：99）为流动相；检测波长为 210nm。理论板数按梓醇峰计算应不低于 5000。

（2）对照品溶液的制备 精密称取梓醇对照品适量，加流动相制成每 1mL 含 10μg 的溶液，即得。

（3）供试品溶液的制备 取本品（生地黄）切成约 5mm 的小块，经 80℃减压干燥 24h 后，磨成粗粉约 0.8g，精密称定，置具塞锥形瓶中，精密加入甲醇 50mL，称定重量，加热回流提取 1.5h，放冷，再称定重量，用甲醇补足减失的重量，摇匀，滤过。精密量取续滤液 10mL，浓缩至近干，残渣用流动相溶解，转移至 10mL 量瓶中，并用流动相稀释至刻度，摇匀，滤过，取续滤液，即得。

（4）测定法 分别精密吸取对照品溶液与供试品溶液各 10μL，注入液相色谱仪，测定，即得。

　　生地黄按干燥品计算，含梓醇（$C_{15}H_{22}O_{10}$）不得少于 0.20％。

　　2. 毛蕊花糖苷

　　（1）色谱条件与系统适用性试验　以十八烷基硅烷键合硅胶为填充剂；以乙腈-0.1％乙酸溶液（16：84）为流动相；检测波长 334nm。理论板数按毛蕊花糖苷峰计算应不低于 5000。

　　（2）对照品溶液的制备　取毛蕊花糖苷对照品适量，精密称定，加流动相制成每 1mL 含 10μg 的溶液，即得。

　　（3）供试品溶液的制备　精密量取含量测定中"梓醇"项下续滤液 20mL，减压回收溶剂近干，残渣用流动相溶解，转移至 5mL 量瓶中，加流动相至刻度，摇匀，滤过，取续滤液，即得。

　　（4）测定法　分别精密吸取对照品溶液与供试品溶液各 20μL，注入液相色谱仪，测定，即得。

　　生地黄按干燥品计算，含毛蕊花糖苷（$C_{29}H_{36}O_{15}$）不得少于 0.020％。

【现代研究】

　　刘海洋等[3]采用流动相为乙腈-水（1：99）、邱建国等[4]采用流动相为甲醇-0.1％磷酸溶液（1：99）测定梓醇的含量。陈天朝等[5]采用 HPLC 梯度洗脱法，在同一色谱条件下测定地黄中梓醇与毛蕊花糖苷的含量。色谱条件：Agilent SB-AQ 色谱柱（4.6mm×250mm，5μm），流速 1mL/min，柱温 25℃，检侧波长 210nm。结果：两种成分均能达到基线分离，线性良好。

　　伊伟贞等[6]采用 HPLC-ELSD 对鲜地黄中主要的低聚糖进行含量测定。方法：采用 Waters XBridge™ Amide 3.5μm（4.6mm×150mm）色谱柱为固定相，乙腈-水（70：30）为流动相，流速为 0.5mL/min，柱温：25℃。ELSD 检测器：漂移管温度 40℃，雾化气体 2.07L/min，喷雾模式：冷却。

　　余进等[7]采用 HPLC 法，建立了地黄药材中梓醇、益母草苷、腺苷、肉苁蓉苷 A 及毛蕊花糖苷等 5 种成分的含量测定方法。方法：色谱柱为 Grace Allitma C_{18}（4.6mm×250mm，5μm），以乙腈-水为流动相，线性梯度洗脱，流速为 1.0mL/min，检测波长为 203nm，柱温为 25℃。

　　胡志方等[8]采用高效液相色谱法，以蒸发光散射检测器进行检测，测定地黄不同炮制品中单糖含量，地黄炮制品中单糖含量远远高于生地黄。测定条件是 Prevail carbohydrate ES 色谱柱（4.6mm×250mm，5μm），流动相乙腈-水（75：25），流速 0.8mL/min，柱温 30℃，ELSD 条件漂移管温度 65℃，空气流速 2.5L/min。

　　李晓坤等[9]采用高效液相色谱法测定不同品种不同产地怀地黄中桃叶珊瑚苷的含量，测定条件是 Dikma Diamonsil C_{18} 色谱柱（4.6mm×250mm，0.5μm），流动相为甲醇-水（5.5：94.5），检测波长为 206nm。

　　刘炯等[10]采用 HPLC 法同时测定地黄中地黄苷 A、D 的含量。方法：采用 Dikma Diamonsil C_{18} 柱（4.6mm×250mm，5μm），流动相为乙腈-水系统（4：96），流速为 1.0mL/min，柱温为 35℃，紫外检测器检测波长为 203nm。

　　郭宏彦等[11]采用 HPLC 法测定清热地黄酊中毛蕊花糖苷的含量，方法：色谱柱为 Waters Symmetry Shield C_{18}（250mm×4.6mm，5μm），流动相乙腈-0.1％乙酸溶液（10：90，v/v），检测波长为 334nm，流速为 1.0mL/min 柱温为 30℃，进样量为 10μL。

【参考文献】

[1]　国家药典委员会. 中华人民共和国药典：一部 [S]. 北京：中国医药科技出版社，2015：124-125.

[2]　李萍. 生药学 [M]. 北京：中国医药科技出版社，2005：363.

[3]　刘海洋，李冀，雷勇. 地黄中梓醇的含量测定及其提取分离工艺研究 [J]. 中医药信息，2010，27（1）：86-88.

[4]　邱建国，张汝学，贾正平等. HPLC 法测地黄、不同提取物及熟地黄中的梓醇 [J]. 中国实验方剂学杂志，2010，16（1）：23-25.

[5]　陈天朝，翟来超. HPLC 同时测定地黄中梓醇与毛蕊花糖苷的含量 [J]. 中国实验方剂学杂志，2011，17（5）：

105-107.

[6] 伊伟贞，李先恩，秦民坚等．HPLC-ELSD法同时测定鲜地黄中3种低聚糖的含量［J］．中国药学杂志，2011，46（13）：1038-1040.

[7] 余进，谢媛媛，王义明等．反相高效液相色谱法同时测定地黄中5种成分的含量［J］．中国药学杂志，2013，48（1）：73-76.

[8] 胡志方，王小平，陈建章．HPLC-ELSD测定地黄不同炮制品中单糖含量［J］．中国实验方剂学杂志，2013，19（13）：72-74.

[9] 李晓坤，张华锋，冯卫生等．HPLC测定怀地黄中桃叶珊瑚苷的含量［J］．中国现代应用药学，2013，2：171-175.

[10] 刘炯，张杰，张华锋等．HPLC测定不同品种怀地黄中地黄苷A、D的含量［J］．药物分析杂志，2014，34（2）：335-339.

[11] 郭彦宏，涂禾，刘中均等．HPLC法测定清热地黄酊中毛蕊花糖苷的含量［J］．中国药房，2014，25（39）：3703-3704.

（秦梅颂）

防　风
SAPOSHNIKOVIAE RADIX

本品为伞形科植物防风 *Saposhnikovia divaricata* （Turcz.）Schischk. 的干燥根。春、秋二季采挖未抽花茎植株的根，除去须根及泥沙，晒干。其味辛、甘，性微温。具有解表祛风，胜湿，止痉的功效[1]。

【主要成分】　含挥发油、甘露醇、β-谷甾醇、苦味苷、酚类、多糖类及有机酸等。升麻素苷、升麻素、5-O-甲基维斯阿米醇苷、亥茅酚苷是防风中的主要成分，属于色原酮类化合物[2]。

【定性分析】　取本品粉末 1g，加丙酮 20mL，超声处理 20min，滤过，滤液蒸干，残渣加乙醇 1mL 使溶解，作为供试品溶液。另取防风对照药材 1g，同法制成对照药材溶液。再取升麻素苷对照品、5-O-甲基维斯阿米醇苷对照品，加乙醇制成每 1mL 各含 1mg 的混合溶液，作为对照品溶液。吸取上述三种溶液各 10μL，分别点于同一硅胶 GF$_{254}$ 薄层板上，以三氯甲烷-甲醇（4∶1）为展开剂，展开，取出，晾干，置紫外光灯（254nm）下检视。供试品色谱中，在与对照药材色谱和对照品色谱相应的位置上，显相同颜色的斑点。

【含量测定】　升麻素苷、5-O-甲基维斯阿米醇苷[1]（高效液相色谱法）

（1）色谱条件与系统适用性试验　以十八烷基硅烷键合硅胶为填充剂；以甲醇-水（40∶60）为流动相；检测波长为 254nm。理论板数按升麻素苷峰计算应不低于 2000。

（2）对照品溶液的制备　精密称取升麻素苷对照品及 5-O-甲基维斯阿米醇苷对照品适量，分别加甲醇制成每 1mL 各含 60μg 的溶液，即得。

（3）供试品溶液的制备　取本品细粉约 0.25g，精密称定，置具塞锥形瓶中，精密加入甲醇 10mL，称定重量，水浴回流 2h，放冷，再称定重量，用甲醇补足减失的重量，摇匀，滤过，取续滤液，即得。

（4）测定法　分别精密吸取上述两种对照品溶液各 3μL 与供试品溶液 2μL，注入液相色谱仪，测定，即得。

本品按干燥品计算，含升麻素苷（$C_{22}H_{28}O_{11}$）和 5-O-甲基维斯阿米醇苷（$C_{22}H_{28}O_{10}$）的总量不得少于 0.24%。

【现代研究】

李鑫等[2]建立防风总色原酮含量的紫外分光光度测定法，以 5-O-甲基维斯阿米醇苷为标准品，用苯酚-硫酸法对防风总色原酮提取物进行反应，紫外分光光度法测定含量，5-O-甲基维斯阿米醇苷线性范围为

0.5208～4.2192mg/mL。

陈桂玉等[3]建立高效液相法测定防风中 4 种色原酮的方法。色谱柱：Diamonsil C$_{18}$（4.6mm×200mm，5μm）；流动相：甲醇-水梯度洗脱（甲醇：0～15min，20％～45％；15～25min，45％～70％）；流速1mL/min；柱温30℃；波长254nm。升麻素苷在 0.15～3μg、升麻素在 0.02～0.4μg，5-O-甲基维斯阿米醇苷在 0.25～5μg、亥茅酚苷在 0.01～0.2μg，线性关系良好。

赵博等[4]建立了 HPLC-DAD 法同时测定防风中升麻苷、升麻素、5-O-甲基维斯阿米醇苷、印枳树皮苷、防风灵和亥茅酚苷 6 个主要有效成分的含量。Dikma Diamonsil™ C$_{18}$ 色谱柱（250mm×4.6mm，5μm），Dikma Easy Guard C$_{18}$ 保护柱（20mm×4.6mm，5μm）。以甲醇-水为流动相，线性梯度洗脱（甲醇：0～15min，45％～60％；15～40min，60％～80％），流速为 1.0mL/min；检测波长为254nm，柱温为25℃。线性范围分别为：升麻苷 50～1000mg/L，升麻素 10～200mg/L，5-O-甲基维斯阿米醇苷 20～500mg/L，印枳树皮苷 5～100mg/L，防风灵 5～100mg/L，亥茅酚苷 10～200mg/L。

王松柏等[5]采用毛细管电泳在 pH 12.80，电压为 25kV，检测波长为 254nm，以吲哚乙酸-磷酸钠体系为电解质背景的条件下，对防风多糖中单糖进行了分离测定，测得防风多糖中半乳糖∶阿拉伯糖∶鼠李糖∶半乳糖醛酸=1∶23∶0.15∶48。

马丽杰等[6]建立防风 HPLC 指纹图谱，采用资生堂 MG Ⅱ C$_{18}$（4.6mm×250mm，5μm）色谱柱，检测波长254nm，流速1.0mL/min，柱温30℃。流动相为乙腈-水，梯度洗脱，乙腈从初始浓度4％，逐渐增大，到80min结束时增至80％。防风各成分得到有效分离。

【参考文献】

[1] 国家药典委员会. 中华人民共和国药典：一部 [S]. 北京：中国医药科技出版社，2015：149.

[2] 李鑫，孙晶波，张丽华. 防风总色原酮含量测定方法研究 [J]. 中药材，2012，35（12）：1967-1969.

[3] 陈桂玉，郭洪丽，项东宇. HPLC 测定防风中色原酮的含量 [J]. 中国现代中药，2011，13（9）：24-26.

[4] 赵博，杨鑫宝，杨秀伟等. HPLC 法同时测定防风中 6 个主要成分的含量 [J]. 药物分析杂志，2013，33（3）：382-387.

[5] 王松柏，秦雪梅. 毛细管电泳法测定防风多糖中单糖的含量 [J]. 光谱实验室，2013，30（3）：1451-1453.

[6] 马丽杰，杨滨，冯学锋等. 野生与栽培防风中升麻苷和 5-O-甲基维斯阿米醇苷的含量测定及指纹图谱分析 [J]. 中国中药杂志，2010，35（13）：1731-1734.

（时维静/程世云）

牡 丹 皮
MOUTAN CORTEX

本品为毛茛科植物牡丹 *Paeonia suffruticosa* Andr. 的干燥根皮。产于安徽、山东等地。秋季采挖根部，除去细根和泥沙，剥取根皮，晒干或刮去粗皮，除去木心，晒干。前者习称"连丹皮"，后者习称"刮丹皮"。生用或酒炙用。本品味苦、甘，性微寒。具有清热凉血，活血祛瘀的功效[1]。

【主要成分】 含丹皮酚、丹皮酚苷、丹皮酚原苷、丹皮酚新苷，并含芍药苷、氧化芍药苷、苯甲酰芍药苷、没食子酸、挥发油、植物甾醇、苯甲酸、蔗糖、葡萄糖等成分。

【定性分析】 取本品粉末 1g，加乙醚 10mL，密塞，振摇 10min，滤过，滤液挥干，残渣加丙酮 2mL 使溶解，作为供试品溶液。另取丹皮酚对照品，加丙酮制成每 1mL 含 2mg 的溶液，作为对照品溶液。吸取上述两种溶液各 10μL，分别点于同一硅胶 G 薄层板上，以环己烷-乙酸乙酯-冰醋酸（4∶1∶0.1）为展开剂，展开，取出，晾干，喷以 2％香草醛硫酸乙醇溶液（1→10），在 105℃加热至斑点显色清晰。供试品色谱中，在与对照品色谱相应的位置上，显相同颜色的斑点。

【含量测定】 丹皮酚[1]（高效液相色谱法）

（1）色谱条件与系统适用性试验　以十八烷基硅烷键合硅胶为填充剂；以甲醇-水（45∶

55）为流动相，检测波长为274nm。理论板数按丹皮酚峰计算应不低于5000。

（2）对照品溶液的制备 精密称取丹皮酚对照品适量，加甲醇制成每1mL中含20μg的溶液，即得。

（3）供试品溶液的制备 取本品粗粉约0.5g，精密称定，置具塞锥形瓶中，精密加入甲醇50mL，密塞，摇匀，称定重量，超声处理（功率300W，频率50kHz）30min，放冷，再称定重量，用甲醇补足减失的重量，摇匀，滤过。精密量取续滤液1mL，置10mL量瓶中，加甲醇稀释至刻度，摇匀，即得。

（4）测定法 分别精密吸取对照品溶液与供试品溶液各10μL，注入液相色谱仪，测定，即得。

本品按干燥品计算，含丹皮酚（$C_9H_{10}O_3$）不得少于1.20%。

【现代研究】

阳勇等[2]采用Welch Ma-terials色谱柱（250mm×4.6mm，5μm），柱温30℃，以乙腈-0.4%甲酸为流动相，流速1.0mL/min，检测波长254nm，同时测定了牡丹皮中5个化学成分：(+)-儿茶素、没食子酸、芍药苷、丹皮酚和1,2,3,4,6-五没食子酰葡萄糖的含量。

高新彪等[3]研究牡丹皮的HPLC指纹图谱。方法：色谱柱Dikma Diamonsil C_{18}（250mm×4.6mm，5μm）；流动相为乙腈-水（含0.085%磷酸），梯度洗脱；体积流量1mL/min；进样量20μL；柱温35℃；检测波长254nm（0～21.5min），230nm（21.5～45min），254nm（45～60min）；使用高分辨LC-MS/MS联用技术进行色谱峰指认。

谷巍等[4]以没食子酸和丹皮酚为参照物，研究安徽道地药材牡丹皮高效毛细管电泳指纹图谱，并作聚类分析和相似度评价。高效毛细管电泳条件：分离通道为64.5cm×75μm石英毛细管柱，柱温25℃，运行缓冲液为30mmol/L硼砂（5%甲醇，pH 9.4）溶液，分离电压为20kV，检测波长212nm。

姚琰等[5]研究表明超临界CO_2萃取、间接水蒸气蒸馏和共水蒸馏三种提取方法中最佳提取方法为超临界CO_2萃取，挥发油的出油率和丹皮酚含量较高。最佳萃取工艺为：萃取压力50MPa，萃取温度50℃，萃取时间3h。

于孟琦等[6]采用硫酸-苯酚法测得牡丹皮中粗多糖部位中多糖的含量为89.09%，生药中多糖的平均含量为7.54%。

【参考文献】

[1] 国家药典委员会.中华人民共和国药典：一部［S］.北京：中国医药科技出版社，2015：172.

[2] 阳勇，彭福，莫宗成等.HPLC测定不同产地牡丹皮中5个化学成分的含量［J］.中药材，2013，36（3）：416-422.

[3] 高新彪，孙磊，乔善义等.牡丹皮HPLC指纹图谱研究［J］.中草药，2013，44（7）：900-904.

[4] 谷巍，巢建国，刘训红等.安徽道地药材牡丹皮高效毛细管电泳指纹图谱研究［J］.中国实验方剂学杂志，2011，17（17）：58-61.

[5] 姚琰.牡丹皮挥发油提取方法的研究［J］.中国药师，2012，15（10）：1411-1413.

[6] 于孟琦，孙磊，乔善义.牡丹皮多糖的含量测定［J］.国际药学研究杂志，2010，37（2）：130-132.

（方艳夕）

何 首 乌

POLYGONI MULTIFLORI RADIX

本品为蓼科植物何首乌 *Polygonummultiflorum* Thunb. 的干燥块根。主产于贵州、四川、广西、广东、河南、湖北、江苏等地。多为野生，亦有栽培。秋、冬二季叶枯萎时采挖，削去两端，洗净，个大的切成块，干燥。其性温，味苦、甘、涩。具有解毒，消痈，润肠通便的功能[1]。

【主要成分】 主要含有蒽醌类化合物，如大黄酚、大黄素、大黄酸、大黄素甲醚、大黄酚蒽酮、大黄素-1,6-二甲醚（emodin-1,6-dimethyl）、大黄-8-甲酰、ω-羟基大黄素等。另含黄酮类、酰胺类、葡萄糖苷类等多种成分。

【定性分析】 取本品粉末 0.25g，加乙醇 50mL，加热回流 1h，滤过，滤液浓缩至 3mL，作为供试品溶液；另取何首乌对照药材 0.25g，同法制成对照药材溶液。吸取上述两种溶液各 2μL，分别点于同一以羧甲基纤维素钠为黏合剂的硅胶 H 薄层板上使成条状，以三氯甲烷-甲醇（7：3）为展开剂，展至约 3.5cm，取出，晾干，再以三氯甲烷-甲醇（20：1）为展开剂，展至约 7cm，取出，晾干，置紫外光灯（365nm）下检视。供试品色谱中，在与对照药材色谱相应的位置上，显相同颜色的荧光斑点。

【含量测定】 二苯乙烯苷、结合蒽醌[1]（高效液相色谱法）

1. 二苯乙烯苷（实验需避光操作）

（1）色谱条件与系统适用性试验 以十八烷基硅烷键合硅胶为填充剂；以乙腈-水（25：75）为流动相；检测波长为 320nm。理论板数按 2,3,5,4′-四羟基二苯乙烯-2-O-β-D-葡萄糖苷峰计算应不低于 2000。

（2）对照品溶液的制备 取 2,3,5,4′-四羟基二苯乙烯-2-O-β-D-葡萄糖苷对照品适量，精密称定，加稀乙醇制成每 1mL 含 0.2mg 的溶液，即得。

（3）供试品溶液的制备 取本品粉末（过四号筛）0.2g，精密称定，置具塞锥形瓶中，精密加入稀乙醇 25mL，称定重量，加热回流 30min，放冷，再称定重量，用稀乙醇补足减失的重量，摇匀，静置，上清液滤过，取续滤液，即得。

（4）测定法 分别精密吸取对照品溶液与供试品溶液各 10μL，注入液相色谱仪，测定，即得。

本品按干燥品计算，含 2,3,5,4′-四羟基二苯乙烯-2-O-β-D-葡萄糖苷（$C_{20}H_{22}O_9$）不得少于 1.0%。

2. 结合蒽醌

（1）色谱条件与系统适用性试验 以十八烷基硅烷键合硅胶为填充剂；以甲醇-0.1%磷酸溶液（80：20）为流动相；检测波长为 254nm。理论板数按大黄素峰计算应不低于 3000。

（2）对照品溶液的制备 取大黄素对照品、大黄素甲醚对照品适量，精密称定，加甲醇分别制成每 1mL 含大黄素 80μg，大黄素甲醚 40μg 的溶液，即得。

（3）供试品溶液的制备 取本品粉末（过四号筛）约 1g，精密称定，置具塞锥形瓶中，精密加入甲醇 50mL，称定重量，加热回流 1h，取出，放冷，再称定重量，用甲醇补足减失的重量，摇匀，滤过，取续滤液 5mL 作为供试品溶液 A（测游离蒽醌用）。另精密量取续滤液 25mL，置具塞锥形瓶中，挥去溶剂，精密加 8% 的盐酸溶液 20mL，超声处理（功率 100W，频率 40kHz）5min，加三氯甲烷 20mL，加热回流 1h，取出，冷却，置分液漏斗中，用少量三氯甲烷洗涤容器，并入分液漏斗中，分取三氯甲烷层，取酸液再用三氯甲烷振摇提取 3 次，每次 15mL，合并三氯甲烷液，回收溶剂至干，残渣加甲醇使溶解，转移至 10mL 量瓶中，加甲醇至刻度，摇匀，滤过，取续滤液，作为供试品溶液 B（测总蒽醌用）。

（4）测定法 分别精密吸取对照品溶液与上述两种供试品溶液各 10μL，注入液相色谱仪，测定，即得。

结合蒽醌含量＝总蒽醌含量－游离蒽醌含量

本品按干燥品计算，结合蒽醌以大黄素（$C_{15}H_{10}O_5$）和大黄素甲醚（$C_{16}H_{12}O_5$）的总量计，不得少于 0.10%。

【现代研究】

朱培芳等[2]和吴虹等[3]分别用 HPLC、胶束电动毛细管色谱法同时测定何首乌中二苯乙烯苷和 5 种蒽醌类化合物。徐向红等[4]建立 HPLC 法同时测定制何首乌中二苯乙烯苷、黄豆苷元、大黄素、大黄素甲醚的方法。色谱条件：色谱柱为 Diamonsil C_{18} 柱（4.6mm×250mm，5μm）；柱温 35℃，流速 1.2mL/min，流动相为甲醇-0.5％乙酸溶液（42∶58）。

卢艳霞等[5]用可见分光光度法测定不同温度、不同浸泡时间下生何首乌水溶性糖类的含量，结果波长 490nm 时吸光度最大，40℃浸泡 50min 何首乌糖类浸出最多。

蔡力行等[6]采用胶束薄层色谱联合红外光谱（MTLC/FTIR）的方法对不同产地的何首乌进行指纹图谱分析，根据薄层展开比移值建立的薄层指纹图谱和红外光谱，可以区分不同产地的何首乌药材。方法：何首乌经粉碎、抽提和定容得到供试品溶液。聚酰胺薄层为薄层色谱的固定相，水性胶束溶液为流动相，用专业软件将斑点信息转换成谱峰信息。红外光谱采用 KBr 压片。

许朋等[7]用改进的 CTAB 法提取何首乌总基因组 DNA，用通用引物对不同来源的何首乌 rDNA ITS 序列进行 PCR 扩增、测序和序列分析。结果显示，何首乌的 rDNA 完全序列片段长度共约 652 bp，其中 ITS1 的长 202 bp，5.8S 的长 161 bp，ITS2 长 232 bp，与其近缘种 ITS 序列间存在明显差异。

【参考文献】

[1] 国家药典委员会. 中华人民共和国药典：一部 [S]. 北京：中国医药科技出版社，2015：175.

[2] 朱培芳，赵荣华，施扬宪. HPLC 法同时测定何首乌中二苯乙烯苷和 5 种蒽醌类化合物的方法 [J]. 中华中医药杂志，2012，27（2）：463-465.

[3] 吴虹，王炎，温棚等. 胶束电动毛细管色谱法同时测定何首乌中二苯乙烯苷和 5 种蒽醌类化合物 [J]. 华南理工大学学报（自然科学版），2012，40（9）：32-36.

[4] 徐向红，平欲晖，谢一辉. 制何首乌中四个有效成分含量的高效液相色谱法测定 [J]. 时珍国医国药，2011，22（1）：58-59.

[5] 卢艳霞，董彩霞. 生何首乌中水溶性糖类的测定 [J]. 光谱实验室，2011，28（4）：1978-1979.

[6] 蔡力行，戈早川. 不同产地何首乌指纹图谱的胶束薄层色谱/红外光谱研究 [J]. 时珍国医国药，2011，22（4）：861-862.

[7] 许朋，牛宪立，姬可平. 贵州桐梓何首乌 rDNA ITS 序列分析 [J]. 生物信息学，2014，12（1）：27-32.

（李娟／窦金凤）

辛 夷
MAGNOLIAE FLOS

本品为木兰科植物望春花 *Magnolia biondii* Pamp.、玉兰 *Magnolia denudata* Desr. 或武当玉兰 *Magnolia sprengeri* Pamp. 的干燥花蕾。主产于河南及湖北，质量最佳，安徽、浙江、山西、四川等省亦产。冬末春初花未开放时采收。除去枝梗，阴干。其性温，味辛。具有散风寒，通鼻窍功能[1]。

【主要成分】 主要含有木兰脂素及挥发油类成分。挥发油主成分为 β-蒎烯、桉油精、樟脑等物质。

【定性分析】 取药材粗粉 1g，加三氯甲烷 10mL，密塞，超声处理 30min，滤过，滤液蒸干，残渣加三氯甲烷 2mL 使溶解，作为供试品溶液。另取木兰脂素对照品，加甲醇制成每 1mL 含 1mg 的溶液，作为对照品溶液。吸取上述两种溶液各 2～10μL，分别点于同一以羧甲基纤维素钠为黏合剂的硅胶 H 薄层板上，以三氯甲烷-乙醚（5∶1）为展开剂，展开，取出，晾干，喷以 10％硫酸乙醇溶液，在 90℃加热至斑点显色清晰。供试品色谱中，在与对照品色谱相应的位置上，显相同的紫红色斑点。

【含量测定】 挥发油、木兰脂素[1]

1. 挥发油

称取辛夷药材粉末（过二号至三号筛）适量，称定重量，置烧瓶中，加水 300～500mL 与玻璃珠数粒，振摇混合后，连接挥发油测定器与回流冷凝管，自冷凝管上端加水使充满挥发油测定器的刻度部分，并溢流入烧瓶时为止。置电热套中缓慢加热至沸腾，保持微沸约5h，至测定器中油量不再增加，停止加热，放置片刻，开启测定器下端的活塞，将水缓缓放出，至油层上端到达刻度 0 上端恰与刻度 0 线平齐，读取挥发油量，并计算药材中挥发油的含量（％）。

本品含挥发油不得少于 1.0％（mL/g）。

2. 木兰脂素（高效液相色谱法）

（1）色谱条件与系统适用性试验　以辛基键合硅胶为填充剂；以乙腈-四氢呋喃-水（35：1：64）为流动相；检测波长为 278nm。理论板数按木兰脂素峰计算应不低于 9000。

（2）对照品溶液的制备　取木兰脂素对照品适量，精密称定，加甲醇制成每 1mL 含木兰脂素 0.1mg 的溶液，即得。

（3）供试品溶液的制备　取本品粗粉约 1g，精密称定，置具塞锥形瓶中，精密加乙酸乙酯 20mL，称定重量，浸泡 30min，超声处理（功率 250W，频率 33kHz）30min，放冷，再称定重量，用甲醇补足减失的重量，摇匀，滤过，精密量取续滤液 3mL，加于中性氧化铝柱（100～200 目，2g，内径 9mm，湿法装柱，用乙酸乙酯 5mL 预洗）上，用甲醇 15mL 洗脱，收集洗脱液，置 25mL 量瓶中，加甲醇至刻度，摇匀，滤过，取续滤液，即得。

（4）测定法　分别精密吸取对照品溶液与供试品溶液各 4～10μL，注入液相色谱仪，测定，即得。

本品按干燥品计算，含木兰脂素（$C_{23}H_{28}O_7$）不得少于 0.40％。

【现代研究】

张明媛等[2]建立微波萃取-HPLC 法测定辛夷药材中木兰脂素含量的方法，并考察了 4 个不同产地辛夷药材中木兰脂素的含量差异，为辛夷药材及相关制剂质量控制的定量方法提供依据。

曹纬国等[3]建立并优化辛夷中木兰脂素与辛夷脂素的 HPLC 法含量测定方法。色谱柱为 hypersil ODS2 C_{18} 柱（250mm×4.6mm，5μm），流动相为甲醇-水（60：40），流速为 1.0mL/min，检测波长为 278nm。

王红霞等[4]建立了辛夷药材（望春花）挥发油的含量测定以及 GC 测定桉油精含量的质量分析方法。采用 HP-5 二苯基聚硅氧烷共聚物毛细管柱（0.25μm×0.32mm×30 m），FID 检测器，载气为高纯度氮气，程序升温，进样口温度 240℃，检测器温度 240℃。

王红霞等[5]对辛夷药材望春花不同栽培品种进行 HPLC 指纹图谱法方法学考察，以主要有效成分木兰脂素为标准，制定辛夷药材望春花不同栽培品种的指纹图谱，对辛夷药材望春花的开发应用和质量标准制定具有一定意义。

陈成等[6]采用顶空固相微萃取技术（HS-SPME）直接提取辛夷中的挥发性成分，用 GC 与 GC-MS 技术进行分离和鉴定。建立了辛夷药材的 HS-SPME-GC 特征图谱，获得 47 个共有特征峰，并鉴定了 31 个峰。

【参考文献】

[1]　国家药典委员会. 中华人民共和国药典：一部 [S]. 北京：中国医药科技出版社，2015：182.

[2]　张明媛，李晓林，亓云鹏等. 用微波萃取-HPLC 法测定不同产地辛夷药材中木兰脂素的含量 [J]. 药学服务与研究，2011，11（1）：50-52.

[3]　曹纬国，陶燕铎，颜学伟等. 辛夷中辛夷脂素与木兰脂素高效液相色谱含量测定方法的建立与优化 [J]. 时珍国医国药，2014，25（7）：1598-1599.

[4]　王红霞，郑岩，陈随清等. 辛夷药材（望春花）不同栽培品种质量分析 [J]. 中国实验方剂学杂志，2013，19（1）：115-118.

[5]　王红霞，张飞，陈随清等. 中药辛夷的 HPLC 指纹图谱研究 [J]. 中国实验方剂学杂志，2011，17（15）：87-89.

[6]　陈成，杨敏，张林碧等. 辛夷的顶空固相微萃取气相色谱特征图谱 [J]. 中国医院药学杂志，2011，31（13）：1060-1063.

（李娟/窦金凤）

阿 胶
ASINI CORII COLLA

本品为马科动物驴 *Equus asinus* L. 的干燥皮或鲜皮经煎煮、浓缩制成的固体胶[1]。

【化学成分】 阿胶含骨胶原，水解后可得明胶、蛋白质及多种氨基酸。山东阿胶的蛋白质含量约为 80%，含 19 种氨基酸，含量较高的有甘氨酸、脯氨酸、精氨酸和苏氨酸。此外还含有多种无机元素[2]。

【定性分析】 取本品粉末 0.1g，加 1% 碳酸氢铵溶液 50mL，超声处理 30min，用微孔滤膜滤过，取续滤液 100μL，置微量进样瓶中，加胰蛋白酶溶液 10μL（取序列分析用胰蛋白酶，加 1% 碳酸氢铵溶液制成每 1mL 中含 1mg 的溶液，临用时配制），摇匀，37℃恒温酶解 12h，作为供试品溶液。另取阿胶对照药材 0.1g，同法制成对照药材溶液。照高效液相色谱-质谱法试验，以十八烷基硅烷键合硅胶为填充剂（色谱柱内径为 2.1mm）；以乙腈为流动相 A，以 0.1% 甲酸溶液为流动相 B，按下表中的规定进行梯度洗脱；流速为每分钟 0.3mL。采用质谱检测器，电喷雾正离子模式（ESI＋），进行多反应监测（MRM），选择质荷比（m/z）539.8（双电荷）→612.4 和 m/z 539.8（双电荷）→923.8 作为检测离子对。取阿胶对照药材溶液，进样 5μL，按上述检测离子对测定的 MRM 色谱峰的信噪比均应大于 3：1。

时间/min	流动相 A/%	流动相 B/%
0～25	5→20	95→80
25～40	20→50	80→50

吸取供试品溶液 5μL，注入高效液相色谱-质谱联用仪，测定。以质荷比（m/z）539.8（双电荷）→612.4 和 m/z 539.8（双电荷）→923.8 离子对提取的供试品离子流色谱中，应同时呈现与对照药材色谱保留时间一致的色谱峰。

【含量测定】 氨基酸[1]（高效液相色谱法）

（1）色谱条件与系统适用性试验 以十八烷基硅烷键合硅胶为填充剂；以乙腈-0.1mol/L 醋酸钠溶液（用乙酸调节 pH 值至 6.5）（7：93）为流动相 A，以乙腈-水（4：1）为流动相 B，按下表中的规定进行梯度洗脱；检测波长为 254nm；柱温为 43℃。理论板数按 L-羟脯氨酸峰计算应不低于 4000。

时间/min	流动相 A/%	流动相 B/%
0～11	100→93	0→7
11～13.9	93→88	7→12
13.9～14	88→85	12→15
14～29	85→66	15→34
29～30	66→0	34→100

（2）对照品溶液的制备 取 L-羟脯氨酸对照品、甘氨酸对照品、丙氨酸对照品适量，精密称定，加 0.1mol/L 盐酸溶液制成每 1mL 分别含 L-羟脯氨酸 80μg、甘氨酸 0.16mg、丙氨酸 70μg、L-脯氨酸 0.12mg，即得。

（3）供试品溶液的制备 取本品粗粉约 0.25g，精密称定，置 25mL 量瓶中，加 0.1mol/L 盐酸溶液 20mL，超声处理（功率 500W，频率 40kHz）30min，放冷，加

0.1moL/L 盐酸溶液至刻度，摇匀。精密量取 2mL，置 5mL 安瓿中，加盐酸 2mL，150℃水解 1h，放冷，移至蒸发皿中，用水 10mL 分次洗涤，洗液并入蒸发皿中，蒸干，残渣加 0.1moL/L 盐酸溶液溶解，转移至 25mL 量瓶中，加 0.1moL/L 盐酸溶液至刻度，摇匀，即得。

　　精密量取上述对照品溶液和供试品溶液各 5mL，分别置 25mL 量瓶中，各加 0.1mol/L 异硫氰酸苯酯（PITC）的乙腈溶液 2.5mL，1mol/L 三乙胺的乙腈溶液 2.5mL，摇匀，室温放置 1h 后，加 50％乙腈至刻度，摇匀。取 10mL，加正己烷 10mL，振摇，放置 10min，取下层溶液，滤过，取续滤液，即得。

　　（4）测定法　分别精密吸取衍生化后的对照品溶液与供试品溶液各 5μL，注入液相色谱仪，测定，即得。

　　本品按干燥品计算，含 L-羟脯氨酸不得少于 8.0％，甘氨酸不得少于 18.0％，丙氨酸不得少于 7.0％，L-脯氨酸不得少于 10.0％。

【现代研究】

　　汪冰等[3] 采用薄层色谱法对山东阿胶膏中阿胶进行定性鉴别。色谱条件：甘氨酸对照品、L-羟脯氨酸对照品，加 10％ 乙醇制成每 1mL 各含 1mg 的混合溶液，作为对照品溶液，以苯酚-0.5％ 硼砂水溶液（4：1）为展开剂，喷以 0.2％ 茚三酮乙醇溶液，在 105℃加热至斑点显色清晰。

　　谢谊等[4] 采用柱前衍生测定阿胶中 17 种水解氨基酸含量。方法：用 6moL/L 盐酸溶液水解阿胶中的氨基酸，以异硫氰酸苯酯为柱前衍生试剂；用 Hypersil BDS C_{18} 柱（200mm×4.6mm，5μm），梯度洗脱，流速为 1.0mL/min，检测波长为 254nm，柱温为 30℃。结果 17 种氨基酸在 60min 内均可得到很好的分离。该方法可靠，可用于阿胶中 17 种氨基酸的含量测定。

　　刘雅娟等[5] 采用毛细管气相色谱法测定阿胶中 5 种脂肪酸的含量，测定条件是色谱柱为 HP-INOWax 毛细管柱（30m×0.32mm×0.25μm），气化室温度为 230℃，检测器温度为 280℃，流速为 1mL/min，分流比为 20：1，载气为 N_2。采用程序升温，氢火焰离子化检测器（FID）。测定结果：棕榈酸甲酯、硬脂酸甲酯、油酸甲酯、亚油酸甲酯、亚麻酸甲酯的质量浓度在一定范围内呈良好的线性关系，该方法可用于阿胶中脂肪酸的含量测定。

　　何慧等[6] 采用高效液相色谱法测定复方阿胶颗粒中阿胶中的 L-羟脯氨酸、甘氨酸、丙氨酸和 L-脯氨酸的量。方法：色谱柱为 Inertsil ODS-3，C_{18}（250mm×4.6mm，5μm），乙腈-0.1mol/L 醋酸钠溶液（用醋酸调节 pH 值至 6.5）（7：93）为流动相 A，以乙腈-水（4：1）为流动相 B，梯度洗脱，体积流量 1.0mL/min，柱温 43℃，检测波长 254nm。

　　王翠芬等[7] 采用通过柱前衍生，HPLC 法测定阿胶中 6 种氨基酸的含量。方法：色谱柱为 HypersiL C_{18}（4.6mm×250mm，5μm）；流动相 A：乙腈-0.1moL/L 醋酸钠（7：93），用乙酸调节 pH 为 6.5，流动相 B：乙腈-水（4：1），梯度洗脱；柱温 42℃；流速为 1.0mL/min；检测波长 254nm；异硫氰酸苯酯（PITC）柱前衍生化，30min 内 6 种氨基酸分离完全，该方法操作流程简单、快速、准确，可用于该制剂的质量控制和检验。

【参考文献】

[1]　国家药典委员会. 中华人民共和国药典：一部 [S]. 北京：中国医药科技出版社，2015：189-190.

[2]　李萍. 生药学 [M]. 北京：中国医药科技出版社，2005：481.

[3]　汪冰，王欢，尤慧超. 山东阿胶膏的质量标准研究 [J]. 中国药品标准，2012，13（5）：366-369.

[4]　谢谊，易艳，刘阳等. 柱前衍生 HPLC 测定阿胶中 17 种水解氨基酸含量 [J]. 湖南中医药大学学报，2012，32（5）：46-49.

[5]　刘雅娟，任丽莉，陈国广等. 毛细管 GC 法测定阿胶中 5 种脂肪酸的含量 [J]. 中国药房，2013，24（7）：642-644.

[6]　何慧，尹宁宁，郭东晓. 复方阿胶颗粒质量标准研究 [J]. 中成药，2013，35（10）：2182-2188.

[7]　王翠芬，吕彩莲，彭思梅等. HPLC 法测定阿胶中 6 种氨基酸的含量 [J]. 中国现代药物应用，2014，8（9）：1-3.

（秦梅颂）

灵 芝
GANODERMA

本品为多孔菌科真菌赤芝 *Ganoderma lucidum* （Leyss. ex Fr.） Karst. 或紫芝 *Ganoderma sinense* Zhao，Xu et Zhang 的干燥子实体。全年采收，除去杂质，剪除附有朽木、泥沙或培养基质的下端菌柄，阴干或在 40～50℃烘干。是寄生于栎及其他阔叶树根部的蕈类。伞状，坚硬，木质，菌盖肾形或半圆形，紫褐色有漆状光泽。各地均有分布，近来有人工培养，培养品形态有变异，但其疗效相同。其味甘，性微寒。具有清热利尿，渗湿通淋，明目，祛痰的功能[1]。

【化学成分】 主要含有三萜类、多糖类。三萜类如：灵芝酸 A、灵芝酸 B、灵芝酸 C_1、灵芝酸 C_2、灵芝酸 D_1、灵芝酸 D_2、灵芝酸 E_1、灵芝酸 E_2、灵芝酸 F～J、灵芝酸 T、灵芝酸 U～Z、赤芝酸 A、赤芝酸 B、赤芝酸 C、赤芝酸 D_1、赤芝酸 D_2、赤芝酸 E_1、赤芝酸 E_2、赤芝酸 F，灵赤酸 A～C 以及赤孢子内酯 A、赤孢子内酯 B。多糖类如：灵芝多糖 A～C 等。此外，还含有核苷类、氨基酸类、蛋白质等[2]。

【定性分析】

（1）取灵芝粉末 2g，加乙醇 30mL，加热回流 30min，滤过，滤液蒸干，残渣加甲醇 2mL 使溶解，作为供试品溶液。另取灵芝对照药材 2g，同法制成对照药材溶液。照薄层色谱法试验，吸取上述两种溶液各 4μL，分别点于同一硅胶 G 薄层板上，以石油醚（60～90℃）-甲酸乙酯-甲酸（15:5:1）的上层溶液为展开剂，展开，取出，晾干，置紫外光灯（365nm）下检视。供试品色谱中，在与对照药材色谱相应的位置上，显相同颜色的荧光斑点。

（2）取本品粉末 1g，加水 50mL，加热回流 1h，趁热滤过，滤液置蒸发皿中，用少量水分次洗涤容器，合并洗液并入蒸发皿中，置水浴上蒸干，残渣用水 5mL 溶解，置 50mL 离心管中，缓缓加入乙醇 25mL，不断搅拌，静置 1h，离心（转速为 4000r/min），取沉淀物，用乙醇 10mL 洗涤，离心，取沉淀物，烘干，放冷，加 4mol/L 三氟乙酸溶液 2mL，置 10mL 安瓿瓶或顶空瓶中，封口，混匀，在 120℃水解 3h，放冷，水解液转移至 50mL 烧瓶中，用 2mL 水洗涤容器，洗涤液并入烧瓶中，60℃减压蒸干，用 70%乙醇 2mL 溶解，置离心管中，离心，取上清液作为供试品溶液。另取半乳糖对照品、葡萄糖对照品、甘露糖对照品和木糖对照品适量，精密称定，加 70%乙醇制成每 1mL 各含 0.1mg 的混合溶液，作为对照品溶液。吸取上述两种溶液各 3μL，分别点于同一高效硅胶 G 薄层板上，以正丁醇-丙酮-水（5:1:1）为展开剂，展开，取出，晾干，喷以对氨基苯甲酸溶液（取 4-氨基苯甲酸 0.5g，溶于冰醋酸 9mL 中，加水 10mL 和 85%磷酸溶液 0.5mL，混匀），在 105℃加热为 10min，在紫外光灯（365nm）下检视。供试品色谱中，在与对照品色谱相应的位置上，显相同颜色的荧光斑点。其中最强荧光斑点是葡萄糖，甘露糖和半乳糖荧光斑点强度相近，位于葡萄糖斑点上、下两侧，木糖斑点在甘露糖上，荧光斑点强度最弱。

【含量测定】 灵芝多糖、三萜及甾醇[1]（分光光度法）

1. 灵芝多糖

（1）对照品溶液的制备 取无水葡萄糖对照品适量，精密称定，加水制成每 1mL 含 0.12mg 的溶液，即得。

（2）标准曲线的制备 分别精密量取对照品溶液 0.2mL，0.4mL，0.6mL，0.8mL，

1.0mL，1.2mL，置 10mL 具塞试管中，分别加水至 2.0mL，迅速精密加入硫酸蒽铜溶液（精密称取蒽铜 0.1g，加入硫酸 100mL 使溶解，摇匀）6mL，立即摇匀，放置 15min 后，取出，立即放入冰浴中冷却 15min，取出，以相应的试剂为空白。照紫外-可见分光光度法，在 625nm 的波长处测定吸光度，以吸光度为纵坐标，浓度为横坐标，绘制标准曲线。

（3）供试品溶液的制备　取本品粗粉约 2g，精密称定，置圆底烧瓶中，加水 60mL，静置 1h，加热回流 4h，趁热滤过，用少量热水洗涤滤器和滤渣，将滤渣及滤纸置烧瓶中，加水 60mL，加热回流 3h，趁热滤过，合并滤液，置水浴上蒸干，残渣用水 5mL 溶解，边搅拌边缓慢滴加乙醇 75mL，摇匀，在 4℃放置 12h。离心，弃去上清液，沉淀物用热水溶解并转移至 50mL 量瓶中，放冷，加水至刻度，摇匀，取溶液适量，离心，精密量取上清液 3mL，置 25mL 量瓶中，加水至刻度，摇匀，即得。

（4）测定法　精密量取供试品溶液 2mL，置 10mL 具塞试管中，照标准曲线的制备项下的方法，自"迅速精密加入硫酸蒽铜溶液 6mL"起，依法测定吸光度，从标准曲线上读出供试品溶液中含无水葡萄糖的含量，计算，即得。

本品按干燥品计算，含灵芝多糖以无水葡萄糖（$C_6H_{12}O_6$）计，不得少于 0.90%。

2. 三萜及甾醇

（1）对照品溶液的制备　取齐墩果酸对照品适量，精密称定，加甲醇制成每 1mL 含 0.2mg 的溶液，即得。

（2）标准曲线的制备　精密量取对照品溶液 0.1mL、0.2mL、0.3mL、0.4mL、0.5mL，分别置 15mL 具塞试管中，挥干，放冷，精密加入新配制的香草醛冰醋酸溶液（精密称取香草醛 0.5g，加冰醋酸使溶解成 10mL，即得）0.2mL、高氯酸 0.8mL，摇匀，在 70℃ 水浴中加热 15min，立即置冰浴中冷却 5min，取出，精密加入乙酸乙酯 4mL，摇匀，以相应试剂为空白，照紫外-可见分光光度法，在 546nm 波长处测定吸光度，以吸光度为纵坐标、浓度为横坐标绘制标准曲线。

（3）供试品溶液的制备　取本品粉末约 2g，精密称定，置具塞锥形瓶中，加乙醇 50mL，超声处理（功率 140W，频率 42kHz）45min，滤过，滤液置 100mL 量瓶中，用适量乙醇，分次洗涤滤器和滤渣，洗液并入同一量瓶中，加乙醇至刻度，摇匀，即得。

（4）测定法　精密量取供试品溶液 0.2mL，置 15mL 具塞试管中，照标准曲线制备项下的方法，自"挥干"起，同法操作，测定吸光度，从标准曲线上读出供试品溶液中齐墩果酸的含量，计算，即得。

本品按干燥品计算，含三萜及甾醇以齐墩果酸（$C_{30}H_{48}O_3$）计，不得少于 0.50%。

【现代研究】

席桂同[3]建立一种测定灵芝提取物中尿苷和腺苷含量的高效液相色谱法，测定不同产地灵芝提取物中的尿苷和腺苷的含量。色谱柱：Diamonsil C_{18}（5μm，250mm × 4.6mm）；流动相：乙腈-0.04mol/L KH_2PO_4 = 9:91；流速 1mL/min，检测波长 260nm，柱温 35℃。结果：尿苷和腺苷分别在 0.2～50μg/mL 和 0.1～20μg/mL 范围内，峰面积与浓度的线性关系良好；尿苷和腺苷的平均准确度均在 99.91%～102.12%；该方法特异性强、准确度高、重复性好，可用于测定灵芝提取物中的尿苷和腺苷含量。

江丽青等[4]建立荣保灵芝 1 号子实体及其孢子粉中灵芝酸 A 的含量测定方法。色谱柱：Ultimate™ XB-C18，柱温 25℃，流速 0.800mL/min，检测波长 254nm，流动相为乙腈（B）-0.1%冰醋酸水溶液（A），梯度洗脱。

于青等[5]采用离子色谱法进行测定灵芝孢子粉中多糖的单糖含量。采用沸水浴加热提取灵芝孢子粉中多糖，以 2mol/L 三氟乙酸（TFA）水解多糖。色谱柱为 CarboPac PA10（4mm×250mm，10μm）；淋洗液：2.5mmol/L KOH 溶液；柱温 30℃；流速 1.0mL/min。结果 9 种单糖在一定浓度范围内与色谱峰面积有良好的线性关系，RSD 均小于 3%，测得灵芝孢子粉中多糖主要由葡萄糖、木糖、半乳糖、甘露糖、岩藻糖等单糖组成。

谢丽莎等[6]建立白鹤灵芝药材中伞形花内酯质量分数测定的方法。方法：色谱柱 Xtimate™-C$_{18}$（250mm×4.6mm×5μm）；流动相：V（0.1%磷酸水溶液）：V（乙腈）=75：25；流速为 0.8mL/min；检测波长 318nm；柱温 25℃。

周芬霞等[7]建立灵芝孢子粉中牛磺酸与精氨酸的含量测定方法。色谱柱：Symmetry C$_8$（4.6mm×250mm，5μm），流动相：甲醇：磷酸盐缓冲液（pH 7）：乙腈=8：80：12，流速：1.0mL/min，柱温 35℃，检测波长 360nm。牛磺酸的线性范围为 0.0201~0.503mg/mL（r=0.9999，n=6）；精氨酸的线性范围为 0.0204~0.509mg/mL（r=0.9999，n=6），该方法灵敏度高，重复性好，准确可靠，为全面评价灵芝孢子粉质量提供一个可靠方法。

【参考文献】

[1]　国家药典委员会. 中华人民共和国药典：一部［S］. 北京：中国医药科技出版社，2015：188.

[2]　李萍. 生药学［M］. 北京：中国医药科技出版社，2005：152.

[3]　席桂同. 高效液相色谱法测定灵芝提取物中尿苷和腺苷含量［J］. 世界中医药，2014，9（7）：934-940.

[4]　江丽青，董了瑜，刘婧等. 高效液相色谱法测定荣保灵芝 1 号中灵芝酸 A 的含量［J］. 华西医学，2013，28（3）：407-410.

[5]　于青，尚姝，冯有龙，王玉等. 离子色谱法测定灵芝孢子粉中多糖的含量［J］. 中国药学杂志，2014，49，（4）：344-347.

[6]　谢丽莎，龚志强，黄振园等. 白鹤灵芝中伞形花内酯的 HPLC 法测定［J］. 湖南师范大学自然科学学报，2013，36（6）：52-55.

[7]　周芬霞，黄宏南，张占蓬等. 柱前衍生化-HPLC 法同时测定灵芝孢子粉中牛磺酸与精氨酸的含量［J］. 海峡药学，2013，25（1）：59-60.

（耿培/缪成贵）

连　翘
FORSYTHIAE FRUCTUS

本品为木犀科植物连翘 *Forsythia suspensa*（Thunb.）Vahl 的干燥果实。秋季果实初熟尚带绿色时采收，除去杂质，蒸熟，晒干，习称"青翘"；果实熟透时采收，晒干，除去杂质，习称"老翘"[1]。

【主要成分】 果皮含连翘酚（forsythol）、齐墩果酸、6,7-二甲氧基香豆精、甾醇化合物、白桦脂醇酸（betulinic acid）、连翘苷（phillyrin）、连翘苷元（phillygenin）、松脂素（pinoresinol）、牛蒡子苷（arctiin）、牛蒡子苷元（arctigenin）、黄酮醇苷及皂苷等。连翘酚为抗菌成分。

果实含连翘苷、连翘苷元、连翘酯苷（suspensaside）、毛柳苷（salidroside）、梾木苷（cornoside）、罗汉松脂素（matairesinol）、罗汉松脂酸苷（matairesinoside）、连翘脂素（phillygenol）等。在连翘种子中提得蒎烯、香叶醛等多种挥发性成分。初熟青翘含皂苷约 4.89%，生物碱约 0.2%。

【定性分析】 取本品粉末 1g，加石油醚（30~60℃）20mL，密塞，超声处理 20min，滤过，滤液蒸干，残渣加甲醇 5mL 使溶解，作为供试品溶液。另取连翘对照药材 1g，同法制成对照药材溶液。再取连翘对照品，加甲醇制成每 1mL 含 0.25mg 的溶液，作为对照品溶液。吸取上述三种溶液各 3μL，分别点于同一硅胶 G 薄层板上，以三氯甲烷-甲醇（8：1）为展开剂，展开，取出，晾干，喷以 10%硫酸乙醇溶液，在 105℃加热至斑显色清晰。供试品色谱中，在与对照药材色谱和对照品色谱相应的位置上，显相同颜色的荧光斑点。

【含量测定】 连翘苷、连翘酯苷 A[2]（高效液相色谱法）

1. 连翘苷

（1）色谱条件与系统适用性试验　以十八烷基硅烷键合硅胶为填充剂；以乙腈-水（25∶75）为流动相；检测波长为 277nm。理论板数按连翘苷峰计算应不低于 3000。

（2）对照品溶液的制备　精密称取连翘苷对照品适量，加甲醇制成每 1mL 含 0.2mg 的溶液，即得。

（3）供试品溶液的制备　取本品粉末（过五号筛）约 1g，精密称定，置具塞锥形瓶中，精密加入甲醇 15mL，称定重量，浸渍过夜，超声处理（功率 250W，频率 40kHz）25min，放冷，再称定重量，用甲醇补足减失的重量，摇匀，滤过，精密量取续滤液 5mL，蒸至近干，加中性氧化铝 0.5g 拌匀，加置中性氧化铝柱（100～120 目，1g，内径 1～1.5cm）上，用 70% 乙醇 80mL 洗脱，收集洗脱液，浓缩至干，残渣用 50% 甲醇溶解，转移至 5mL 量瓶中，并稀释至刻度，摇匀，滤过，取续滤液，即得。

（4）测定法　分别精密吸取对照品溶液与供试品溶液各 10μL，注入液相色谱仪，测定，即得。

本品按干燥品计算，含连翘苷（$C_{27}H_{34}O_{11}$）不得少于 0.15%。

2. 连翘酯苷 A

（1）色谱条件与系统适用性试验　以十八烷基硅烷键合硅胶为填充剂；以乙腈-水（15∶85）为流动相；检测波长为 330nm。理论板数按连翘酯苷 A 峰计算应不低于 5000。

（2）对照品溶液的制备　精密称取连翘酯苷 A 对照品适量，加甲醇制成每 1mL 含 0.1mg 的溶液，即得（临用配制）。

（3）供试品溶液的制备　取本品粉末（过五号筛）约 0.5g，精密称定，置具塞锥形瓶中，精密加入 70% 甲醇 15mL，密塞，称定重量，超声处理（功率 250W，频率 40kHz）30min，放冷，再称定重量，用 70% 甲醇补足减失的重量，摇匀，滤过，取续滤液，即得。

（4）测定法　分别精密吸取对照品溶液与供试品溶液各 10μL，注入液相色谱仪，测定，即得。

本品按干燥品计算，含连翘酯苷 A（$C_{29}H_{36}O_{15}$）不得少于 0.25%。

【现代研究】

曾建勋等[3]采用 HPLC-TOF-MS 联用技术，对连翘水煎液中的有效成分进行初步分析。方法：采用 Agilent ZORBAX SB-C_{18}色谱柱，以乙腈和水为流动相进行梯度洗脱，流速为 0.4mL/min，ESI-TOF-MS 采用负离子模式。共分离检测到 18 个成分，其中 9 个成分通过飞行时间质谱进行了结构鉴定。

邹琼宇等[4]利用多种色谱方法分离连翘果实的化学成分，并通过 ESI-MS/MS 及 1D-和 2D-NMR 等波谱方法鉴定出 24 种化合物，结构类型分别属于黄酮、木脂素、三萜、环己乙醇衍生物和神经酰胺。

罗彬等[5]用正相硅胶柱色谱、葡聚糖凝胶 Sephadex LH-20、高效液相等手段对连翘提取物进行分离纯化，通过^{1}H-NMR、^{13}C-NMR、MS 等波谱技术鉴定其结构。共分离并鉴定了 12 个化合物，其中罗汉松脂素、松脂素单甲醚、连翘酯苷 G、异槲皮素、紫云英苷为首次从该种植物中分离得到。

【参考文献】

[1] 康廷国. 中药鉴定学 [M]. 北京，中国中医药出版社，2003，367-368.

[2] 国家药典委员会. 中华人民共和国药典：一部 [S]. 北京：中国医药科技出版社，2015：170-171.

[3] 曾建勋，马奕斌，李瑞明等. 高效液相色谱飞行时间质谱分析连翘水煎液的有效成分 [J]. 中药材，2013，36（4）：581-583.

[4] 邹琼宇，邓文龙，蒋舜媛等. 连翘果实中的化学成分研究 [J]. 中国中药杂志，2012，37（1）：57-60.

[5] 罗彬，张进忠. 连翘提取物化学成分研究 [J]. 中国实验方剂学杂志，2013，19（3）：143-146.

（刘汉珍/周丽丽）

沙 棘
HIPPOPHA FRUCTUS

本品系蒙古族、藏族习用药材。为胡颓子科植物沙棘 *Hippophae rhamnoides* L. 的干燥成熟果实。主产于西南、华北、西北地区。野生或栽培。秋、冬二季果实成熟或冻硬后采收，除去杂质，干燥或蒸后干燥。其味甘、酸，性温。具有止咳祛痰，消食化滞，活血散瘀功能[1]。

【主要成分】 主要含有维生素类（VC、VA、VE、VB$_1$、VB$_2$、VB$_{12}$、VK）及叶酸；黄酮类及萜类；蛋白质及多种氨基酸；脂肪及脂肪酸；糖类；此外，尚含生物碱、香豆素及酸性物质，并富含矿物质和微量元素。

【定性分析】 取【含量测定】"异鼠李素"项下的供试品溶液 30mL，浓缩至约 5mL，加水 25mL，用乙酸乙酯提取 2 次，每次 20mL，合并乙酸乙酯液，蒸干，残渣加甲醇 1mL 使溶解，作为供试品溶液。另取异鼠李素对照品、槲皮素对照品，加甲醇制成每 1mL 各含 1mg 的混合溶液，作为对照品溶液。吸取上述两种溶液各 2μL，分别点于同一含 3％醋酸钠溶液制备的硅胶 G 薄层板上，以甲苯-乙酸乙酯-甲酸（5∶2∶1）为展开剂，展开，取出，晾干，喷以三氯化铝试液，置紫外光灯（365nm）下检视。供试品色谱中，在与对照品色谱相应的位置上，显相同颜色的荧光斑点。

【含量测定】 总黄酮、异鼠李素[1]

1. 总黄酮（紫外-可见分光光度法）

（1）对照品溶液的制备 精密称取在 120℃干燥至恒重的芦丁对照品 20mg，置 50mL 量瓶中，加 60％乙醇适量，置水浴上微热使溶解，放冷，加 60％乙醇至刻度，摇匀。精密量取 25mL，置 50mL 量瓶中，加水稀释至刻度，摇匀，即得（每 1mL 中含无水芦丁 0.2mg）。

（2）标准曲线的制备 精密量取对照品溶液 1mL、2mL、3mL、4mL、5mL 与 6mL，分别置 25mL 量瓶中，各加 30％乙醇至 6.0mL，加 5％亚硝酸钠溶液 1mL，混匀，放置 6min，再加 10％硝酸铝溶液 1mL，摇匀，放置 6min。加氢氧化钠试液 10mL，再加 30％乙醇至刻度，摇匀，放置 15min，以相应试剂为空白，在 500nm 的波长处测定吸光度，以吸光度为纵坐标，浓度为横坐标，绘制标准曲线。

（3）测定法 取本品粗粉约 2g，精密称定，加 60％乙醇 30mL，加热回流 2h，放冷，滤过，残渣再分别加 60％乙醇 25mL 加热回流 2 次，每次 1h，滤过，合并滤液，置 100mL 量瓶中，残渣用 60％乙醇洗涤，置同一量瓶中，用 60％乙醇稀释至刻度，摇匀。精密量取 25mL，置 50mL 量瓶中，加水至刻度，摇匀，作为供试品溶液。精密量取供试品溶液 3mL，置 25mL 量瓶中，加 30％乙醇至 6.0mL，照"标准曲线制备"项下的方法，自"加亚硝酸钠溶液 1mL"起，依法测定吸光度，同时取供试品溶液 3mL，除不加氢氧化钠试液外，其余同上操作，作为空白。从标准曲线上读出供试品溶液中含无水芦丁的重量（mg），计算，即得。

本品按干燥品计算，含总黄酮以无水芦丁（C$_{27}$H$_{30}$O$_{16}$）计，不得少于 1.5％。

2. 异鼠李素（高效液相色谱法）

（1）色谱条件与系统适用性试验 以十八烷基硅烷键合硅胶为填充剂，以甲醇-0.4％磷酸溶液（58∶42）为流动相，检测波长为 370nm。理论板数按异鼠李素峰计算应不低于 3000。

（2）对照品溶液的制备   精密称取异鼠李素对照品适量，加甲醇制成每 1mL 含 $10\mu g$ 的溶液，即得。

（3）供试品溶液的制备   取本品粉末（过三号筛）0.5g，精密称定，置具塞锥形瓶中，精密加入乙醇 50mL，称定重量，加热回流 1h，放冷，再称定重量，用乙醇补足减失的重量，摇匀，滤过。精密量取续滤液 25mL，置具塞锥形瓶中，加盐酸 3.5mL，在 75℃ 水浴中加热水解 1h，立即冷却，转移至 50mL 量瓶中，用适量乙醇洗涤容器，洗液并入同一量瓶中，加乙醇至刻度，摇匀，滤过，取续滤液，即得。

（4）测定法   分别精密吸取对照品溶液与供试品溶液各 $10\mu L$，注入液相色谱仪，测定，即得。

本品按干燥品计算，含异鼠李素（$C_{16}H_{12}O_7$）不得少于 0.10%。

【现代研究】

樊鑫梅等[2]采用高效液相色谱法同时测定沙棘果中槲皮素、山柰酚和异鼠李素的含量。Kromasil C_{18}（250mm×4.6mm，$5\mu m$）色谱柱，流动相为乙腈-0.6%磷酸水溶液，线性梯度洗脱（乙腈 0～15min，33%→32%；15～30min，32%→31%），流速 1.0mL/min，柱温 30℃，检测波长 370nm。结果：槲皮素、山柰酚和异鼠李素的质量浓度分别在 1.68～26.88μg/mL，1.52～24.32μg/mL 和 1.76～28.16μg/mL 范围内线性关系良好。

刘娟等[3]建立沙棘中槲皮素、异鼠李素含量测定方法，以甲醇-0.4%磷酸（58：42）为流动相，370nm 为检测波长，对甲醇提取酸水解后的样品进行含量测定。结果：沙棘茎、叶、果实中槲皮素的含量分别为 0.276mg/g、2.11mg/g、0.574mg/g，异鼠李素的含量为 0.463mg/g、1.60mg/g、0.729mg/g。

滕晓萍等[4]建立 HPLC 法测定沙棘中齐墩果酸和熊果酸含量。色谱柱：岛津 ODS 柱（4.6mm×250mm，$5\mu m$），流动相：甲醇-0.2%磷酸溶液（87：13），检测波长 210nm，柱温 30℃，流速 1.0mL/min。齐墩果酸 0.7～2.1μg、熊果酸 0.75～2.25μg 范围内，峰面积与进样量之间线性关系良好。

祁生贵等[5]采用 RP-HPLC 法测定沙棘枝条中黄酮苷含量。采用 Waters ODS C_{18} 柱（250mm×4.6mm，$5\mu m$）；流动相：甲醇 0.4%磷酸溶液（60：40）检测波长 360nm；流速 1.0mL/min；柱温 27℃；以槲皮素、山柰酚、异鼠李素为对照。西藏沙棘和中国沙棘枝条中，黄酮苷含量分别为 0.151% 和 0.134%。

【参考文献】

[1] 国家药典委员会.中华人民共和国药典：一部［S］.北京：中国医药科技出版社，2015：184.

[2] 樊鑫梅，申雪丽，闫丽丽等.高效液相色谱法同时测定沙棘果中槲皮素、山柰酚和异鼠李素的含量［J］.中国医院药学杂志，2012，32（17）：1343-1346.

[3] 刘娟，杨艳丽.HPLC 法测定沙棘不同部位槲皮素和异鼠李素的含量［J］.辽宁中医药大学学报，2010，12（6）：16-17.

[4] 滕晓萍，王宏昊，花圣卓等.HPLC 法测定沙棘叶、果实、枝条中齐墩果酸和熊果酸的含量［J］.国际沙棘研究与开发，2013，11（4）：1-4.

[5] 祁生贵，李莉.RP-HPLC 法测定中国沙棘和西藏沙棘枝条中黄酮苷含量［J］.青海大学学报，2011，29（2）：58-61.

（时维静）

炉 甘 石
CALAMINA

本品为碳酸盐类矿物方解石族菱锌矿的矿石。主产于广西、湖南、四川、云南等地。全年可采挖，采挖后，除去泥土杂石，洗净，晒干。有火煅、醋淬及火煅后用"三黄汤"（黄连、黄柏、大黄）淬等制法。水飞用。其味甘，性平。具有解毒明目退翳，收湿止痒敛疮的功能[1]。

【主要成分】 主要成分为碳酸锌（$ZnCO_3$），并含少量铁、钴、锰等碳酸盐及微量镉、铟等离子。煅烧后碳酸锌分解成氧化锌，为治疗目疾的有效成分。

【定性分析】

（1）取本品粗粉 1g，加稀盐酸 10mL，即泡沸，发生二氧化碳气，将此气体导入氢氧化钙试液中，即生成白色沉淀（检查碳酸盐）。

（2）取本品粗粉 1g，加稀盐酸 10mL 使溶解，滤过，滤液加亚铁氰化钾试液，即生成白色沉淀，或杂有微量的蓝色沉淀（检查锌盐）。

【含量测定】 氧化锌[1]（滴定分析法）

取本品粉末约 0.1g，在 105℃干燥 1h，精密称定，置锥形瓶中，加稀盐酸 10mL，振摇使锌盐溶解，加浓氨试液与氨-氯化铵缓冲液（pH10.0）各 10mL，摇匀，加磷酸氢二钠试液 10mL，振摇，滤过。锥形瓶与残渣用氨-氯化铵缓冲液（pH10.0）1 份与水 4 份的混合液洗涤 3 次，每次 10mL，合并洗液与滤液，加 30%三乙醇胺溶液 15mL 与铬黑 T 指示剂少量，用乙二胺四乙酸二钠滴定液（0.05mol/L）滴定至溶液由紫红色变为纯蓝色。每 1mL 乙二胺四乙酸二钠滴定液（0.05mol/L）相当于 4.069mg 的氧化锌（ZnO）。

本品按干燥品计算，含氧化锌（ZnO）不得少于 40.0%。

【现代研究】

李丽敏等[2]采用电感耦合等离子原子发射光谱（ICP-OES）分析测定炉甘石中主成分元素。方法为：先微波消解样品后，采用 ICP-OES 法测定锌元素，测定结果与火焰原子吸收光谱一致。

杨连菊等[3]利用偏光显微镜与电子探针对矿物药炉甘石的显微形貌和微区成分进行定性、定量分析，采用等离子质谱法测定炉甘石中 42 种元素，采用药典法测定主成分-氧化锌的含量。结果发现：经微区分析显示炉甘石样品质地疏松，其主要矿物组成为水锌矿，其他尚有菱锌矿、白云石、氧化锌、方解石等，即由多种矿物颗粒散在共生。市售炉甘石伪品较多，天然炉甘石中的铅含量较高，故建立炉甘石药材的快速鉴别方法和有害元素控制限量标准等问题亟待解决。

张杰红等[4]研究了炮制对炉甘石的主要物相、化学成分、热稳定性的影响。方法：通过 X 射线衍射（XRD）分析炉甘石的物相，运用红外分光光度法（IR）和滴定法分析炉甘石的化学成分，运用差热分析研究炉甘石的热稳定性。结果：炉甘石经炮制后主要物相发生变化，即从单斜晶系转化成六方晶系，碳酸根的伸缩振动及弯曲振动明显减弱；主要成分氧化锌的质量分数发生变化，从 63.36%增高到 82.95%；差热分析表明样品升温至约 250℃时放热，当温度升温至约 315℃时热量不再变化，可以规范炉甘石的明煅炮制温度。

杨连菊等[5]用锌试剂显色，应用紫外-可见分光光度法测定炉甘石中氧化锌的含量。

【参考文献】

[1] 国家药典委员会. 中华人民共和国药典：一部 [S]. 北京：中国医药科技出版社，2015：227.

[2] 李丽敏，王欣美，季申等. 电感耦合等离子原子发射光谱法测定珍珠粉、玄明粉和炉甘石主成分元素 [J]. 中国实验方剂学杂志，2013，19（21）：105-108.

[3] 杨连菊，张志杰，李娆娆等. 中药炉甘石的成分分析 [J]. 中国中药杂志，2012，37（3）：331-334.

[4] 张杰红，施学骄，韦正等. 炉甘石炮制前后成分分析及热稳定性 [J]. 中国实验方剂学杂志，2011，17（24）：16-18.

[5] 杨连菊，冯学锋，徐子芳等. 炉甘石药材及饮片中氧化锌紫外-可见测定方法研究 [J]. 中国实验方剂学杂志，2011，17（22）：89-91.

（方艳夕）

虎 杖

POLYGONI CUSPIDATI RHIZOMA ET RADIX

本品为蓼科植物虎杖 *Polygonum cuspidatum* Sieb. et Zucc. 的干燥根茎和根。主产

江苏、浙江、安徽、广东等省。春、秋二季采挖，除去须根，洗净，趁新鲜切短段或厚片，晒干。生用或鲜用。其性微寒，味微苦。具有祛风利湿，散瘀定痛，止咳化痰的功能[1]。

【主要成分】 含蒽醌类衍生物，主要有大黄素、大黄素甲醚及其苷等；含芪类化合物，如白藜芦醇（芪三酚）、虎杖苷（芪三酚苷）等；尚含黄酮类、多糖、鞣质等成分。

【定性分析】 取本品粉末 0.1g，加甲醇 10mL，超声处理 15min，滤过，滤液蒸干，残渣加 2.5mol/L 硫酸溶液 5mL，水浴加热 30min，放冷，用三氯甲烷提取 2 次，每次 5mL，合并三氯甲烷液，蒸干，残渣加三氯甲烷 1mL 使溶解，作为供试品溶液。另取虎杖对照药材 0.1g，同法制成对照药材溶液。再取大黄素对照品、大黄素甲醚对照品，加甲醇制成每 1mL 各含 1mg 的溶液，作为对照品溶液。吸取上述供试品溶液和对照药材溶液各 4μL、对照品溶液各 1μL，分别点于同一硅胶 G 薄层板上，以石油醚（30～60℃）-甲酸乙酯-甲酸（15：5：1）的上层溶液为展开剂，展开，取出，晾干，置紫外光灯（365nm）下检视。供试品色谱中，在与对照药材色谱和对照品色谱相应的位置上，显相同颜色的荧光斑点；置氨蒸气中熏后，斑点变为红色。

【含量测定】 大黄素、虎杖苷[1]（高效液相色谱法）

1. 大黄素

（1）色谱条件与系统适用性试验 以十八烷基硅烷键合硅胶为填充剂；以甲醇-0.1%磷酸溶液（80：20）为流动相；检测波长为 254nm。理论板数按大黄素峰计算应不低于 3000。

（2）对照品溶液的制备 精密称取以五氧化二磷为干燥剂减压干燥 24h 的大黄素对照品适量，加甲醇制成每 1mL 中含 48μg 的溶液，即得。

（3）供试品溶液的制备 取本品粉末（过三号筛）约 0.1g，精密称定，精密加入三氯甲烷 25mL 和 2.5mol/L 硫酸溶液 20mL，称定重量，置 80℃水浴中加热回流 2h，冷却至室温，再称定重量，用三氯甲烷补足减失的重量，摇匀，分取三氯甲烷液，精密量取 10mL，蒸干，残渣加甲醇使溶解，转移至 10mL 量瓶中，加甲醇稀释至刻度，摇匀，即得。

（4）测定法 分别精密吸取对照品溶液与供试品溶液各 5μL，注入液相色谱仪，测定，即得。

本品按干燥品计，含大黄素（$C_{15}H_{10}O_5$）不得少于 0.60%。

2. 虎杖苷

（1）色谱条件与系统适用性试验 以十八烷基硅烷键合硅胶为填充剂；以乙腈-水（23：77）为流动相；检测波长为 306nm。理论板数按虎杖苷峰计算应不低于 3000。

（2）对照品溶液的制备 精密称取以五氧化二磷为干燥剂减压干燥 24h 的虎杖苷对照品适量，加稀乙醇制成每 1mL 中含 15μg 的溶液，即得。

（3）供试品溶液的制备 取本品粉末（过三号筛）约 0.1g，精密称定，精密加入稀乙醇 25mL，称定重量，加热回流 30min，冷却至室温，再称定重量，用稀乙醇补足减失的重量，摇匀，取上清液，即得。

（4）测定法 分别精密吸取对照品溶液与供试品溶液各 10μL，注入液相色谱仪，测定，即得。

本品按干燥品计，含虎杖苷（$C_{20}H_{22}O_8$）不得少于 0.15%。

【现代研究】

张蕾等[2]采用 HPLC 法测定了虎杖中大黄素、虎杖苷和白藜芦醇的含量。Diamonsil C_{18}（200mm×4.6mm，5μm）色谱柱，以乙腈-0.1%磷酸水溶液为流动相，流速 1.0mL/min，梯度洗脱，检测波长 306nm。

李英等[3]建立超临界流体萃取（SFE）-HPLC 法分离测定虎杖中大黄素、大黄素甲醚及大黄酸。经单因素试验考察确定萃取条件为：温度 50℃，萃取压力 40MPa，改性剂量 0.4mL，静态萃取时间为 5min 及动态萃取体积为 5mL。HPLC 检测条件为：C_{18} 色谱柱，甲醇-水 [75∶25（磷酸调节 pH 3.0）] 为流动相，流速 1.0mL/min，检测波长 254nm。

于澎等[4]采用高效液相色谱-电喷雾质谱（HPLC-ESI-MS）并结合紫外光谱和核磁共振分析测定虎杖中的化学成分。方法为：Agilent C_{18}（250mm×4.6mm，5μm）色谱柱，0.2%的乙酸溶液-乙腈为流动相，梯度洗脱，检测波长为 254nm，流速 0.8mL/min；使用 Thermo-LCQ-FLEET 多级离子阱质谱仪进行检测。结果检测出虎杖中多个化学成分：6-OH-大黄素（6-OH-emodin）、大黄酚（chrysophanol）、大黄素（emodin）、芦丁（rutin）、金丝桃苷（hyperoside）、异槲皮素（isoquercetin）、槲皮素（quercetin）、紫云英苷（astragalin）、三叶豆苷（trifolin）、何首乌乙素（polygonimitin B）、大黄素-8-葡萄糖苷（emodin-8-glucoside）、芒果苷（mangiferin）、新芒果苷（neomangiferin）、山柰酚（kaempferol）、芹菜素（apigenin）和 I3-II8 双芹菜苷元（I3-II8-biapigenin）等。

汤洪波等[5]采用水蒸气蒸馏提取法（DSE）和纤维素酶提取法（CE）检测并比较虎杖中挥发油，并利用气相色谱-质谱联用技术进行化学成分分析。结果分别鉴定出 18 种和 15 种化学成分，用峰面积归一法并进行数据处理得出挥发油中各化学成分的百分含量，未处理及酶处理后所得成分分别占挥发油总成分的 76.61% 和 51.24%，共同组分中 3-甲基-二苯并噻吩的含量最多。

张煜等[6]以微乳液为展开剂，聚酰胺薄膜为固定相，同时分离鉴别虎杖中虎杖苷顺反异构体、白藜芦醇，并考察微乳液对分离度的影响。方法：展开剂 SDS-正丁醇-正庚烷-水微乳液，甲酸、甲醇为有机改性剂。结果得出适宜的展开剂为微乳液-甲酸-甲醇（1.0∶2.0∶1.0），与硅胶薄层比较，分离效果明显提高，其中微乳液含水量 80%、含 SDS 4%。

【参考文献】

[1] 国家药典委员会. 中华人民共和国药典：一部 [S]. 北京：中国医药科技出版社，2015：208.
[2] 张蕾，郭晏华，黄婷等. 虎杖生品及不同炮制品中虎杖苷、白藜芦醇和大黄素含量 [J]. 辽宁中医药大学学报，2013，15（11）：56-59.
[3] 李英，黄清松，罗建明等. 超临界流体萃取-HPLC 法测定虎杖中大黄酸、大黄素及大黄素甲醚的含量 [J]. 中药材，2013，36（5）：764-766.
[4] 于澎，张虹. HPLC-ESI-MS 法同时测定虎杖提取物中的 17 种成分 [J]. 沈阳药科大学学报，2011，28（12）：938-943.
[5] 汤洪波，周健. 虎杖中挥发性成分的酶提取及 GC-MS 分析 [J]. 四川中医，2010，28（12）：58-60.
[6] 张煜，于树宏，李倩等. 微乳薄层色谱法鉴别虎杖中白藜芦醇和虎杖苷的顺、反异构体 [J]. 中成药，2010，32（4）：632-636.

（方艳夕）

金 银 花
LONICERAE JAPONICAE FLOS

本品为忍冬科植物忍冬 *Lonicera japonica* Thunb. 的干燥花蕾或带初开的花[1]，又名忍冬花。全国大部分地区有分布。主产于河南、山东。夏初花开放前采收，干燥。其味甘，性寒。具有清热解毒、疏散风热的功能。

【主要成分】 主要含有有机酸类、黄酮类、环烯醚萜苷类、三萜皂苷类、挥发油类[2]。

【定性分析】 取本品粉末 0.2g，加甲醇 5mL，放置 12h，滤过，滤液作为供试品溶液。另取绿原酸对照品，加甲醇制成每 1mL 含 1mg 的溶液，作为对照品溶液。分别吸取供试品溶液 10～20μL、对照品溶液 10μL，分别点于同一以羧甲基纤维素钠为黏合剂的硅胶 H 薄层板上，以乙酸丁酯-甲酸-水（7∶2.5∶2.5）的上层溶液为展开剂，展开，取出，晾干，置紫外光灯（365nm）下检视。供试品色谱中，在与对照品色谱相应的位置上，显相同颜色的荧光斑点。

【含量测定】 绿原酸、木犀草苷[1] （高效液相色谱法）

1. 绿原酸

（1）色谱条件与系统适用性试验　以十八烷基硅烷键合硅胶为填充剂；以乙腈-0.4％磷酸溶液（13：87）为流动相；检测波长为327nm。理论板数按绿原酸峰计算不低于1000。

（2）对照品溶液的制备　精密称取绿原酸对照品适量，置棕色量瓶中，加50％甲醇制成每1mL含40μg的溶液，即得（10℃以下保存）。

（3）供试品溶液的制备　取本品粉末（过四号筛）约0.5g，精密称定，置具塞锥形瓶中，精密加入50％甲醇50mL，称定重量，超声处理（功率250W，频率35kHz）30min，放冷，再称定重量，用50％甲醇补足减失的重量，摇匀，滤过，精密量取续滤液5mL，置25mL棕色量瓶中，加50％甲醇至刻度，摇匀，即得。

（4）测定法　分别精密吸取对照品溶液与供试品溶液各5～10μL，注入液相色谱仪，测定，即得。

本品按干燥品计算，含绿原酸（$C_{16}H_{18}O_9$）不得少于1.5％。

2. 木犀草苷

（1）色谱条件与系统适用性试验　用苯基硅烷键合硅胶为填充剂；以乙腈为流动相A，以0.5％冰醋酸溶液为流动相B，按下表中的规定进行梯度洗脱；检测波长为350nm。理论板数按木犀草苷峰计算应不低于20000。

时间/min	流动相A/％	流动相B/％
0～15	10→20	90→80
15～30	20	80
30～40	20→30	80→70

（2）对照品溶液的制备　精密称取木犀草苷对照品适量，加70％乙醇制成每1mL含40μg的溶液，即得。

（3）供试品溶液的制备　取本品细粉（过四号筛）约2g，精密称定，置具塞锥形瓶中，精密加入70％乙醇50mL，称定重量，超声处理（功率250W，频率35kHz）1h，放冷，再称定重量，用70％乙醇补足减失的重量，摇匀，滤过，精密量取续滤液10mL，回收溶剂至干，残渣用70％乙醇溶解，转移至5mL量瓶中，加70％乙醇至刻度，即得。

（4）测定法　分别精密吸取对照品溶液与供试品溶液各10μL，注入液相色谱仪，测定，即得。

本品按干燥品计算，含木犀草苷（$C_{21}H_{20}O_{11}$）不得少于0.050％。

【现代研究】

刘晓等[3]等采用电感耦合等离子体发射光谱（ICP-AES）法测定硫磺熏蒸前后金银花中金属元素及微量元素。结果中药金银花中Al、Fe、Mn、Zn、Cu等元素含有量丰富，硫磺熏蒸后金银花中S、Al元素的含量有显著升高。

王海燕等[4]采用毛细管电泳法测定金银花中芦丁、绿原酸、槲皮素和咖啡酸含量。方法：未涂层弹性石英毛细管柱（50.0cm×75μm，有效长度40cm），pH 9.5的20mmol/L硼砂溶液为缓冲液，分离电压20kV，柱温25℃，检测波长220nm，阳极压力进样0.5psi×3s。

王玥等[5]以绿原酸、木犀草苷为含量测定指标，优选闪式提取金银花中有效成分。结果：单以绿原酸为指标时，最佳提取工艺为15倍量40％乙醇闪式提取1.5min；单独以木犀草苷或综合考虑绿原酸和木犀草苷2个指标时，最佳提取工艺为15倍量60％乙醇闪式提取1min。该方法为金银花的快速提取及质量控制提供新思路。

周萍等[6]优化金银花饮片指纹图谱条件，建立了金银花高效液相色谱指纹图谱，为金银花的质量鉴定提供依据。测定条件：选用 Kromasil KR100-5C$_{18}$（4.6mm×250mm，5μm）色谱柱，流动相为乙腈-0.4%磷酸水，梯度洗脱，流速为 1.0mL/min，检测波长为 330nm，柱温为 30℃。

李向阳等[7]采用反相高效液相色谱法测定不同产地金银花中木犀草苷、绿原酸、隐绿原酸、新绿原酸和异绿原酸 A、异绿原酸 B、异绿原酸 C。方法：Phenomenex ODS C$_{18}$色谱柱（4.6mm×250mm，5μm），以乙腈（A）-0.4%磷酸（B）为流动相，梯度洗脱（0～10min，5%→9% A；10～30min，9% A；30～60min，9%→30% A；60～80min，30% A），体积流量 1.0mL/min，最大吸收波长下检测（木犀草苷在350nm，隐绿原酸、绿原酸和新绿原酸在 327nm，异绿原酸 A、B、C 在 330nm）。

赵金娟等[8]采用 HPLC 测定不同品种金银花及叶中木犀草苷含量。结论：不同品种金银花中木犀草苷含量在 0.08%～0.22%，且叶中木犀草苷含量高于花中木犀草苷含量。

【参考文献】

[1] 国家药典委员会. 中华人民共和国药典：一部 [S]. 北京：中国医药科技出版社，2015：221.

[2] 李萍. 生药学 [M]. 北京：中国医药科技出版社，2005：376.

[3] 刘晓，马晓青，蔡皓等. ICP-AES 法检测硫磺熏蒸前后金银花中金属元素及微量元素 [J]. 中成药，2012，34（2）：293-296.

[4] 王海燕，李玉琴，郑晓园. 毛细管电泳法测定金银花中芦丁、绿原酸、槲皮素和咖啡酸的含量 [J]. 西北药学杂志，2012，27（6）：521-523.

[5] 王玥，杜守颖，吴清等. 金银花闪式提取工艺优选 [J]. 中国实验方剂学杂志，2012，18（15）：18-21.

[6] 周萍，胡俊扬，毛春芹. 金银花高效液相指纹图谱条件优化与建立 [J]. 时珍国医国药，2013，24（1）：97-99.

[7] 李向阳，屠万倩. RP-HPLC 法同时测定不同产地金银花中木犀草苷和 6 种有机酸 [J]. 中成药，2014，36（2）：353-358.

[8] 赵金娟，管仁伟，路俊仙等. HPLC 测定不同品种金银花及叶中木犀草苷含量 [J]. 中国实验方剂学杂志，2014，20（6）：103-106.

（秦梅颂）

金 钱 草
LYSIMACHIAE HERBA

本品为报春花科植物过路黄 *Lysimachia christinae* Hance 的干燥全草。夏、秋二季采收，除去杂质，晒干。其味苦，酸，性微寒。具有利湿退黄，利尿通淋，解毒消肿的功能[1]。

【化学成分】 本品主要含有酚性成分和甾醇、黄酮类、氨基酸、鞣质、挥发油、胆碱、钾盐等[2]。

【定性分析】 取本品粉末 1g，加 80%甲醇 50mL，加热回流 1h，放冷，滤过，滤液蒸干，残渣加水 10mL 使溶解，用乙醚振摇提取 2 次，每次 10mL，弃去乙醚液，水液加稀盐酸 10mL，置水浴中加热 1h，取出，迅速冷却，用乙酸乙酯振摇提取 2 次，每次 20mL，合并乙酸乙酯液，用水 30mL 洗涤，弃去水洗液，乙酸乙酯液蒸干，残渣加甲醇 1mL 使溶解，作为供试品溶液。另取槲皮素对照品、山奈素对照品，加甲醇制成每 1mL 各含 0.5mg 的溶液，作为对照品溶液。吸取上述供试品溶液 5μL、对照品溶液各 2μL，分别点于同一硅胶 G 薄层板上，以甲苯-甲酸乙酯-甲酸（10:8:1）为展开剂，展开，取出，晾干，喷以 3%三氯化铝乙醇溶液，在 105℃加热数分钟，置紫外光灯（365nm）下检视。供试品色谱中，在与对照品色谱相应的位置上，显相同颜色的荧光斑点。

【含量测定】 槲皮素、山奈素[1]（高效液相色谱法）

（1）色谱条件与系统适用性试验 以十八烷基硅烷键合硅胶为填充剂；以甲醇-0.4%磷酸溶液（50:50）为流动相；检测波长为 360nm。理论板数按槲皮素峰计算应不低于 2500。

（2）对照品溶液的制备　精密称取槲皮素对照品及山奈素对照品适量，加80％甲醇制成每1mL各含槲皮素4μg、山奈素20μg的溶液，即得。

（3）供试品溶液的制备　取本品粉末（过三号筛）约1.5g，精密称定，置具塞锥形瓶中，精密加入80％甲醇50mL，密塞，称定重量，加热回流1h，放冷，再称定重量，用80％甲醇补足减失的重量，摇匀，滤过。精密量取续滤液25mL，精密加入盐酸5mL，置90℃水浴中加热水解1h，取出，迅速冷却，转移至50mL量瓶中，用80％甲醇稀释至刻度，摇匀，滤过，取续滤液，即得。

（4）测定法　分别精密吸取对照品溶液与供试品溶液各10μL，注入液相色谱仪，测定，即得。

本品按干燥品计算，含槲皮素（$C_{15}H_{10}O_7$）和山奈素（$C_{15}H_{10}O_6$）的总量不得少于0.10％。

【现代研究】

郭琳琳等[3]采用RP-HPLC分析，建立了金钱草的指纹图谱。方法：用水煎-正丁醇萃取-甲醇溶解制备样品溶液，色谱条件为Phenomenex C_{18}色谱柱（4.6mm×150mm，5μm），以含0.5％冰醋酸的乙腈（A）-0.5％冰醋酸水（B）梯度洗脱，流速1.0mL/min，柱温30℃，检测波长255nm。

张雯丽等[4]采用RP-HPLC法测定金钱草和广金钱草中绿原酸、槲皮素和山奈酚含量。方法：色谱柱为Dikma Diamonsil™ C_{18}柱（250mm×4.6mm，5μm）；流动相为甲醇-4mL/L甲酸，梯度洗脱；流速为1.0mL/min；检测波长360nm。

廖明东等[5]采用HPLC法测定金钱草药材中槲皮素、槲皮素-3-甲醚及山奈酚三个活性成分。采用Eclipse XDB-C_{18}色谱柱（150mm×4.6mm，5μm），流动相为甲醇-水，等度洗脱（0～36min，46％甲醇-1‰磷酸水），流速为0.8mL/min，检测波长为370nm，柱温为30℃。结果表明方法稳定，重复性好，操作简单，可用于金钱草药材的质量控制。

刘秀芬等[6]采用RP-HPLC法同时测定金钱草中槲皮素、山奈酚和异鼠李素含量，色谱条件为Agilent ZORBAX Eclipse XDB-C_{18}色谱柱（4.6mm×150mm，5μm），流动相为甲醇-水，等度洗脱（0～30min，48％甲醇），流速为0.8mL/min，检测波长为370nm，柱温为30℃的方法进行检测。

【参考文献】

[1] 国家药典委员会. 中华人民共和国药典：一部 [S]. 北京：中国医药科技出版社，2015：219-220.

[2] 高学敏. 中药学 [M]. 北京：中国中医药出版社，2002：267.

[3] 郭林林，赵德，邓君. 金钱草药材的HPLC指纹图谱研究 [J]. 2012，35（3）：382-385.

[4] 张雯丽，孙冬晓，董立华. RP-HPLC法同时测定金钱草和广金钱草中绿原酸、槲皮素和山奈酚的含量. [J]. 西北药学杂志，2013，28（5）：486-488.

[5] 廖明冬，张晓春. HPLC法同时测定金钱草中槲皮素、槲皮素-3-甲醚及山奈酚的含量 [J]. 中国药师，2013，16（12）：1856-1858.

[6] 刘秀芬，陈清杰，杨洁等. RP-HPLC法同时测定金钱草中槲皮素、山奈酚和异鼠李素含量的研究 [J]. 黑龙江畜牧兽医，2014，6：143-145.

（秦梅颂）

苦 杏 仁
ARMENIACAE SEMEN AMARUM

本品为蔷薇科植物山杏 *Prunus armeniaca* L. var. *ansu* Maxim.、西伯利亚杏 *Prunus sibirica* L.、东北杏 *Prunus mandshurica*（Maxim.）Koehne 或杏 *Prunus armeniaca* L. 的干燥成熟种子。主产于东北、内蒙古、华北、西北、新疆及长江流域。夏季采收成熟果实，除去果肉及核壳，取出种子，晒干。其味苦，性微温。有小毒。具有止咳平喘，润肠通便功效[1]。

【主要成分】 主要化学成分为苦杏仁苷、脂肪油、蛋白质、各种游离氨基酸。尚含苦杏仁酶、苦杏仁苷酶、绿原酸、肌醇、苯甲醛、芳樟醇等。

【定性分析】

（1）取本品数粒，加水共研，即产生苯甲醛的特殊香气。

（2）取本品数粒，捣碎，即取约 0.1g，置试管中，加水数滴使湿润，试管中悬挂一条三硝基苯酚试纸，用软木塞塞紧，置温水浴中，10min 后，试纸显砖红色。

（3）取本品粉末 2g，置索氏提取器中，加二氯甲烷适量，加热回流 2h，弃去二氯甲烷液，药渣挥干，加甲醇 30mL，加热回流 30min，放冷，滤过，滤液作为供试品溶液。另取苦杏仁苷对照品，加甲醇制成每 1mL 含 2mg 的溶液，作为对照品溶液。吸取上述两种溶液各 3μL，分别点于同一硅胶 G 薄层板上，以三氯甲烷-乙酸乙酯-甲醇-水（15：40：22：10）5～10℃放置 12h 的下层溶液为展开剂，展开，取出，立即用 0.8% 磷钼酸的 15% 硫酸乙醇溶液浸板，在 105℃加热至斑点显色清晰。供试品色谱中，在与对照品色谱相应的位置上，显相同颜色的斑点。

【含量测定】 苦杏仁苷[2]（高效液相色谱法）

（1）色谱条件与系统适用性试验 以十八烷基硅烷键合硅胶为填充剂；以乙腈-0.1% 磷酸溶液（8：92）为流动相；检测波长为 207nm。理论板数按苦杏仁苷峰计算应不低于 7000。

（2）对照品溶液的制备 取苦杏仁苷对照品适量，精密称定，加甲醇制成每 1mL 含 40mg 的溶液，即得。

（3）供试品溶液的制备 取本品粉末（过二号筛）约 0.25g，精密称定，置具塞锥形瓶中，精密加入甲醇 25mL，密塞，称定重量，超声处理（功率 250W，频率 50kHz）30min，放冷，再称定重量，用甲醇补足减失的重量，摇匀，滤过，精密量取续滤液 5mL，置 50mL量瓶中，加 50% 甲醇稀释至刻度，摇匀，即得。

（4）测定法 分别精密吸取对照品溶液与供试品溶液各 10～20mL，注入液相色谱仪，测定，即得。

本品含苦杏仁苷（$C_{20}H_{27}NO_{11}$）不得少于 3.0%。

【现代研究】

韩素芳等[3]采用顶空固相微萃取-气相色谱-质谱法测定苦杏仁中苦杏仁苷。0.1g 苦杏仁样品及 4mol/L 硫酸 4mL 置于 25mL 顶空瓶中，于沸水浴水解 15min。PDMS/DVB 萃取头顶空萃取 20min，萃取头于气相色谱进样口解析 1min。采用 HP-5MS 色谱柱在程序升温条件下进行分离。用氮气为载气，流量为 1.0mL/min，质谱分析中采用电子轰击电离源（230℃，70eV），并在 40～600amu 质量数范围内进行全扫描。结果表明：方法在 100μg/g 以内呈线性。

邓康颖等[4]采用分析柱 lichrosper 100RP-18（3μm，4.0mm×150mm）；流动相：水-乙腈（85：15）流速 1.0mL/min 检测波长 215nm；柱温 32℃；苦杏仁苷在 6.6～534μg/mL 范围内线性关系良好。

【参考文献】

[1] 高学敏. 中药学 [M]. 北京，中国中医药出版社，2004，431.

[2] 国家药典委员会. 中华人民共和国药典：一部 [S]. 北京：中国医药科技出版社，2015：201.

[3] 韩素芳，丁明，刘亚群等. 顶空固相微萃取-气相色谱-质谱法测定苦杏仁中苦杏仁苷含量 [J]. 理化检验-化学分册，2011，47（8）：930-933.

[4] 邓康颖，谭晓梅，罗佳波. 一种苦杏仁苷提取物的制备方法 [J]. 中华中医药学刊，2010，28（10）：2172-2174.

（时维静）

苦 参

SOPHORAE FLAVESCENTIS RADIX

本品为豆科植物苦参 *Sophora flavecens* Ait. 的干燥根。春、秋二季采挖，除去根头及小支根，洗净，干燥，或趁鲜切片，干燥。其性寒，味苦。具有清热燥湿，杀虫，利尿功能[1]。

【主要成分】 化学成分主要为生物碱和黄酮类化合物，其次还含有二烷基色原酮醌类和三萜皂苷等。生物碱以苦参碱（matrine）和氧化苦参碱（oxymatrine）含量最高，还含有槐果碱（sophocarpine）、槐定碱（sophoridine）、槐胺碱（sophoramine）、拉马宁碱（lehmannine）、别苦参碱（allomatrine）、臭豆碱（anagyrine）等，及苦参酮（kurarinone）、去甲苦参酮（norkurarinone）、槐黄烷酮 G（sophoraflavanone G）、槐黄醇（sophoflavescenol）、苦参啶（kuraridin）、苦参啶醇（kuraridinol）、苦参醇（kurarinol）、苦醇（kushenol）等黄酮类化合物[2,3]。

【定性分析】

（1）取本品粉末 0.5g，加浓氨试液 0.3mL、三氯甲烷 25mL，放置过夜，滤过，滤液蒸干，残渣加三氯甲烷 0.5mL 使溶解，作为供试品溶液，另取苦参碱对照品、槐定碱对照品，加乙醇制成每 1mL 各含 0.2mg 的混合溶液，作为对照品溶液。吸取上述两种溶液各 4μL，分别点于同一用 2% 氢氧化钠溶液制备的硅胶 G 薄层板上，以甲苯-丙酮-甲醇（8：3：0.5）为展开剂，展开，展距 8cm，取出，晾干。再以甲苯-乙酸乙酯-甲醇-水（2：4：2：1）10℃ 以下放置的上层溶液为展开剂，展开，取出，晾干，依次喷以碘化铋钾试液和亚硝酸钠乙醇试液。供试品色谱中，在与对照品色谱相应的位置上，显相同的橙色斑点。

（2）取氧化苦参碱对照品，加乙醇制成每 1mL 含 0.2mg 的溶液，作为对照品溶液。吸取（1）项下的供试品溶液及上述对照品溶液各 4μL，分别点于同一用 2% 氢氧化钠溶液制备的硅胶 G 薄层板上，以三氯甲烷-甲醇-浓氨试液（5：0.6：0.3）10℃ 以下放置的下层溶液为展开剂，展开，取出，晾干，依次喷以碘化铋钾试液和亚硝酸钠乙醇试液。供试品色谱中，在与对照品色谱相应的位置上，显相同的橙色斑点。

【含量测定】 苦参碱、氧化苦参碱[1]（高效液相色谱法）

（1）色谱条件与系统适用性试验　以氨基键合硅胶为填充剂；以乙腈-无水乙醇-3% 磷酸溶液（80：10：10）为流动相；检测波长为 220nm，理论板数按氧化苦参碱峰计算应不低于 2000。

（2）对照品溶液的制备　取苦参碱对照品、氧化苦参碱对照品适量，精密称定，加乙腈-无水乙醇（80：20）混合溶液分别制成每 1mL 含苦参碱 0.05mg，氧化苦参碱 0.15mg 的溶液，即得。

（3）供试品溶液的制备　取本品粉末（过三号筛）约 0.3g，精密称定，置具塞锥形瓶中，加浓氨试液 0.5mL，精密加入三氯甲烷 20mL，密塞，称定重量，超声处理（功率 250W，频率 33kHz）30min，放冷，再称定重量，用三氯甲烷补足减失的重量，摇匀，滤过。精密量取续滤液 5mL，加在中性氧化铝柱（100～200 目，5g，内径 1cm）上，依次以三氯甲烷、三氯甲烷-甲醇（7：3）各 20mL 洗脱，收集洗脱液，回收溶剂至干，残渣加无水乙醇适量使溶解，并转移至 10mL 量瓶中，加无水乙醇稀释至刻度，摇匀，即得。

（4）测定法　分别精密吸取上述对照品溶液各 5μL 与供试品溶液 5～10μL，注入液相色谱仪，测定，即得。

本品按干燥品计算，含苦参碱（$C_{15}H_{24}N_2O$）和氧化苦参碱（$C_{15}H_{24}N_2O_2$）的总量不得少于 1.2%。

【现代研究】

高红宁等[2]采用紫外可见分光光度法测定苦参总黄酮的含量，不同产地苦参总黄酮含量差异为 5.89～

14.44mg/g。

王淼等[3]采用溴甲酚绿比色法测定苦参药材中总碱含量。取苦参的酸水提取液，调节 pH 值至 7.00 左右，加入 pH 3.6 的柠檬酸-磷酸氢二钠缓冲液，溴甲酚绿试液，振摇后用三氯甲烷萃取，静置后分取三氯甲烷层，于 417.0nm 处测定吸光度。结果苦参碱检测浓度在 0.0296～0.1036mg/mL 范围内与吸光度线性关系良好。

马鸿雁等[4]建立了苦参黄酮类成分 HPLC 指纹图谱，标定了 13 个共有色谱峰，采用对照品指认了 5 个主要色谱峰。同时测定 3 种异戊烯基黄酮（苦参醇 I、苦参酮、槐属二氢黄酮 G）和 2 种紫檀素（三叶豆紫檀苷和高丽槐素）的含量。色谱条件采用 ULTIMATE XB-C$_{18}$ 色谱柱（4.6mm×250mm，5μm），乙腈-水溶液为流动相进行梯度洗脱，检测波长 295nm。

张萍等[5]同时测定苦参中苦参碱、氧化苦参碱、槐果碱、氧化槐果碱、槐定碱的含量。色谱柱 Welch Materials Xtimate™ C$_{18}$（4.6mm×150mm，5μm），流动相 A 为 10mmol/L 醋酸铵水溶液（0.1% 氨水调至 pH 9.2），流动相 B 为乙腈，梯度洗脱 [0～10min，(5：95)→(15：85)；10～15min，(15：85)→(25：75)；15～22min，25：75；22～30min，(25：75)→(60：40)；30～35min，60：40；35～40min，(60：40)→(5：95)]；流速 1.0mL/min；检测波长 220nm。苦参碱在 0.1575～2.205μg、氧化苦参碱在 0.8985～12.58μg、槐果碱在 0.1360～1.904μg、氧化槐果碱在 0.4398～6.153μg、槐定碱在 0.2092～2.926μg 范围内呈良好的线性关系。

陈静等[6]建立了苦参中 5 种主要生物碱一测多评测定方法，以氧化苦参碱为内标，计算槐果碱、苦参碱、氧化槐果碱、槐定碱的相对校正因子，流动相为乙腈-无水乙醇-3% 磷酸溶液（80：10：10）；流速 1.0mL/min 检测波长 210nm，柱温 30℃。

【参考文献】

[1] 国家药典委员会.中华人民共和国药典：一部 [S].北京：中国医药科技出版社，2015：202.

[2] 高红宁，殷奕.苦参药材中氧化苦参碱和苦参总黄酮含量的比较研究 [J].中药新药与临床药理，2012，23 (6)：664-667.

[3] 王淼，韩丽，谢兴亮等.苦参药材中总碱含量的溴甲酚绿比色法测定 [J].时珍国医国药，2011，22 (8)：1877-1878.

[4] 马鸿雁，周婉珊，褚夫江等.苦参中黄酮类成分的高效液相指纹图谱及 5 种成分的含量测定 [J].中国中药杂志，2013，38 (16)：2690-2695.

[5] 张萍，杨璐，王耀欣等.HPLC-DAD 法测定商品苦参根茎和根中 5 个生物碱的含量 [J].药物分析杂志，2011，31 (12)：2294-2297.

[6] 陈静，王淑美，孟江等.一测多评法测定苦参中 5 种生物碱的含量 [J].中国中药杂志，2013，38 (9)：1406-1410.

（时维静/程世云）

厚 朴
MAGNOLIAE OFFICINALIS CORTEX

本品为木兰科植物厚朴 *Magnolia officinalis* Rehd. et Wils. 或凹叶厚朴 *Magnolia officinalis* Rehd. et Wils. var. *biloba* Rehd. et Wils. 的干燥干皮、根皮及枝皮。分布于陕西、甘肃、四川、贵州、湖北、湖南（桑植）等省、广西壮族自治区。4～6 月份剥取，根皮及枝皮直接阴干；干皮置沸水中微煮后，堆置阴湿处，"发汗"至内表面变紫褐色或棕褐色时，蒸软，取出，卷成筒状，干燥。其味苦、辛，性温。具有燥湿消痰，下气除满功能[1]。

【主要成分】

（1）木脂素类 主要含有厚朴酚及和厚朴酚，尚有厚朴三酚 B，厚朴醛 B、厚朴醛 D；单萜木脂素，双木脂素。

（2）挥发油 主要有 β-桉油醇、荜澄茄醇、对聚伞花素。

（3）生物碱类 主要有木兰箭毒碱、木兰碱、鹅掌楸碱、柳叶木兰碱、白兰花碱、番荔枝碱等。

【定性分析】 取本品粉末 0.5g，加甲醇 5mL，密塞，振摇 30min，滤过，滤液作为供试品溶液，另取厚朴酚对照品与和厚朴酚对照品，加甲醇制成每 1mL 各含 1mg 的混合溶液，作为对照品溶液。吸取上述两种溶液各 5μL，分别点于同一硅胶 G 薄层板上，以苯-甲醇（17∶1）为展开剂，展开，取出，晾干，喷以 1% 香草醛硫酸溶液，在 100℃加热至斑点显色清晰。供试品色谱中，在与对照品色谱相应的位置上，显相同颜色的斑点。

【含量测定】 厚朴酚、和厚朴酚[1]（高效液相色谱法）

（1）色谱条件与系统适用性试验 用十八烷基硅烷键合硅胶为填充剂；甲醇-水（78∶22）为流动相；检测波长为 294nm。理论板数按厚朴酚峰计算应不低于 3800。

（2）对照品溶液的制备 精密称取厚朴酚、和厚朴酚对照品适量，加甲醇分别制成每 1mL 含厚朴酚 40μg、和厚朴酚 24μg 的溶液，即得。

（3）供试品溶液的制备 取本品粉末（过三号筛）约 0.2g，精密称定，置具塞锥形瓶中，精密加入甲醇 25mL，摇匀，密塞，浸渍 24h，滤过，精密量取续滤液 5mL，置 25mL 量瓶中，加甲醇至刻度，摇匀，即得。

（4）测定法 分别精密吸取上述两种对照品溶液各 4μL 与供试品溶液 3～5μL，注入液相色谱仪，测定，即得。

本品按干燥品计算，含厚朴酚（$C_{18}H_{18}O_2$）与和厚朴酚（$C_{18}H_{18}O_2$）的总量不得少于 2.0%。

【现代研究】

薛珍珍等[2]建立了 HPLC-DAD 对厚朴样品中 4 种极性成分（木兰花碱、紫丁香苷、木兰苷 A 及木兰苷 B）的含量测定方法。乙酸水（pH 3.0）为流动相，甲醇梯度洗脱，流速 1mL/min，检测波长 265nm，328nm，柱温 35℃。所建立 4 种极性成分含量测定方法平均加样回收率范围 97.63%～103.84%，RSD 2.41%～4.55%。所建立的厚朴样品中 4 种极性成分含量测定方法准确、可靠。

石磊等[3]采用高效液相色谱法定量分析了厚朴果实及种芽的厚朴酚与和厚朴酚含量。流动相为甲醇-水（78∶22），检测波长为 294nm。结果显示厚朴果实及种芽中厚朴酚与和厚朴酚含量较高，值得开发利用。

朱培芳等[4]建立了 HPLC 同时测定云厚朴中厚朴酚及和厚朴酚含量的方法。色谱柱：Agilent SB-C_{18}，流动相：甲醇-0.1% 冰醋酸（73∶27，v/v），色谱条件：1.0mL/min，294nm，25℃。该方法快速准确，精密度高，稳定性好，大大缩短了测定的时间。

李红英等[5]建立了 RP-HPLC 法测定紫油厚朴药材中和厚朴酚及厚朴酚的含量。采用依利特 ODS2 C_{18}（200mm×4.6mm，5μm）色谱柱，流动相为甲醇：水＝75∶25（v/v），检测波长 294nm，流速 1.0mL/min，柱温 25℃。结果厚朴酚的平均回收率为 98.10%，RSD 为 0.42%，厚朴酚的平均回收率为 99.6%，RSD 为 0.86%。

韩亮等[6]采用超高压液相色谱串联四级杆飞行时间质谱技术（UPLC/Q-TOF-MS/MS）分析厚朴化学成分。色谱柱：ACQUITY UPLC BEH C_{18}，以 0.1% 甲酸水溶液-乙腈为流动相梯度洗脱，使用 ESI 离子源在正负离子模式下采集数据，采用与对照品对比和质谱数据分析及检索文献的方法分析化学成分。检测结果表明 UPLC/Q-TOF MS 技术是一种快速分析中药复杂化学成分的有效方法。

【参考文献】

[1] 国家药典委员会. 中华人民共和国药典：一部 [S]. 北京：中国医药科技出版社，2015：251.

[2] 薛珍珍，晏仁义，余盛贤. HPLC-DAD 测定厚朴中 6 种活性成分的含量 [J]. 中国实验方剂学杂志，2014，20（22）：45-49.

[3] 石磊，徐广灿，张承程等. 厚朴果实及种芽的厚朴酚与和厚朴酚定量分析 [J]. 湖北中医药大学学报，2014，16（6）：42-44.

[4] 朱培芳，孙海林，李文军等. HPLC 测定云厚朴中厚朴酚及和厚朴酚含量 [J]. 光谱实验室，2013，30（5）：2155-2159.

[5] 李红英，杨永康，殷红清等．RP-HPLC法测定不同树龄紫油厚朴中和厚朴酚及厚朴酚的含量 [J]．湖北民族学院学报，2014，32（2）：188-191.

[6] 韩亮，石忠峰，林华庆．UPLC/Q-TOF-MS/MS法分析厚朴化学成分 [J]．中成药，2013，35（4）：766-769.

（耿培/缪成贵）

知 母
ANEMARRHENAE RHIZOMA

本品为百合科植物知母 *Anemarrhena asphodeloides* Bge. 的干燥根茎。春秋二季均可采挖，除去须根及泥沙，晒干，习称"毛知母"；或除去外皮，晒干。置通风干燥处，防潮，以备切片入药，生用，或盐水炙用。主产于山西、河北、内蒙古。此外东北、陕西、甘肃、山东等地也有分布。其味苦、甘，性寒。具有清热泻火，滋阴润燥的功能[1]。

【主要成分】 知母主要含有知母皂苷AI、知母皂苷 AII、知母皂苷 AIII、知母皂苷 AIV、知母皂苷 BI、知母皂苷 BII等，由菝葜皂苷元、马尔可皂苷元、新吉托皂苷元与葡萄糖和半乳糖结合而成；并含芒果苷、异芒果苷、知母多糖、胆碱、烟酸、泛酸等[2]成分。

【定性分析】

（1）取本品粉末0.5g，加稀乙醇10mL，超声处理20min，取上清液作为供试品溶液。另取芒果苷对照品，加稀乙醇制成每1mL含0.5mg的溶液，作为对照品溶液。吸取上述两种溶液各4μL，分别点于同一聚酰胺薄膜上，以乙醇-水（1∶1）为展开剂，展开，取出，晾干，置紫外光（365nm）下检视。供试品色谱中，在与对照品色谱相应的位置上，显相同颜色的斑点。

（2）取本品粉末0.2g，加30％丙酮10mL，超声处理20min，取上清液作为供试品溶液。另取知母皂苷 BII对照品，加30％丙酮制成每1mL含1mg的溶液，作为对照品溶液。吸取上述两种溶液各4μL，分别点于同一硅胶 G 薄层板上，以正丁醇-冰醋酸-水（4∶1∶5）的上层溶液为展开剂，展开，取出，晾干，喷以香草醛硫酸试液，在105℃加热至斑点显色清晰。供试品色谱中，在与对照品色谱相应的位置上，显相同颜色的斑点。

【含量测定】 芒果苷、知母皂苷 BII[1]（高效液相色谱法）

1. 芒果苷

（1）色谱条件与系统适用性试验 以十八烷基硅烷键合硅胶为填充剂；以乙腈-0.2％冰醋酸水溶液（15∶85）为流动相，检测波长为258nm。理论板数按芒果苷峰计算应不低于6000。

（2）对照品溶液的制备 精密称取芒果苷对照品适量，加稀乙醇制成每1mL含50μg的溶液，即得。

（3）供试品溶液的制备 取本品粉末（过三号筛）约0.1g，精密称定，置具塞锥形瓶中，精密加入稀乙醇25mL，称定重量，超声处理（功率400W，频率40kHz）30min，放冷，再称定重量，用稀乙醇补足减失的重量，摇匀，滤过。取续滤液，即得。

（4）测定法 分别精密吸取对照品溶液和供试品溶液各10μL，注入液相色谱仪，测定，即得。本品按干燥品计算，含芒果苷（$C_{19}H_{18}O_{11}$）不得少于0.70％。

2. 知母皂苷 BII

（1）色谱条件与系统适用性试验 以辛烷基硅烷键合硅胶为填充剂；以乙腈-水

（25：75）为流动相，蒸发光散射检测器检测。理论板数按知母皂苷 B II 峰计算应不低于 10000。

（2）对照品溶液的制备　精密称取知母皂苷 B II 对照品适量，加 30％丙酮制成每 1mL 含 0.50mg 的溶液，即得。

（3）供试品溶液的制备　取本品粉末（过三号筛）约 0.15g，精密称定，置具塞锥形瓶中，精密加入 30％丙酮 25mL，称定重量，超声处理（功率 400W，频率 40kHz）30min，放冷，再称定重量，用 30％丙酮补足减失的重量，摇匀，滤过。取续溶液，即得。

（4）测定法　分别精密吸取对照品溶液 5μL、10μL，供试品溶液 5～10μL，注入液相色谱仪，测定，用外标两点法对数方程计算，即得。

本品按干燥品计算，含知母皂苷 B II（$C_{45}H_{76}O_{19}$）不得少于 3.0％。

【现代研究】

张玉珠[3]建立了 HPLC-ELSD 法检测知母中知母皂苷 B II 的含量测定方法。色谱柱：Agilent TC-C_{18}（4.6mm×250mm，5μm），流动相乙腈-水（24：76），漂移管温度 105℃，载气流速 3.0L/min。该方法准确可靠，无干扰，可用于知母药材的质量控制。

尹茶等[4]建立了 HPLC-ELSD 同时测定知母药材中 4 种主要皂苷含量的方法。色谱柱：Agilent ZORBAX SB-C_{18}（4.6mm×250mm，5μm），流动相：水（冰醋酸调节 pH 3.3）（A）-乙腈（B），0～8min，12％～23％ B；8～25min，23％ B；25～35min，23％～45％ B；35～40min，45％～95％ B。蒸发光散射检测器漂移管温度 55℃，以氮气为雾化气，压力为 400kPa。该含量测定方法简便，分离效果好，能同时测定知母皂苷 B、知母皂苷 E_1、知母皂苷 B II 和知母皂苷 A III 4 种有效成分的含量，结果准确可靠。

罗洁等[5]建立了超高效液相色谱法同时测定知母中芒果苷等 6 种成分含量的方法。色谱柱：ACQUITY UPLC HSS T_3（2.1mm×100mm，1.8μm），流动相：乙腈-0.03％的磷酸水溶液，流速 0.5mL/min，检测波长采用 210nm 和 192nm。该方法快速、准确、简便，可作为同时测定知母中新芒果苷、芒果苷、知母皂苷 B II、2,6,4′-三羟基-4-甲氧基苯甲酮、构树宁 B、顺-扁柏树脂酚的方法。

吴莹等[6]利用 HPLC-电雾式检测器（charged aerosol detector，CAD）联用技术建立知母中知母皂苷 B II 和菝葜皂苷元的测定方法。知母皂苷 B II 以乙腈-水（25：75）为流动相，进样量为 10μL；菝葜皂苷元以甲醇-水（95：5）为流动相，进样量为 20μL。其他色谱条件均采用 Thermo C_{18} 柱（250mm×4.6mm，5μm），体积流量为 1mL/min，柱温为 30℃；Corona 参数：氮气压力为 241.3kPa，Filter：High，Range：200 pA。检测结果表明 CAD 检测器具有较为平稳的基线和较高的灵敏度，更加适用于知母皂苷类及含有较弱或无紫外吸收成分的测定。

钟可等[7]采用超高效液相色谱（UPLC）法同时测定不同产地知母药材中新芒果苷和芒果苷的含量。色谱柱：ACQUITY UPLC BEH C_{18}（100mm×2.1mm，1.7μm），流动相为 0.4％冰醋酸水-甲醇（梯度洗脱），流速 0.25mL/min，柱温 35℃，检测波长 258nm。该方法快速、准确，可用于同时测定知母中新芒果苷和芒果苷的含量。

【参考文献】

[1] 国家药典委员会. 中华人民共和国药典：一部 [S]. 北京：中国医药科技出版社，2015：212.

[2] 李萍. 生药学 [M]. 北京：中国医药科技出版社，2005：429.

[3] 张玉珠. 知母中知母皂苷 B II 含量测定方法的研究 [J]. 中华中医药学刊，2013，31（8）：1785-1788.

[4] 尹茶，吴婷婷，朱东亮等. HPLC-ELSD 同时测定知母药材中 4 种主要皂苷的含量 [J]. 药学实践杂志，2012，30（6）：433-436.

[5] 罗洁，石绍准，张靓琦等. 超高效液相色谱法同时测定知母中芒果苷等 6 种成分的含量 [J]. 中国药学杂志，2012，47（22）：1856-1859.

[6] 吴莹，高慧，宋泽璧. HPLC-CAD 法测定盐制前后知母中知母皂苷 B II 和菝葜皂苷元 [J]. 现代药物与临床，2014，29（7）：737-741.

[7] 钟可，王文全，靳凤云等. UPLC 法同时测定不同产地知母药材中新芒果苷和芒果苷的含量 [J]. 中国药房，2013，24（15）：1386-1387.

（耿培/缪成贵）

青 蒿
ARTEMISIAE ANNUAE HERBA

本品为菊科植物黄花蒿 *Artemisia annua* L. 的干燥地上部分。分布于全国各地。秋季花盛开时采割，除去老茎，阴干。其性寒，味苦、辛。具有清热解暑，除蒸，截疟的功能[1]。

【主要成分】 主要含有挥发油、倍半萜类、黄酮类和香豆精类等多种化合物。其中一系列的倍半萜类化合物，如青蒿素、青蒿甲素、青蒿乙素、青蒿丙素、青蒿戊素及青蒿酸等，为青蒿的抗疟有效成分。

【定性分析】 取本品粉末 3g，加石油醚（60~90℃）50mL，加热回流 1h，滤过，滤液蒸干，残渣加正己烷 30mL 使溶解，用 20%乙腈溶液振摇提取 3 次，每次 10mL，合并乙腈液，蒸干，残渣加乙醇 0.5mL 使溶解，作为供试品溶液。另取青蒿素对照品，加乙醇制成每 1mL 含 1mg 的溶液，作为对照品溶液。吸取上述两种溶液各 5μL，分别点于同一硅胶 G 薄层板上，以石油醚（60~90℃）-乙醚（4：5）为展开剂，展开，取出，晾干，喷以 2%香草醛的 10%硫酸乙醇溶液，在 105℃加热至斑点显色清晰，置紫外光灯（365nm）下检视。供试品色谱中，在与对照品色谱相应的位置上，显相同颜色的荧光斑点。

【含量测定】 青蒿素、青蒿乙素、东莨菪内酯[2]（高效液相色谱法）

1. 青蒿素

（1）色谱条件与系统适用性试验 以十八烷基硅烷键合硅胶为填充剂；以 0.01mol/L 磷酸二氢钠/磷酸氢二钠缓冲溶液-甲醇（55：45）为流动相，检测波长 260nm，流速 1.0mL/min。理论板数按青蒿素峰计算应不低于 3000。

（2）对照品溶液的制备 精密称取青蒿素对照品适量，加乙醇制成每 1mL 含 0.824mg 的溶液，精密吸取 0.5mL 置 10mL 量瓶中，加 0.2%氢氧化钠溶液 4.0mL，摇匀，于 45℃水浴中水解 30min，取出，立即冷却至室温，加入 0.08mol/L 乙酸溶液至刻度，摇匀。即得。

（3）供试品溶液的制备 取各地青蒿药材各 1g，精密称定，置具塞锥形瓶中，精密加入石油醚（60~90℃）50mL，密塞，称定重量，超声处理（功率 250W，频率 20kHz）60min，放冷，再称定重量，用石油醚（60~90℃）补足减失的重量，摇匀，滤过，取续滤液 25mL，蒸干，残渣加乙醇使溶解，转移至 5mL 量瓶中，加乙醇稀释至刻度，摇匀。精密吸取 1mL，置 10mL 量瓶中，加 0.2%氢氧化钠溶液 4.0mL，摇匀，于 45℃水浴中水解 30min，取出，立即冷却至室温，加入 0.08mol/L 乙酸溶液至刻度，摇匀，即得。

（4）测定法 精密吸取对照品溶液 5μL，供试品溶液 5~50μL，注入液相色谱仪，测定，以外标法计算供试品中青蒿素的含量。

2. 青蒿乙素

（1）色谱条件与系统适用性试验 以十八烷基硅烷键合硅胶为填充剂，以甲醇-水（60：40）为流动相，检测波长 220nm，流速 0.8mL/min。

（2）对照品溶液的制备 精密称取青蒿乙素对照品适量，加甲醇制成每 1mL 含 0.02mg 的溶液，摇匀，即得。

（3）供试品溶液的制备 取青蒿药材 1g，精密称定，置 50mL 具塞锥形瓶中，精密加入石油醚（60～90℃）25mL，密塞，称定重量，超声处理（功率250W，频率20kHz）60min，放冷，再称定重量，用石油醚（60～90℃）补足减失的重量，摇匀，滤过，取续滤液10mL，加入已处理好的硅胶柱（100～200目，2g，内径约15mm）上，依次用石油醚-乙醚（5：1）10mL、石油醚-乙醚（3：2）10mL洗脱，收集石油醚-乙醚（3：2）洗脱部分，蒸干，残渣加甲醇使溶解，转移至2mL容量瓶中，加甲醇稀释至刻度，摇匀，即得。

（4）测定法　精密吸取对照品溶液与供试品溶液5μL，注入液相色谱仪，测定，以外标法计算供试品中青蒿乙素的含量。

3. 东莨菪内酯

（1）色谱条件与系统适用性试验　以十八烷基硅烷键合硅胶为填充剂，以甲醇-0.08%磷酸（40：60）为流动相，检测波长345nm，流速0.8mL/min。

（2）对照品溶液的制备　精密称取东莨菪内酯对照品适量，加甲醇制成每1mL含0.021mg的溶液，摇匀，即得。

（3）供试品溶液的制备　取青蒿药材0.25g，精密称定，置具塞锥形瓶中，精密加入甲醇10mL，密塞，称定重量，超声处理（功率250W，频率20kHz）30min，放冷，再称定重量，用甲醇补足减失的重量，摇匀，滤过，取续滤液，即得。

（4）测定法　精密吸取对照品溶液与供试品溶液各5μL，注入液相色谱仪，测定，以外标法计算供试品中东莨菪内酯的含量。

本品按干燥品计算，含东莨菪内酯（$C_{10}H_8O_4$）不得少于0.05%。

【现代研究】

周豫锋等[3]采用毛细管气相色谱法测定青蒿中樟脑、龙脑、异龙脑含量。色谱柱为HP-5石英毛细管柱（30m×0.25mm×0.25μm）；程序升温；载气为N_2；进样口温度250℃，流速1.2mL/min；分流比20：1；FID检测器温度280℃。

滕明归等[4]和向文等[5]分别采用UPLC-MS/MS法和UPLC-UV法检测青蒿中青蒿素的含量。佘金明等[6]采用GC-MS联用技术结合化学计量学解析法对重叠色谱峰进行分辨解析，并利用程序升温保留指数辅助定性，分析青蒿中挥发油成分。共分辨出73个色谱峰，并鉴定了其中66个组分，占青蒿挥发油总含量的95.25%。方法：采用程序升温；使用HP-5MS弹性石英毛细管柱（30m×0.25mm，0.25μm）；载气为氦气（99.999%）；载气流速为1.0mL/min，进样口温度280℃；分流比50：1；进样量1μL。质谱条件：电子轰击离子源（EI）；离子源温度230℃，接口温度280℃；电子能量70eV；扫描速率0.2s/scans；扫描范围35～450u。

余正文等[7]建立HPLC法同时测定青蒿中东莨菪内酯、猫眼草酚和猫眼草黄素的含量测定方法。色谱条件：SYMMETRY RP-18色谱柱（SN：WAT046980Dim，150mm×3.9mm，5μm）；流动相为0.1%甲酸-乙腈，梯度洗脱。

余正文等[8]建立青蒿中青蒿酸、青蒿素及去氧青蒿素的提取及GC-MS含量测定方法。石油醚回流法提取3种倍半萜。实验条件：载气为氦气（恒流，31.4cm/s），GC分流比10：1，进样口温度220℃，进样体积2μL；GC-MS：分流比10：1，检测器温度250℃，离子源温度250℃，程序升温；质谱扫描模式为选择性扫描。

【参考文献】

[1]　国家药典委员会. 中华人民共和国药典：一部 [S]. 北京：中国医药科技出版社，2015：198.

[2]　黄璐琦，王永炎. 中药材质量标准研究 [M]. 北京：人民卫生出版社，2006.

[3]　周豫锋. 青蒿中樟脑龙脑和异龙脑的含量测定 [J]. 现代医药卫生，2011，27（22）：3409-3411.

[4]　滕明归，谢程成，王也等. UPLC-MS/MS法检测青蒿中青蒿素的含量 [J]. 湖北农业科学，2013，52（20）：5041-5043.

[5]　向文，李琳，刘吉华等. UPLC-UV法测定不同产地青蒿中青蒿素的含量 [J]. 中国野生植物资源，2012，4（31）：28-31.

[6] 余金明，董红霞，梁逸曾等．青蒿挥发油成分的 GC-MS 分析与化学计量学解析法［J］．中成药，2011，33（1）：99-103.

[7] 余正文，王伯初，杨占南等．高效液相色谱法同时测定青蒿中东莨菪内酯、猫眼草酚及猫眼草黄素［J］．中国酿造，2011（09）：175-178.

[8] 余正文，王伯初，杨占南等．青蒿中青蒿酸、青蒿素及去氧青蒿素同时提取及检测［J］．药物分析杂志，2011，31（6）：1020-1023.

（李娟/窦金凤）

板 蓝 根
ISATIDIS RADIX

本品为十字花科植物菘蓝 *Isatis indigotica* Fort. 的干燥根。主产于河北、江苏、安徽、甘肃、山西等地，大部分是栽培。秋季采挖，除去泥沙，晒干。其性寒，味苦。具有清热解毒，凉血利咽的功能[1]。

【主要成分】 主要含有生物碱类化合物，如靛玉红、靛蓝等。另外还含有氨基酸、有机酸、甾醇类及腺苷、多糖等成分。

【定性分析】

（1）取本品粉末 0.5g，加稀乙醇 20mL，超声处理 20min，滤过，滤液蒸干，残渣加稀乙醇 1mL 使溶解，作为供试品溶液。另取板蓝根对照药材 0.5g，同法制成对照药材溶液。再取精氨酸对照品，加稀乙醇制成每 1mL 含 0.5mg 的溶液，作为对照品溶液。吸取上述三种溶液各 1~2μL，分别点于同一硅胶 G 薄层板上，以正丁醇-冰醋酸-水（19:5:5）为展开剂，展开，取出，热风吹干，喷以茚三酮试液，在 105℃ 加热至斑点显色清晰。供试品色谱中，在与对照药材色谱和对照品色谱相应的位置上，显相同颜色的斑点。

（2）取本品粉末 1g，加 80% 甲醇 20mL，超声处理 30min，滤过，滤液蒸干，残渣加甲醇 1mL 使溶解，作为供试品溶液。另取板蓝根对照药材 1.0g，同法制成对照药材溶液。再取（R,S）-告依春对照品，加甲醇制成每 1mL 含 0.5mg 的溶液，作为对照品的溶液。吸取上述三种溶液各 5~10μL，分别点于同一硅胶 GF_{254} 薄层板上，以石油醚（60~90℃）-乙酸乙酯（1:1）为展开剂，展开，取出，晾干，置紫外光灯（254nm）下检视。供试品色谱中，在与对照药材色谱和对照品色谱相应的位置上，显相同颜色的斑点。

【含量测定】（R,S）-告依春[1]（高效液相色谱法）

（1）色谱条件与系统适用性试验 以十八烷基硅烷键合硅胶为填充剂；以甲醇-0.02% 磷酸（7:93）为流动相；检测波长为 245nm。理论板数按（R,S）-告依春峰计算应不低于 5000。

（2）对照品溶液的制备 取（R,S）-告依春对照品适量，精密称定，加甲醇制成每 1mL 含 40μg 的溶液，即得。

（3）供试品溶液的制备 取本品粉末约 1g，精密称定，置 100mL 圆底瓶中，精密加入水 50mL，称定重量，煎煮 2h，放冷，再称定重量，用水补足减失的重量，摇匀，滤过，取续滤液，即得。

（4）测定法 分别精密吸取对照品溶液与供试品溶液各 10~20μL，注入液相色谱仪，测定，即得。

本品按干燥品计算，含（R,S）-告依春（C_5H_7NOS）不得少于 0.020%。

附：

大　青　叶
ISATIDIS FOLIUM

本品为十字花科植物菘蓝 *Isatis indigotica* Fort. 的干燥叶。主产于河北、江苏、安徽、甘肃、山西等地，大部分是栽培。夏、秋二季分 2～3 次采收，除去杂质，晒干。其性寒，味苦。具有清热解毒，凉血消斑的功能[1]。

【主要成分】　主要含有靛玉红、靛蓝、芥子苷、靛苷等成分。

【定性分析】　取本品粉末 0.5g，加三氯甲烷 20mL，加热回流 1h，滤过，滤液浓缩至 1mL，作为供试品溶液；另取靛蓝对照品、靛玉红对照品，加三氯甲烷制成每 1mL 各含 1mg 的混合溶液，作为对照品溶液。吸取上述两种溶液各 5μL，分别点于同一硅胶 G 薄层板上，以环己烷-三氯甲烷-丙酮（5：4：2）为展开剂，展开，取出，晾干。供试品色谱中，在与对照品色谱相应的位置上，分别显相同的蓝色斑点和浅紫红色斑点。

【含量测定】　靛玉红[1]（高效液相色谱法）

（1）色谱条件与系统适用性试验　以十八烷基硅烷键合硅胶为填充剂；以甲醇-水（75：25）为流动相；检测波长为 289nm。理论板数按靛玉红峰计算应不低于 4000。

（2）对照品溶液的制备　取靛玉红对照品适量，精密称定，加甲醇制成每 1mL 含 2μg 的溶液，即得。

（3）供试品溶液的制备　取本品细粉 0.25g，精密称定，置索氏提取器中，加三氯甲烷，浸泡 15h，加热回流提取至提取液无色。回收溶剂至干，残渣加甲醇使溶解并转移至 100mL 量瓶中，加甲醇至刻度，摇匀，滤过，取续滤液，即得。

（4）测定法　分别精密吸取对照品溶液与供试品溶液各 20μL，注入液相色谱仪，测定，即得。

本品按干燥品计算，含靛玉红（$C_{16}H_{10}N_2O_2$）不得少于 0.020%。

【现代研究】

孙琴等[2]对板蓝根药材进行系统化学部位分离，采用红细胞凝集活性检测法探讨各化学部位的抗病毒活性；针对活性最强的部位建立 10 批不同产地样品的 HPLC 指纹图谱并进行生物测定，运用数理统计方法研究谱效相关性。结果表明，板蓝根正丁醇萃取部位对家兔红细胞的凝集作用最强；谱效相关性研究发现 2 号、11 号共有峰（保留时间分别为 7.23min、43.00min）的相对峰面积所占比例越大，样品的凝集作用也越强。推测 2 号、11 号峰可能为板蓝根抗病毒作用的特征峰。

李霞[3]对板蓝根化学成分进行了系统的研究，从大孔树脂 20%、50%、95% 乙醇洗脱部分中共分离得到 17 个化合物，并经理化性质和谱学分析鉴定了 13 个化合物的结构，其中 7 个生物碱、3 个木脂素、1 个有机酸、2 个甾醇、4 个化合物的结构正在鉴定中，其中 4-羟基-3-吲哚醛为首次从该植物中分离得到。

【参考文献】

[1] 国家药典委员会. 中华人民共和国药典：一部 [S]. 北京：中国医药科技出版社，2015：205，21.

[2] 孙琴，马丽，李兰等. 板蓝根中红细胞凝集效应组分的谱效关系研究 [J]. 中草药，2012，43（1）：125-130.

[3] 李霞. 板蓝根化学成分及质量控制研究 [D]. 山西医科大学，2010，22.

（李娟/周丽丽）

枸　杞　子
LYCII FRUCTUS

本品为茄科植物宁夏枸杞 *Lycium barbarum* L. 的干燥成熟果实。夏、秋二季果实呈红色时采收，热风烘干，除去果梗，或晾至皮皱后，晒干，除去果梗。其味甘，性平。具有滋补肝肾，益精明目的功能[1]。

【主要成分】 主要含有枸杞多糖、胡萝卜素、抗坏血酸、核黄素、烟酸、甜菜碱、酸浆果红以及天冬氨酸、谷氨酸等多种氨基酸[2]。

【定性分析】 取本品 0.5g，加水 35mL，加热煮沸 15min，放冷，滤过，滤液用乙酸乙酯 15mL 振摇提取，提取液浓缩至约 1mL，作为供试品溶液。另取枸杞子对照药材 0.5g，同法制成对照药材溶液。吸取上述两种溶液各 5μL，分别点于同一硅胶 G 薄层板上，以乙酸乙酯-三氯甲烷-甲酸（3:2:1）为展开剂，展开，取出，晾干，置紫外光灯（365nm）下检视。供试品色谱中，在与对照药材色谱相应的位置上，显相同颜色的荧光斑点。

【含量测定】 枸杞子多糖、甜菜碱[1]

1. 枸杞子多糖（分光光度法）

（1）对照品溶液的制备 取无水葡萄糖对照品 25mg，精密称定，置 250mL 量瓶中，加适量水溶解，稀释至刻度，摇匀，即得（每 1mL 中含无水葡萄糖 0.1mg）。

（2）标准曲线的制备 精密量取对照品溶液 0.2mL、0.4mL、0.6mL、0.8mL、1.0mL，分别置具塞试管中，分别加水至 2.0mL，各精密加入 5%苯酚溶液 1mL，摇匀，迅速精密加入硫酸 5mL，摇匀，放置 10min，置 40℃水浴中保温 15min，取出后迅速冷却至室温，以相应的试剂为空白。照紫外-可见分光光度法，在 490nm 的波长处测定吸光度，以吸光度为纵坐标，浓度为横坐标，绘制标准曲线。

（3）测定法 取本品粗粉约 0.5g，精密称定，加乙醚 100mL，加入回流 1h，静置，放冷，小心弃去乙醚液，残渣置水浴上挥尽乙醚。加入 80%乙醇 100mL，加热回流 1h，趁热滤过，滤渣与滤器用热 80%乙醇 30mL 分次洗涤，滤渣连同滤纸置烧杯中，加水 150mL，加热回流 2h。趁热滤过，用少量热水洗涤滤器，合并滤液与洗液，放冷，移入 250mL 量瓶中，用水稀释至刻度，摇匀。精密量取 1mL，置具塞试管中，加水 1.0mL，照"标准曲线的制备"项下的方法，自"各精密加入 5%苯酚溶液 1mL"起，依法测定吸光度，从标准曲线上读出供试品溶液中含葡萄糖的重量（mg），计算，即得。

按照药典要求，本品按干燥品计算，含枸杞子多糖以葡萄糖（$C_6H_{12}O_6$）计，不得少于 1.8%。

2. 甜菜碱（薄层色谱法）

取本品剪碎，取约 2g，精密称定，加 80%甲醇溶液 50mL，加热回流 1h，放冷，滤过，用 80%甲醇溶液 30mL 分次洗涤残渣和滤器，合并洗液与滤液，浓缩至 10mL，用盐酸调节 pH 值至 1，加入活性炭 1g，加热煮沸，放冷，滤过，用水 15mL 分次洗涤，合并洗涤与滤液，加入新配制的 2.5%硫氰酸铬铵溶液 20mL，搅匀，10℃以下放置 3h，用 G_4 垂熔漏斗滤过，沉淀用少量冰水洗涤，抽干，残渣加丙酮使溶解，并转移至 5mL 量瓶中，加丙酮至刻度，摇匀，作为供试品溶液。另取甜菜碱对照品适量，精密称定，加盐酸甲醇溶液（0.5→100）制成每 1mL 含 4mg 的溶液，作为对照品溶液。精密吸取供试品溶液 5μL、对照品溶液 3μL 与 6μL，分别交叉点于同一硅胶 G 薄层板上，以丙酮-无水乙醇-盐酸（10:6:1）为展开剂，预饱和 30min，展开，取出，挥干溶剂，立即喷以新配制的改良碘化铋钾试液，放置 1～3h 至斑点清晰，照薄层色谱法进行扫描，波长：$\lambda_S = 515$nm，$\lambda_R = 590$nm，测量供试品吸光度积分值与对照品吸光度积分值，计算，即得。

本品按干燥品计算，含甜菜碱（$C_5H_{11}NO_2$）不得少于 0.30%。

【现代研究】

王晓宇等[3]采用 Folin-Ciocalteu 比色法测定枸杞子中总酚酸的含量。对照品为绿原酸，显色剂为

Folin-Ciocalteu，检测波长为 761nm，该方法操作简便，结果准确可靠。

刘灵卓等[4] 采用 HPLC-ELSD 法测定枸杞子中甜菜碱含量。色谱柱：Hypersil NH₂（250mm×4.6mm，5μm），流动相为甲醇-四氢呋喃-0.2％三氟乙酸（30∶60∶10），流速为 1.0mL/min，柱温为25℃。测得样品中甜菜碱含量为 0.5281~1.2054mg/g。该方法操作简便，准确度高，可用于枸杞子的质量控制。

谭亮等[5]建立 RP-HPLC 法同时测定不同产地、同产地不同种之间、同产地不同野生与人工栽培枸杞子中原儿茶醛、儿茶素、表儿茶素、咖啡酸和阿魏酸的含量。色谱柱：Spursil C₁₈-EP（250mm×4.6mm，5μm）；流动相：甲醇-0.04％冰醋酸水溶液，流速 1.0mL/min，检测波长 280nm，柱温 30℃。该方法快速、准确，重现性好，适用于枸杞子中 5 个酚酸类成分的含量测定。

陈向明[6]建立了反相高效液相色谱测定枸杞子中番茄红素含量的方法。色谱柱：ultimate-C₁₈，流动相：乙腈-乙酸乙酯，采用梯度洗脱，流速 1.0mL/min，检测波长 475nm。番茄红素在 10^{-2}~$1.95×10^{-5}$g/L 的范围内线性关系良好（r=0.9999），检测限为 $6.3×10^{-6}$g/L。该方法分析速度快、灵敏度高、线性范围宽和重现性好，适用于测定了枸杞子中番茄红素的含量。

李元元等[7]采用 LC-MS-MS 法测定宁夏枸杞子提取物中甜菜碱的含量。色谱柱：氨基柱（2.1mm×150mm，3μm）；流动相：乙腈-水（80∶20）；流速：0.3mL/min，柱温 35℃；进样量 5μL。质谱条件为电喷雾离子源（ESI），正离子模式，多反应监测（MRM），干燥气 350℃，雾化器压力 50psi，干燥气流速：12L/min，毛细管电压 4000V，AgilentUV 检测器，Agilent 三重四级杆质子检测器。结果显示该方法准确，适用于测定枸杞子提取物中甜菜碱的含量。

【参考文献】

[1] 国家药典委员会.中华人民共和国药典：一部 [S].北京：中国医药科技出版社，2015：249.
[2] 李萍.生药学 [M].北京：中国医药科技出版社，2005：358.
[3] 王晓宇，陈鸿平，银玲等.Folin-Ciocalteu 比色法测定枸杞子中总酚酸的含量 [J].亚太传统医药，2012，8（1）：45-47.
[4] 刘灵卓，李文霞，宋平顺.HPLC-ELSD 法测定枸杞子中甜菜碱的含量 [J].药学进展，2012，36（8）：370-372.
[5] 谭亮，董琦，肖远灿等.RP-HPLC 法同时测定枸杞子中 5 个酚酸类成分的含量 [J].药物分析杂志，2013，33（3）：376-381.
[6] 陈向明.王萍萍.高效液相色谱法测定枸杞子中番茄红素 [J].福建分析测试，2013，22（1）：36-38.
[7] 李元元，定天明，魏柳珍等.液-质联用法测定枸杞子提取物中甜菜碱的含量 [J].中国医院药学杂志，2012，32（19）：1587-1588.

（耿培/缪成贵）

重　楼

PARIDIS RHIZOMA

本品为百合科植物云南重楼 *Paris polyphylla* Smith var. *yunnanensis* （Franch.）Hand.-Mazz. 或七叶一枝花 *Paris polyphylla* Smith var. *chinensis* （Franch.）Hara 的干燥根茎。主产云南、贵州、四川。秋季采挖，除去须根，洗净，晒干。其性微寒，味苦，有小毒。具有清热解毒，消肿止痛，凉肝定惊等功能[1]。

【主要成分】 主要含有多种甾体皂苷，为薯蓣皂苷元和偏诺皂苷元的二、三、四糖苷，另含 β-蜕皮激素、胡萝卜苷等。

【定性分析】 取本品粉末 0.5g，加乙醇 10mL，加热回流 30min，滤过，滤液作为供试品溶液。另取重楼对照品药材 0.5g，同法制成对照药材溶液。吸取上述供试品和对照药材溶液各 5μL 及【含量测定】项下对照品溶液 10μL，分别点于同一硅胶 G 薄层板上，以三氯甲烷-甲醇-水（15∶5∶1）的下层溶液为展开剂，展开，取出，晾干，喷以 10％硫酸乙醇溶液，在 105℃加热至斑点显色清晰，置日光和紫外光灯（365nm）下检视。供试品色谱中，在与对照药材色谱和对照品色谱相应的位置上，显相同颜色的斑点或荧光斑点。

【含量测定】 重楼皂苷Ⅰ、重楼皂苷Ⅱ、重楼皂苷Ⅵ和重楼皂苷Ⅶ[1]（高效液相色谱法）

（1）色谱条件与系统适用性试验 以十八烷基硅烷键合硅胶为填充剂；以乙腈为流动相A，以水为流动相B，按下表中的规定进行梯度洗脱，检测波长为203nm。理论板数按重楼皂苷Ⅰ峰计算应不低于4000。

时间/min	流动相 A/%	流动相 B/%
0～40	30→60	70→40
40～50	60→30	40→70

（2）对照品溶液的制备 取重楼皂苷Ⅰ对照品、重楼皂苷Ⅱ对照品、重楼皂苷Ⅵ对照品及重楼皂苷Ⅶ对照品适量，精密称定，加甲醇制成每1mL含0.4mg的溶液，即得。

（3）供试品溶液的制备 取本品粉末（过三号筛）约0.5g，精密称定，置具塞锥形瓶中，精密加入乙醇25mL，称定重量，加热回流30min，放冷，再称定重量，用乙醇补足减失的重量，摇匀，滤过，取续滤液，即得。

（4）测定法 分别精密吸取对照品溶液与供试品溶液10μL，注入液相色谱仪，测定，即得。

按药典要求，本品按干燥品计算，含重楼皂苷Ⅰ（$C_{44}H_{70}O_{16}$）、重楼皂苷Ⅱ（$C_{51}H_{82}O_{20}$）、重楼皂苷Ⅵ（$C_{39}H_{62}O_{13}$）和重楼皂苷Ⅶ（$C_{51}H_{82}O_{21}$）的总量不得少于0.60%。

【现代研究】

周浓等[2]建立了HPLC测定不同采收期滇重楼中薯蓣皂苷元含量的方法。色谱柱为Agilent ZORBAX SB-C_{18}（4.6mm×150mm，5μm），流动相为乙腈-水（90∶10），流速为1.0mL/min，检测波长203nm，柱温35℃。结果表明不同采收期滇重楼中薯蓣皂苷元含量发生明显变化。

张烨等[3]同样采用HPLC测定不同生长年限滇重楼中薯蓣皂苷元含量。色谱柱为Agilent ZORBAX SB-C_{18}柱（4.6mm×150.0mm，5μm），流动相为乙腈-水（90∶10，v/v），流速为1.0mL/min，检测波长为203nm，柱温35℃。检测结果表明不同生长年限的滇重楼中薯蓣皂苷元含量明显不同。

李青等[4]采用HPLC-ELSD法测定黑籽重楼中的皂苷含量并评价其药材质量。色谱柱：Kromasil RP-C_{18}（250mm×4.6mm，5μm），流动相：乙腈-水，流速1.0mL/min，柱温30℃。氮气流速1.6L/min，检测器漂移管温度45℃。所用方法测定重楼皂苷准确，重复性好。

韩燕全等[5]建立同时测定重楼中重楼皂苷Ⅰ、重楼皂苷Ⅱ、重楼皂苷Ⅵ、重楼皂苷Ⅶ的超高效液相色谱-蒸发光散射（UPLC-ELSD）分析方法。色谱系统：Waters Acquity UPLC H-Class，色谱柱：BEH C_{18}（50mm×2.1mm，1.7μm），流动相为乙腈-水，0.45mL/min梯度洗脱，柱温30℃。UPLC法分离效果及重现性好，并且该方法快速、简便，可作为重楼的质量控制方法。

张佩等[6]以薯蓣皂苷元的提取量为参考指标，采用超声提取法提取薯蓣皂苷，分光光度法测定其含量。选择优化条件为：反应温度90℃，超声2.5h，5%硫酸10mL。此法处理简单，准确度高，精密度好，适合重楼中薯蓣皂苷元的提取分离和含量测定。

【参考文献】

[1] 国家药典委员会. 中华人民共和国药典：一部 [S]. 北京：中国医药科技出版社，2015：260.

[2] 周浓，郭吉芬，杨丽云等. HPLC测定不同采收期滇重楼中薯蓣皂苷元的含量 [J]. 中国实验方剂学杂志，2010，16（18）：54-56.

[3] 张烨，赵倩，高科江等. HPLC测定不同生长年限滇重楼中薯蓣皂苷元含量 [J]. 安徽农业科学，2011，39（6）：3280-3281.

[4] 李青，文飞燕，尹鸿翔等. HPLC测定黑籽重楼中的皂苷含量并评价其药材质量 [J]. 华西药学杂志，2013，28（4）：395-397.

[5] 韩燕全，洪燕，夏伦祝等. UPLC-ELSD法同时测定重楼中重楼皂苷Ⅰ、Ⅱ、Ⅵ、Ⅶ [J]. 中草药，2012，43（2）：

305-307.

[6] 张佩，李佐，于菲等．重楼中薯蓣皂苷元的分离提取及含量检测 [J]．食品与药品，2013，15（1）：28-30.

（耿培／缪成贵）

独　活
ANGELICAE PUBESCENTIS RADIX

本品为伞形科植物重齿毛当归 *Angelica pubescens* Maxim. f. *biserrata* Shan et Yuan 的干燥根。生于山谷沟边或草丛中，有栽培。主产湖北、四川。春初苗刚发芽或秋末茎叶枯萎时采挖，除去须根及泥沙，烘至半干，堆置 2～3d，发软后再烘至全干。其味苦辛，性微温。具有祛风湿，通痹止痛的功能[1]。

【主要成分】　主要含有含蛇床子素、佛手柑内酯、二氢欧山芹醇当归酸酯、二氢山芹醇、二氢山芹醇醋酸酯、伞花内酯、当归醇 A～H 及东莨菪内酯等多种香豆精类化合物。

【定性分析】　取本品粉末 1g，加甲醇 10mL，超声处理 15min，滤过，取滤液作为供试品溶液。另取独活对照药材 1g，同法制成对照药材溶液。再取二氢欧山芹醇当归酸酯对照品、蛇床子素对照品，加甲醇分别制成每 1mL 含 0.4mg 的溶液，作为对照品溶液。吸取供试品溶液和对照药材溶液各 8μL，对照品溶液各 4μL，分别点于同一硅胶 G 薄层板上，以石油醚（60～90℃)-乙酸乙酯（7：3）为展开剂，展开，取出，晾干，置紫外光灯（365nm）下检视。供试品色谱中，在与对照药材色谱和对照品色谱相应的位置上，显相同颜色的荧光斑点。

【含量测定】　二氢欧山芹醇当归酸酯、蛇床子素[1]（高效液相色谱法）

（1）色谱条件与系统适用性试验　以十八烷基硅烷键合硅胶为填充剂；以乙腈-水（49：51）为流动相，检测波长为 330nm。理论板数按二氢欧山芹醇当归酸酯峰计算应不低于 6000。

（2）对照品溶液的制备　精密称取蛇床子素对照品、二氢欧山芹醇当归酸酯对照品适量，加甲醇分别制成每 1mL 各含 150μg、50μg 的溶液，即得。

（3）供试品溶液的制备　取本品粉末（过三号筛）约 0.5g，精密称定，置具塞锥形瓶中，精密加甲醇 20mL，称定重量，超声处理（功率 250W，频率 40kHz）30min，放冷，再称定重量，用甲醇补足减失的重量，摇匀，滤过。精密量取续滤液 5mL，置 20mL 量瓶中，加甲醇至刻度，摇匀，滤过，取续滤液，即得。

（4）测定法　分别精密吸取两种对照品溶液 10μL 与供试品溶液 10～20μL，注入液相色谱仪，测定，即得。

本品按干燥品计算，含蛇床子素（$C_{15}H_{16}O_3$）不得少于 0.50％，含二氢欧山芹醇当归酸酯（$C_{19}H_{20}O_5$）不得少于 0.080％。

【现代研究】

王瑞等[2]建立了高效液相色谱法测定独活中二氢欧山芹醇当归酸酯含量的方法。色谱柱：Shiseido C$_{18}$ MG（4.6mm×250mm，5μm），流动相：乙腈-水（49：51）为，流速 1mL/min，检测波长 330nm，柱温 30℃。结果二氢欧山芹醇当归酸酯在 0.0036～1.536mL/min 呈良好的线性关系，r＝0.9999，平均回收率为 99.1％（RSD＝2.8％）。

李玉兰等[3]建立同时测定中药独活中蛇床子素和二氢欧山芹醇当归酸酯含量的 HPLC 方法。色谱柱：Merck C$_{18}$（250mm×4.6mm，5μm），流动相：甲醇-0.1mol/L 硫酸铵溶液（70：30），用硫酸溶液调节 pH 为 3.0，流速为 1.0mL/min，检测波长为 322nm。该色谱方法敏感、准确、重现性好，可用于中药材独活的质量控制。

石燕红等[4]建立同时测定独活中蛇床子素和二氢欧山芹醇当归酸酯含量的反相高效液相色谱法。色谱柱：Shiseido C_{18} MG（4.6mm×250mm，5μm），流动相：乙腈-水（49：51），检测波长330nm，流速1.0mL/min，柱温30℃。结果蛇床子素在0.0082～0.656mL/min内呈良好线性关系，r＝1.0000，平均回收率99.6％（RSD＝2％）；二氢欧山芹醇当归酸酯在0.0036～1.536mL/min内呈良好线性关系，r＝0.9999，平均回收率99.4％（RSD＝2.2％）。

张恭孝等[5]建立以蛇床子素为对照品，采用紫外分光光度法测定独活中总香豆素含量。检测波长为322nm，蛇床子素质量浓度在2～12mg/mL范围内与吸光度呈良好线性关系（r＝0.9996），平均回收率99.18％（RSD＝1.69％，n＝6）。本方法简便易行，结果稳定可靠，可用于独活及其制剂的质量控制。

高必兴等[6]采用水蒸气蒸馏法从白亮独活中提取挥发油，用气相色谱-质谱联用法（GC-MS）测定并分析其化学成分，测得挥发油含量是0.2％（v/w），并鉴定出45个成分，方法可行，操作简便，准确可靠。

【参考文献】

[1] 国家药典委员会.中华人民共和国药典：一部［S］.北京：中国医药科技出版社，2015：263.

[2] 王瑞、陈海云、杨琪伟等.黄山君高效液相色谱法测定独活中二氢欧山芹醇当归酸酯的含量［J］.时珍国医国药，2010，21（3）：610-611.

[3] 李玉兰、高美华.HPLC同时测定独活中蛇床子素和二氢欧山芹醇当归酸酯含量［J］.中国医药指南，2010，8（19）：59-60.

[4] 石燕红、赵森森、王瑞等.RP-HPLC同时测定独活中蛇床子素和二氢欧山芹醇当归酸酯的含量［J］.中国药学杂志，2010，45（16）：1270-1273.

[5] 张恭孝、李聚仓、王德才.独活中总香豆素组分的含量测定［J］.中华中医药学刊，2010，28（12）：2647-2648.

[6] 高必兴、邓晶晶、郑佳等.GC-MS分析白亮独活挥发油成分［J］.中药与临床，2014，5（5）：9-10.

（耿培/缪成贵）

荆 芥
SCHIZONEPETAE HERBA

本品为唇形科植物荆芥 *Schizonepeta tenuifolia* Briq. 的干燥地上部分。夏、秋二季花开到顶、穗绿时采割，除去杂质，晒干。其味辛，性微温。具有解表散风，透疹，消疮的功能[1]。

【主要成分】 全草含挥发油1％～2％，穗含挥发油约4.11％。挥发油中主要成分为右旋薄荷酮（d-menthone，约42.9％）、消旋薄荷酮、左旋薄荷酮。另含少量右旋柠檬烯。从荆芥穗中分离出新的单萜苷，如荆芥苷A～E（schizonepetoside A～E）和荆芥醇（schizonol）。还分离出芹黄素-7-O-葡萄糖苷、黄色黄素-7-O-葡萄糖苷、橙皮苷、香叶木素、橙皮素、黄色黄素等。

【定性分析】 取本品粗粉0.8g，加石油醚（60～90℃）20mL，密塞，时时振摇，放置过夜，滤过，滤液挥至约1mL，作为供试品溶液。另取荆芥对照药材0.8g，同法制成对照药材溶液。吸取上述两种溶液各10μL，分别点于同一硅胶H薄层板上，以正己烷-乙酸乙酯（17：3）为展开剂，展开，取出，晾干，喷以5％香草醛的5％硫酸乙醇溶液，在105℃加热至斑点显色清晰。供试品色谱中，在与对照药材色谱相应的位置上，显相同颜色的斑点。

【含量测定】 挥发油、胡薄荷酮[1]

1. 挥发油

测定用的供试品，粉碎使能通过二号至三号筛，并混合均匀。

取供试品适量（约相当于含挥发油0.5～1.0mL），称定重量（准确至0.01g），置烧瓶中，加水 300～500mL（或适量）与玻璃珠数粒，振摇混合后，连接挥发油测定器与回流冷凝管。自冷凝管上端加水使充满挥发油测定器的刻度部分，并溢流入烧瓶时为止。置电热套中或用其他适宜方法缓缓加热至沸，并保持微沸约 5h，至测定器中油量不再增加，停止加热，放置片刻，开启测定器下端的活塞，将水缓缓放出，至油层上端到达刻度 0 线上面 5mm 处为止。放置 1h 以上，再开启活塞使油层下降至其上端恰与刻度 0 线平齐，读取挥发油量，并计算供试品中挥发油的含量（%）。

本品含挥发油不得少于 0.60%（mL/g）。

2. 胡薄荷酮（高效液相色谱法）

（1）色谱条件与系统适用性试验　以十八烷基硅烷键合硅胶为填充剂；以甲醇-水（80∶20）为流动相；检测波长为 252nm。理论板数按胡薄荷酮峰计算应不低于 3000。

（2）对照品溶液的制备　精密称取胡薄荷酮对照品适量，加甲醇制成每 1mL 含 10μg 的溶液。

（3）供试品溶液的制备　取本品粉末（过二号筛）约 0.5g，精密称定，置具塞锥形瓶中，加甲醇 10mL，超声处理（功率 250W，频率 50kHz）20min，滤过，滤渣和滤纸再加甲醇 10mL，同法超声处理一次，滤过，加适量甲醇洗涤 2 次，合并滤液和洗液，转移至 25mL 量瓶中，加甲醇至刻度，摇匀，即得。

（4）测定法　分别精密吸取对照品溶液与供试品溶液各 10μL，注入液相色谱仪，测定，即得。

本品按干燥品计算，含胡薄荷酮（$C_{10}H_{16}O$）不得少于 0.020%。

【现代研究】

荆芥主要药效物质为挥发油类成分，煎服时不宜久煎。束雅春等[2]采用 HPLC 对荆芥饮片在经过传统砂锅煎煮过程中胡薄荷酮的含量变化进行考察，为确立荆芥最佳煎煮时间提供实验依据。结果显示，不同煎煮时间对荆芥饮片中胡薄荷酮的含量有较大影响，胡薄荷酮成分在煎煮 30min 后基本消失。

【参考文献】

[1] 国家药典委员会. 中华人民共和国药典：一部 [S]. 北京：中国医药科技出版社，2015：232-233.
[2] 束雅春，秦昆明，刘晓等. HPLC 测定荆芥饮片煎煮过程中胡薄荷酮的含量变化 [J]. 中国实验方剂学杂志，2011，17（16）：60～62.

（周丽丽）

栀　子
GARDENIAE FRUCTUS

本品为茜草科植物栀子 *Gardenia jasminoides* Ellis 的干燥成熟果实。9～11 月份果实成熟呈红黄色时采收，除去果梗及杂质，蒸至上汽或置沸水中略烫，取出，干燥。其味苦，性寒。具有泻火除烦，清热利尿，凉血解毒的功能[1]。

【主要成分】　含栀子苷（geniposide）、羟异栀子苷（gardenoside）、山栀苷（shanzhiside）、栀子新苷（gardoside）、京尼平-1-β-D-龙胆双糖苷等多种环烯醚萜苷类，以及绿原酸等有机酸类。还含有黄酮类栀子素（gardenin）、藏红花苷-1（crocin-1）、藏红花素（crocin）等色素类。另含有 D-甘露醇、β-谷甾醇、熊果酸及多种矿物元素。

【定性分析】

（1）取粉末 0.2g，加水 5mL，水浴加热 3min，取上清液滴于滤纸上，挥干，紫外光灯下显天蓝色荧光。

（2）取本品粉末 1g，加 50% 甲醇 10mL，超声处理 40min，滤过，滤液作为供试品溶液。另取栀子对照药材 1g，同法制成对照药材溶液。再取栀子苷对照品，加乙醇制成每 1mL 含 4mg 的溶液，作为对照品溶液。吸取上述三种溶液各 2μL，分别点于同一硅胶 G 薄层板上，以乙酸乙酯-丙酮-甲酸-水（5∶5∶1∶1）为展开剂，展开，取出，晾干。供试品色谱中，在与对照药材色谱相应的位置上，显相同颜色的黄色斑点；再喷以 10% 硫酸乙醇溶液，在 110℃ 加热至斑点显色清晰，供试品色谱中，在与对照品色谱相应的位置上，显相同颜色的斑点。

【含量测定】 栀子苷[1]（高效液相色谱法）

（1）色谱条件与系统适用性试验 以十八烷基硅烷键合硅胶为填充剂；以乙腈-水（15∶85）为流动相；检测波长为 238nm。理论板数按栀子苷峰计算应不低于 1500。

（2）对照品溶液的制备 精密称取栀子苷对照品适量，加甲醇制成每 1mL 含 30μg 的溶液，即得。

（3）供试品溶液的制备 取本品粉末（过四号筛）约 0.1g，精密称定，置具塞锥形瓶中，精密加入甲醇 25mL，称定重量，超声处理 20min，放冷，再称定重量，用甲醇补足减失的重量，摇匀，滤过，精密量取续滤液 10mL，置 25mL 量瓶中，加甲醇至刻度，摇匀，即得。

（4）测定法 分别精密吸取对照品溶液与供试品溶液各 10μL，注入液相色谱仪，测定，即得。

本品按干燥品计算，含栀子苷（$C_{17}H_{24}O_{10}$）不得少于 1.8%。

【现代研究】

曹玉娜等[2]采用气相色谱-质谱联用仪，分析比较栀子及炒制品的脂溶性成分组成和含量变化。结果表明栀子不同程度炒制后各成分相对百分含量发生不同变化，炒制后脂溶性成分发生变化。

高凤阳等[3]采用高效液相色谱-二极管阵列检测器（HPLC-DAD）鉴别了栀子中的 31 个藏红花素类色素成分，并根据 MS-MS 裂解规律推断了其中的 23 个化学成分。色谱条件：Dikma Diamonsil C_{18} 色谱柱（4.6mm×250mm，5μm），0.15% 甲酸水-甲醇梯度洗脱，流速 0.6mL/min，柱温 30℃，检测波长 440nm。质谱条件：电喷雾离子源（ESI）；负离子模式检测；扫描范围（m/z）100~1400。

李艳芳等[4]采用 HPLC 法以栀子苷为内参物，建立栀子苷与山栀苷、羟异栀子苷、京尼平-1-β-D-龙胆二糖苷间的相对校正因子，用所得校正因子进行含量计算，建立栀子药材中 4 个环烯醚萜苷类成分的一测多评法。

【参考文献】

[1] 国家药典委员会. 中华人民共和国药典：一部 [S]. 北京：中国医药科技出版社，2015：248.

[2] 曹玉娜，宋志前，曾林燕等. GC-MS 分析比较栀子炒制前后脂溶性成分变化 [J]. 中国实验方剂学杂志，2012，18（9）：126-129.

[3] 高凤阳，高晓燕，张加余等. HPLC-DAD-MS/MS 对栀子中色素成分的研究 [J]. 北京中医药大学学报，2012，35（5）：343-348.

[4] 李艳芳，范建伟，刘武占等. 一测多评法测定栀子中 4 个环烯醚萜苷类成分的含量 [J]. 中药材，2014，37（5）：823-826.

（周丽丽）

秦 皮
FRAXINI CORTEX

本品为木犀科植物苦枥白蜡树 *Fraxinus rhynchohylla* Hance、白蜡树 *Fraxinus chinensis* Roxb、尖叶白蜡树 *Fraxinus szaboana* Lingelsh. 或宿柱白蜡树 *Fraxinus stylasa* Lingelsh. 的干燥枝皮或干皮。春、秋二季剥取，晒干。其味苦、涩，性寒。具有清热燥湿，

收涩止痢，止带，明目的功能[1]。

【主要成分】　苦枥白蜡树皮含七叶素（秦皮甲素）、七叶苷（秦皮乙素）等香豆精类及鞣质。白蜡树皮含七叶素、秦皮素。尖叶白蜡树皮含七叶素、七叶苷、秦皮苷等。宿柱白蜡树皮含七叶素、七叶苷、秦皮苷、丁香苷、宿柱白蜡苷等[2]。

【定性分析】

(1) 取本品，加热水浸泡，浸出液在日光下可见碧蓝色荧光。

(2) 取本品粉末 1g。加甲醇 10mL，加热回流 10min，放冷，滤过，取滤液作为供试品溶液。另取秦皮甲素对照品、秦皮乙素对照品及秦皮素对照品，加甲醇制成每 1mL 各含 2mg 的混合溶液，作为对照品溶液。吸取上述两种溶液各 10μL，分别点于同一硅胶 G 薄层板或硅胶 GF_{254} 薄层板上，以三氯甲烷-甲醇-甲酸（6:1:0.5）为展开剂，展开，取出，晾干，硅胶 GF_{254} 板置紫外光灯（254nm）下检视；硅胶 G 板置紫外光灯（365nm）下检视。供试品色谱中，在与对照品色谱相应的位置上，显相同颜色的斑点；硅胶 GF_{254} 板喷以氯化铁试液-铁氰化钾试液（1:1）的混合溶液，斑点变为深蓝色。

【含量测定】　秦皮甲素、秦皮乙素[1]（高效液相色谱法）

(1) 色谱条件与系统适用性试验　以十八烷基硅烷键合硅胶为填充剂；以乙腈-0.1%磷酸溶液（8:92）为流动相；检测波长为 334nm。理论板数按秦皮乙素峰计算应不低于 5000。

(2) 对照品溶液的制备　取秦皮甲素对照品、秦皮乙素对照品适量，精密称定，加甲醇制成每 1mL 含秦皮甲素 0.1mg、秦皮乙素 60μg 的混合溶液，即得。

(3) 供试品溶液的制备　取本品粉末（过三号筛）约 0.5g 精密称定，置具塞锥形瓶中，精密加入甲醇 50mL，密塞，称定重量，加热回流 1h，放冷，再称定重量，用甲醇补足减失的重量，摇匀，滤过，取续滤液，即得。

(4) 测定法　分别精密吸取对照品溶液与供试品溶液各 10uL，注入液相色谱仪，测定，即得。

本品按干燥品计，含秦皮甲素（$C_{15}H_{16}O_9$）和秦皮乙素（$C_9H_6O_4$）的总量不得少于 1.0%。

【现代研究】

杨铭等[2]建立了综合秦皮主成分质量评价模型。在获取秦皮 HPLC 指纹信息的基础上，选择 9 个共有峰的相对含量为指标，色谱柱为 Kromasil LAAI-KR006 C_{18}（4.6mm×250mm，5μm）；流动相为甲醇-0.1%磷酸水（13:87）；柱温 40℃；流速 1.0mL/min；检测波长 340nm；所有组分均在 70min 内被检测完毕。

冯伟红等[3]建立同步测定秦皮中多种香豆素类成分的分析方法，以秦皮甲素为参照物，计算秦皮乙素、秦皮苷和秦皮素的相对校正因子。Kromasil C_{18} 色谱柱（4.6mm×250mm，5μm），流动相：甲醇（A）-0.4%的冰醋酸水溶液（B），梯度洗脱，0～50min，11%～25%A，流速 1.0mL/min；柱温 40℃，检测波长 340nm。在上述色谱条件下，各组分分离度良好。

王丽满等[4]建立电化学分析方法测定秦皮乙素含量。采用循环伏安法，在 pH 4.5 磷酸盐缓冲溶液中，以差示脉冲伏安法对其含量进行测定。秦皮乙素溶液在 $(2.0×10^{-7})$～$(3.2×10^{-6})$mol/L 范围内呈良好的线性关系，检测限为 $2.6×10^{-8}$mol/L，相对标准偏差为 2.5%。

【参考文献】

[1] 国家药典委员会.中华人民共和国药典：一部 [S].北京：中国医药科技出版社，2015：271.

[2] 杨铭，周寅敏，陈佳蕾等.综合主成分分析用于秦皮的质量评价 [J].中成药，2010，32（5）：808-811.

[3] 冯伟红，王智民，张启伟等.一测多评法测定秦皮药材与饮片中香豆素类成分的含量 [J].中国中药杂志，2011，36（13）：1782-1789.

[4] 王丽满，林丽清，潘丹婷等.秦皮乙素在玻碳电极上的电化学行为及其含量测定 [J].药物分析杂志，2012，32（10）：1804-1807.

（时维静）

射 干

BELAMCANDAE RHIZOMA

本品为鸢尾科植物射干 *Belamcanda chinensis*（L.）DC. 的干燥根茎。春初刚发芽或秋末茎叶枯萎时采挖，除去须根及泥沙，干燥。其味苦，性寒。具有清热解毒，消痰，利咽的功能[1,2]。

【主要成分】 主要含射干定、鸢尾苷、鸢尾黄酮苷、鸢尾黄酮、射干酮、紫檀素、草夹竹桃苷及多种二环三萜及其衍生物和苯酚类化合物等[1]。

【定性分析】 取本品粉末 1g，加甲醇 10mL，超声处理 30min，滤过，滤液浓缩至1.5mL，作为供试品溶液。另取射干对照药材 1g，同法制成对照药材溶液。吸取上述两种溶液各 1μL，分别点于同一聚酰胺薄膜上，以三氯甲烷-丁酮-甲醇（3∶1∶1）为展开剂，展开，取出，晾干，喷以三氯化铝试液，置紫外光灯（365nm）下检视。供试品色谱中，在与对照药材色谱相应的位置上，显相同颜色的荧光斑点。

【含量测定】 次野鸢尾黄素[2]（高效液相色谱法）

（1）色谱条件与系统适用性试验　以十八烷基硅烷键合硅胶为填充剂；以甲醇-0.2%磷酸溶液（53∶47）为流动相；检测波长为 266nm。理论板数按次野鸢尾黄素峰计算应不低于 8000。

（2）对照品溶液的制备　精密称取次野鸢尾黄素对照品适量，加甲醇制成每 1mL 含10μg 的溶液，即得。

（3）供试品溶液的制备　取本品粉末（过四号筛）约 0.1g，精密称定，置具塞锥形瓶中，精密加入甲醇 25mL，称定重量，加热回流 1h，放冷，再称定重量，用甲醇补足减失的重量，摇匀，滤过，取续滤液，即得。

（4）测定法　分别精密吸取对照品溶液 10μL 与供试品溶液 10～20μL，注入液相色谱仪，测定，即得。

本品按干燥品计算，含次野鸢尾黄素（$C_{20}H_{18}O_8$）不得少于 0.10%。

【现代研究】

邹桂欣等[3]采用 HPLC 法同时测定射干中的芒果苷、鸢尾苷、鸢尾黄素及次野鸢尾黄素。方法：Kromasil C$_{18}$柱（200mm×4.6mm，5μm），以乙腈-0.2%磷酸水为流动相梯度洗脱，流速 1.0mL/min，检测波长 260nm。

张晓瑞等[4]建立同时测定射干提取物中鸢尾苷、野鸢尾苷、鸢尾黄素、野鸢尾黄素、次野鸢尾黄素及白射干素 6 种有效成分含量的 HPLC 法。Kromasil C$_{18}$色谱柱（200mm×4.6mm，5μm），流动相为乙腈-0.5%磷酸水溶液，梯度洗脱，流速 1.0mL/min；检测波 265nm。鸢尾苷、野鸢尾苷、鸢尾黄素、野鸢尾黄素、次野鸢尾黄素及白射干素线性范围分别是：0.3188～1.9129μg，0.1156～0.5782μg，0.0633～0.3164μg，0.4146～2.0730μg，0.0818～0.4091μg，0.0458～0.2291μg，对照品线性关系良好。

【参考文献】

[1] 高学敏. 中药学 [M]. 北京：中国中医药出版社，2004，142.

[2] 国家药典委员会. 中华人民共和国药典：一部 [S]. 北京：中国医药科技出版社，2015：285.

[3] 邹桂欣，尤献民，李国信. HPLC 测定射干不同部位中的 4 种药用成分 [J]. 华西药学杂志，2011，26（2）：170-171.

[4] 张晓瑞，张靖涵，李国信等. HPLC 法同时测定射干提取物多组分含量 [J]. 辽宁中医药大学学报，2013，15（1）：42-44.

（时维静）

浙 贝 母
FRITILLARIAE THUNBERGII BULBUS

　　本品为百合科植物浙贝母 *Fritillaria thunbergii* Miq. 的干燥鳞茎。主产于浙江。江苏、安徽、湖南等省亦产，多系栽培。初夏植株枯萎时采挖，洗净。大小分开，大者除去芯芽，习称"大贝"；小者不去芯芽，习称"珠贝"。分别撞擦，除去外皮，拌以煅过的贝壳粉，吸去擦出的浆汁，干燥；或取鳞茎，大小分开，洗净。除去芯芽，趁鲜切成厚片，洗净，干燥。习称"浙贝片"。其性寒，味苦。具有清热散结、化痰止咳之功效[1]。

　　【主要成分】　主要含有甾醇类生物碱，如贝母素甲、贝母素乙、浙贝宁、贝母素丙等。并含有多种二萜类化合物。

　　【定性分析】　取药材粉末 5g，加浓氨试液 2mL 与三氯甲烷 20mL，放置过夜，滤过，取滤液 8mL，蒸干，残渣加三氯甲烷 1mL 使溶解，作为供试品溶液。另取贝母素甲对照品、贝母素乙对照品，加三氯甲烷制成每 1mL 各含 2mg 的混合溶液，作为对照品溶液，吸取上述供试品溶液 10～20μL、对照品溶液 10μL，分别点于同一硅胶 G 薄层板上，以乙酸乙酯-甲醇-浓氨试液（17：2：1）为展开剂，展开，取出，晾干，喷以稀碘化铋钾试液。供试品色谱中，在与对照品色谱相应的位置上，显相同颜色的斑点。

　　【含量测定】　贝母素甲、贝母素乙[1]（高效液相色谱法）

　　（1）色谱条件与系统适用性试验　以十八烷基硅烷键合硅胶为填充剂；以乙腈-水-二乙胺（70：30：0.03）为流动相；蒸发光散射检测器检测。理论板数按贝母素甲峰计算应不低于 2000。

　　（2）对照品溶液的制备　取贝母素甲对照品、贝母素乙对照品适量，精密称定，加甲醇制成每 1mL 含贝母素甲 0.2mg、贝母素乙 0.15mg 的混合溶液，即得。

　　（3）供试品溶液的制备　取本品粉末（过四号筛）约 2g，精密称定，置烧瓶中，加浓氨试液 4mL 浸润 1h，精密加入三氯甲烷-甲醇（4：1）的混合溶液 40mL，称定重量，混匀，置 80℃ 水浴中加热回流 2h，放冷，再称定重量，加上述混合溶液补足减失的重量，滤过。精密量取续滤液 10mL，置蒸发皿中蒸干，残渣加甲醇溶液溶解并转移至 2mL 量瓶中，加甲醇至刻度，摇匀，即得。

　　（4）测定法　分别精密吸取对照品溶液 10μL、20μL，供试品溶液 5～15μL，注入液相色谱仪，测定，用外标两点法对数方程分别计算贝母素甲、贝母素乙的含量，即得。

　　本品按干燥品计算，含贝母素甲（$C_{27}H_{45}NO_3$）和贝母素乙（$C_{27}H_{43}NO_3$）的总量不得少于 0.080%。

　　附：

川 贝 母
FRITILLARIAE CIRRHOSAE BULBUS

　　本品为百合科植物川贝母 *Fritillaria cirrhosa* D. Don、暗紫贝母 *Fritillaria unibracteata* Hsiao et K. C. Hsia、甘肃贝母 *Friiillaria przewalskii* Maxim. ex Batal、梭砂贝母 *Friiillaria delavayi* Franch、太白贝母 Fritillaria taipaiensis P. Y. Li 或瓦布贝母 Fritillaria unibracteata Hsiao et K. C. Hsia var wabuensis（S. Y. Tang et S. C. Yue）Z. D. Liu，S Wang et

S. C. Chen 的干燥鳞茎。前三者按性状不同分别习称"松贝"和"青贝",后者习称"炉贝"。川贝母主产于四川、西藏、云南等省区,暗紫贝母主产于四川阿坝藏族自治州,甘肃贝母主产于甘肃、青海、四川等省,梭砂贝母主产于云南、四川、青海、西藏等省区。夏、秋二季或积雪融化时采挖,除去须根、粗皮及泥沙,晒干或低温干燥。其性微寒,味苦、甘。具有清热润肺,化痰止咳的功能[1]。

【主要成分】 川贝母药材中含多种甾体生物碱:如贝母辛、西贝碱、西贝素、川贝碱等。

【定性分析】

(1) 取本品粉末 10g,加浓氨试液 10mL,密塞,浸渍 1h,加二氯甲烷 40mL,超声处理 1h。滤过,滤液蒸干,残渣加甲醇 0.5mL 使溶解,作为供试品溶液。另取贝母辛对照品、贝母素乙对照品,加甲醇制成每 1mL 各含 1mg 的溶液,作为对照品溶液。吸取上述供试品溶液 1~6μL、对照品溶液 2μL,分别点于同一硅胶 G 薄层板上,以乙酸乙酯-甲醇-浓氨试液-水(18:2:1:0.1)为展开剂,展开,取出,晾干,依次喷以稀碘化铋钾试液和 5% 亚硝酸钠试液。供试品色谱中,在与对照品色谱相应的位置上,显相同颜色的斑点。

(2) 聚合酶链式反应-限制性内切酶长度多态性方法

① 模板 DNA 提取 取本品 0.1g,依次用 75% 乙醇 1mL、灭菌超纯水 1mL 清洗,吸干表面水分,置乳钵中研磨成极细粉。取 20mg,置 1.5mL 离心管中,用新型广谱植物基因组 DNA 快速提取试剂盒提取 DNA [加入缓冲液 AP1 400μL 和 RNA 酶溶液(10mg/mL)4μL,涡漩震荡,65℃水浴加热 10min,加入缓冲液 AP2 130μL,充分混匀,冰浴冷却 5min,离心(转速 14000r/min)10min;吸取上清液转移至另一离心管中,加入 1.5 倍体积的缓冲液 AP3/E,混匀,加到吸附柱上,离心(转速 13000r/min)1min,弃去过滤液,加入漂洗液 700μL,离心(转速 12000r/min)30s,弃去过滤液;再加入漂洗液 500μL,离心(转速 12000r/min)30min,弃去过滤液;再离心(转速 13000r/min)2min,取出吸附柱,放入另一离心管中,加入 50μL 洗脱缓冲液,室温放置 3~5min,离心(转速 12000r/min)1min,将洗脱液再加入吸附柱中,室温放置 2min,离心(转速 12000r/min)1min],取洗脱液,作为供试品溶液,置 4℃冰箱中备用。另取川贝母对照药材 0.1g,同法制成对照药材模板 DNA 溶液。

② PCR-RFLP 反应 鉴别引物:5′CGTAACAAGGTTTCCGTAGGTGAA 3′ 和 5′GCTACGTTCTTCAT-CGAT3′。PCR 反应体系:在 200μL 离心管中进行,反应总体积为 30μL,反应体系包括 10×PCR 缓冲液 3μL。二氯化镁(25mmol/L)2.4μL,dNTP(10mmol/L)0.6μL,鉴别引物(30μmol/L)各 0.5μL,高保真 Taq DNA 聚合酶(5U/μL)0.2μL,模板 1μL,无菌超纯水 21.8μL。将离心管置 PCR 仪,PCR 反应参数:95℃预变性 4min,循环反应 30 次(95℃ 30s,55~58℃ 30s,72℃ 30s),72℃延伸 5min。取 PCR 反应液,置 500μL 离心管中,进行酶切反应,反应总体积为 20μL,反应体系包括 10×酶切缓冲液 2μL,PCR 反应液 6μL,Sma Ⅰ(10U/μL)0.5μL,无菌超纯水 11.5μL,酶切反应在 30℃水浴反应 2h。另取无菌超纯水,同法上述 PCR-RFLP 反应操作,作为空白对照。

③ 电泳检测 琼脂糖凝胶电泳法,胶浓度为 1.5%,胶中加入核酸凝胶染色剂 GelRed;供试品与对照药材酶切反应溶液的上样量分别为 8μL,DNA 分子量标记上样量为 1μL(0.5μg/μL)。电泳结束后,取凝胶片在凝胶成像仪上或紫外透射仪上检视。供试品凝胶电泳图谱中,在与对照药材凝胶电泳图谱相应的位置上,在 100~250bp 应有两条 DNA 条带,空白对照无条带。

【含量测定】 西贝母碱[1]（紫外-可见分光光度法）

（1）对照品溶液的制备 取西贝母碱对照品适量，精密称定，加三氯甲烷制成每 1mL 含 0.2mg 的溶液，即得。

（2）标准曲线的制备 精密量取对照品溶液 0.1mL、0.2mL、0.4mL、0.6mL、1.0mL，置 25mL 具塞试管中，分别补加三氯甲烷至 10.0mL，加水 5.0mL、0.05% 溴甲酚绿缓冲液（取溴甲酚绿 0.050g，加入 0.2moL/L 氢氧化钠溶液 6ml 使溶解，加入磷酸二氢钾 1.0g，加水使溶解并稀释至 100mL，即得）2.0mL，密塞，剧烈振摇，转移至分液漏斗中，放置 30min。取三氯甲烷液，用干燥滤纸滤过，取续滤液，以相应试剂为空白，照紫外-可见分光光度法，在 415nm 的波长处测定吸光度，以吸光度为纵坐标，浓度为横坐标，绘制标准曲线。

（3）测定法 取本品粉末（过三号筛）约 2g，精密称定，置塞锥形瓶中，加浓氨试液 3mL，浸渍 1h，加三氯甲烷-甲醇（4:1）混合溶液 40mL，置 80℃ 水浴中加热回流 2h，放冷，滤过，滤液置 50mL 量瓶中，用适量三氯甲烷-甲醇（4:1）混合溶液洗涤滤器及药渣 2~3 次，洗液并入同一量瓶中，加混合溶液至刻度，摇匀。精密量取 2~5mL，置 25mL 具塞试管中，水浴上蒸干，精密加入三氯甲烷 10mL 使溶解，照【标准曲线的制备】项下的方法，自"精密加水 5mL"起，依法测定吸光度，从标准曲线上读出供试品溶液中西贝母碱的重量（mg），计算，即得。

本品按干燥品计算，含总生物碱以西贝母碱（$C_{27}H_{43}NO_3$）计，不得少于 0.050%。

【现代研究】

雷艳辉等[2]采用 Agilent ZORBAX Exlend-C_{18} 色谱柱，乙腈-0.1% 甲酸为流动相进行梯度洗脱，体积流量 0.8mL/min，柱温 25℃；ELSD 漂移管温度 108℃，载气体积流量为 2.8L/min 的方法，对不同基原 36 批川贝母药材进行特征图谱分析。建立了太白贝母、暗紫贝母、甘肃贝母和瓦布贝母的 HPLC-ELSD 特征图谱，用于川贝母药材的基原鉴别。

徐传林等[3]建立了一种适用于川贝母干鳞茎的聚合酶链反应-限制性酶切图谱（PCR-RFLP）分子鉴定法，可用于川贝类药材与非川贝类药材的区分鉴别。具体方法：称取贝母干鳞茎，用 75% 乙醇和灭菌超纯水清洗，以新型广谱植物基因组 DNA 快速提取试剂盒提取基因组 DNA，以提取的 DNA 为模板进行 ITS_1 区 PCR 扩增和酶切反应，将酶切液进行琼脂糖凝胶电泳，所得图谱显示川贝类核糖体 DNA 的 ITS_1 区存在限制性内切酶 Sma I 的酶切位点，在 100~200bp 之间有 2 条清晰的酶切条带，而非川贝类不能被酶切，无此特征性条带。

徐彦等[4]采用 HPLC-ELSD 建立卷叶贝母的一测多评法，同时测定贝母乙素和贝母甲素的含量。以贝母乙素作为内标物建立卷叶贝母中贝母甲素的相对校正因子，用校正因子计算贝母甲素的含量；并采用外标法测定贝母乙素和贝母甲素，验证一测多评法的准确性和适用性。结果表明一测多评法的计算结果与外标法的实测值并无显著性差异，可以用于贝母类药材的含量测定。

陈阳等[5]采用硅胶柱层析从川贝母中分离 β-D-葡萄糖 4-1β-D-半乳糖和蔗糖，并采用 HPLC-ELSD 分析不同产地贝母中两个二糖的含量。结果表明，川贝母中蔗糖含量是 β-D-葡萄糖 4-1β-D-半乳糖的 4 倍，伊犁贝母和平贝母中两个二糖的含量较为接近，而湖北贝母和浙贝母中，β-D-葡萄糖 4-1β-D-半乳糖的含量显著高于蔗糖的含量。

梁君玲等[6]将浙贝母花经水蒸气蒸馏得挥发油，用气相色谱-飞行时间质谱法进行分析，得出挥发性化学成分的相对含量，共分离到 60 种组分，并鉴定出 38 种。结果表明，新鲜浙贝母花中主要的挥发性成分为十八烯酸甲酯类物质，而经流化床或阴干处理后，浙贝母花的芳香醛酮类物质增加，尤以流化床干燥后的浙贝母花其中的香味成分含量变化最为显著。

【参考文献】

[1] 国家药典委员会. 中华人民共和国药典：一部 [S]. 北京：中国医药科技出版社，2015：292，36-38.

[2] 雷艳辉，李会军，李萍. 川贝母药材生物碱成分 HPLC-ELSD 特征图谱的研究 [J]. 中成药，2014，36（7）：

1477-1481.

[3] 徐传林，李会军，李萍等. 川贝母药材分子鉴定方法研究 [J]. 中国药科大学学报，2010，41（3）：226-230.

[4] 徐彦，刘圆，吕露阳等. "一测多评"法测定卷叶贝母中生物碱类成分含量 [J]. 天然产物研究与开发，2012，24：1513-1516.

[5] 陈阳，王曙. 川贝母和其它贝母中 β-D-葡萄糖 4-1β-D-半乳糖和蔗糖含量的 HPLC-ELSD 测定 [J]. 时珍国医国药，2012，23（7）：1605-1606.

[6] 梁君玲，曹小吉，李建伟等. 浙贝母花挥发油的气相色谱-飞行时间质谱分析 [J]. 中国中药杂志，2011，36（19）：2689-2692.

（窦金凤／周丽丽）

荷 叶
NELUMBINIS FOLIUM

本品为睡莲科植物莲 *Nelumbonucifera* Gaertn. 的干燥叶。夏、秋二季采收，晒至七八成干时，除去叶柄，折成半圆形或折扇形，干燥。其味苦，性平。具有清热解暑，升发清阳，凉血止血等功能[1]。

【主要成分】 主要化学成分有荷叶碱（nuciferine），鹅掌楸碱（liriodenine），2-羟基-1-甲氧基阿朴啡（2-hydroxy-1-methoxyaporphine），原荷叶碱（pronuciferine），去氢莲碱（dehydroroemerine），去氢荷叶碱（dehydronuciferine），莲碱（roemerine），胡萝卜苷（daucostero），β-谷甾醇（β-sitostero）等。

【定性分析】 取本品粉末 1g，以 50％乙醇溶液（含 0.2％盐酸）为提取溶剂，于 60℃条件下，按液固比 10：1，水浴加热回流提取 2.5h，滤过，定容至 10mL 量瓶中。另取荷叶碱对照品加甲醇制成每 1mL 含 0.1mg 的对照品溶液。吸取上述两种溶液各 5μL，分别点于同一硅胶 G 薄层板或硅胶 GF$_{254}$ 薄层板上，以三氯甲烷-乙酸乙酯-甲醇-水（30：40：20：10）10℃以下放置 12h 的下层溶液为展开剂。取出，晾干，硅胶 GF$_{254}$ 板置紫外光灯（254nm）下检视；硅胶 G 板置紫外光灯（365nm）下检视。供试品色谱中，在与对照品色谱相应的位置上，显相同颜色的斑点。

【含量测定】 荷叶碱[1]（高效液相色谱法）

（1）色谱条件与系统适用性试验 以十八烷基硅烷键合硅胶为填充剂；以乙腈-水-三乙胺-冰醋酸（27：70.6：1.6：0.78）为流动相；检测波长为 270nm。理论板数按荷叶碱峰计算应不低于 2000。

（2）对照品溶液的制备 精密称取荷叶碱对照品适量，加甲醇制成每 1mL 含 16μg 的溶液，即得。

（3）供试品溶液的制备 取本品粗粉约 0.5g，精密称定，置具塞锥形瓶中，精密加入甲醇 50mL，称定重量，加热回流 2.5h，放冷，再称定重量，用甲醇补足减失的重量，摇匀，滤过。精密量取续滤液 5mL，置 10mL 量瓶中，加水稀释至刻度，摇匀，即得。

（4）测定法 分别精密吸取对照品溶液与供试品溶液各 20μL，注入液相色谱仪，测定，即得。

本品按干燥品计算，含荷叶碱（$C_{19}H_{21}NO_2$）不得少于 0.10％。

【现代研究】

袁丽春等[2]建立测定荷叶药材中金丝桃苷和异槲皮苷含量的高效液相色谱法。采用 Nova-Pak C$_{18}$（3.9mm×150mm，5μm 色谱柱，以乙腈-0.1％甲酸水（13：87）为流动相，流速 1.0mL/min，检测波长 255nm，柱温 34℃。金丝桃苷和异槲皮苷进样量分别在 0.056～0.28μg 和 0.037～0.26μg 范围内呈线性关系。

李慧芬等[3]建立了 HPLC 同时测定荷叶中 4 种黄酮类成分含量。采用 Kromasil C$_{18}$（4.6mm×200mm，5μm）色谱柱，以甲醇（A）-0.2%磷酸水（B）为流动相，梯度洗脱（0～8min，10%～40%A；8～23min，40%～70% A；23～30min，70%～85% A），流速 1mL/min，柱温 30℃，二极管阵列检测器，检测波长 360nm。槲皮素-3-O-桑布双糖苷、金丝桃苷、异槲皮苷和槲皮素的线性范围依次为 6.10～97.60mg/L，18.76～300.16mg/L，8.48～135.68mg/L，9.12～145.92mg/L。

何晓曦等[4]建立高效液相色谱法同时测定荷叶中 3 种阿朴啡类生物碱（2-羟基-1-甲氧基阿朴啡、N-去甲荷叶碱及荷叶碱）的含量，色谱柱为 Agilent Extend C$_{18}$柱（250mm×4.6mm，5μm），以乙腈（A）和水（含 0.1%三乙胺）（B）为流动相进行梯度洗脱：0～20min，45%～60% A；20～21min，60%～90% A；21～25min，90% A；25～26min，90%～45%A；26～30min，45%A。流速 1mL/min，柱温 30℃，检测波长 270nm。

【参考文献】

[1] 国家药典委员会. 中华人民共和国药典：一部 [S]. 北京：中国医药科技出版社，2015：275.

[2] 袁丽春，刘斌料，石任兵. HPLC 法测定不同市售荷叶药材中金丝桃苷和异槲皮苷的含量 [J]. 药物分析杂志，2010，30（1）：41-45.

[3] 李慧芬，张学兰苹，崔伟亮等. HPLC 同时测定不同产地荷叶饮片中 4 种黄酮成分 [J]. 中国实验方剂学杂志，2014，20（2）：55-58.

[4] 何晓曦，孔令提，张泽生等. 不同产地和不同采收期荷叶中生物碱的含量变化 [J]. 天然产物研究与开发，2013.25（5）：652-655.

（时维静）

桔　梗
PLATYCODONIS RADIX

本品为桔梗科植物桔梗 *Platycodon grandiflorum*（Jacq.）A. DC. 的干燥根。全国大部分地区均产，以东北、华北产量较大，华东质量较好。于春、秋二季采挖，洗净，除去须根，趁鲜剥去外皮或不去外皮，干燥。其性平，味苦、辛。具有宣肺，利咽，祛痰，排脓的功能[1]。

【主要成分】　桔梗中含有多种皂苷类化合物，如桔梗皂苷 A、桔梗 C、桔梗 D$_1$、桔梗 D$_2$，总皂苷水解产生桔梗皂苷元、远志酸、桔梗酸等。另含植物甾醇类、糖类、氨基酸等化合物。

【定性分析】　取本品粉末 1g，加 7%硫酸乙醇溶液-水（1：3）混合液 20mL，加热回流 3h，放冷，用三氯甲烷振摇提取 2 次，每次 20mL，合并三氯甲烷液，加水洗涤 2 次，每次 30mL，弃去洗液，三氯甲烷液用无水硫酸钠脱水，滤过，滤液蒸干，残渣加甲醇 1mL 使溶解，作为供试品溶液。另取桔梗对照药材 1g，同法制成对照药材溶液。吸取上述两种溶液各 10μL，分别点于同一硅胶 G 薄层板上，以三氯甲烷-乙醚（2：1）为展开剂，展开，取出，晾干，喷以 10%硫酸乙醇溶液，在 105℃加热至斑点显色清晰。供试品色谱中，在与对照药材色谱相应的位置上，显相同颜色的斑点。

【含量测定】　桔梗皂苷 D[1]（高效液相色谱法）

（1）色谱条件与系统适用性试验　以十八烷基硅烷键合硅胶为填充剂；以乙腈-水（25：75）为流动相；蒸发光散射检测器。理论板数按桔梗皂苷 D 峰计算应不低于 3000。

（2）对照品溶液的制备　取桔梗皂苷 D 对照品适量，精密称定，加甲醇制成每 1mL 含 0.5mg 的溶液，即得。

（3）供试品溶液的制备　取本品粉末（过二号筛）约 2.0g，精密称定，精密加入 50%甲醇 50mL，称定重量，超声处理（功率 250W，频率 40kHz）30min，放冷，再称定重量，用50％甲醇补足减失的重量，摇匀，滤过，精密量取续滤液25mL，置水浴上蒸干，残渣加水20mL，微热使溶解，用水饱和的正丁醇振摇提取3次，每次20mL，合并正丁醇提取液，用氨试液50mL洗涤，弃去氨洗液，再用正丁醇饱和的水50mL洗涤，弃去水液，正丁醇液蒸干，残渣用甲醇3mL使溶解，加硅胶0.5g拌匀，置水浴上蒸干，加于硅胶柱［100～120目，10g，内径2cm，用三氯甲烷-甲醇（9∶1）混合溶液湿法装柱］上，以三氯甲烷-甲醇（9∶1）50mL洗脱，弃去洗脱液，再以三氯甲烷-甲醇-水（60∶20∶3）100mL洗脱，弃去洗脱液，继用三氯甲烷-甲醇-水（60∶29∶6）100mL洗脱，收集洗脱液，蒸干，残渣加甲醇溶解并转移至5mL量瓶中，加甲醇至刻度，摇匀，滤过，即得。

（4）测定法　分别精密吸取对照品溶液5μL、10μL，供试品溶液10～15μL，注入液相色谱仪，测定，以外标两点法对数方程计算，即得。

本品按干燥品计算，含桔梗皂苷D（$C_{57}H_{92}O_{28}$）不得少于0.10％。

【现代研究】

叶静等[2]采用高效液相色谱-蒸发光激光闪射检测器（HPLC-ELSD）法测定桔梗药材中桔梗皂苷D、桔梗皂苷D3、桔梗皂苷E的含量，方法：Hypersil C18柱（5μm，4.6mm×150mm），以乙腈-水梯度洗脱，流速1.0mL/min，ELSD漂移管温度113℃，载气流速3.0L/min。结果表明，桔梗皂苷D、桔梗皂苷D3、桔梗皂苷E的线性范围分别为13.78～275.6μg/mL（r=0.9995）、8.40～168.0μg/mL（r=0.9997）、12.02～240.4μg/mL（r=0.9996），平均回收率（n=5）为98.3％、99.4％和101.3％。

周秀娟等[3]建立了高效液相色谱法同时测定桔梗中芹菜素和木犀草素含量的方法。采用Alltima C18色谱柱（4.6mm×250mm，5μm），以乙腈-0.5％磷酸（35∶65）为流动相，流速1.0mL/min，检测波长为340nm，柱温25℃。

金传山等[4]采用HPLC法和紫外-可见分光光度法分别测定桔梗中的桔梗皂苷D和桔梗总多糖，并比较不同产地桔梗中的桔梗皂苷D及总多糖的含量差异。结果表明，不同产地的桔梗药材中桔梗皂苷D和多糖含量存在一定相关性。

【参考文献】

[1]　国家药典委员会. 中华人民共和国药典：一部［S］. 北京：中国医药科技出版社，2015：277.
[2]　叶静，肖美添，汤须崇等. HPLC-ELSD法测定桔梗中3种桔梗皂苷的含量［J］. 西安交通大学学报（医学版），2010，31（5）：640-642.
[3]　周秀娟，储晓琴，桂双英等. 高效液相色谱法测定桔梗中木犀草素与芹菜素的含量［J］. 安徽中医学院学报，2013，32（2）：73-75.
[4]　金传山，张伟，桂双英等. 不同产地桔梗中桔梗皂苷D及总多糖的含量比较［J］. 安徽医药，2014，18（2）：246-249.

（李娟／周丽丽）

秦　艽

GENTIANAE MACROPHYLLAE RADIX

本品为龙胆科植物秦艽 *Gentiana macrophylla* Pall.、麻花秦艽 *Gentiana straminea* Maxim.、粗茎秦艽 *Gentiana crassicaulis* Duthie ex Burk. 或小秦艽 *Gentiana dahurica* Fisch. 的干燥根。前三种按性状不同分别习惯称"秦艽"和"麻花艽"，后一种习惯称"小秦艽"。春、秋二季采挖，除去泥沙；秦艽及麻花艽晒软，堆置"发汗"至表面呈红黄色或灰黄色时，摊开晒干，或不经"发汗"直接晒干；小秦艽趁鲜时搓去黑皮，晒干。其味辛、苦，性平。具有祛风湿，清湿热，止痹痛，退虚热等功效[1]。

【主要成分】　主要含裂环烯醚萜苷类、苦味成分如龙胆苦苷及少量的当药苦苷、当药苷等，还含有齐墩果酸、挥发油等[2]。

【定性分析】

(1) 取本品粗粉 0.5g，加甲醇 10ml，超声处理 15min，滤过，取滤液作为供试品溶液。另取龙胆苦苷对照品，加甲醇制成每 1mL 含 1mg 的溶液，作为对照品溶液。吸取供试品溶液 5μL、对照品溶液 1μL，分别点于同一硅胶 GF$_{254}$ 薄层板上，以乙酸乙酯-甲醇-水（10：2：1）为展开剂，展开，取出，晾干。置紫外光灯下（254nm）检视，供试品色谱中，在与对照品色谱相应的位置上，显相同颜色的斑点。

(2) 取栎瘿酸对照品，加三氯甲烷制成每 1mL 含 0.5mg 的溶液作为对照品。吸取【定性分析】(1) 项下的供试品溶液 5μL、对照品溶液 1μL，分别点于同一硅胶 G 薄层板上，以三氯甲烷-甲醇-甲酸（50：1：0.5）为展开剂，展开，取出，晾干，喷以 10%硫酸乙醇溶液，在 105℃加热至斑点显色清晰。供试品色谱中，在与对照品色谱相同的位置上，显相同颜色的斑点。

【含量测定】 龙胆苦苷、马钱苷酸[1]（高效液相色谱法）

(1) 色谱条件与系统适用性试验 用十八烷基硅烷键合硅胶为填充剂；乙腈-0.1%乙酸溶液（9：91）为流动相；检测波长为 254nm。理论板数按龙胆苦苷峰计算应不低于 3000。

(2) 对照品溶液的制备 精密称取龙胆苦苷对照品、马钱苷酸对照品适量，加甲醇制成每 1mL 含龙胆苦苷 0.5mg、马钱苷酸 0.3mg 的溶液，即得。

(3) 供试品溶液的制备 取本品粉末（过三号筛）约 0.5g，精密称定，置具塞锥形瓶中，精密加甲醇 20mL，超声处理（功率 500W，频率 40kHz）30min，放冷，再称定重量，用甲醇补足减失的重量，摇匀，滤过，取续滤液，即得。

(4) 测定法 分别精密吸取对照品溶液与供试品溶液各 5～10μL，注入液相色谱仪，测定，即得。

本品按干燥品计算，含龙胆苦苷（$C_{16}H_{20}O_9$）和马钱苷酸（$C_{16}H_{24}O_{10}$）的总量不得少于 2.5%。

【现代研究】

宋九华等[3]建立了 HPLC 波长切换同时测定云南丽江粗茎秦艽中马钱苷酸、獐牙菜苦苷、龙胆苦苷、獐牙菜苷、异荭草苷、异牡荆苷 6 种成分含量的方法。色谱柱：Sepax Gp-C$_{18}$（150mm×4.6mm，5μm），流动相为甲醇-0.1%磷酸，流速 1.0mL/min，柱温 25℃，检测波长 235nm（0～51min）、270nm（51～57min）、243nm（57～65min）、270nm（65～80min）。该方法简便、快速、准确，重现性好。

崔春利等[4]建立 HPLC 测定秦艽总苷提取物中龙胆苦苷的含量，以 C$_{18}$ 柱为色谱柱，以甲醇-水（25：75）为流动相，检测波长为 272nm，流速为 1.0mL/min。结果龙胆苦苷在 0.657～3.942μg 范围内线性关系良好。该方法简便、准确，结果可靠，适用于秦艽总苷提取物的质量控制。

阮洪生等[5]建立了同时测定秦艽中龙胆苦苷和牛膝中蜕皮甾酮含量的 RP-HPLC 分析方法。色谱柱为 Kromacil C$_{18}$（4.6mm×250mm，5μm），流动相为乙腈（A）-0.1%乙酸水溶液（B），流速 1.0mL/min，检测波长为 254nm，柱温为 25℃。该方法简便、准确，重现性好，具有较强的应用价值。

张明燕等[6]采用超高效液相色谱法对四川省松潘地产 3 种秦艽中马钱苷酸和龙胆苦苷含量进行测定。色谱柱：BEH C$_{18}$（2.1mm×50mm，1.7μm），流动相：乙腈-0.1%乙酸溶液，流速 0.35mL/min，检测波长为 254nm。马钱苷酸和龙胆苦苷浓度分别在 9.9～157.8μg/mL 和 15.8～252.5μg/mL 范围内，与峰面积成良好的线性关系（r＞0.9998），该方法快捷、准确、灵敏度高、重复性好。

杨慧玲等[7]采用 HPLC 法测定不同海拔长柄秦艽中龙胆苦苷、马钱酸、獐牙菜苦苷和獐牙菜苷含量。色谱柱为 Alltech C$_{18}$（250mm×4.6mm，5μm），流动相为甲醇-0.5%乙酸水溶液（25：75），体积流量为 1.0mL/min，柱温 25℃；检测波长为 238nm（马钱子酸和獐牙菜苦苷）、246nm（龙胆苦苷和獐牙菜苷），进样量为 10μL。结果表明西藏不同产地长柄秦艽中均能检测到秦艽中的指征性成分，其中龙胆苦苷的量在 4 种组分中最高，马钱酸次之，獐牙菜苦苷最低。西藏产长柄秦艽含有秦艽所具有的 4 种指征性成分，其中海拔 4000m 左右区域的品质最优。

【参考文献】

[1] 国家药典委员会.中华人民共和国药典：一部 [S].北京：中国医药科技出版社，2015：270.

[2] 李萍.生药学 [M].北京：中国医药科技出版社，2005：333.

[3] 宋九华，杨文钰，孟杰等.HPLC波长切换法同时测定粗茎秦艽中6个成分的含量 [J].化学研究与应用，2014，26（7）：1136-1140.

[4] 崔春利，王敏，唐志书等.HPLC法测定秦艽总苷提取物中龙胆苦苷的含量 [J].西北药学杂志，2012，27（2）：106-108.

[5] 阮洪生，苗晶囡，马丁等.HPLC法同时测定秦艽中龙胆苦苷和牛膝中蜕皮甾酮的含量 [J].黑龙江八一农垦大学学报，2012，24（6）：33-35.

[6] 张明燕，金琰琰，方成武等.超高效液相色谱法测定四川松潘3种秦艽中马钱苷酸和龙胆苦苷的含量 [J].安徽中医学院学报，30（6）：61-65.

[7] 杨慧玲，司庆文，侯勤正等.HPLC法测定不同海拔长柄秦艽中龙胆苦苷、马钱酸、獐牙菜苦苷和獐牙菜苷 [J].中草药，41（10）：1720-1722.

（耿培/缪成贵）

桃 仁
PERSICAE SEMEN

本品为蔷薇科植物桃 *Prunus persica*（L.）*Batsch* 或山桃 *Prunus davidiana*（Carr.）*Franch.* 的干燥成熟种子。果实成熟后采收，除去果肉及核壳，取出种子，晒干。其性平，味甘、苦，有小毒。具有活血祛瘀，润肠通便的功能[1]。

【主要成分】 桃仁中主要含苦杏仁苷与苦杏仁酶[2]、脂质体、氰苷、氨基酸和蛋白质、挥发油、甾体和黄酮及其糖苷类化合物和微量元素。

【定性分析】 取本品粗粉 2g，加石油醚（60~90℃）50mL，加热回流 1h，滤过，弃去石油醚液，药渣再用石油醚 25mL 洗涤，弃去石油醚，药渣挥干，加甲醇 30mL，加热回流 1h，放冷，滤过，取滤液作为供试品溶液。另取苦杏仁苷对照品，加甲醇制成每 1mL 含 2mg 的溶液，作为对照品溶液，吸取上述两种溶液各 5μL，分别点于同一硅胶 G 薄层板上，以三氯甲烷-乙酸乙酯-甲醇-水（15：40：22：10）5~10℃放置 12h 的下层溶液为展开剂，展开，取出，立即喷磷钼酸硫酸溶液（磷钼酸 2g，加水 20mL 使溶解，再缓缓加入硫酸 30mL，摇匀），在 105℃加热至斑点清晰。供试品色谱中，在与对照品色谱相应的位置上，显相同颜色的斑点。

【含量测定】 苦杏仁苷[1]（高效液相色谱法）

（1）色谱条件与系统适用性试验 以十八烷基硅烷键合硅胶为填充剂；以甲醇-水（20：80）为流动相；检测波长为 210nm。理论板数按苦杏仁苷峰计算应不低于 3000。

（2）对照品溶液的制备 取苦杏仁苷对照品适量，精密称定，加 70%甲醇制成每 1mL 含苦杏仁苷 80μg 的溶液，即得。

（3）供试品溶液的制备 取本品粗粉约 0.3g，精密称定，置具塞锥形瓶中，加石油醚（60~90℃）50mL，加热回流 1h，放冷，滤过，弃去石油醚，药渣及滤纸挥干溶剂，放入原锥形瓶中，精密加入 70%甲醇 50mL，称定重量，加热回流 1h，放冷，再称定重量，用 70%甲醇补足减失的重量，摇匀，滤过。精密量取续滤液 5mL，置 10mL 量瓶中，加 50%甲醇至刻度，摇匀，即得。

（4）测定法 分别精密吸取对照品溶液与供试品溶液各 10μL，注入液相色谱仪，测定，即得。

本品按干燥品计算，含苦杏仁苷（$C_{20}H_{27}NO_{11}$）不得少于 2.0%。

【现代研究】

韦志英等[3]用 HPLC 法测定桃仁配方颗粒中苦杏仁苷的含量。方法：色谱柱为 Hypersil ODS 柱（250mm×46mm，5μm），以甲醇-水（17：83）为流动相，检测波长为 210nm，流速 1.0mL/min。

沈旭等[4]采用 ACQUITY UPLC HSS T3 色谱柱（2.1×100mm，1.8μm）；流动相为乙腈-0.05%磷酸水溶液，洗脱方式：梯度洗脱；检测波长 254nm。建立了桃仁药材的超高效液相特征性指纹图谱。方法快速、高效，可用于桃仁药材的质量评价。

刘威等[5]采用 0.5mol/L 氢氧化钾乙醇溶液皂化提取亚油酸、油酸，用 HPLC 测定桃仁中亚油酸和油酸的含量。色谱条件为：Waters-Symmetry-RP-C$_{18}$（250mm×4.6mm，5μm）色谱柱，流动相为乙腈-0.1%磷酸水溶液（92：8），体积流量 1.0mg/mL，检测波长 205nm，柱温 30℃。

云琦等[6]建立新疆桃仁 HPLC-UV 指纹图谱测定方法。采用 Shimadzu Inertsil C$_{18}$（4.6mm×250mm，5μm）色谱柱，以水-乙腈线性梯度洗脱，流速 1.0mL/min，柱温 35℃，检测波长 210nm。指纹图谱中的 9 个色谱峰利用 UPLC-Q-TOF-MS 得到了指认。

【参考文献】

[1] 国家药典委员会. 中华人民共和国药典：一部 [S]. 北京：中国医药科技出版社，2015：277-278.

[2] 李萍. 生药学 [M]. 北京：中国医药科技出版社，2005：256.

[3] 韦志英，杨志丽，陆海琳等. HPLC 法测定桃仁配方颗粒中苦杏仁苷的含量 [J]. 广西中医学院学报，2010，13（4）：49-50.

[4] 沈旭，李清，王振中. 桃仁药材 UPLC 特征指纹图谱研究 [J]. 中国中药杂志，2011，36（6）：718-720.

[5] 刘威，张帅，付小环等. 柱前皂化 HPLC 法测定不同产地桃仁中亚油酸和油酸的量 [J]. 中草药，2013，43（14）：2000-2003.

[6] 云琦，刘青旺，马小华等. 新疆桃仁 HPLC-UV 指纹图谱研究及在地区分类中的应用 [J]. 中国中药杂志，2014，39（5）：860-866.

（秦梅颂）

益 母 草
LEONURI HERBA

本品为唇形科植物益母草 *Leonurus japonicus* Houtt. 的新鲜或干燥地上部分。全国各地均有野生或栽培。鲜品春季幼苗期至初夏花前期采割；干品夏季植株生长茂盛、花未开或初开时采割地上部分，晒干，或切段晒干。其味辛、苦，性微寒。具有活血调经，利尿消肿，清热解毒的功能[1]。

【主要成分】 益母草碱（leonurine）0.01%～0.04%、水苏碱（stachydrine），益母草定（leonuridine）以及芦丁、延胡索酸、月桂酸、阿魏酸等。

【定性分析】 取本品粉末（过三号筛）约 1g，精密称定，置具塞锥形瓶中，精密加入 70%乙醇 25mL，称定重量，加热回流 2h，放冷，再称定重量，用 70%乙醇补足减失的重量，摇匀，滤过，取续滤液 10mL，蒸干，残渣加无水乙醇 1mL 使溶解，离心，取上清液作为供试品溶液（鲜品干燥后粉碎，同法制成）。另取盐酸水苏碱对照品，加无水乙醇制成每 1mL 含 1mg 的溶液，作为对照品溶液。吸取上述两种溶液各 5～10μL，分别点于同一硅胶 G 薄层板上，以丙酮-无水乙醇-盐酸（10：6：1）为展开剂，展开，取出，晾干，在 105℃加热 15min，放冷，喷以稀碘化铋钾试液-氯化铁试液（10：1）混合溶液至斑点显色清晰。供试品色谱中，在与对照品色谱相应的位置上，显相同颜色的斑点。

【含量测定】 盐酸水苏碱、盐酸益母草碱[1]（高效液相色谱法）

1. 盐酸水苏碱

（1）色谱条件与系统适用性试验　以丙基酰胺键合硅胶为填充剂；以乙腈-0.2%冰醋酸

溶液（80：20）为流动相；用蒸发光散射检测器检测。理论板数按盐酸水苏碱峰计算应不低于 6000。

（2）对照品溶液的制备 取盐酸水苏碱对照品适量，精密称定，加 70%乙醇制成每 1mL 含 0.5mg 的溶液，即得。

（3）供试品溶液的制备 取本品粉末（过三号筛）约 1g，精密称定，置具塞锥形瓶中，精密加入 70%乙醇 25mL，称定重量，加热回流 2h，放冷，再称定重量，用 70%乙醇补足减失的重量，摇匀，滤过，取续滤液，即得。

（4）测定法 分别精密吸取对照品溶液 5μL、10μL，供试品溶液 10～20μL，注入液相色谱仪，测定，用外标两点法对数方程计算，即得。

干益母草按干燥品计算，含盐酸水苏碱（$C_7H_{13}NO_2 \cdot HCl$）不得少于 0.50%。

2. 盐酸益母草碱

（1）色谱条件与系统适用性试验 以十八烷基硅烷键合硅胶为填充剂；以乙腈-0.4%辛烷磺酸钠的 0.1%磷酸溶液（24：76）为流动相；检测波长为 277nm。理论板数按盐酸益母草碱峰计算应不低于 6000。

（2）对照品溶液的制备 取盐酸益母草碱对照品适量，精密称定，加 70%乙醇制成每 1mL 含 30μg 的溶液，即得。

（3）测定法 分别精密吸取对照品溶液与盐酸水苏碱【含量测定】项下供试品溶液各 10μL，注入液相色谱仪，测定，即得。

干益母草按干燥品计算，含盐酸益母草碱（$C_{14}H_{21}O_5N_3 \cdot HCl$）不得少于 0.050%。

【现代研究】

汪娇梅等[2]比较超声波提取法和回流提取法对广西益母草中总碱含量的影响。结果表明，超声波提取法具有省时、节能、提出率高等优点，最佳提取工艺为：超声波频率 80kHz，提取时间 40min，提取溶剂 75%乙醇。

邓岫等[3]使用正相硅胶、反相 ODS、Sephadex LH-20 等柱色谱法及 HPLC 法等进行分离纯化，并通过理化性质及光谱分析进行定性检测。结果从益母草的 50%乙醇提取物中分离并鉴定了多个成分，分别为：槲皮素-3-O-β-D-葡萄糖苷、槲皮素-3-O-芸香糖苷、金丝桃苷、槲皮素-3-O-刺槐糖苷、2-syringylrutin、山奈酚-3-O-β-D-吡喃半乳糖苷、山奈酚-3-O-β-D-吡喃葡萄糖苷、山奈酚-3-O-β-刺槐双糖苷、山奈酚-3-O-(6″-O-顺式对香豆酰基)-β-D-吡喃葡萄糖苷、山奈酚-3-O-芸香糖苷、芹菜素、tiliroside、地黄苷、反式阿魏酸等。

张玉萌等[4]采用高效液相色谱法测定益母草饮片中盐酸益母草碱、盐酸水苏碱的含量。检测条件：SCX 强阳离子柱（4.6mm×250mm，5μm）；0.5moL 磷酸二氢钾-三乙胺（1000：1.5）为流动相，并用磷酸调 pH 值（2.25～2.3）；流速 1.0mL/min；检测波长 192nm；柱温 25℃。

朱海云等[5]采用"H_2SO_4-$KBrO_3$-$MnSO_4$-丙酮"振荡器，研究益母草振荡指纹图谱，同时考察振荡体系中丙酮、BrO_3^-、H^+ 和 Mn^{2+} 的浓度对振荡波形的影响，并分析底物益母草用量对振荡周期，振幅和振荡寿命的影响规律。

【参考文献】

[1] 国家药典委员会.中华人民共和国药典：一部 [S].北京：中国医药科技出版社，2015：290.

[2] 汪娇梅，余丽丽，许玲玉等.广西益母草中总碱的提取研究 [J].微量元素与健康研究，2014，31（2）：38-39.

[3] 邓岫，王涛，吴春华等.益母草黄酮类成分的分离与鉴定 [J].中国药物化学杂志，2013，23（3）：209-213.

[4] 张玉萌，项菲菲.益母草饮片中盐酸水苏碱、盐酸益母草碱含量测定 [J].辽宁中医药大学学报，2013，15（2）：73-74.

[5] 朱海云，孙聪.益母草的振荡指纹图谱分析 [J].光谱实验室，2011，28（3）：1002-1006.

（方艳夕）

柴 胡

BUPLEURI RADIX

本品为伞形科植物柴胡 *Bupleurum chinense* DC. 或狭叶柴胡 *Bupleurum scocrzonerifolium* Willd. 的干燥根。按性状不同，分别习称"北柴胡"及"南柴胡"。北柴胡主产于河北、河南、辽宁、湖北等省；南柴胡主产于湖北、四川、安徽、黑龙江等省。春、秋二季采挖，除去茎叶及泥沙，干燥。其性寒，味苦。具有和解表里，疏肝，升阳的功能[1]。

【主要成分】 主要含有挥发油类成分，如 δ-荜橙茄烯、（＋）-香芹酮、反式葛缕醇、反式石竹烯等，皂苷类成分如柴胡皂苷 a、柴胡皂苷 b、柴胡皂苷 c、柴胡皂苷 d 等。尚含多元醇、植物甾醇、香豆素、脂肪酸等成分。

【定性分析】 北柴胡

取本品粉末 0.5g，加甲醇 20mL，超声处理 10min，滤过，滤液浓缩至约 5mL，作为供试品溶液。另取北柴胡对照药材 0.5g，同法制成对照药材溶液。再取柴胡皂苷 a 对照品、柴胡皂苷 d 对照品，加甲醇制成每 1mL 各含 0.5mg 的混合溶液，作为对照品溶液。吸取上述三种溶液各 5μL，分别点于同一硅胶 G 薄层板上。以乙酸乙酯-乙醇-水（8：2：1）为展开剂，展开，取出，晾干，喷以 2％对二甲氨基苯甲醛的 40％硫酸溶液，在 60℃加热至斑点显色清晰，置日光及紫外光灯（365nm）下检视。供试品色谱中，在与对照药材色谱及对照品色谱相应的位置上，显相同颜色的斑点或荧光斑点。

【含量测定】 北柴胡：柴胡皂苷 a、柴胡皂苷 d[1]（高效液相色谱法）

（1）色谱条件与系统适用性试验 以十八烷基硅烷键合硅胶为填充剂；以乙腈为流动相 A，以水为流动相 B，按下表的规定进行梯度洗脱；检测波长为 210nm。理论板数按柴胡皂苷 a 峰计算应不低于 10000。

时间/min	流动相 A/％	流动相 B/％
0～50	25→90	75→10
50～55	90	10

（2）对照品溶液的制备 取柴胡皂苷 a 对照品、柴胡皂苷 d 对照品适量，精密称定，加甲醇制成每 1mL 含柴胡皂苷 a 0.4mg，柴胡皂苷 d 0.5mg 的溶液，摇匀，即得。

（3）供试品溶液的制备 取本品粉末（过四号筛）约 0.5g，精密称定，置具塞锥形瓶中，加入含 5％浓氨试液的甲醇溶液 25mL，密塞，30℃水温超声处理（功率200W，频率 40kHz）30min，滤过，用甲醇 20mL 分两次洗涤容器和药渣，洗液与滤液合并，回收溶剂至干。残渣加甲醇溶解并转移至 5mL 量瓶中，加甲醇稀释至刻度，摇匀，即得。

（4）测定法 分别精密吸取对照品溶液 20μL 与供试品溶液 10～20μL，注入高效液相色谱仪，测定，即得。

本品按干燥品计算，含柴胡皂苷 a（$C_{42}H_{68}O_{13}$）和柴胡皂苷 d（$C_{42}H_{68}O_{13}$）的总量不得少于 0.30％。

【现代研究】

罗兰等[2]采用 GC-MS 方法从柴胡、黄芩及药对柴胡-黄芩的挥发油中分别鉴定了 85、43 和 116 个组分，发现药对挥发油主要含有烷烃、萜类、脂肪酸和芳香族化合物，在成分种类上几乎是单味药材柴胡、黄芩二者的加和，且主要来自柴胡，表明柴胡在药对挥发油成分中占主导地位。

念其滨等[3]采用 HPLC 法比较柴胡-黄芩单煎液与合煎液中成分的变化，色谱条件：Agilent HP1100 高效液相色谱仪，光电二极管阵列检测器，Agilent 色谱工作站，Lab Alliance Kromasil C$_{18}$ 色谱柱（250mm×4.6mm，5μm），乙腈-0.2%磷酸水溶液为流动相梯度洗脱；流速：1.0mL/min，进样量 20μL；检测波长 254nm。结果表明，柴胡-黄芩配伍后少数化学成分发生了含量增减变化，有成分种类的减少，但没发现增加，大多数化学成分在质和量上没有变化。

孙宗喜[4]采用水蒸气蒸馏法分别提取甘肃产柴胡根和茎中的挥发油，通过 GC-MS 联用技术对柴胡根和茎中的挥发油成分进行分析、鉴定，用色谱峰面积归一化法计算各组分的相对百分含量。气相色谱条件：选用 HP-5 弹性石英毛细管柱（0.25mm×30m，0.25μm），升温程序（初温 50℃，保持 4min，以 5℃/min 升温至 280℃，保持 20min），分流比 10：1，气化室温度 300℃，载气为高纯氮，载气流量为 1.0mL/min，进样量为 0.4μL。结果表明，柴胡根和茎中挥发油得油率分别为 0.04%、0.01%，共鉴定出 95 个化合物，其中从根和茎中分别鉴定出 52 和 72 个，共有化合物 29 个。

李腾等[5]用 TLC 和 HPLC 指纹图谱技术，揭示柴胡及其制剂前后皂苷类成分的变化。方法：TLC 采用高效硅胶 G 板，展开剂为三氯甲烷-乙酸乙酯-甲醇-水（2：4：2：1），显色剂为 1%对二甲氨基苯甲醛乙醇溶液-磷酸（3：1），检视条件为 365nm；HPLC 采用 Waters X Bridge RP$_{18}$ 色谱柱，乙腈-水为流动相梯度洗脱，体积流量 1.0mL/min，检测波长为 208nm、252nm。结果显示，柴胡经煎煮制成制剂前后，柴胡皂苷 a 与柴胡皂苷 e 基本没有变化，柴胡皂苷 d 可转化成柴胡皂苷 b$_2$。

【参考文献】

[1] 国家药典委员会. 中华人民共和国药典：一部 [S]. 北京：中国医药科技出版社，2015：280-281.

[2] 罗兰，管淑玉. 响应面法优化药对柴胡-黄芩的挥发油提取工艺及其化学成分 [J]. 中成药. 2013，35（8）：1657-1663.

[3] 念其滨，刘洪旭，邓思珊等. 高效液相色谱法测定柴胡和黄芩配伍的化学成分变化 [J]. 中国医院药学杂志，2011，31（2）：104-107.

[4] 孙宗喜，吕晓慧，徐桂花等. 甘肃产柴胡挥发油化学成分 GC-MS 分析 [J]. 中国实验方剂学杂志，2012，18（9）：75-78.

[5] 李腾，高展，孙玉侠等. 柴胡及其制剂中皂苷类成分的研究 [J]. 中成药，2011，33（11）：1840-1843.

（李娟/周丽丽）

黄 芪
ASTRAGALI RADIX

本品为豆科植物蒙古黄芪 *Astragalus membranaceus*（Fisch.）Bge. var. *mongholicus* Bge. Hsiao 或膜荚黄芪 *Astragalus membranaceus*（Fisch.）Bge. 的干燥根。主产于山西、黑龙江、内蒙古等省区，吉林、甘肃、河北、陕西、辽宁等省亦产。以栽培的蒙古黄芪质量为佳。春、秋二季采挖，除去须根及根头泥土，晒至六七成干，分别大小，捆把，晒干。其性微温，味甘。具有补气固表，利尿，托毒排脓，生肌功效[1]。

【主要成分】 主要含有三萜及其苷类、黄酮和多糖类化合物，尚含有氨基酸、蛋白质、核黄素、有机酸和甾醇等成分。

【定性分析】

（1）取药材粉末 3g，加甲醇 20mL，加热回流 1h，滤过，滤液加于中性氧化铝柱（100～120 目，5g，内径 10～15mm）上，用 40%甲醇 100mL 洗脱，收集洗脱液，蒸干，残渣加水 30mL 使溶解，用水饱和的正丁醇萃取 2 次，每次 20mL，合并萃取液；用水洗涤 2 次，每次 20mL；弃去水液，正丁醇液蒸干，残渣加甲醇 0.5mL 使溶解，作为供试品溶液。另取黄芪甲苷对照品，加甲醇制成每 1mL 含 1mg 的溶液，作为对照品溶液。吸取上述两种溶液各 2μL，分别点于同一硅胶 G 薄层板上，以三氯甲烷-甲醇-水（13：7：2）的下层溶液为展开剂，展开，取出，晾干，喷以 10%硫酸乙醇溶液，在 105℃加热至斑点显色清晰。供试品色谱中,在与对照品色谱相应的位置上,日光下显相同的棕褐色斑点,紫外光灯(365nm)下显相同的橙黄色荧光斑点。

(2) 取药材粉末 2g,加乙醇 30mL,加热回流 20min,滤过,滤液蒸干,残渣加 0.3% 氢氧化钠溶液 15mL 使溶解,滤过,滤液用稀盐酸调节 pH 值至 5~6,用乙酸乙酯 15mL 振摇提取,分取乙酸乙酯液,用铺有适量无水硫酸钠的滤纸滤过,滤液蒸干,残渣加乙酸乙酯 1mL 使溶解,作为供试品溶液。另取黄芪对照药材,同法制成对照药材溶液。吸取上述两种溶液各 10μL,分别点于同一硅胶 G 薄层板上,以三氯甲烷-甲醇 (10:1) 作为展开剂,展开,取出,晾干,置氨蒸气中熏后置紫外光灯 (365nm) 下检视。供试样品色谱中,在与对照药材色谱相应的位置上,显相同颜色的荧光斑点。

【含量测定】 黄芪甲苷、毛蕊异黄酮葡萄糖苷[1](高效液相色谱法)

1. 黄芪甲苷

(1) 色谱条件与系统适用性试验 以十八烷基硅烷键合硅胶为填充剂;以乙腈-水 (32:68) 为流动相;蒸发光散射检测器检测。理论板数以黄芪甲苷峰计算应不低于 4000。

(2) 对照品溶液的制备 取黄芪甲苷对照品适量,精密称定,加甲醇制成每 1mL 含 0.5mg 的溶液,即得。

(3) 供试品溶液的制备 取本品中粉约 4g,精密称定,置索氏提取器中,加甲醇 40mL,冷浸过夜,再加甲醇适量,加热回流 4h,提取液回收溶剂并浓缩至干,残渣加水 10mL,微热使溶解,用水饱和的正丁醇振摇提取 4 次,每次 40mL,合并正丁醇液,用氨试液充分洗涤 2 次,每次 40mL,弃去氨液,正丁醇液蒸干,残渣加水 5mL 使溶解,放冷,通过 D101 型大孔吸附树脂柱(内径 1.5cm,长 12cm),以水 50mL 洗脱,弃去水液,再用 40% 乙醇 30mL 洗脱,弃去洗脱液,继用 70% 乙醇 80mL 洗脱,收集洗脱液,蒸干,用甲醇溶解并转移至 5mL 量瓶中,加甲醇至刻度,摇匀,即得。

(4) 测定法 精密吸取对照品溶液 10μL、20μL,供试品溶液 20μL,注入液相色谱仪,测定,以外标两点法对数方程计算,即得。

本品按干燥品计算,含黄芪甲苷 ($C_{41}H_{68}O_{14}$) 不得少于 0.040%。

2. 毛蕊异黄酮葡萄糖苷

(1) 色谱条件与系统适用性试验 以十八烷基硅烷键合硅胶为填充剂;以乙腈为流动性 A,以水(含 0.2% 甲酸)为流动相 B,按下表中的规定进行梯度洗脱;检测波长为 260nm。理论板数按毛蕊异黄酮葡萄糖苷峰计算应不低于 3000。

时间/min	流动相 A/%	流动相 B/%
0~20	20→40	80→60
20~30	40	60

(2) 对照品溶液的制备 取毛蕊异黄酮葡萄糖苷对照品适量,精密称定,加甲醇制成每 1mL 含 50μg 的溶液,即得。

(3) 供试品溶液的制备 取本品粉末(过四号筛)1g,精密称定,置圆底烧瓶中,精密加入甲醇 50mL,称定重量,加热回流 4h,放冷,再称定重量,加甲醇补足减失的重量,滤过,取续滤液 25mL,回收溶剂至干,残渣加甲醇溶解,转移至 5mL 量瓶中,加甲醇至刻度,摇匀,即得。

(4) 测定法 分别精密吸取对照品溶液与供试品溶液各 10μL,注入液相色谱仪,测定,即得。

本品按干燥品计算,含毛蕊异黄酮葡萄糖苷 ($C_{22}H_{22}O_{10}$) 不得少于 0.020%。

【现代研究】

梁瑾等[2]建立了高效液相色谱-二极管阵列检测器-蒸发光散射检测器法同时测定黄芪药材中中毛蕊异黄酮、黄芪甲苷、芒柄花素、黄芪皂苷Ⅱ和黄芪皂苷Ⅲ的方法。采用HPLC-DAD-ELSD联用，乙腈和水不同比例梯度洗脱，流速1mL/min，测波长为254nm，蒸发光散射检测器漂移管温度112.8℃，载气流速3.2L/min。

王秀兰等[3]建立了HPLC同时测定蒙古黄芪中4个黄酮和2个皂苷含量的方法。采用Inertsil ODS-SP色谱柱，以乙腈-水为流动相进行梯度洗脱，检测波长及时间段分别为205nm（0～9min），245nm（9～20min），该方法简便快速，可用于评价蒙古黄芪药材质量。

宋肖炜等[4]比较黄芪不同炮制品黄酮类成分的含量变化。采用Kromasil C[18]柱，以乙腈-水为流动相梯度洗脱，流速1.0mL/min，检测波长260nm，柱温35℃。结果表明，蜜制黄芪中4种黄酮成分及总黄酮含量均较生品组有所降低，酒制黄芪中毛蕊异黄酮的含量较生品有所增加，米制、盐制黄芪中4种黄酮成分和总黄酮含量略显降低，但无统计学差异。

张乐林等[5]建立HPLC-ELSD测定黄芪饮片中黄芪皂苷Ⅰ、黄芪皂苷Ⅲ和黄芪甲苷的方法，并分析蜜炙对黄芪皂苷含量的影响，结果表明，蜜炙品中黄芪皂苷Ⅰ、黄芪皂苷Ⅲ的含量高于生品，但黄芪甲苷较生品降低。

【参考文献】

[1] 国家药典委员会. 中华人民共和国药典：一部［S］. 北京：中国医药科技出版社，2015：302-303.

[2] 梁瑾，刘小花，任远等. HPLC-DAD-ELS法同时测定黄芪中5个成分的含量［J］. 药物分析杂志，2013，33（2）：210-213.

[3] 王秀兰，奥·乌力吉，包晓华等. HPLC法同时测定蒙古黄芪中6个有效成分的含量［J］. 药物分析杂志，2014，34（4）：659-663.

[4] 宋肖炜，李青，叶静等. 黄芪不同炮制品中黄酮类成分的含量比较［J］. 中国实验方剂学杂志，2013，19（9）：85-88.

[5] 张乐林，周倩，孙立立. HPLC-ELSD分析蜜炙对黄芪中3种皂苷成分含量的影响［J］. 中国实验方剂学杂志，2014，20（2）：39-41.

（李娟/周丽丽）

黄 连
COPTIDIS RHIZOMA

本品为毛茛科植物黄连 *Coptis chinensis* Franch.、三角叶黄连 *Coptis deltoidea* C. Y Cheng et Hsiao 或云连 *Coptis teeta* Wall. 的干燥根茎。以上三种分别习称"味连"、"雅连"、"云连"。主产于四川、云南、湖北。秋季采挖，除去须根及泥沙，干燥，撞去残留须根。其性寒味苦。具有清热燥湿，泻火解毒功能[1]。

【主要成分】 主含小檗碱（黄连素）、黄连碱、表小檗碱、甲基黄连碱、掌叶防己碱（巴马亭）、非洲防己碱、依米丁等多种生物碱；并含黄柏酮、黄柏内酯、阿魏酸、绿原酸等[2]。

【定性分析】 取本品粉末0.25g，加甲醇25mL，超声处理30min，滤过，滤液作为供试品溶液。另取黄连对照药材0.25g，同法制成对照药材溶液。再取盐酸小檗碱对照品，加甲醇制成每1mL含0.5mg的溶液，作为对照品溶液。吸取上述三种溶液各1μL，分别点于同一硅胶G高效薄层板上，以环己烷-乙酸乙酯-异丙醇-甲醇-水-三乙胺（3：3.5：1：1.5：1）为展开剂，置用浓氨试液预饱和20min的展开缸内，展开，取出，晾干，置紫外光灯（365nm）下检视。供试品色谱中，在与对照药材色谱相应位置上，显4个以上相同颜色的斑点；对照品色谱相应的位置上，显相同颜色的荧光斑点。

【含量测定】　盐酸小檗碱[3]（高效液相色谱法）

（1）色谱条件与系统适用性试验　以十八烷基硅烷键合硅胶为填充剂；以乙腈-0.05mol/L磷酸二氢钾溶液（50∶50）（每100mL中加十二烷基硫酸钠0.4g，再以磷酸调节pH值为4.0）为流动相；柱温30℃；流速0.6mL/min；检测波长为345nm。理论板数盐酸小檗碱峰计应不低于5000。

（2）对照品溶液的制备　取盐酸小檗碱对照品适量，精密称定，加甲醇制成每1mL含90.5μg的溶液，摇匀，即得。

（3）供试品溶液的制备　取本品粉末（过二号筛）0.2g，精密称定，置具塞锥形瓶中，精密加入甲醇-盐酸（100∶1）的混合液50mL，密塞，称定重量，超声处理（功率250W，频率40kHz）30min，放冷，再称定重量，用甲醇补足减失的重量，摇匀，滤过，精密量取续滤液2mL，置10mL量瓶中，加甲醇至刻度，摇匀，滤过，取续滤液，即得。

（4）测定法　分别精密吸取对照品溶液与供试品溶液各10μL，注入液相色谱仪，测定，以盐酸小檗碱对照品的峰面积为对照，分别计算小檗碱、表小檗碱、黄连碱和巴马亭的含量，用待测成分色谱峰与盐酸小檗碱色谱峰的相对保留时间确定。

表小檗碱、黄连碱、巴马亭、小檗碱色谱峰的相对保留时间应在规定值的±5%范围内，即得。相对保留时间见下表：

待测成分（峰）	相对保留时间
表小檗碱	0.71
黄连碱	0.78
巴马亭	0.91
小檗碱	1.00

本品按干燥品计算，味连以盐酸小檗碱（$C_{20}H_{18}ClNO_4$）计，含小檗碱（$C_{20}H_{17}NO_4$）不得少于5.5%，含表小檗碱（$C_{20}H_{17}NO_4$）、黄连碱（$C_{19}H_{13}NO_4$）和巴马亭（$C_{21}H_{21}NO_4$）分别不少于0.8%、1.6%和1.5%。

雅连和云连按干燥品计算，以盐酸小檗碱（$C_{20}H_{18}ClNO_4$）计，含小檗碱（$C_{20}H_{17}NO_4$），不得少于4.5%和7%。

【现代研究】

赵君颖等[4]应用一测多评法同时测定黄连中4种生物碱的含量。以盐酸小檗碱峰面积为对照，计算表小檗碱、黄连碱、巴马汀、小檗碱的含量。Agilent TC-C_{18}色谱柱（4.6mm×250mm，5μm），流动相乙腈-0.05mol/L磷酸二氢钾溶液（50∶50，每100mL中加十二烷基硫酸钠0.4g，再以磷酸调节pH 4.0），检测波长345nm。

张永鑫等[5]建立黄连特征图谱，采用Kromasil C_{18}色谱柱（4.6mm×250mm，5μm），流动相乙腈-50mmol/L磷酸二氢钾溶液（磷酸调pH 3.0）（45∶55），内含十二烷基硫酸12.5mmol/L；检测波长275nm；流速1mL/min；柱温为30℃，所建立的特征图谱信息丰富。木兰碱、药根碱、黄连碱、巴马汀、小檗碱5个生物碱类成分线性关系良好，并可定量分析比较。

李威等[6]建立二维高效液相色谱法（2D-HPLC）结合捕集柱同时测定黄连药材中非洲防己碱、药根碱、表小檗碱、黄连碱、巴马汀和小檗碱的含量。第一维液相色谱系统色谱柱为Kromasil C_{18}（100mm×4.6mm，5μm），流动相为100mmol/L磷酸二氢铵溶液（pH为5.30）-乙腈（50∶50）；第二维液相色谱系统色谱柱为Ultimate XB-Phenyl柱（250mm×4.6mm，5μm），以100mmol/L磷酸二氢铵溶液（用磷酸调节pH为3.30）（A）-乙腈（B）为流动相进行梯度洗脱（1～2min，36%B→30% B；2～10min，30%B→34%B；10～16min，34% B→64% B）。采用"中心切割"模式及捕集柱转移目标物，检测波长345nm，柱温40℃。6个生物碱19min内完成分析。

范刚等[7]建立柱前衍生HPLC测定黄连多糖中的单糖组成方法。采用水提醇沉法提取黄连多糖，经硫酸水解后，用 1 苯基-3 甲基-吡唑啉酮（PMP）柱前衍生，采用 Kromasil C_{18} 色谱柱（4.6mm×250mm，5μm），检测波长 250nm，流速 1.0mL/min，柱温 30℃，流动相乙腈（A）-0.1mol/L 磷酸盐缓冲液（pH 6.8）（B），梯度洗脱（0～10min，16%A；10～30min，16%～18% A；30～50min，18%～19%A；50～60min，19%A），分析单糖的 PMP 衍生物。

【参考文献】

[1] 高学敏. 中药学 [M]. 北京：中国中医药出版社，2004，108.

[2] 田智勇，李振国. 黄连的研究新进展 [J]. 时珍国医国药，2004，15（10）：704-706.

[3] 国家药典委员会. 中华人民共和国药典：一部 [S]. 北京：中国医药科技出版社，2015：303-304.

[4] 赵君颖，汪坤，张振凌. 一测多评法比较不同黄连炮制品中 4 种生物碱的含量 [J]. 中国实验方剂学杂志，2012，18（18）：11-13.

[5] 张永鑫，刘晓，杨欣文等. 黄连 4 种饮片特征图谱研究及生物碱含量测定 [J]. 药物分析杂志，2012，32（11）：1957-1961.

[6] 李威，肖轶雯，邱细敏等. 2D-HPLC 结合捕集柱同时测定黄连药材中 6 个生物碱 [J]. 药物分析杂志，2014，34（4）：654-658.

[7] 范刚，唐策，李艳等. 柱前衍生 HPLC 分析黄连多糖的单糖组成 [J]. 中国实验方剂学杂志，2014，20（11）：74-78.

（时维静）

黄 柏
PHELLODENDRI CHINENSIS CORTEX

本品为芸香科植物黄皮树 *Phellodendron chinense* Schneid. 的干燥树皮。主产于四川、贵州、湖北、云南等地，习称"川黄柏"。剥取树皮后，除去粗皮，晒干。其味苦，性寒。具有清热燥湿，泻火除蒸，解毒疗疮的功能[1]。

【主要成分】 主要化学成分为小檗碱、木兰花碱、黄柏碱、掌叶防己碱等多种生物碱及内酯、甾醇等。

【定性分析】

（1）取本品粉末 0.1g，加甲醇 10mL，加热回流 30min。滤过，滤液作为供试品溶液。另取黄柏对照药材 50mg，加甲醇 5mL，同法制成对照药材溶液。再取盐酸小檗碱对照品，加甲醇制成每 1mL 含 0.5mg 的溶液，作为对照品溶液。吸取上述三种溶液各 1μL，分别点于同一硅胶 G 薄层板上，以乙酸乙酯-丁酮-甲酸-水（10:6:1:1）为展开剂，置用氨蒸气预饱和的展开缸内，展开，取出，晾干，置紫外光灯（365nm）下检视。供试品色谱中，在与对照药材色谱和对照品色谱相应的位置上，显相同颜色的荧光斑点。

（2）取本品粉末 0.2g，加 1%乙酸甲醇溶液 40mL，于 60℃超声处理 20min，滤过，滤液浓缩至 2mL，作为供试品溶液。另取黄柏对照药材 0.1g，加 1%乙酸甲醇 20mL，同法制成对照药材溶液。再取盐酸黄柏碱对照品，加甲醇制成每 1mL 含 0.5mg 的溶液，作为对照品溶液。吸取上述三种溶液各 3～5μL，分别点于同一硅胶 G 薄层板上，以三氯甲烷-甲醇-水（30:15:4）的下层溶液为展开剂，加入双槽展开缸中，另槽内加入等体积的浓氨试液，预平衡 15min，展开，取出，晾干，喷以稀碘化铋钾试液。供试品色谱中，在与对照药材色谱和对照品色谱相应的位置上，显相同颜色的斑点。

【含量测定】 小檗碱、黄柏碱[2]（高效液相色谱法）

1. 小檗碱

（1）色谱条件与系统适用性试验 以十八烷基硅烷键合硅胶为填充剂；以乙腈-0.1%磷酸溶液（50:50）（每 100mL 加十二烷基磺酸钠 0.1g）为流动相；检测波长为 265nm。理论板数按盐酸小檗碱峰计算应不低于4000。

（2）对照品溶液的制备　精密称取在100℃干燥5h的盐酸小檗碱对照品适量，加流动相制成每1mL含0.1mg的溶液，即得。

（3）供试品溶液的制备　取本品粉末（过三号筛）约0.1g，精密称定。置100mL量瓶中，加流动相80mL，超声处理（功率250W，频率40kHz）40min，放冷，用流动相稀释至刻度，摇匀，滤过，取续滤液，即得。

（4）测定法　分别精密吸取对照品溶液5μL与供试品溶液5～20μL，注入液相色谱仪，测定，即得。

本品按干燥品计算，含小檗碱以盐酸小檗碱（$C_{20}H_{17}NO_4 \cdot HCl$）计，不得少于3.0%。

2. 黄柏碱

（1）色谱条件与系统适用性试验　以十八烷基硅烷键合硅胶为填充剂；以乙腈-0.1%磷酸溶液（每100mL加十二烷基磺酸钠0.2g）（36:64）为流动相；检测波长为284nm。理论板数按盐酸黄柏碱峰计算应不低于6000。

（2）对照品溶液的制备　取盐酸黄柏碱对照品适量，精密称定，加流动相制成每1mL含0.1mg的溶液，即得。

（3）供试品溶液制备　取本品粉末（过四号筛）约0.5g，精密称定，置具塞锥形瓶中，精密加入流动相25mL，称定重量，超声处理（功率250W，频率40kHz）30min，放冷，再称定重量，用流动相补足减失的重量，摇匀，滤过，取续滤液，即得。

（4）测定法　分别精密吸取对照品溶液与供试品溶液各5μL，注入液相色谱仪，测定，即得。

本品按干燥品计算，含黄柏碱以盐酸黄柏碱（$C_{20}H_{23}NO_4 \cdot HCl$）计，不得小于0.34%。

　　附：

关 黄 柏
PHELLODENDRI AMURENSIS CORTEX

本品为芸香科植物黄檗 *Phellodendron amurense* Rupr. 的干燥树皮。

【主要成分】　主要化学成分为小檗碱、黄柏碱、木兰花碱、药根碱、掌叶防己碱等多种生物碱及黄柏内酯、黄柏酮、黄柏酮酸及7-脱氢豆甾醇、β-谷甾醇、菜油甾醇等。

【定性分析】　取本品粉末0.2g，加乙酸乙酯20mL，超声处理30min，滤过，滤液浓缩至约1mL，作为供试品溶液。另取关黄柏对照药材，同法制成对照药材溶液。再取黄柏酮对照品，加乙酸乙酯制成每1mL含0.6mg的溶液，作为对照品溶液。吸取上述三种溶液各5μL，分别点于同一硅胶G薄层板上，以石油醚（60～90℃）-乙酸乙酯（1:1）为展开剂，展开，取出，晾干，喷以10%硫酸乙醇溶液，在105℃加热至斑点显色清晰。供试品色谱中，在与对照药材色谱和对照品色谱相应的位置上，显相同颜色的斑点。

【含量测定】　小檗碱，巴马亭[3]

（1）色谱条件与系统适用性试验　以十八烷基硅烷键合硅胶为填充剂；以乙腈为流动相A，以0.1%磷酸溶液（加入磷酸二氢钠使成0.02mol/L）为流动相B，按照下表中的规定进行梯度洗脱；检测波长为345nm，理论板数按盐酸小檗碱峰计算应不低于4000。

时间/min	流动相 A/%	流动相 B/%
0～20	25	75
20～40	25→65	75→35
40～45	65→90	35→10
45～50	90	10
50～65	25	75

(2) 对照品溶液的制备　取盐酸小檗碱对照品和盐酸巴马亭对照品适量，精密称定，加 60%乙醇制成每 1mL 各含 50μg 的混合溶液，即得。

(3) 供试品溶液的制备　取本品粉末（过三号筛）约 0.2g，精密称定，置于 50mL 量瓶中，加入 60%乙醇溶液 40mL，超声处理（功率 250W，频率 40kHz）45min，放冷，加 60%乙醇稀释至刻度，摇匀，滤过，取续滤液，即得。

(4) 测定法　分别精密吸取对照品溶液与供试品溶液各 10μL，注入液相色谱仪，测定，即得。

本品按干燥品计算，含盐酸小檗碱（$C_{20}H_{17}NO_4 \cdot HCl$）不得少于 0.60%，盐酸巴马亭（$C_{21}H_{21}NO_4 \cdot HCl$）不得少于 0.30%。

【现代研究】

廉莲等[3]建立 HPLC 同时测定黄柏中 6 种有效成分含量的方法。采用 Diamonsil C_{18} 色谱柱（4.6mm× 250mm，5μm），乙腈-水（1‰乙酸，2mmoL 醋酸铵）为流动相梯度洗脱，A 为乙腈，B 为水相，0min，5%；20min，35%；35min，50%；45min，85%。检测波长 280nm，柱温 25℃，流速 1mL/min。绿原酸、黄柏碱、木兰花碱、药根碱、巴马汀和小檗碱分别在 20.00～320.00mg/L，18.75～130.00mg/L，25.00～ 200.00mg/L，5.00～100.00mg/L，20.00～200.00mg/L，0.09～1.80mg/L 峰面积和质量浓度线性关系良好。

蔡梅超等[4]采用高效毛细管电泳法测定黄柏中盐酸小檗碱的含量。方法 50mmol/L 硼砂缓冲液（乙酸调 pH 7.0-甲醇（85：15）；毛细管（50cm×75μm）为分离通道，温度 25℃，14kV 电泳分离，检测波长 254nm，黄连碱为内标。结果盐酸小檗碱在 0.03328～0.1664g/L 之间线性良好。

刘训红等[5]建立非水毛细管电泳法同时测定黄柏中小檗碱、巴马汀、药根碱及木兰碱含量的方法。未涂渍标准熔融石英毛细管（75μm×64.5cm，有效长度 56cm）为分离通道；电泳介质：40mmol/L 乙酸钠-40mmol/L 乙酸铵-无水甲醇缓冲液（pH 5.8）；分离电压：25kV，检测波长 210nm，毛细管温度 20℃，压力进样：5kPa，6s。

吴珊珊等[6]建立同时测定黄柏中 5 个成分（木兰花碱、黄柏碱、药根碱、巴马汀和小檗碱）的一测多评法。以小檗碱为指标，建立相对校正因子，计算 4 种成分的量。Phenomenex Luna 或 Thermo 或 Diamonsil C_{18} 色谱柱（4.6mm×250mm，5μm）。柱温 30℃，体积流量 1mL/min，检测波长 280nm，流动相 A 为乙腈-0.05mol/L 磷酸二氢钾（KH_2PO_4）（45：55）（每 100mL 中加入 0.4g 十二烷基硫酸钠，调节 pH 至 4.8），流动相 B 为乙腈-0.05mol/L KH_2PO_4（55：45）（每 100mL 中加入 0.4g 十二烷基硫酸钠，调节 pH 至 4.5），梯度洗脱，0～12min（0B），12～18min（0～100% B），18～40min（100% B），40～ 42min（100%～0B），42～48min（0B），各组分分离度良好。

【参考文献】

[1] 高学敏．中药学［M］．北京，中国中医药出版社，2004，108.

[2] 国家药典委员会．中华人民共和国药典：一部［S］．北京：中国医药科技出版社，2015：305，146.

[3] 廉莲，万国盛，贾伟利等．HPLC 同时测定黄柏中 6 种化学成分含量［J］．中国实验方剂学杂志，2013，19（2）：94-97.

[4] 蔡梅超，周洪雷，王真等．高效毛细管电泳法测定黄柏干皮和枝皮中盐酸小檗碱的含量［J］．西北药学杂志，2010，25（4）：270-272.

[5] 刘训红，宋建平，李俊松等．非水毛细管电泳测定黄柏饮片中 4 种生物碱的含量［J］．中成药，2010，32（11）：1928-1931.

[6] 吴珊珊，胡昌江，吕非非等．一测多评法测定黄柏中 5 种生物碱［J］．中成药，2014，36（1）：130-134.

（时维静）

黄 芩
SCUTELLARIAE RADIX

本品为唇形科植物黄芩 *Scutellaria baicalensis* Georgi 的干燥根。主产于河北、山西、河南、陕西、内蒙古等地，以山西产量最多，河北质量好。春、秋两季采挖，去除须根及泥沙，晒至半干，撞去粗皮，晒干。其味苦，性寒。有清热燥湿，泻火解毒，止血，安胎的功能[1]。

【主要成分】 含多种黄酮类化合物，主要为黄芩苷（baicalin）(3.6%～6.2%)、黄芩素（baicalein）、汉黄芩苷（wogonoside）、汉黄芩素（wogonin）、去甲汉黄芩素（norwogonin）、黄芩黄酮Ⅰ（skullcapflavoneⅠ）、黄芩黄酮Ⅱ（skullcapflavoneⅡ，即黄芩新素，neobaicalein）、千层纸素 A（即木蝴蝶素 A，oroxylin-A）、7-甲氧基黄芩素（7-methoxybaicalein）、二氢千层纸素（即二氢木蝴蝶素 A，dihydrooroxylin A）、5,7,4′-三羟基-8-甲氧基黄酮等。

【定性分析】 取本品粉末 1g，加乙酸乙酯-甲醇（3∶1）的混合溶液 30mL，加热回流30min，滤过，滤液蒸干，残渣加甲醇 5mL 使溶解，取上清液作为供试品溶液。另取黄芩对照药材 1g，同法制成对照药材溶液。再取黄芩苷对照品、黄芩素对照品、汉黄芩素对照品，加甲醇制成每 1mL 含 1mg、0.5mg、0.5mg 的对照品溶液。吸取供试品溶液、对照药材溶液各 2μL 及上述三种对照品溶液各 1μL，分别点于同一聚酰胺薄膜上，以甲苯-乙酸乙酯-甲醇-甲酸（10∶3∶1∶2）为展开剂，预饱和 30min，展开，取出，晾干，置紫外光灯（365nm）下检视。供试品色谱中，在与对照药材色谱相应的位置上，显相同颜色的斑点；在与对照品色谱相应的位置上，显三个相同的暗色斑点。

【含量测定】 黄芩苷[1]（高效液相色谱法）

（1）色谱条件与系统适用性试验　用十八烷基硅烷键合硅胶为填充剂；甲醇-水-磷酸（47∶53∶0.2）为流动相；检测波长为 280nm。理论板数按黄芩苷峰计算应不低于 2500。

（2）对照品溶液的制备　精密称取在 60℃减压干燥 4h 的黄芩苷对照品适量，加甲醇制成每 1mL 含 60μg 的溶液，即得。

（3）供试品溶液的制备　取本品中粉约 0.3g，精密称定，加 70%乙醇 40mL，加热回流 3h，放冷，滤过，滤液置 100mL 量瓶中，用少量 70%乙醇分次洗涤容器和残渣，洗液滤入同一量瓶中，加 70%乙醇至刻度，摇匀。精密量取 1mL，置 10mL 量瓶中，加甲醇至刻度，摇匀，即得。

（4）测定法　分别精密吸取对照品溶液与供试品溶液各 10μL，注入液相色谱仪，测定，即得。

本品按干燥品计算，含黄芩苷（$C_{21}H_{18}O_{11}$）不得少于 9.0%。

【现代研究】

刘金欣等[2]采用超高效液相色谱（UPLC）同时测定黄芩中黄芩素、汉黄芩素、黄芩苷、汉黄芩苷、千层纸素 A_5。色谱柱 BEH C_{18}（50mm×2.1mm，1.7μm）；流动相为乙腈-0.1%甲酸，梯度洗脱，流速 0.6mL/min；检测波长 280nm；进样量 2μL。

马爽等[3]采用柱前衍生 RP-HPLC 法测定黄芩中氨基酸。方法：衍生化试剂为异硫氰酸苯酯为柱前；色谱柱为 Ultimate Amino Acid 氨基酸分析专用柱（4.6mm×250mm，5μm）；流动相 A 为三水合醋酸钠缓冲溶液（pH 6.5)-乙腈（93∶7，V/V），B 为乙腈-水（80∶20，V/V），梯度洗脱；检测波长为 254nm。

韩乐等[4]研究了黄芩 MEKC-DAD 指纹图谱分析方法。方法：胶束电动毛细管电泳分离模式，分离电压为 20kV，运行缓冲液为 40mmol/L 磷酸氢二钠-40mmol/L 十二烷基硫酸钠-15mmol/L 硼砂-15%乙腈-

7.5%丙醇（pH 8.4），检测波长为 280nm，以黄芩苷为参照物（IS），并进行相似度评价和模糊聚类法分析。黄芩 MEKC-DAD 指纹图谱中以 9 个共有峰为特征指纹信息。

董安珍等[5]以多糖提取量为测定指标，考察黄芩生品、炮制品多糖提取方法的最佳工艺；通过正交试验，确定生品多糖的最佳提取工艺为提取温度 80℃、提取次数 3 次、每次提取时间 2h；黄芩炮制品多糖的最佳提取工艺为提取温度 70℃、提取次数 3 次、每次提取时间 2h。黄芩生品中多糖提取量可达 99.54mg/g，炮制品中多糖提取量可达 95.41mg/g。

林启凰等[6]利用在碱性介质中，黄芩苷对 $K_3Fe(CN)_6$ 氧化鲁米诺产生的化学发光具强烈的抑制作用；利用该化学发光的抑制体系，结合反相流动注射技术，测定黄芩苷的含量。在优化的测定条件下，黄芩苷的检出限为 1.0×10^{-9} mol/L，黄芩苷浓度在 $(3.0 \times 10^{-7}) \sim (4.0 \times 10^{-6})$ mol/L 和 $(1.0 \times 10^{-8}) \sim (1.0 \times 10^{-7})$ mol/L 范围内与化学发光抑制强度 ΔI 呈良好的线性关系。

【参考文献】

[1] 国家药典委员会. 中华人民共和国药典：一部 [S]. 北京：中国医药科技出版社，2015：301.

[2] 刘金欣，孟繁蕴，张胜海等. UPLC 同时测定黄芩中黄芩苷、黄芩素、汉黄芩苷、汉黄芩素、千层纸素 A [J]. 中草药，2014，45（10）：1477-1480.

[3] 马爽，赵岩，赵晓红等. 柱前衍生 RP-HPLC 法测定黄芩中氨基酸含量 [J]. 上海中医药杂志，2014，48（5）：113-116.

[4] 韩乐，陈巧霞，刘训红等. 黄芩 MEKC-DAD 指纹图谱的研究 [J]. 中药材，2013，36（1）：46-50.

[5] 董安珍，侯美林，黄芩生品和炮制品中多糖提取工艺的研究 [J]. 河北农业科学，2011，15（5）：105-108.

[6] 林启凰，蔡怡珊，刘爱林等. 反相流动注射化学发光法测定黄芩苷 [J]. 分析试验室，2010，29（3）：37-40.

（方艳夕）

银 杏 叶
GINKGO FOLIUM

本品为银杏科植物银杏 *Ginkgo biloba* L. 的干燥叶。全国各地均产，其中江苏、山东、广西、湖北、贵州产量较高。秋季叶尚绿时采收，及时干燥。其味甘、苦、涩，性平。具有敛肺平喘，活血化瘀，通络止痛，化浊降脂的功能[1]。

【主要成分】 含黄酮类成分有银杏双黄酮（ginkgetin）、去甲银杏双黄酮（bilobetin）、异银杏双黄酮（isoginkgetin）、金松双黄酮（sciadopitysin）、穗花杉双黄酮（amentoflavone）、洋芹素-7-*O*-葡萄糖苷及苷元、木犀草素-3-*O*-葡萄糖苷及苷元、槲皮素-3-*O*-鼠李糖苷及苷元、槲皮素-3-葡萄糖苷、杨梅树皮素-3-*O*-葡萄糖-6-鼠李糖苷及苷元、槲皮素-3-*O*-鼠李糖-2-(6-对羟基-反式桂皮酰)-葡萄糖苷、山奈素-3-鼠李糖-2-(6-对羟基-反式桂皮酰)-葡萄糖苷。含内酯类如白果苦内酯（银杏内酯，ginkgolide）A、白果苦内酯 B、白果苦内酯 C、白果苦内酯 M、白果苦内酯 J，白果内酯（bilobalide）等。另外尚含白果酸（ginkgolic acid）、氢化白果酸（hydroginkgolic acid）、氢化白果亚酸（hydroginkgolinic acid）及聚戊二烯醇（polyprenol）类成分。

【定性分析】

（1）取本品粉末 1g，加 40%乙醇 10mL，加热回流提取 10min，放冷，滤过，取滤液作为供试品溶液。另取银杏叶对照药材 1g，同法制成对照药材溶液。吸取上述两种溶液各 6μL，分别点于同一含 4%乙酸钠的羧甲基纤维素钠溶液为黏合剂制备的硅胶 G 薄层板上，以乙酸乙酯-丁酮-甲酸-水（5:3:1:1）为展开剂，展开，取出，晾干，喷以 3%三氯化铝乙醇溶液，热风吹干，置紫外光灯（365nm）下检视。供试品色谱中，在与对照药材色谱相应的位置上，显相同颜色的荧光主斑点。

（2）取本品粉末 1g，加 50%丙酮 40mL，加热回流 3h，放冷，滤过，滤液蒸去丙酮，残渣加水 20mL 使溶解，用乙酸乙酯振摇提取 2 次，每次 20mL，合并乙酸乙酯提取液，蒸干，残渣用 15％乙醇 5mL 使溶解，加于已处理好的聚酰胺柱（30～60 目，1g，内径为 1cm，用水湿法装柱）上，用 5％乙醇 40mL 洗脱，收集洗脱液，置水浴上蒸去乙醇，残液用乙酸乙酯振摇提取 2 次，每次 20mL，合并乙酸乙酯提取液，蒸干，残渣用丙酮 1mL 使溶解，作为供试品溶液。另取银杏内酯 A 对照品、银杏内酯 B 对照品、银杏内酯 C 对照品及白果内酯对照品，加丙酮制成每 1mL 各含银杏内酯 A 0.5mg、银杏内酯 B 0.5mg、银杏内酯 C 0.5mg、白果内酯 1.0mg 的混合溶液，作为对照品溶液。吸取上述两种溶液各 5μL，分别点于同一以含 4％醋酸钠的羧甲基纤维素钠溶液为黏合剂的硅胶 G 薄层板上，以甲苯-乙酸乙酯-丙酮-甲醇（10∶5∶5∶0.6）为展开剂，在 15℃以下展开，取出，晾干，在醋酐蒸气中熏 15min，在 140～160℃下加热 30min，置紫外光灯（365nm）下检视。供试品色谱中，在与对照品色谱相应的位置上，显相同颜色的荧光斑点。

【含量测定】　总黄酮醇苷、萜类内酯[1]（高效液相色谱法）

1. 总黄酮醇苷

(1) 色谱条件与系统适用性试验　以十八烷基硅烷键合硅胶为填充剂；以甲醇-0.4％磷酸溶液（50∶50）为流动相；检测波长为 360nm。理论板数按槲皮素峰计算应不低于 2500。

(2) 对照品溶液的制备　分别精密称取经五氧化二磷干燥过夜的槲皮素对照品、山柰酚对照品、异鼠李素对照品，加甲醇制成每 1mL 分别含 30μg、30μg、20μg 的混合溶液，即得。

(3) 供试品溶液的制备　取本品中粉约 1g，精密称定，置索氏提取器中，加三氯甲烷回流提取 2h，弃去溶剂，药渣挥干，加甲醇回流提取 4h，提取液蒸干，残渣加甲醇-25％盐酸溶液（4∶1）混合液 25mL，加热回流 30min，放冷，转移至 50mL 量瓶中，并加甲醇至刻度，摇匀，即得。

(4) 测定法　分别精密吸取对照品溶液与供试品溶液各 10μL，注入液相色谱仪，测定，分别计算槲皮素、山柰酚和异鼠李素的含量，按下式换算成总黄酮醇苷的含量：

总黄酮醇苷含量＝（槲皮素含量＋山柰酚含量＋异鼠李素含量）×2.51

本品按干燥品计算，含总黄酮醇苷不得少于 0.40％。

2. 萜类内酯

(1) 色谱条件与系统适用性试验　以十八烷基硅烷键合硅胶为填充剂；以甲醇-四氢呋喃-水（25∶10∶65）为流动相；蒸发光散射检测器检测。理论板数按白果内酯峰计算应不低于 3000。

(2) 对照品溶液的制备　精密称取以五氧化二磷为干燥剂减压真空干燥 24h 的银杏内酯 A 对照品、银杏内酯 B 对照品、银杏内酯 C 对照品和白果内酯对照品适量，加 50％甲醇制成每 1mL 含 0.18mg、0.08mg、0.10mg、0.20mg 的混合溶液，即得。

(3) 供试品溶液的制备　取本品中粉约 1.5g，精密称定，置索氏提取器中，加石油醚（30～60℃）在 70℃水浴上回流提取 1h，弃去石油醚（30～60℃）液，药渣和滤纸筒置于 60℃烘箱中挥干溶剂，再加甲醇回流提取 6h，提取液蒸干，残渣加甲醇溶解并转移至 10mL 量瓶中，超声处理（功率 300W，频率 50kHz）30min，取出放冷，加甲醇至刻度，摇匀，静置，精密量取上清液 5mL，置于酸性氧化铝柱上（200～300 目，3g，内径 1cm，用甲醇湿法装柱），用甲醇 25mL 洗脱，收集洗脱液，回收溶剂至干，残渣用甲醇 5mL 分次转移至 10mL 量瓶中，加水约 4.5mL，超声处理（功率 300W，频率 50kHz）30min，取出，放冷，加甲醇至刻度，摇匀，即得。

(4) 测定法　分别精密吸取对照品溶液 10μL、20μL，供试品溶液 10～20μL，注入液相色谱仪，测定，用外标两点法对数方程分别计算银杏内酯A、银杏内酯B、银杏内酯C和白果内酯的含量，即得。

本品按干燥品计算，含萜类内酯以银杏内酯A（$C_{20}H_{24}O_9$）、银杏内酯B（$C_{20}H_{24}O_{10}$）、银杏内酯C（$C_{20}H_{24}O_{11}$）和白果内酯（$C_{15}H_{18}O_8$）的总量计，不得少于0.25%。

【现代研究】

杨艳模等[2]分别采用一测多评法和外标法测定银杏叶渣提取物中多种黄酮类成分的含量。以槲皮素为内参物，建立与其他6种成分相对校正因子，实现一测多评法计算其他6种成分的含量；采用Pearson相关系数法比较测定值和计算值的差异。结果：外标法测定值和一测多评法的计算值间无显著差异，试验中所得的校正因子可信。

吴巧攀等[3]研究了银杏叶渣中多糖的提取工艺及其抗氧化性。方法：以多糖提取率为指标，利用苯酚-硫酸法检测，经单因素试验得到最佳工艺为：料液比1∶7，提取时间2h，提取2次，醇沉浓度90%，醇沉1h。抗氧化性试验结果表明银杏多糖具有较强的还原能力和清除DPPH自由基的能力。

赵卉等[4]首先优化微流蒸发光散射检测器（μELSD）仪器参数，通过载气流量与调节漂移管温度，以提高分析物的响应，并减小噪声。搭建了毛细管液相色谱联用分离检测平台，其与常规LC比较可减少实验试剂消耗。流动相A为体积分数0.05%三氟乙酸（TFA）的水溶液，流动相B为体积分数0.05%TFA的甲醇溶液。梯度洗脱：0～10min，5%～25%B；10～25min，25%～38%B；25～35min，38%B；35～40min，38%～42%B；40～55min，42%～50%B。银杏叶提取物和及其制剂银杏叶提取物分散片都得到较好的分离效果，且紫外波段几乎无吸收的内酯类成分银杏内酯A、B和C以及白果内酯得到鉴别。

姚鑫等[5]采用超高效液相色谱串联三重四级杆质谱法（UPLC-TQ-MS）同时检测了银杏叶中4个萜内酯成分。方法：色谱柱ACQUITYTMUPLC BEH C_{18}（2.1mm×100mm，1.7μm），流动相为水（A）-甲醇（B），等度洗脱（70%A），流速0.4mL/min，柱温30℃；负离子检测方式为Waters Xevo™ TQ质谱仪多反应离子监测（MRM）。结果各成分在5.0min内分离良好；随着树龄的增长，内酯含量逐渐降低，不同树龄果用银杏叶中萜内酯的含量差异较大，低树龄银杏叶中总内酯的含量较高。

姚建标等[6]对比分析中国药典和欧洲药典检测银杏叶提取物（EGB）中银杏酸（GA）限度的方法。结果表明欧洲药典的方法测定值较中国药典方法测得值高，因2种检测方法涉及的样品前处理方法、色谱条件及计算方法都不同，中国药典和欧洲药典中GA检测方法有较大差异。

【参考文献】

[1] 国家药典委员会. 中华人民共和国药典：一部 [S]. 北京：中国医药科技出版社，2015：316.

[2] 杨艳模，缪建荣，林海. 一测多评法测定银杏叶提取物中7种黄酮类成分含量 [J]. 中国实验方剂学杂志，2014，20（8）：82-85.

[3] 吴巧攀，乔洪翔，何厚洪等. 银杏叶渣中多糖的提取及其抗氧化活性研究 [J]. 中国现代应用药学，2014，31（1）：9-13.

[4] 赵卉，王玉红，刘芳等. 微流蒸发光散射检测器与毛细管液相色谱的联用及其在银杏叶提取物分析中的应用 [J]. 色谱，2013，31（8）：795-799.

[5] 姚鑫，周桂生，唐于平等. 基于UPLC-TQ-MS考察不同树龄果用银杏叶萜内酯含量变化规律 [J]. 中国中药杂志，2013，38（3）：376-380.

[6] 姚建标，方玲，王如伟等. 中国药典和欧洲药典银杏叶提取物中银杏酸限度检测方法比较研究 [J]. 药物分析杂志，2012，32（11）：2055-2059.

（方艳夕）

菊 花
CHRYSANTHEMI FLOS

本品为菊科植物菊 *Chrysanthemum morifolium* Ramat. 的干燥头状花序。主产于安徽、浙江、江苏、河南等省，多为栽培。9～11月份花盛开时分批采收，阴干或焙干或熏、蒸后晒干。药材按产地和加工方法不同分为"亳菊"、"滁菊"、"贡菊"、"杭菊"。其味甘、苦，性微寒。具散风清热，平肝明目的功能[1]。

【主要成分】 含绿原酸（Chlorogenic acid）；含挥发油，油中主含菊花酮（chrysanthenone）、龙脑、龙脑乙酸酯等。尚含黄酮类如木犀草素-7-葡萄糖苷、大波斯菊苷、刺槐素苷等。

【定性分析】 取本品1g，剪碎，加石油醚（30～60℃）20mL，超声处理10min，弃去石油醚，药渣挥干，加稀盐酸1mL与乙酸乙酯50mL，超声处理30min，滤过，滤液蒸干，残渣加甲醇2mL使溶解，作为供试品溶液。另取菊花对照药材1g，同法制成对照药材溶液。取绿原酸对照品，加乙醇制成每1mL含0.5mg的溶液，作为对照品溶液。吸取上述3种溶液各0.5～1μL，分别点于同一聚酰胺薄膜上，以甲苯-乙酸乙酯-甲酸-冰醋酸-水（1:15:1:1:2）的上层溶液为展开剂，展开，取出，晾干，置紫外光灯（365nm）下检视。供试品色谱中，在与对照药材色谱和对照品色谱相应的位置上，显相同颜色的荧光斑点。

【含量测定】 绿原酸、木犀草苷、3,5-O-二咖啡酰基奎宁酸[1]（高级液相色谱法）

（1）色谱条件与系统适用性试验 用十八烷基硅烷键合硅胶为填充剂；以乙腈为流动相A，以0.1%磷酸溶液为流动相B，按下表中的规定进行梯度洗脱；检测波长为328nm。理论板数按3,5-O-二咖啡酰基奎宁酸峰计算应不低于8000。

时间/min	流动相A/%	流动相B/%
0～11	10→18	90→82
11～30	18→20	82→80
30～40	20	80

（2）对照品溶液的制备 取绿原酸对照品、木犀草苷对照品、3,5-O-二咖啡酰基奎宁酸对照品适量，精密称定，置棕色量瓶中，加70%甲醇制成每1mL绿原酸35μg、木犀草苷25μg、3,5-O-二咖啡酰基奎宁酸80μg的混合溶液，即得（10℃以下保存）。

（3）供试品溶液的制备 取本品粉末（过一号筛）约0.25g，精密称定，置具塞锥形瓶中，精密加入70%甲醇25mL，密塞，称定重量，超声处理（功率300W，频率45kHz）40min，冷却，再称定重量，用70%甲醇补足减失的重量，摇匀，滤过，取续滤液，即得。

（4）测定法 分别精密吸取对照品溶液与供试品溶液各5μL，注入液相色谱仪，测定，即得。

本品按干燥品计算，含绿原酸（$C_{16}H_{18}O_9$）不得少于0.20%，含木犀草苷（$C_{21}H_{20}O_{11}$）不得少于0.080%、含3,5-O-二咖啡酰基奎宁酸（$C_{25}H_{24}O_{12}$）不得少于0.70%。

【现代研究】

江汉美等[2]采用顶空固相微萃取方法萃取杭白菊中挥发性成分；利用气相色谱-质谱联用进行定性检测。色谱柱为HP-5MS（50m×0.2mm，0.33μm），载气氦气，流速1mL/min，采用程序升温和不分流进样，进样口温度250℃；电轰击电离，70eV电子能量，离子源温度230℃，接口温度280℃，四级杆温度150℃，质量扫描范围（m/z）35～550amu；各组分的质量分数用峰面积归一化法计算。结果确认了其中47个化合物，占挥发油总量的87.11%，挥发油中含量较高的成分有α-蒎烯（7.51%）、5-(1,1-二甲基乙基)-环戊二烯（8.52%）、菊油环酮（9.03%）、樟脑（10.86%）等。

朱琳等[3]分别采用超高效液相色谱-三重四级杆质谱联用技术（UPLC-TQ/MS）、超高效液相色谱-二极管阵列检测器（UPLC-DAD）、紫外可见分光光度法（UV），测定不同生长期内菊根、茎、叶中氨基酸类、核苷类、黄酮类及有机酸类成分的量。总氨基酸的量分布顺序为：根＞叶＞茎，共检测到13种氨基酸；总核苷的量分布顺序为：叶＞根＞茎，茎和根中分别检测到2种核苷，叶中检测到4种核苷；总黄酮的量分布顺序为：叶＞根＞茎，根中质量分数为5.88%～8.02%，茎中质量分数为3.98%～5.41%，叶中

含黄酮类成分量为 9.94%～18.66%；总有机酸的量分布顺序为：叶＞根＞茎，茎中质量分数为 1.20%～
1.48%，根中质量分数为 1.89%～2.64%，叶中质量分数为 2.44%～4.94%。不同生长期内黄酮类和有机
酸类成分量发生动态变化，并在菊花采摘后达到高峰。

程亮等[4]采用傅里叶变换近红外漫反射光谱技术采集菊的近红外光谱，结合偏最小二乘法（PLS），以
HPLC 分析值作为参照，建立木犀草苷、绿原酸及 3,5-O-双咖啡酰基奎宁酸含量的快速测定方法。

时维静等[5]采用超声波提取法，考察乙醇浓度对滁菊花各类成分提取率的影响。结果为：80%乙醇溶
液提取的总酚得率最高，为 3.02%；70%乙醇提取的总黄酮得率最高，为 10.86%；60%乙醇溶液提取的
总得膏率最高，为 47.52%；水溶液提取总糖得率最高，为 4.27%。

高新开等[6]建立杭菊黄酮类及酚酸类成分指纹图谱。色谱柱 Kromasil C$_{18}$；柱温为 35℃；流动相为乙
腈-0.1%（体积分数）H$_3$PO$_4$ 溶液，梯度洗脱；流速为 1.0mL/min；检测波长为 350nm，利用中药色谱指
纹图谱相似度评价软件进行相似度评价；结果 14 批样品具有 21 个共有峰，其中有 6 个酚酸成分共有峰，
15 个黄酮类成分共有峰。

【参考文献】
[1] 国家药典委员会.中华人民共和国药典：一部 [S].北京：中国医药科技出版社，2015：310.
[2] 江汉美，张锐，卢金清等.HS-SPME-GC-MS 联用技术分析杭白菊中挥发性化学成分 [J].中国药房，2013，24（19）：1784-1786.
[3] 朱琳，郭建明，杨念云等.菊非药用部位化学成分的分布及其动态积累研究 [J].中草药，2014，45（3）：425-431.
[4] 程亮，杜伟锋，丛晓东等.近红外光谱法快速测定杭白菊中 3 种成分的含量 [J].中国实验方剂学杂志，2013，19（7）：85-89.
[5] 张小倩，时维静，邓家胜等.乙醇浓度对滁菊多类成分提取率影响 [J].安徽科技学院学报，2013，27（6）：44-47.
[6] 高新开，叶家宏，程敏等.不同来源的杭菊药材 HPLC 指纹图谱研究 [J].广东药学院学报，2013，29（6）：615-619.

（方艳夕）

葛 根
PUERARIAE LOBATAE RADIX

本品为豆科植物野葛 *Pueraria lobata* （Willd.） Ohwi 的干燥根。习称"野葛"。秋、
冬二季采挖，趁鲜切成厚片或小块，干燥[1]。其性凉，味甘、辛。具有解肌退热，生津，
透疹，升阳止泻的功能[1]。

【主要成分】 含黄酮类物质，总量可达 12%。其中主要有：大豆苷、大豆苷元、葛根素。

【定性分析】 取本品粉末 0.8g，加甲醇 10mL，放置 2h，滤过，滤液蒸干，残渣加甲
醇 0.5mL 使溶解，作为供试品溶液。另取葛根素对照品，加甲醇制成每 1mL 含 1mg 的溶
液作为对照品溶液。吸取上述两种溶液各 10μL，分别点于同一硅胶 G 薄层板上，使成条
状，以三氯甲烷-甲醇-水 （7：2.5：0.25）为展开剂，展开，取出，晾干，置紫外光灯
（365nm）下检视。供试品色谱中，在与对照品色谱相应的位置上，显相同颜色的荧光条斑。

【含量测定】 葛根素[1]（高效液相色谱法）

（1）色谱条件与系统适用性试验 用十八烷基硅烷键合硅胶为填充剂；甲醇-水 （25：75）
为流动相；检测波长为 250nm。理论板数按葛根素峰计算应不低于 4000。

（2）对照品溶液的制备 取葛根素对照品 10mg，精密称定，加 30%乙醇制成每 1mL
中含 80μg 的溶液，即得。

（3）供试品溶液的制备 取本品粉末（过三号筛）约 0.1g，精密称定，置具塞锥形瓶
中，精密加入 30%乙醇 50mL，称定重量，加热回流 30min，放冷，再称定重量，用 30%乙

醇补足减失的重量，摇匀，滤过，取续滤液，即得。

（4）测定法　分别精密吸取对照品溶液与供试品溶液各 $10\mu L$，注入液相色谱仪，测定，即得。

本品按干燥品计算，含葛根素（$C_{21}H_{20}O_9$）不得少于 2.4%。

附：

粉　葛
PUERARIAE THOMSONII RADIX

本品为豆科植物甘葛藤 *Pueraria thomsonii* Benth. 的干燥根。秋、冬二季采挖，除去外皮，稍干，截断或再纵切两半或斜切成厚片，干燥[1]。

【主要成分】　主要含黄酮类物质如大豆苷、大豆苷元、葛根素等，还有大豆素-4,7-二葡萄糖苷、葛根素-7-木糖醇，葛根醇、葛根藤素及异黄酮苷和淀粉。

【定性分析】　（同葛根）

【含量测定】　葛根素[1]（高效液相色谱法）

（1）色谱条件与系统适用性试验　用十八烷基硅烷键合硅胶为填充剂；甲醇-水（25：75）为流动相；检测波长为 250nm。理论板数按葛根素峰计算应不低于 4000。

（2）对照品溶液的制备　取葛根素对照品适量，精密称定，加 30% 乙醇制成每 1mL 中含 $80\mu g$ 的溶液，即得。

（3）供试品溶液的制备　取本品粉末（过三号筛）约 0.8g，精密称定，置具塞锥形瓶中，精密加入 30% 乙醇 50mL，称定重量，加热回流 30min，放冷，再称定重量，用 30% 乙醇补足减失的重量，摇匀，滤过，取续滤液，即得。

（4）测定法　分别精密吸取对照品溶液与供试品溶液各 $10\mu L$，注入液相色谱仪，测定，即得。

按药典要求，本品按干燥品计算，含葛根素（$C_{21}H_{20}O_9$）不得少于 0.30%。

【现代研究】

姜兰芳等[2]基于表面活性剂作为萃取剂，应用胶束萃取-反相高效液相色谱法测定葛根粉中葛根素、大豆苷、染料木苷、大豆苷元和染料木素 5 种异黄酮的含量。以非离子表面活性剂 Triton X-114 为萃取剂，采用 Phenomenex C_{18} 色谱柱，甲醇-体积分数 0.25% 冰醋酸溶液为流动相，梯度洗脱，利用紫外检测器在 250nm 波长处进行检测。结果表明，采用 3g/100mL Triton X-114 表面活性剂，液固比为 100：1（mL/g），40℃ 超声萃取 30min，所得的萃取率最大。在表面活性剂提取液中，加入一定量的氯化钠进行浊点预富集，可以提高萃取率和预富集因子。该方法的定性检测限范围是 $0.016\sim0.079\mu g/mL$（$R_{SN}=3$），平均回收率为 93.7% ～ 98.86%，预富集因子平均值可达到 12.5。

王新胜等[3]紫外分光光度法测定总黄酮含量，HPLC 法测定葛根素和大豆苷元含量，研究了伏牛山区野葛与粉葛药材质量。总黄酮含量分别为 16.5% 和 5.4%；葛根素和大豆苷元分别为 4.0%，1.6% 和 0.035%，0.038%。

【参考文献】

[1]　国家药典委员会. 中华人民共和国药典：一部 [S]. 北京：中国医药科技出版社，2015：333，289-290.

[2]　姜兰芳，周光明，李艳艳. 胶束萃取-高效液相色谱法同时测定葛根粉中 5 种异黄酮 [J]. 食品科学，2011，32（6）：186-190.

[3]　王新胜，吴艳芳，张延萍等. 伏牛山区野葛与粉葛药材质量综合研究 [J]. 河南科技大学学报：自然科学版，2009，30（5）：67-70.

（周丽丽）

雄 黄
REALGAR

本品为硫化物类矿物雄黄族雄黄。采挖后，除去杂质。其味辛，性温；有毒。具有解毒杀虫，燥湿祛痰，截疟的功能[1]。

【主要成分】 二硫化二砷（As_2S_2），另外还含有少量三氧化二砷（As_2O_3）及五氧化二砷（As_2O_5）。

【定性分析】

（1）取本品粉末 10mg，加水润湿后，加氯酸钾饱和的硝酸溶液 2mL，溶解后，加氯化钡试液，生成大量白色沉淀。放置后，倾出上层酸液，再加水 2mL，振摇，沉淀不溶解。

（2）取本品粉末 0.2g，置坩埚内，加热熔融，产生白色或黄白色火焰，伴有白色浓烟。取玻片覆盖后，有白色冷凝物，刮取少量，置试管内加水煮沸使溶解，必要时滤过，溶液加硫化氢试液数滴，即显黄色，加稀盐酸后生成黄色絮状沉淀，再加碳酸铵试液，沉淀复溶解。

【含量测定】 二硫化二砷[1]（碘滴定法）

取本品粉末约 0.1g，精密称定，置 250mL 锥形瓶中，加硫酸钾 1g、硫酸铵 2g 与硫酸 8mL，用直火加热至溶液澄明，放冷，缓缓加水 50mL，加热微沸 3～5min，放冷，加酚酞指示液 2 滴，用氢氧化钠溶液（40→100）中和至显微红色，放冷，用 0.25mol/L 硫酸溶液中和至退色，加碳酸氢钠 5g，摇匀后，用碘滴定液（0.05mol/L）滴定，至近终点时，加淀粉指示液 2mL，滴定至溶液显紫蓝色。每 1mL 的碘滴定液（0.05mol/L）相当于 5.348mg 的二硫化二砷（As_2S_2）。

本品含砷量以二硫化二砷（As_2S_2）计，不得少于 90.0%。

【现代研究】

廖晴[2]采用激光拉曼光谱法（LRS）对三批雄黄生品及一批雄黄饮片进行鉴别，4 个样品的拉曼光谱均在 $182cm^{-1}$、$221cm^{-1}$、$234cm^{-1}$、$271cm^{-1}$，$342cm^{-1}$ 波数位置出现了较为明显的吸收峰，这点在二阶导数拉曼光谱中得到了印证。说明 LRS 法可实现对雄黄的快速、无损伤鉴别。

李丽敏等[3]采用高效液相色谱-电感耦合等离子质谱（HPLC-ICP-MS）联用技术分析 6 种不同价态砷，对雄黄及 5 种不同处方含雄黄复方制剂中可溶性砷的形态进行研究。方法：37℃人工胃液恒温振荡，0.16%盐酸溶液超声、甲醇-水（1∶1）超声及甲醇-水（1∶1）快速溶剂萃取（ASE）等提取样品中可溶性砷，采用 ICP-MS 方法分析可溶性砷总量，HPLC-ICP-MS 分析可溶性砷的形态，认为雄黄及其复方制剂的酸可溶性砷远远小于其总含砷量，复方制剂中其他成分的存在可能会对可溶性砷中有毒形态溶出产生抑制作用。

【参考文献】

[1] 国家药典委员会. 中华人民共和国药典：一部 [S]. 北京：中国医药科技出版社，2015：336-337.

[2] 廖晴. 雄黄炮制前后化学组成变化情况及毒/效关系初探 [D]. 成都中医药大学，2013，30-32.

[3] 李丽敏，夏晶，王欣美等. HPLC-ICP-MS 法研究 5 种含雄黄中成药的可溶性砷及其形态 [J]. 中成药，2012，34（11）：2118-2123.

（周丽丽）

蒲 公 英
TARAXACI HERBA

本品为菊科植物蒲公英 *Taraxacum mongolicum* Hand.-Mazz.、碱地蒲公英 *Taraxacum borealisinense* Kitam. 或同属数种植物的干燥全草。春至秋季花初开时采挖，除去杂质，洗净，晒干。其味苦、甘，性寒。具清热解毒，消肿散结，利尿通淋的功能[1]。

【主要成分】 蒲公英含挥发油，油中主成分有 2-呋喃甲醛、樟脑、苯甲醛等，还含有黄酮类如槲皮素、槲皮素-3-O-葡萄糖苷、槲皮素-3-O-半乳糖苷等，以及绿原酸、咖啡酸等成分。碱地蒲公英含伪蒲公英甾醇棕榈酸酯、伪蒲公英甾醇乙酸酯，还含黄酮类成分如木犀草素、芹菜素、香叶木素等[2]。

【定性分析】 取本品粉末 1g，加 5% 甲酸的甲醇溶液 20mL，超声处理 20min，滤过，滤液蒸干，残渣加水 10mL 使溶解，滤过，滤液用乙酸乙酯振摇提取 2 次，每次 10mL，合并乙酸乙酯液，蒸干，残渣加甲醇 1mL 使溶解，作为供试品溶液。另取咖啡酸对照品，加甲醇制成每 1mL 含 0.5mg 的溶液，作为对照品溶液。吸取上述两种溶液各 6μL，分别点于同一硅胶 G 薄层板上，以乙酸丁酯-甲酸-水（7：2.5：2.5）的上层溶液为展开剂，展开，取出，晾干，置紫外光灯（365nm）下检视。供试品色谱中，在与对照品色谱相应的位置上，显相同颜色的荧光斑点。

【含量测定】 咖啡酸[1]、绿原酸[3]（高效液相色谱法）

1. 咖啡酸

（1）色谱条件与系统适用性试验 用十八烷基硅烷键合硅胶为填充剂；甲醇-磷酸盐缓冲液（取磷酸二氢钠 1.56g，加水使溶解成 1000mL，再加 1% 磷酸溶液调节 pH 值至 3.8～4.0，即得）(23：77) 为流动相；检测波长为 323nm；柱温 40℃。理论板数按咖啡酸峰计算应不低于 3000。

（2）对照品溶液的制备 精密称取咖啡酸对照品适量，加甲醇制成每 1mL 含 30μg 的溶液，即得。

（3）供试品溶液的制备 取本品粗粉约 1g，精密称定，置 50mL 具塞锥形瓶中，精密加 5% 甲酸的甲醇溶液 10mL，密塞，摇匀，称定重量，超声处理（功率 250W，频率 40kHz）30min，取出，放冷，再称定重量，用 5% 甲酸的甲醇溶液补足减失的重量，摇匀，离心，取上清液，置棕色量瓶中，即得。

（4）测定法 分别精密吸取对照品溶液 10μL 与供试品溶液 5～20μL，注入液相色谱仪，测定，即得。

本品按干燥品计算，含咖啡酸（$C_9H_8O_4$）不得少于 0.020%。

2. 绿原酸

（1）色谱条件与系统适用性试验 用十八烷基硅烷键合硅胶为填充剂，流动相：乙腈-0.01% 磷酸水溶液（15：85）；检测波长为 326nm；流速为 0.8mL/min。

（2）对照品溶液的制备 精密称取绿原酸对照品 10mg，加入 100mL 量瓶中，用甲醇溶解并定容至刻度，即得。

（3）供试品溶液的制备 将采集的蒲公英先自然风干，然后在 60℃ 下烘干，制成经研磨过 60 目筛的干粉。精密称取 2.0g 左右蒲公英干粉于 100mL 圆底烧瓶中，加入 50mL 乙醇-水（80：20），水浴回流 30min，冷却后过滤，滤液用旋转蒸发器浓缩近干，然后用甲醇定容至 2mL，0.45μm 微孔滤膜过滤，即得。

（4）测定法 分别精密吸取对照品溶液与供试品溶液 20μL，注入液相色谱仪，测定，即得。

本品按干燥品计算，含绿原酸（$C_9H_8O_4$）不得少于 1.10%。

【现代研究】

李喜凤等[3]采用高效毛细管电泳法，以咖啡酸、绿原酸、阿魏酸的含量为测定指标，对蒲公英中有机酸的提取工艺进行优选。结果：最佳提取工艺为 80% 乙醇，料液比为 1：40，回流提取 1.5h。并采用高效毛细管电泳法，对中药材蒲公英中的水分、总灰分、酸不溶性灰分、浸出物及有效成分等物质质量进行研究，建立了蒲公英药材的质量标准[4]。

邵礼梅等[5]建立了反相高效液相色谱法同时测定蒲公英中绿原酸和咖啡酸的含量。方法：采用 Agilent ZORBAX SB-C$_{18}$ 色谱柱，以甲醇-乙腈-0.05％磷酸溶液为流动相（5：5：90），检测波长 328nm，流速 1.0mL/min；进样量 10μL；柱温 35℃。

张涛[6]采用高效液相色谱法测定蒲公英中木犀草素的含量。方法：色谱柱：Diamonsil kromosil C$_{18}$（4.6mm×250mm，5μm）；检测波长 360nm；柱温：室温；流速 1.0mL/min；流动相：甲醇-0.1％磷酸（55：45）。

施亚琴等[7]采用 UPLC 同时测定蒲公英中绿原酸、咖啡酸、异绿原酸 A、异绿原酸 C 和木犀草苷 5 种活性成分含量。色谱条件：Agilent Poroshell 120EC-C$_{18}$ 色谱柱（100mm×3.0mm，2.7μm），以乙腈-0.1％乙酸水溶液为流动相，梯度洗脱，流速 0.4mL/min，检测波长为 325nm 和 350nm，柱温 35℃。

赵惠茹等[8]采用反相高效液相色谱法同时测定蒲公英中槲皮素和木犀草素的含量。方法：采用反相高效液相色谱（RP-HPLC）法，色谱柱为 Agilent HC-C$_{18}$ 柱（250mm×4.6mm，5μm）；柱温 30℃；流动相：甲醇-0.4％磷酸（52：48），流速 1.0mL/min，检测波长 360nm。

【参考文献】

[1] 国家药典委员会．中华人民共和国药典：一部 [S]．北京：中国医药科技出版社，2015：352-353．

[2] 李萍．生药学 [M]．北京：中国医药科技出版社，2005：398．

[3] 李喜凤，郝哲，邱天宝等．蒲公英中有机酸类成分的提取工艺研究 [J]．中成药，2011，33（2）：262-265．

[4] 李喜凤，郝哲，邱天宝等．蒲公英药材质量标准研究 [J]．中国现代应用药学，2011，28（1）：54-57．

[5] 邵礼梅，陈立柱，许世伟等．HPLC 法同时测定蒲公英中绿原酸和咖啡酸的含量 [J]．中国药事，2012，26（1）：61-63．

[6] 张涛．高效液相色谱法测定蒲公英中木犀草素的含量 [J]．中国药物与临床，2012，12（12）：1599．

[7] 施亚琴，朱粉霞，丁淑敏等．超高效液相色谱法同时测定蒲公英中 5 种活性成分的含量 [J]．中国医院药学杂志，2013，33（9）：677-680．

[8] 赵惠茹，郭婷．反相高效液相色谱法同时测定蒲公英中槲皮素和木犀草素的含量 [J]．中国药师，2014，17（7）：1106-1108．

（秦梅颂）

槐 花
SOPHORAE FLOS

本品为豆科植物槐 *Sophora japonica* L. 的干燥花及花蕾。主产于辽宁、河北、河南、山东等省。夏季花开放或花蕾形成时采收，及时干燥，除去枝、梗及杂质。前者习称"槐花"，后者习称"槐米"。其味苦，性微寒。具有凉血止血，清肝泻火的功能[1]。

【主要成分】 含皂苷类成分如槐花皂苷（kaikasaponin）等；黄酮类成分如槲皮素（quercetin）、芦丁（rutin）、异鼠李素（isorhamnetin）、异鼠李素-3-芸香糖苷（isorhamnetin-3-rutinoside）、山奈酚-3-芸香糖苷（kaempferol-3-rutinoside）等。又含白桦脂醇（betulin）、槐花二醇（sophoradiol）、甾体化合物、鞣质等。

【定性分析】

（1）取本品 0.1g，加乙醇 10mL，水浴加热 5min，滤过。取滤液 1mL，加镁粉少许，混匀，滴加盐酸数滴，即显樱红色。

（2）取本品粉末 0.2g，加甲醇 5mL，密塞，振摇 10min，滤过，滤液作为供试品溶液。另取芦丁对照品，加甲醇制成每 1mL 含 4mg 的溶液，作为对照品溶液。吸取上述两种溶液各 10μL，分别点于同一硅胶 G 薄层板上，以乙酸乙酯-甲酸-水（8：1：1）为展开剂，展开，取出，晾干，喷以三氯化铝试液，待乙醇挥干后，置紫外光灯（365nm）下检视。供试品色谱中，在与对照品色谱相应的位置上，显相同颜色的荧光斑点。

【含量测定】 总黄酮、芦丁[1]

1. 总黄酮（分光光度法）

（1）对照品溶液的制备　精密称取在120℃减压干燥至恒重的芦丁对照品50mg，置25mL量瓶中，加甲醇适量，置水浴上微热使溶解，放冷，加甲醇至刻度，摇匀。精密吸取10mL，置100mL量瓶中，加水至刻度，摇匀，即得（每1mL中含无水芦丁0.2mg）。

（2）标准曲线的制备　精密量取对照品溶液1.0mL、2.0mL、3.0mL、4.0mL、5.0mL与6.0mL，分别置25mL量瓶中，各加水至6mL，加5％亚硝酸钠溶液1mL，使混匀，放置6min，加10％硝酸铝溶液1mL，摇匀，放置6min，加氢氧化钠试液10mL，再加水至刻度，摇匀，放置15min，按照紫外-可见分光光度法，在500nm的波长处测定吸收度，以吸收度为纵坐标，浓度为横坐标，绘制标准曲线。

（3）测定法　取本品粗粉约1g，精密称定，置索氏提取器中，加乙醚适量，加热回流至提取液无色，放冷，弃去乙醚液。再加甲醇90mL，加热回流至提取液无色，移置100mL量瓶中，用甲醇少量洗涤容器，洗液并入量瓶中，加甲醇至刻度，摇匀。精密量取10mL，至100mL量瓶中，加水至刻度，摇匀。精密量取3mL，置25mL量瓶中，照【标准曲线的制备】项下的方法，自"各加水至6mL"起依法测定吸收度，从标准曲线上读出供试品溶液中芦丁的重量（µg），计算，即得。

本品按干燥品计算，含总黄酮以芦丁（$C_{27}H_{30}O_{16}$）计，槐花不得少于8.0％，槐米不得少于20.0％。

2. 芦丁（高效液相色谱法）

（1）色谱条件与系统适用性试验　以十八烷基硅烷键合硅胶为填充剂；以甲醇-1％冰醋酸溶液（32：68）为流动相；检测波长为257nm。理论板数按芦丁峰计算应不得低于2000。

（2）对照品溶液的制备　精密称取在120℃减压干燥至恒重的芦丁对照品适量，加甲醇制成每1mL中含0.1mg的溶液，即得。

（3）供试品溶液的制备　取本品粗粉（槐花约0.2g，槐米约0.1g），精密称定，置具塞锥形瓶中，精密加甲醇50mL，称定重量，超声处理（功率250W，频率25kHz）30min，放冷，再称定重量，用甲醇补足减失的重量，滤过。精密量取续滤液2mL，置10mL量瓶中，加甲醇稀释至刻度，摇匀，即得。

（4）测定法　分别精密吸取对照品溶液与供试品溶液各10µL，注入液相色谱仪，测定，即得。

本品按干燥品计算，含芦丁（$C_{27}H_{30}O_{16}$）计，槐花不得少于6.0％，槐米不得少于15.0％。

【现代研究】

刘丽丽等[2-3]采用柱色谱正相硅胶、反相ODS、Sephadex LH-20等及高效液相色谱法等分离纯化槐米70％乙醇提取物的化学成分，并通过理化性质及光谱分析定性研究。分离鉴定出5个酚酸类化合物：4-甲氧基-3,5-羟基苯甲酸（1）、原儿茶酸甲酯（2）、没食子酸（3）、4-二羟基苯甲酸（4）、枸橼苦素（5）；分离鉴定了6个单体化合物：icariside F2（6）、ethyl-α-L-rhamnopyranosyl（1→6)-β-D-glucoside（7）、gallic acid 3-O-β-D-(6'-O-galloyl)-glucopyranoside（8）、胸腺嘧啶脱氧核苷（9）、Et-(6-O-p-hydroxybenzoyl)-β-D-glucopyranoside（10）和左旋色氨酸（11）。化合物2、化合物3、化合物5、化合物6~10为首次从槐属中分离得到。

郑艳洁等[4]应用循环伏安法研究芦丁在聚刚果红膜修饰电极（电化学聚合法制备）上的电化学行为。结果表明该电极对芦丁具有良好的电催化作用，检测限为$2.0×10^{-8}$mol/L，芦丁在一定浓度范围内与差示脉冲伏安峰电流呈良好的线性关系。

江培等[5]采用热水提取乙醇沉淀法提取多糖，以苯酚-硫酸法测定多糖的含量为0.092mg/mg（多糖/

原药材），并对多糖进行了定性和解析。在碱性溶液中，槲皮素能很强的抑制过氧化氢氧化鲁米诺而产生的化学发光（CL），且在一定的范围内槲皮素浓度与抑制程度呈线性关系。

邱化敏等[6]建立了 FI-CL 测定槐米中槲皮素含量的方法。反应体系中化学试剂的最佳浓度为：①$c_{鲁米诺}$ = 8.5×10^{-4} mol/L；②$c_{H_2O_2}$ = 0.2mol/L；③c_{NaOH} = 0.01mol/L。样品处理方法：利用 pH 8～9 的碱性溶液提取芦丁，然后将芦丁酸水解（pH 5）得到槲皮素粗品，经过重结晶得到槲皮素纯品，用乙醇溶解，即可用于 FI-CL 分析。

李娆娆等[7]采用 RP-HPLC 方法研究了槐花、炒槐花和槐花炭的特征图谱，使用中药色谱指纹图谱相似度评价系统（2004A 版）进行相似度分析，结果表明槐花和炒槐花特征图谱相似度均大于 0.9，而槐花和槐花炭的特征图谱相似度均小于 0.6。方法：采用大孔吸附树脂法处理槐花、炒槐花和槐花炭 3 种样品，分别得到 20％乙醇、50％乙醇和 95％乙醇洗脱液。Kromasil C_{18}（4.6mm×250mm，5μm）色谱柱，两相梯度洗脱，20％和 50％部位的有机相为甲醇-乙腈-四氢呋喃系统（5：1：0.1，含 0.4％冰醋酸），95％部位的有机相为甲醇（含 0.4％冰醋酸）；水相均为含 0.4％冰醋酸的水，流速 0.8mL/min，检测波长 320nm。

【参考文献】

［1］ 国家药典委员会. 中华人民共和国药典：一部［S］. 北京：中国医药科技出版社，2015：354.

［2］ 刘丽丽，李晓霞，陈玥等. 槐米化学成分研究 I［J］. 天津中医药大学学报，2014，33（4）：230-233.

［3］ 刘丽丽，李晓霞，陈玥等. 槐米中酚酸类化学成分的研究［J］. 天津中医药大学学报，2014，33（1）：39-41.

［4］ 郑艳洁，陈伟，刘爱林等. 聚刚果红修饰电极直接测定槐米中芦丁［J］. 分析科学学报，2013，29（4）：469-472.

［5］ 江培，何杏，王金宏. 槐米中多糖的提取和含量测定［J］. 黑龙江医药，2013，26（2）：166-169.

［6］ 邱化敏，李彦霍，卢福广等. 流动注射化学发光法测定槐米中槲皮素［J］. 理化检验（化学分册），2012，48（3）：287-290.

［7］ 李娆娆，原思通. 中药槐花饮片 RP-HPLC 特征图谱研究［J］. 药物分析杂志，2010，30（11）：2137-2141.

（方艳夕）

酸 枣 仁
ZIZIPHI SPINOSAE SEMEN

本品为鼠李科植物酸枣 *Ziziphus jujuba* Mill. var. spinosa（Bunge）Hu ex H. F. Chou 的干燥成熟种子。秋末冬初采收成熟果实，除去果肉及核壳，收集种子，晒干。其味甘、酸，性平。归肝、胆、心经。具有补肝，宁心，敛汗，生津的功能[1]。

【主要成分】 含酸枣仁皂苷 A 和酸枣仁皂苷 B（jujuboside A，B）、白桦脂酸（betulinic acid）、白桦脂醇（betulin）；黄酮类成分当药素、2″-O-β-D-葡萄糖吡喃当药素。还含有齐墩果酸、阿魏酸、油酸、植物甾醇、脂肪油、胡萝卜苷、维生素 C 等。

【定性分析】

（1）取本品粉末 1g，加甲醇 30mL，加热回流 1h，滤过，滤液蒸干，残渣加甲醇 0.5mL 使溶解，作为供试品溶液。另取酸枣仁皂苷 A 对照品、酸枣仁皂苷 B 对照品，分别加甲醇制成每 1mL 各含 1mg 的混合溶液，作为对照品溶液。吸取上述两种溶液各 5μL，分别点于同一硅胶 G 薄层板上，以水饱和的正丁醇为展开剂，展开，取出，晾干，喷以 1％香草醛硫酸溶液，立即检视。供试品色谱中，在与对照品色谱相应的位置上，显相同颜色的斑点。

（2）取本品粉末 1g，加石油醚（60～90℃）30mL，加热回流 2h，滤过，弃去石油醚液，药渣挥干，加甲醇 30mL，加热回流 1h，滤过，滤液蒸干，残渣加甲醇 2mL 使溶解，作为供试品溶液。另取酸枣仁对照药材 1g，同法制成对照药材溶液。再取斯皮诺素对照品，加甲醇制成每 1mL 含 0.5mg 的溶液，作为对照品溶液。吸取上述三种溶液各 2μL，分别点于同一硅胶 G 薄层板上，以水饱和的正丁醇为展开剂展开，取出，晾干，喷以 1％香草醛硫酸溶液，置紫外光灯（365nm）下检视。供试品色谱中，在与对照药材色谱和对照品色谱相应的位置上，显相同的蓝色荧光斑点。

【含量测定】 酸枣仁皂苷 A、斯皮诺素[1]（高效液相色谱法）

1. 酸枣仁皂苷 A

（1）色谱条件与系统适用性试验 用十八烷基硅烷键合硅胶为填充剂；以乙腈为流动相 A；以水为流动相 B；按下表中的规定进行梯度洗脱；蒸发光散射检测器检测。理论板数按酸枣仁皂苷 A 峰计算应不低于 2000。

时间 min	流动相 A/%	流动相 B/%
0～15	20→40	80→60
15～28	40	60
28～30	40→70	60→30
30～32	70→100	30→0

（2）对照品溶液的制备 取酸枣仁皂苷 A 对照品适量，精密称定，加甲醇制成每 1mL 中含 0.1mg 的溶液，即得。

（3）供试品溶液的制备 取本品粉末（过四号筛）约 1g，精密称定，置索氏提取器中，加石油醚（60～90℃）适量，加热回流 4h，弃去石油醚液，药渣挥去溶剂，转移至锥形瓶中，加入 70%乙醇 20mL，加热回流 2h，滤过，滤渣用 70%乙醇 5mL 洗涤，合并洗液和滤液，回收溶剂至干，残渣加甲醇溶解，转移至 5mL 量瓶中，加甲醇至刻度，摇匀，滤过，取续滤液，即得。

（4）测定法 分别精密吸取对照品溶液 5μL、20μL，供试品溶液 10μL，注入液相色谱仪，测定，用外标两点法对数方程计算，即得。

本品按干燥品计算，含酸枣仁皂苷 A（$C_{58}H_{94}O_{26}$）不得少于 0.030%

2. 斯皮诺素

（1）色谱条件与系统适用性试验 用十八烷基硅烷键合硅胶为填充剂；以乙腈为流动相 A；以水为流动相 B；按下表中的规定进行梯度洗脱；检测波长为 335nm。理论板数按斯皮诺素峰计算应不低于 2000。

时间/min	流动相 A/%	流动相 B/%
0～10	12→19	88→81
10～16	19→20	81→80
16～22	20→100	80→0
22～30	100	0

（2）对照品溶液的制备 取斯皮诺素对照品适量，精密称定，加甲醇制成每 1mL 中含 0.2mg 的溶液，即得。

（3）供试品溶液的制备 取本品粉末（过四号筛）约 1g，精密称定，置索氏提取器中，加石油醚（60～90℃）适量，加热回流 4h，弃去石油醚液，药渣挥去溶剂，转移至锥形瓶中，加入 70%乙醇 20mL，加热回流 2h，滤过，滤渣用 70%乙醇 5mL 洗涤，合并洗液和滤液，回收溶剂至干，残渣加甲醇溶解，转移至 5mL 量瓶中，加甲醇至刻度，摇匀，滤过，取续滤液，即得。

（4）测定法 分别精密吸取对照品溶液与供试品溶液各 10μL，注入液相色谱仪，测定，即得。

本品按干燥品计算，含斯皮诺素（$C_{28}H_{32}O_{15}$）不得少于 0.080%

【现代研究】

刘朋朋[2]采用乙醇加热回流提取酸枣仁，提取物硅胶柱色谱法初步分离，经 C_{18} 反相柱、中压制备液相以及 Sephadex LH-20 进行分离纯化，依据 UV、MS、NMR 等波谱技术进行结构鉴定，共分离得到 11 个化合物，鉴定了 9 个化合物，剩下的正在鉴定中。已鉴定化合物分别为斯皮诺素、酸枣仁皂苷 A、酸枣仁皂苷 A_1、酸枣仁皂苷 B、酸枣仁皂苷 B_1、大枣皂苷 III、阿魏酸、胡萝卜苷，其中大枣皂苷 III 为首次从酸枣仁中分离到。

李嘉滢[3]以酸枣仁总皂苷的吸附容量、洗脱率、回收率、精制度、酸枣仁总皂苷和酸枣仁皂苷 A 纯度等为指标，通过静态吸附解析附实验考察了 AB-8、NKA-9、HPD-100、D-101、D-301、X-5 等六种大孔吸附树脂对酸参仁皂苷的吸附与解析性能。结果表明 HPD-100 型大孔吸附树脂吸附容量大、解析率高、吸附速度快，酸枣仁总皂苷富集于 70% 乙醇洗脱液部位，洗脱率为 91.77%，精制度为 298.75%，酸枣仁皂苷 A 精制度为 266.53%。

张军安等[4]采用顶空固相微萃取法萃取酸枣仁挥发性成分，优化萃取条件，采用 GC-MS 联用技术进行成分分析。结果表明，样品在 90℃下预热 30min，选用 $65\mu m$ 聚二甲氧基硅烷/二乙烯基苯涂层纤维头，顶空萃取 50min，250℃下脱附 5min，在中等极性柱 Rxi™-50 上分离，共分离出 126 种化合物，定性 116 种；采用峰面积归一化法计算各组分含量，其主要成分为烷烃类（32.08%）、萜类及其含氧衍生物（27.06%）。

【参考文献】

［1］ 国家药典委员会. 中华人民共和国药典：一部［S］. 北京：中国医药科技出版社，2015：366-367.
［2］ 刘朋朋. 酸枣仁化学成分及其四种皂苷含量测定研究［D］. 北京中医药大学，2013：29，73.
［3］ 李嘉滢. 酸枣仁总皂苷的提取分离纯化研究［D］. 湖南中医药大学，2014：34-35.
［4］ 张军安，陈波. 顶空固相微萃取-气质联用分析酸枣仁挥发性成分［J］. 中药材，2012，35（2）：235-240.

（周丽丽/窦金凤）

第五章 常用中药制剂分析与检测

根据药品质量标准规定，评价中药制剂的质量包括定性鉴别、检查和含量测定三个方面。判断一个药物的质量是否符合要求，必须全面考虑三者的检测结果。本章对中药制剂的分析着重于中药制剂的理化鉴别与含量测定。

中药制剂多为复方，由多味中药组成，所含成分复杂，大多数中药的有效成分尚不十分清楚，给中药制剂的定性、定量分析带来一定难度。中药制剂的定性、定量分析不但能反映该制剂中有效成分或毒性成分的含量高低，最重要的是制定相应的标准来衡量该制剂的工艺稳定性和原药材的质量优劣，确保制剂安全、有效。

第一节 中药制剂的定性鉴别

中药制剂鉴别是通过应用合适的方法来确定中药制剂中原料的组成及其所含化学成分的类型，以此来判断该制剂的真伪。中药制剂的定性鉴别包括：性状鉴别、显微鉴别、理化鉴别。

一、性状鉴别

中药制剂性状是指除去包装后的性状。性状鉴别的内容主要有该制剂的颜色、形状、气、味、表面特征、质地方面等。如左金丸，"本品为黄褐色的水丸；气特异，味苦、辛。"伤湿止痛膏，"本品为淡黄绿色至淡黄色的片状橡胶膏；气芳香。"甘草浸膏，"本品为棕褐色的固体，有微弱的特殊臭气和持久的特殊甜味；遇热软化，易吸潮。"

主要中药剂型性状要求如下：

① 丸剂：外观应圆整均匀，蜜丸应细腻滋润、软硬适中；蜡丸表面应光滑无裂纹，丸内不得有蜡点和颗粒。

② 片剂：外观应完整光洁、色泽均匀，有适宜的硬度。

③ 糖浆剂：应为澄清的水溶液，在贮存期间不得有发霉、酸败、产生气体或其他变质现象。

④ 酒剂：应澄清，在贮存期间允许有少量摇之易散的沉淀。

一些中药制剂是通过测定某些物理常数作为鉴别的依据。物理常数包括相对密度、馏程、熔点、凝点、比旋度或旋光度、折射率、黏度等。

二、显微鉴别

中药制剂中的显微鉴别是利用显微镜直接观察中药制剂中原料药粉末的组织、细胞或内含物，从而达到鉴别制剂处方组成真伪的一种鉴别方法。主要针对由药材粉末直接制成的制剂或添加有部分药材粉末的制剂鉴别。

中药制成各种剂型后，多种药材和辅料相互影响和干扰。其次，中药经加工制备，有些原有的组织结构发生了改变，原药材中的粉末显微特征已经不能完全作为中药制剂的鉴别特征。中药制剂的显微鉴别，需对组成制剂处方的各味药材进行逐一分析比较，选用能够区别、互不干扰并能够表明该味药存在的显微特征作为该制剂鉴别的依据。

不同中药制剂采用不同的制片方法。如药材粉末制备的散剂和胶囊剂，可以直接采用粉末鉴别的方法进行制片；片剂需先除去表面包裹的糖衣或薄膜，将片心研细后再挑取粉末制片；水丸需研磨后制片，蜜丸需解离粘结组织再制片。

三、理化鉴别

即用物理的、化学的或物理化学的方法对制剂中所含化学成分进行定性鉴别的方法。主要有一般化学反应法、微量升华法、光谱法、色谱法等。

（1）一般化学反应法 要求反应的专属性强、简单易行。分析前需对样品进行分离精制，采用阴性对照和阳性对照进行验证。

常用的鉴别反应有：蒽醌类，遇碱性试剂呈色；黄酮类，盐酸-镁粉反应；香豆素和内酯类，异羟肟酸铁反应；氨基酸，茚三酮反应；糖类，α-萘酚-浓硫酸反应；生物碱，碘化铋钾沉淀试剂反应；鞣质，与明胶的沉淀反应等。

如马钱子散中马钱子鉴定："取本品 10g，加浓氨试液数滴及氯仿 10mL，浸泡数小时，滤过，取滤液 1mL 蒸干，残渣加稀盐酸 1mL 使溶解，加碘化铋钾试液 1～2 滴，即生成黄棕色沉淀。"大黄流浸膏中大黄的鉴定："取本品 1mL，加 1％氢氧化钠溶液 1mL，煮沸，放冷，滤过，取滤液 2mL，加稀盐酸数滴使呈酸性，加乙醚 10mL，振摇，乙醚层显黄色，分取乙醚液，加氨试液 5mL，振摇，乙醚层仍显黄色，氨液层显持久的樱红色。"

（2）升华法 用于鉴定具有升华性质的化学成分（如冰片、大黄蒽醌类等），观察升华物的形状、颜色、荧光等。其操作方法是取金属片，安放在圆孔（直径大约 2cm）的石棉网上，在金属片上放置一个小金属圈（内径大约 1.5cm，高约 0.8cm），对准石棉网上的小孔，在金属圈内放入预先碾磨过的细粉，金属圈上放置一个载玻片。用酒精灯对石棉网上的圆孔进行缓慢加热，加热至粉末开始变焦则停止加热，待冷却后可见有升化物附着在载玻片上。将载玻片上的结晶物置显微镜下观察结晶性状，并刮去适量结晶物质加试剂观察颜色。如对牛黄解毒丸微量升华物鉴别中，进行微量升华，得到白色升华物，白色升化物呈不定形的无色片状结晶物，加入新鲜配制 1％香草醛硫酸溶液，渐显示紫红色。

（3）色谱法 有纸色谱法、薄层色谱法、气相色谱法、高效液相色谱法等。薄层色谱法目前是应用频率最高的中药鉴别方法。气相色谱法利用保留值进行定性鉴别，适用于含有挥发油或挥发性成分的制剂（如含樟脑、薄荷脑、冰片、水杨酸甲酯、麝香酮等的制剂）。高效液相色谱法在药典中的应用不断扩大，但很少单纯用于鉴别，多与含量测定结合进行。

（4）光谱法 已广泛用于化学合成药物，常用光谱特征或与标准图谱对照的方法。常用的有荧光法、可见-紫外分光光度法、红外分光光度法等。因中药制剂组成的复杂性，常作为一个特征的整体。如复方丹参滴丸中丹参的鉴别："取本品 15 丸，加少量水，搅拌使溶解后用水稀释至 100mL，摇匀，取 2mL，加水至 25mL，摇匀，照分光光度法测定，在 283nm 的波长处有最大吸收。"

其他鉴别方法还有高效毛细管电泳法（HPCE）、X 射线衍射法、导数光谱法、指纹图谱、分子生物学技术等。

第二节 中药制剂的含量测定

中药制剂含量测定药味的选择，应首选该制剂的主药、贵重药和剧毒药。成分指标最好选择已知的有效成分或毒性成分，但还应注意研究复方制剂中各成分间的相互影响和化学作用。因为中药制剂的作用不是各单味中药的简单功用加和，而有着特殊的整体性。例如麻黄汤在煎煮时可以产生新化合物；四逆汤在煎煮时毒性降低是由于碱型酯基生物碱变成了胺醇生物碱，以及甘草酸与乌头碱结合成复盐所致；又如交泰丸中黄连与肉桂配伍后，可保留高于药材含量的桂皮挥发油。

一、药味的选定原则

中药制剂含量测定的对象应该是制剂中起主要作用的有效成分或者毒性成分，这样才能保证临床用药的有效性和安全性。但其整体性强，有时甚至具双向调节作用。在确定含量测定成分的药味时，要遵循中医临床用药原则，以中医药理论为指导，选择合适的药味，以保证临床用药的有效性和安全性。

（1）中药制剂处方中有君、臣、佐、使之分。君药是针对主病或主证起主要治疗作用的药物，所以应首选其君药建立含量测定项目。如人参养荣丸中的人参为君药，测定人参的有效成分含量是较合适的。但当君药中有效成分或指标性成分不太清楚，可以按照君、臣、佐、使的划分原则，依次向后顺延，测定臣药或佐药，例如六味地黄丸中熟地黄为君药，山茱萸、山药为臣药，熟地黄中梓醇为已知成分，由鲜地黄中可提其标准品，但熟地黄为炮制品，实验证明，熟地黄在蒸制过程中，梓醇绝大部分已被破坏，定量较为困难，故不对熟地黄进行含量测定，可对山茱萸进行测定。山茱萸的主要成分有山茱萸苷、熊果酸、苹果酸、没食子酸等，其中熊果酸有较强的药理活性，从化学结构来看，系三萜类化合物，化学性质稳定，而山茱萸苷性质不稳定，故以山茱萸为测定对象，以熊果酸为定量指标。

（2）应对中药制剂中贵重药物进行定量分析，如牛黄、麝香、西洋参、人参等，要找出相应的定量指标，以便控制其在制剂中的含量，防止在生产过程中，贵重药物不投料或少投料的现象发生。但也应注意，不同产地药材中各成分的含量差异。

（3）应对中药制剂中有大毒的药材进行定量分析，例如马钱子、生川乌、草乌、斑蝥等，应进行含量测定，以保证临床用药的安全性。

另外，应注意蟾酥虽列在有毒药材而未列入大毒药材之列，但由于其用药量小，为0.015～0.03g，药理作用毒性较大，所以也应进行含量测定。对于其他有毒、有小毒的药材，有条件的也应进行定量分析。

（4）当中药制剂中同时含有大毒药材及贵重药材时，均应分别进行含量测定，以确保临床用药的安全性及有效性。

二、测定成分的选定原则

测定药味选定以后，还应选定某一成分为定量指标，一般应遵循以下几项原则。

（1）**有效成分的测定** 对于有效成分已知的药物，其药理作用与主治功能一致的成分应为首选成分，如元胡止痛片，由延胡索、白芷组成，具有理气、活血、止痛等功效，君药延胡索中主要止痛成分为延胡索乙素，所以可以测定延胡索乙素的含量以作为质控指标。

（2）**毒性成分的测定** 如乌头中所含多种生物碱，其中酯型生物碱（包括单酯型、双酯型及三酯型）具有毒性，可测定总酯型生物碱的含量，作为质控指标之一，保证中药制剂的服用安全有效。

（3）**主要成分指标性的测定** 有些药物有效成分不太清楚，但所含主要成分已知，可作为指标性成分进行测定，以控制其在中药制剂中的含量。

（4）**总成分指标的测定** 在中药制剂中，有效成分或指标性成分类别清楚的，可对某些总成分进行测定，如总黄酮、总皂苷、总生物碱、总有机酸、总挥发油等。

（5）**特定指标的测定** 以某一特征物理常数为测定指标。如柴胡注射液（蒸馏液）其有效成分不太清楚，但经实验证明，在276nm波长处有最大吸收，且吸光度的高低与其1∶1蒸馏液浓度成正比，所以可用276nm的吸收值来控制其注射液质量。

（6）**专属性指标的测定** 所选被测定成分应为单一药材所含的特征性成分，即为某药材在本制剂中专属性成分，若为两味或两味以上药材所共有的成分，则不应选为定量指标，如处方中同时含有黄连、黄柏，若以小檗碱为定量指标，则很难反映黄连或黄柏存在的真实量，即使缺味投料，只要另一味超量加入，也很难从定量限度中反映出来。

（7）治疗效果成分指标的测定　当所选定的药味有两类或两类以上的有效成分时，定量成分应尽量与中医理论相一致，如山楂在制剂中若以消食健胃为主，则应测定有机酸含量，若以治疗心血管疾病为主，则应测定黄酮类成分。又如制何首乌具有补肝肾、益精血、乌须发的功能，若以大黄素为定量指标，也不太适宜。

当被测成分确定之后，还应注意被测定成分的含量高低，若含量太低，尽管可能用现代高灵敏度检测仪器进行测定，但由于受到药材产地、采收季节、加工炮制方法、制剂工艺等的影响，可能还会引起较大的误差，失去质量监控的意义。

（时维静）

第三节　各类中药制剂定性、定量分析

中药制剂是由药物细粉或药物提取物加适宜的辅料制成。中药制剂多为复方，组成复杂，夹有辅料的干扰，除个别液体制剂外，大多取样后需经提取分离净化后才可进行定性、定量分析。由于中药制剂种类不同，所测成分不一，具体采用哪种提取分离净化方法要根据被测成分的化学性质、存在剂型的特点及干扰情况而决定。也就是说同一种成分当存在剂型、干扰成分发生变化时，提取分离净化方法有可能不完全相同。本节重点以不同剂型的分析前提取分离净化常用方法进行介绍，测定方法根据选定的成分采用相应的方法分析。

一、合剂、口服液分析与检测

（一）合剂

合剂是指中药材经提取、浓缩而制成的内服液体剂型。合剂是水溶性液体制剂，含杂质较多，或有一定的黏稠度或呈混悬液型，大多需净化分离后进行鉴别和测定。常用的净化方法有：液-液萃取法、柱色谱法。液-液萃取法中可利用被测成分的酸碱性，将被提取溶液调成碱性或酸性，以利于有效成分的分离。如凉解感冒合剂及复方鱼腥草合剂。凉解感冒合剂通过采用 D101 型大孔树脂的分离，采用乙醇进行洗脱，分离纯化物质采用对照品连翘苷作为对照，作为后续鉴定的标准。

含量测定中可以通过分离的物质采用高效液相色谱进行含量测定，通常采用反向液相色谱柱，具体条件根据实验具体安排，在分离中可以在流动相中加入相应的缓冲溶液，形成反离子色谱，避免分离中出现拖尾和强吸现象。

实例：凉解感冒合剂

【处方】　鱼腥草　黄芩　板蓝根　连翘　金银花

【性状】　本品为棕色至棕褐色液体；气微香，味甜、微苦涩。

【鉴别】

（1）取本品 20mL，加稀盐酸调节 pH 值至 2，用乙酸乙酯振摇提取 2 次，每次 20mL，合并提取液，蒸干，残渣加甲醇 2mL 使溶解，作为供试品溶液。另取绿原酸对照品，加甲醇制成每 1mL 含 0.5mg 的溶液，作为对照品溶液。照薄层色谱法试验，吸取上述两种溶液各 1mL，分别点于同一聚酰胺薄膜上，以乙酸乙酯-甲酸-水（8∶1∶1）为展开剂，展开，取出，晾干，置紫外光灯（365nm）下检视。供试品色谱中，在与对照品色谱相应的位置上，显相同颜色的荧光斑点。

（2）取本品 3mL，加乙醇 10mL，摇匀，滤过，取滤液作为供试品溶液。另取黄芩苷对照品，加甲醇制成每 1mL 含 1mg 的溶液，作为对照品溶液。照薄层色谱法试验，吸取上述两种溶液各 5～10mL，分别点于同一以 4％醋酸钠溶液制备的硅胶 G 薄层板上，以乙酸乙酯-丁酮-甲酸-水（5：3：1：1）为展开剂，展开，取出，晾干，喷以 2％氯化铁乙醇溶液。供试品色谱中，在与对照品色谱相应的位置上，显相同颜色的斑点。

（3）取本品用 5％氢氧化钠溶液调节 pH 值至 11～12，用乙酸乙酯振摇提取 2 次，每次 20mL，合并乙酸乙酯液，蒸干，残渣加甲醇 1mL 使溶解，作为供试品溶液。另取鱼腥草对照药材 5g，加水 100mL，煎煮 30min，滤过，滤液用乙酸乙酯振摇提取，同法制成对照药材溶液。照薄层色谱法试验，吸取上述两种溶液各 1～2mL，分别点于同一硅胶 G 薄层板上，以二氯甲烷-丙酮（15：1）为展开剂，展开，取出，晾干，置紫外光灯（365nm）下检视。供试品色谱中，在与对照药材色谱相应的位置上，显相同颜色的荧光斑点。

（4）取本品 50mL，用乙酸乙酯振摇提取 2 次，每次 50mL，合并乙酸乙酯液，蒸干，残渣加 30％甲醇 5mL 使溶解，通过已处理好的 D101 型大孔吸附树脂柱（内径为 1cm，柱高为 15cm），用 30％乙醇 50mL 洗脱，弃去洗脱液，继以 50％乙醇 50mL 洗脱，收集洗脱液，蒸干，残渣加甲醇 1mL 使溶解，作为供试品溶液。另取连翘苷对照品，加甲醇制成每 1mL 含 1mg 的溶液，作为对照品溶液。吸取上述两种溶液各 5mL，分别点于同一硅胶 G 薄层板上，以三氯甲烷-甲醇-冰醋酸（17：2：1）为展开剂，展开，取出，晾干，喷以 5％香草醛硫酸溶液，在 105℃加热至斑点显色清晰。供试品色谱中，在与对照品色谱相应的位置上，显相同颜色的斑点。

【含量测定】 高效液相色谱法测定黄芩苷

（1）色谱条件与系统适用性试验 以十八烷基硅烷键合硅胶为填充剂；以甲醇-0.2％磷酸溶液（52：48）为流动相；检测波长为 315nm。理论板数按黄芩苷峰计应不低于 2500。

（2）对照品溶液的制备 取在 60℃真空干燥 4h 的黄芩苷对照品适量，精密称定，加甲醇制成每 1mL 含 50μg 的溶液，即得。

（3）供试品溶液的制备 精密量取本品 1mL，置 50mL 量瓶中，加 70％乙醇至刻度，摇匀，即得。

（4）测定法 分别精密吸取对照品溶液与供试品溶液各 10μL，注入液相色谱仪，测定，即得。

本品每 1mL 含黄芩以黄芩苷（$C_{21}H_{18}O_{11}$）计，不得少于 1.5mg。

（二）口服液

口服液多数是按注射剂工艺制成的口服液体制剂，杂质含量相对较少，有些可直接进行分析与检测。如果药味较多，成分复杂时，也需经分离净化后测定。分离及纯化和净化方法与合剂相同。先进行必要的醇提取，采用标准品为对照直接采用薄层鉴别。对含有杂质量较多的物质可以采用大孔树脂以及相应的聚酰胺进行分离，将分离物质进行浓缩，采用相对应的标准品进行对照，进行鉴定。

含量测定方法同合剂测定中基本相同，需要注意的是在液相色谱分离中流动相中加入的缓冲溶液要注意在使用中的 pH 范围，不能超过相应的柱子的耐受范围。

实例：健胃消食口服液

【处方】 太子参　陈皮　山药　麦芽（炒）　山楂

【鉴别】

（1）取本品 20mL，加乙醇 56mL，摇匀，冷藏过夜，滤过，滤液浓缩至近干，残渣加 70%乙醇 10mL 使溶解，滤过，滤液作为供试品溶液。另取太子参对照药材 1g，加 70%乙醇 10mL，超声处理 30min，滤过，滤液作为对照药材溶液。照薄层色谱法试验，吸取上述两种溶液各 10μL，分别点于同一硅胶 G 薄层板上，以三氯甲烷-甲醇-水（13∶7∶2）的下层溶液为展开剂，展开，取出，晾干，喷以 10%硫酸乙醇溶液，在 110℃加热至斑点显色清晰。供试品色谱中，在与对照药材色谱相应的位置上，显相同颜色的斑点。

（2）取本品 2mL，置 D101 型大孔吸附树脂柱（内径 1.5cm，柱高 15cm），以水 50mL 洗脱，弃去水液；再用 30%甲醇 20mL 洗脱，弃去洗脱液；继用 70%甲醇 20mL 洗脱，再用甲醇 60mL 洗脱，收集 70%甲醇和甲醇洗脱液，浓缩至近 10mL，移入 10mL 量瓶中，加甲醇稀释至刻度，摇匀，作为供试品溶液。另取橙皮苷对照品适量，加甲醇制成每 1mL 含 50μg 的溶液，作为对照品溶液。照薄层色谱法试验，吸取上述两种溶液各 5μL，分别点于同一聚酰胺薄膜上，以甲醇为展开剂，展开，取出，晾干，喷以 1%三氯化铝甲醇溶液，放置 2.5h，置紫外光灯（365nm）下检视。供试品色谱中，在与对照品色谱相应的位置上，显相同颜色的荧光斑点。

【含量测定】 高效液相色谱法测定橙皮苷

（1）色谱条件与系统适用性试验 以十八烷基硅烷键合硅胶为填充剂；以乙腈-水（用冰醋酸调节 pH 值至 3.0）（20∶80）为流动相；检测波长为 283nm。理论板数按橙皮苷峰计算应不低于 2000。

（2）对照品溶液的制备 取橙皮苷对照品适量，精密称定，加甲醇制成每 1mL 含 60μg 的溶液，即得。

（3）供试品溶液的制备 精密量取本品 15mL，置 50mL 量瓶中，加甲醇稀释至刻度，摇匀，静置 12h，滤过，取续滤液，即得。

（4）测定法 分别精密吸取对照品溶液与供试品溶液各 2mL，注入液相色谱仪，测定，即得。

本品每 1mL 含陈皮以橙皮苷（$C_{28}H_{34}O_{15}$）计，不得少于 70μg。

二、中药酒剂和酊剂分析与检测

酒剂是用白酒浸提药材而制得的澄明液体制剂。酊剂系指药材用不同浓度的药用乙醇，经浸提或溶解药物而形成的澄明液体制剂。酒剂与酊剂的溶剂，因均含乙醇，而蛋白质、黏液质、树胶等成分都不溶于乙醇，故杂质较少，澄明度也好，特别适合于含挥发性成分的药物制剂。

酒剂和酊剂的含量测定，大多需将样品分离净化后再进行定量分析。最常用的净化方法是将酒剂或酊剂加热蒸去乙醇，然后再用适当的有机溶剂提取，可除较多的杂质。当被测成分为生物碱类物质时，可将酒剂蒸去乙醇，加碱（氨水等）碱化后再用有机溶剂提取。当被测成分为酸性成分时，可用碱水提取，然后再酸化，用有机溶剂提取净化。也可用酸性染料与生物碱生成离子对后提取分离。也可用柱色谱法（例如 C_{18} 柱、氧化铝柱、D-101 大孔吸附树脂柱等）进行分离净化。所得的样品据被测成分的性质，可用各种分析方法进行含量测定。

实例：三两半药酒

【处方】 当归 炙黄芪 牛膝 防风

【鉴别】　取本品 50mL 置水浴上蒸至约 30mL，放冷，用乙醚 20mL，振摇提取，分次提取乙醚液，挥干，残渣中加入无水乙醇 1mL，使溶解，作为供试品溶液，另取当归对照药材 0.2g，加入乙醚 3mL，浸泡 1h，取上清液体作为对照药材溶液，按照薄层色谱法中试验，吸取供试品溶液 6μL、对照药材溶液 1～2μL，分别点于同一硅胶 G 板上，以正己烷-乙酸乙酯（9：1）为展开剂，展开，取出，晾干，置于紫外光灯（365nm）下检视。供试品色谱中，在与对照药材色谱相应的位置上，显示同颜色的荧光斑点。

三、中药注射剂分析与检测

中药注射剂系指中药材经提取、精制后制成的供注入体内的灭菌溶液，以及供临床使用前配成溶液的无菌粉末。由于注射剂的特殊工艺要求，含杂质较少，有些可直接作为供试品溶液。当所含成分干扰较大，在所选用的方法下不能直接测定时，需经分离净化后才可进行定量分析。常用的分离净化方法与口服液相似，如液-液萃取分离法（也可利用被测成分的酸碱性，将溶液调至一定的 pH 值，而利于有效成分的提出）、色谱法（如柱色谱法、薄层色谱法和纸色谱法等）。但在分析时，应注意注射剂中的附加成分的干扰，因为注射剂中往往要添加一些助溶剂、抗氧剂、抑菌剂等。如当以吐温-80 为助溶剂时，它与生物碱沉淀剂能产生沉淀，因而干扰注射液中生物碱类成分的分析。

实例：喘可治注射液

【处方】　淫羊藿　巴戟天

【性状】　本品为淡黄色的澄明溶液。

【鉴别】　精密吸取本品 1mL，转入预先依次以甲醇、水各 10mL 洗脱备用的 C_{18} 预处理小柱内，依次用水、甲醇各 10mL 洗脱，取甲醇洗脱部分，浓缩至干。残渣加甲醇 1mL 使溶解，作为供试品溶液。另取【含量测定】项下淫羊藿苷的对照品储备液，作为对照品溶液。照薄层色谱法试验，吸取供试品溶液 10μL 与对照品溶液 5μL，分别点于同一以 0.1mol/L 磷酸氢二钠、0.3% 羧甲基纤维素钠为黏合剂的硅胶 G 薄层板上，以乙酸丁酯-甲酸-水（1.3：1：1）10℃ 以下放置分层后的上层溶液为展开剂，展开，展距约 8cm，取出，晾干，喷以 5% 三氯化铝乙醇溶液，105℃ 加热数分钟后，置紫外光灯（365nm）下检视。供试品色谱中，在与对照品色谱相应的位置上，显相同颜色的荧光斑点。

【含量测定】　高效液相色谱法测定淫羊藿苷

(1) 色谱条件与系统适用性试验　用十八烷基硅烷键合硅胶为填充剂；甲醇-0.4% 磷酸（55：45）为流动相；检测波长为 270nm；理论板数按淫羊藿苷峰计算应不低于 4000。

(2) 对照品溶液的制备　精密称取经五氧化二磷干燥过夜的淫羊藿苷对照品适量，用甲醇溶解，制成每 1mL 含 0.2mg 的溶液，作为对照品储备液，精密吸取 2mL，置 10mL 量瓶中，并用流动相稀释至刻度，摇匀，用微孔滤膜（0.45μm）滤过，即得。

(3) 供试品溶液的制备　精密吸取本品 1mL，置 10mL 量瓶中，用流动相稀释至刻度，摇匀，用微孔滤膜（0.45μm）滤过，即得。

(4) 测定法　分别精密吸取对照品溶液与供试品溶液各 20μL，注入液相色谱仪，测定，计算，即得。

本品每 1mL 含淫羊藿苷（$C_{33}H_{40}O_{15}$），不得少于 0.48mg。

四、丸剂分析与检测

丸剂是临床常用的剂型，种类较多。包括蜜丸、水丸、糊丸、蜡丸、浓缩丸、滴丸等。根据丸剂的制备工艺，丸剂是由药物细粉或药物提取物加适宜的黏合剂或辅料制成。所以在进行含量测定之前，要对样品进行处理，即将被测定成分提取出来，当含有干扰物质较多时，还要进行净化处理，才能得到可供分析用的样品，而后进行含量测定。

丸剂中一般都含有辅料，主要包括蜜、醋、淀粉糊、蜂蜡、酒等，这些辅料的存在，对处理样品有一定的干扰，应充分考虑除去这些物质，选择合适的提取分离方法，以保证有效成分的提出及最有效地除去杂质。

丸剂的含量测定大致分以下几个步骤。

(1) 样品的预处理　硬质丸剂如水丸、水蜜丸、浓缩丸、糊丸等可直接研细或粉碎，而蜜丸则由于含有蜂蜜而不能直接粉碎或研细，可将其切成小块进行提取，或将其用分散剂稀释以后再进行提取，如将蜜丸中加入适量硅藻土研磨，研磨均匀后进行提取。硅藻土用量约为 1∶(0.5～2)。但要注意，硅藻土对有些成分具有吸附作用。特别是当分析黄酮等酚酸类成分时，若硅藻土中含有铁离子，则对含量测定有影响，应事先将硅藻土进行处理。除去铁离子的方法是：用稀盐酸浸泡硅藻土数次后，用纯水洗至中性，干燥后即可应用。

(2) 样品的提取分离　提取的方法有多种，如冷浸法、回流提取法、连续回流提取法及超声振荡提取法等。具体采用哪种提取方法，要结合剂型本身的特点，所提取成分的理化性质及所采用的溶剂性质等综合考虑。提取时间、提取溶剂要经过对比筛选才可得出结论，提取方法也要对比研究。原则上讲含杂质较多的，被提取成分溶解度大的，可采用适当溶剂用冷浸法为好；对于难提取的可用回流法或超声振荡提取法。如果采用回流提取法时，只取一部分溶液的体积，要注意提取前后溶液的体积要一致（可用称量补重法）。当用超声振荡提取时，也应注意溶液体积的变化。

提取所用溶剂应据被测成分的性质及杂质情况进行选择，如所提取成分极性较大，可先用亲脂性溶剂（如石油醚、乙醚等）除去脂溶性杂质，再用极性较大的溶剂如甲醇、乙醇等进行提取；也可采用甲醇或乙醇提取总成分，回收醇后加水溶解残渣，分别用乙醚和正丁醇萃取，可以得到亲脂性的乙醚提取部分和亲水性较强的正丁醇提取部分。当样品中含有原生药粉时，要注意样品的粉碎度，最好粉碎得细些，以利于成分的提取。另外提取时间也应适当延长，以使被测成分提取完全。

(3) 样品的净化　提取的样品一般都含有较多的杂质，大多需经净化处理才可进行定量分析。当有杂质时，尽管能检出被测成分，但往往得不到准确的结果，其中的影响因素是多方面的。所以，在含量测定之前，样品要尽可能洗净，才能获得准确的含量结果。

常用的净化方法有液-液萃取法、沉淀法及各种色谱法等。液-液萃取法使用十分广泛，应用范围广，经济简便，而且还可据溶剂极性大小采用梯度萃取法，以得到不同的分析部位。根据萃取理论，也可采用反复萃取法，即达净化目的。萃取次数要经化学检视以后（可用色谱法检视）才可确定。还可用不同酸碱度的溶剂进行萃取，以除去不同的杂质。如被分析样品的乙醚液或乙酸乙酯液或正丁醇液用适当浓度的碳酸氢钠、碳酸钠、氢氧化钠萃取，碱萃取液用酸酸化后再用相应的有机溶剂萃取，有机溶剂水洗至中性，脱水，浓缩，溶解，即可作为供试品溶液。如果被分析成分为中性物质，则可将有机溶剂直接用适当浓度氢氧化钠溶液洗涤，然后将有机溶剂经水洗、脱水、浓缩、溶解，作为供试品溶液。如在分析某些含人参的丸剂时，如用正丁醇萃取部分（颜色较深）直接用于定量，效果不理想，特别是用薄层扫描定量，杂质较多，背景较深，分离不好。若把正丁醇溶液用 1%～2% 氢氧化钠溶液或氨水萃取洗涤，用甲醇溶解残渣，作为供试品溶液进行薄层扫描定量，此时薄层色谱背景较浅，分离度也得到改善，可得到满意的定量结果。若丸剂中含有脂溶性生物碱，可用碱处理，有机溶剂提取，酸水萃取，再碱化游离，有机溶剂萃取等步骤，以达净化目的。如某些含延胡索的丸剂，以氨水湿润，加适量硅藻土拌匀，用乙醚连续回流提取，乙醚液适当浓缩后用乙酸（1：10）萃取，酸液碱化后，用三氯甲烷萃取，合并三氯甲烷液，用水洗涤，脱水，回收三氯甲烷，定容，作为供试品溶液。

各种色谱法在丸剂净化中应用也非常广泛，如香连丸中小檗碱的含量测定，样品经酸性甲醇提取后，浓缩，加于已处理好的氧化铝柱上，用乙醇洗脱，洗脱液浓缩、定容，即可作为供试品溶液。常用柱色谱法，固定相为硅胶、氧化铝、聚酰胺、大孔树脂等，柱色谱法具有上样量大、分离效果好、操作简便易行等优点，所以是净化常用方法。样品制备好以后，即可用各种分析方法进行含量测定。

（一）蜜丸

由于蜜丸中含有大量的蜂蜜，对测定有干扰，可用适当的方法将蜂蜜除去，如六味地黄丸中熊果酸的含量测定，利用被测成分不溶于水、而蜂蜜易溶于水的特性，将蜂蜜洗去。取蜜丸 10g，加水 30mL，放置使溶散，用滤纸滤过，药渣再用水 30mL 洗涤，在室温干燥至松软的粉末状，100℃烘干，后用乙醚提取样品，这样可除去蜂蜜。也可以用硅藻土吸附除去蜂蜜，如万氏牛黄清必丸中小檗碱的含量测定，取该样品 1 丸，捣碎，加 1 倍量硅藻土拌匀，装入滤纸筒，置索氏提取器中，用甲醇提取至无色即得。赋形剂的干扰与否与使用溶剂、测定方法有关，一般来说，蜂蜜对薄层色谱影响较大，因为蜂蜜的存在影响点样及薄层分离效果。相对而言对分光光度法影响较小。

实例：荣心丸

【处方】 玉竹 炙甘草 五味子 丹参 降香 山楂 蓼大青叶 苦参

【性状】 本品为棕褐色的大蜜丸；气芳香，味微甘、苦。

【鉴别】

（1）取本品，置显微镜下观察：草酸钙针晶成束，长 45～120μm，存在于黏液细胞中或散在。种皮表皮石细胞淡黄色，表面观呈多角形，壁较厚，孔沟细密，胞腔含暗棕色物。

（2）取本品 3g，剪碎，加三氯甲烷 10mL，超声处理 15min，滤过，滤液蒸干，残渣加三氯甲烷 2mL 使溶解，作为供试品溶液。另取熊果酸对照品，加甲醇制成每 1mL 含 0.1mg 的溶液，作为对照品溶液。照薄层色谱法试验，吸取上述两种溶液各 4μL，分别点于同一以羧甲基纤维素钠为黏合剂的硅胶 G 薄层板上，以三氯甲烷-甲醇（4：0.1）为展开剂，展开，取出，晾干，喷以 10％硫酸乙醇溶液，在 105℃加热 3min，置紫外光（365nm）下检视。供试品色谱中，在与对照品色谱相应的位置上，显相同颜色的荧光斑点。

（3）取本品 6g，剪碎，加三氯甲烷与浓氨试液的混合溶液（取三氯甲烷 99mL，加入浓氨试液 1mL，混匀）20mL，浸泡过夜，滤过，滤液浓缩至约 2mL，作为供试品溶液。另取苦参碱对照品，加无水乙醇制成每 1mL 含 0.25mg 的溶液，作为对照品溶液。照薄层色谱法试验，吸取上述两种溶液各 4μL，分别点于同一以羧甲基纤维素钠为黏合剂的硅胶 G 薄层板上，以甲苯-三氯甲烷-甲醇-浓氨试液（1：10：0.6：0.1）为展开剂，展开，取出，晾干，喷以改良碘化铋钾试液。供试品色谱中，在与对照品色谱相应的位置上，显相同颜色的斑点。

（4）取本品 6g，剪碎，加乙醇 20mL，浸泡过夜，滤过，滤液浓缩至约 2mL，作为供试品溶液。另取丹参酮ⅡA照品，加甲醇制成每 1mL 含 0.5mg 的溶液，作为对照品溶液。照薄层色谱法试验，吸取上述两种溶液各 4μL，分别点于同一以羧甲基纤维素钠为黏合剂的硅胶 GF$_{254}$ 层板上，以苯-乙酸乙酯（19：1）为展开剂，展开，取出，晾干，置紫外光（254nm）下检视。供试品色谱中，在与对照品色谱相应的位置上，显相同颜色的斑点。

(5) 取本品 3g，剪碎，加水 30mL，加热回流 1h，滤过，弃去滤液，残渣加三氯甲烷 30mL，加热回流 1.5h，加无水硫酸钠 2g，振摇，滤过，滤液挥干，残渣用乙醇浸泡 3 次（每次约 5min），每次 15mL，弃去乙醇液，残渣加三氯甲烷 5mL，超声处理使溶解，浓缩至约 1mL，作为供试品溶液。另取靛蓝对照品，加三氯甲烷制成每 1mL 含 1mg 的溶液，作为对照品溶液。照薄层色谱法试验，吸取上述两种溶液各 10μL，分别点于同一以羧甲基纤维素钠为黏合剂的硅胶 G 薄层板上，以三氯甲烷-丙酮（9∶1）为展开剂，展开，取出，晾干。供试品色谱中，在与对照品色谱相应的位置上，显相同的蓝色斑点。

【含量测定】 高效液相色谱法测定丹参酮ⅡA

(1) 色谱条件与系统适用性试验 用十八烷基硅烷键合硅胶为填充剂；以甲醇-水（77.5∶22.5）为流动相；检测波长为 248nm。理论板数按丹参酮ⅡA 峰计算应不低于 4000。

(2) 对照品溶液的制备 精密称取丹参酮ⅡA 对照品 12mg，置 50mL 棕色量瓶中，用甲醇溶解并稀释至刻度，摇匀。精密量取 1mL，置 10mL 棕色量瓶中，加甲醇至刻度，摇匀，即得（每 1mL 含丹参酮ⅡA 24μg）。

(3) 供试品溶液的制备 取重量差异检查合格的本品 4 丸，剪碎，混匀，取 4g，精密称定，置 10mL 具塞离心管中，加甲醇至刻度，浸泡 4h，超声处理（功率 80W，频率 50kHz）15min，离心，取上清液，残渣用甲醇同法再提取 3 次，合并上清液于 50mL 棕色量瓶中，加甲醇至刻度，摇匀，即得。

(4) 测定法 分别精密吸取对照品溶液与供试品溶液各 20μL，注入液相色谱仪，测定，即得。

本品每丸含丹参以丹参酮ⅡA（$C_{19}H_{18}O_3$）计，不得少于 0.17mg。

(二) 水丸

水丸是以水泛丸，不含其他赋形剂，赋形剂对样品的测定不会有影响，可将样品直接粉碎后提取分离、测定。

实例：丹郁骨康丸

【处方】 三七 鸡血藤 牛膝 续断 木香 骨碎补（烫） 枸杞子 丹参 当归 大黄 川芎 党参 白术 熟地黄 郁金 乳香（制） 没药（制） 延胡索（醋制） 五加皮

【鉴别】

(1) 取本品，置显微镜下观察：草酸钙簇晶大，直径 60～140μm。草酸钙针晶细小，长 10～56nm，不规则充塞于薄壁细胞中。薄壁细胞纺锤形，壁略厚，有极微细的斜向交错纹理。

(2) 取【含量测定】项下供试品溶液作为供试品溶液。另取人参皂苷 Rg_1、人参皂苷 Rb 对照品和三七皂苷 Rt 对照品，加乙醇制成每 1mL 各含 1mg 的混合溶液，作为对照品溶液。照薄层色谱法试验，吸取上述两种溶液各 4μL，分别点于同一硅胶 G 薄层板上，以三氯甲烷-乙酸乙酯-甲醇-水（15∶40∶22∶10）10℃以下放置的下层溶液为展开剂，展开，取出，晾干，喷以 10%硫酸乙醇溶液，在 105℃加热至斑点显色清晰，分别置日光及紫外光灯（365nm）下检视。供试品色谱中，在与对照品色谱相应的位置上，分别显相同颜色的斑点或荧光斑点。

(3) 取本品 5g，研细，加水 50mL，加热煮沸 30min，离心，分取上清液，加盐酸调节 pH 值至 2～3，用乙醚振摇提取 3 次，每次 20mL，合并乙醚液，蒸干，残渣加乙醇 1mL 使溶解，作为供试品溶液。另取原儿茶醛对照品，加乙醇制成每 1mL 含 1mg 的溶液，作为对照品溶液。照薄层色谱法试验，吸取供试品溶液 10mL，对照品溶液 2μL，分别点于同一硅胶 G 薄层板上，以三氯甲烷-丙酮-甲酸（8:1:1）为展开剂，展开，取出，晾干，喷以含氯化铁试液。供试品色谱中，在与对照品色谱相应的位置上，显相同颜色的斑点。

（4）取本品 5g，研细，加甲醇 25mL，超声处理 30min，滤过，滤液蒸干，残渣加水 20mL 使溶解，再加盐酸 2mL，加热回流 30min，立即冷却，用乙醚振摇提取 2 次，每次 20mL，合并乙醚液，蒸干，残渣加三氯甲烷 2mL 使溶解，作为供试品溶液。另取大黄对照药材 0.1g，同法制成对照药材溶液。再取大黄素对照品，加乙醇制成每 1mL 含 0.5mg 的溶液，作为对照品溶液。照薄层色谱法试验，吸取上述三种溶液各 4μL，分别点于同一硅胶 H 薄层板上，以环己烷-乙酸乙酯-甲酸（6:2:0.1）为展开剂，展开，取出，晾干，置氨蒸气中熏至斑点显色清晰。供试品色谱中，在与对照药材色谱和对照品色谱相应的位置上，显相同颜色的斑点。

（5）取本品 2g，研细，加入石油醚（60~90℃）20mL，加热回流 30min，滤过，滤液浓缩至约 1mL，作为供试品溶液。另取当归、川芎对照药材各 0.5g，同法制成当归、川芎对照药材溶液。照薄层色谱法试验，吸取上述三种溶液各 5μL，分别点于同一硅胶 G 薄层板上，以环己烷-乙酸乙酯（9:1）为展开剂，展开，取出，晾干，置紫外光灯（365nm）下检视。供试品色谱中，在与对照药材色谱相应的位置上，显相同颜色的荧光斑点。

（6）取【鉴别】（4）项下药渣，挥去石油醚，加入浓氨试液 2mL，密塞 30min，加入三氯甲烷 20mL，加热回流 30min，滤过，滤液水浴蒸干，残渣加乙醇 1mL 使溶解，作为供试品溶液。另取延胡索乙素对照品，加乙醇制成每 1mL 含 0.5mg 的溶液，作为对照品溶液。照薄层色谱法试验，吸取供试品溶液 6μL，对照品溶液 2μL，分别点于同一硅胶 G 薄层板上，以环己烷-三氯甲烷-甲醇（10:5.5:1.5）为展开剂，展开，取出，晾干，置碘缸中约 3min 后取出，挥尽板上吸附的碘后，置紫外光灯（365nm）下检视。供试品色谱中，在与对照品色谱相应的位置上，显相同颜色的荧光斑点。

（7）取本品 3g，研细，加入正己烷 5mL，超声处理 15min，滤过，溶液作为供试品溶液。另取木香对照药材 0.5g，同法制成对照药材溶液。照薄层色谱法试验，吸取上述两种溶液各 5μL，分别点于同一硅胶 G 薄层板上，以环己烷-丙酮（10:3）为展开剂，展开，晾干，喷以 5% 香草醛硫酸溶液，热风吹至斑点显色清晰。供试品色谱中，在与对照药材色谱相应的位置上，显相同颜色的斑点。

【含量测定】　薄层色谱法测定人参皂苷 Rg_1

取本品适量，研细，取约 5g，精密称定，置索氏提取器中，加三氯甲烷适量，加热回流提取 1h，弃去三氯甲烷液，药渣挥去三氯甲烷，再加甲醇适量，加热回流提取液至提取液无色，提取液浓缩至近干，残渣加水 20mL，微热使溶解，用乙醚 25mL 振摇提取，弃去乙醚液，水溶液用水饱和的正丁醇振摇提取 4 次，每次 20mL，合并正丁醇提取液，用氨试液洗涤 3 次，每次 20mL，弃去氨液，正丁醇液蒸干，残渣加甲醇溶解并转移至 5mL 量瓶中，加甲醇至刻度，摇匀，作为供试品溶液。另取人参皂苷 Rg_1 对照品适量，精密称定，加甲醇制成每 1mL 含 0.5mg 的溶液，作为对照品溶液。照薄层色谱法试验，吸取供试品溶液 4μL，对照品溶液 2μL 与 6μL，分别交叉点于同一硅胶 G 薄层板上，以三氯甲烷-甲醇-水（65:35:10）10℃ 以下放置的下层溶液为展开剂，展开，取出，晾干，喷以 10% 硫酸乙醇溶液，于 105℃ 加热约 5min，至斑点显色清晰，取出，在薄层板上覆盖同样大小的玻璃板，周围用胶布固定，照薄层色谱法进行扫描，波长：$\lambda = 530nm$，测量供试品吸光度积分值与对照品吸光度积分值，计算，即得。

本品每 1g 含三七以人参皂苷 Rg_1（$C_{42}H_{72}O_{14}$）计，不得少于 0.30mg。

（三）滴丸

滴丸是指用固体或液体药物经溶解、乳化或混悬于适宜的熔融的基质中，通过滴管滴入冷却剂中而成丸剂。常用的水溶性基质有聚乙二醇（6000、4000）、硬脂酸钠、甘油等；水不溶性的基质有硬脂酸、虫蜡、蜂蜡、植物油等。

由于基质的性质不同，对测定的影响也不同。可利用其溶解性将其与被测成分分离。如水溶性基质，可用有机溶剂提取被测成分；而水不溶性基质，可将滴丸加热使其熔化，然后再冷却使其析出而除去。

实例：藿香正气滴丸

【处方】 苍术 陈皮 厚朴（姜制） 白芷 广藿香油 紫苏叶油 茯苓 大腹皮 生半夏 甘草浸膏

【鉴别】

（1）取本品 5.2g，压碎，加水 20mL，超声使溶解，用乙醚提取两次，每次 20mL，离心，合并乙醚提取液，置温水浴上蒸干，残渣加乙酸乙酯 1mL 使溶解，作为供试品溶液。另取广藿香油对照品，加乙酸乙酯制成每 1mL 含 10μL 溶液，作为对照品溶液。照薄层色谱法试验，吸取上述两种溶液各 5μL，分别点于同一硅胶 G 薄层板上，以石油醚（30～60℃）-乙酸乙酯-冰醋酸（95：5：0.2）为展开剂，展开，取出，晾干，喷以 1% 香草醛硫酸溶液。供试品色谱中，在与对照品色谱相应的位置上，显相同颜色的斑点。

（2）取白芷对照药材 5g，加乙醚 10mL，浸泡 1h 并时时振摇，滤过，滤液置温水浴上蒸干，残渣加乙酸乙酯 1mL 使溶解，作为对照药材溶液，照薄层色谱法试验，吸取【鉴别】（1）项下的供试品溶液及上述对照药材溶液各 5μL，分别点于同一块硅胶 G 薄层板上，以石油醚（60～90℃）-乙醚（3：2）为展开剂，展开，取出，晾干，置紫外光灯（365nm）下检视。供试品色谱中，在与对照药材色谱相应的位置上，显相同颜色的荧光斑点。

（3）取厚朴酚对照品，加乙酸乙酯制成每 1mL 含 2mg 的溶液，作为对照品溶液。照薄层色谱法试验，吸取【鉴别】（1）项下的供试品溶液及对照品溶液各 2μL，分别点于同一硅胶 GF$_{254}$ 薄层板上，以石油醚（60～90℃）-乙酸乙酯-甲酸（17：3：0.4）为展开剂，展开，取出，晾干，置紫外光灯（254nm）下检视。供试品色谱中，在与对照品色谱相应的位置上，显相同颜色的斑点．

【含量测定】 高效液相色谱法测定厚朴酚

（1）色谱条件与系统适用性试验 用十八烷基硅烷键合硅胶为填充剂；甲醇-水-冰醋酸（68：32：1）为流动相；检测波长为 294nm。理论板数按厚朴酚峰计算应不低于 6000。

（2）对照品溶液的制备 取厚朴酚对照品适量，精密称定，加甲醇制成每 1mL 含厚朴酚 0.2mg 的溶液，即得。

（3）供试品溶液的制备 取本品适量，压碎，取约 1g，精密称定，置具塞锥形瓶中，精密加入甲醇 10mL 密塞，称定重量，超声使溶解，放至室温，再称定重量，用甲醇补足减失的重量，摇匀，离心，取上清液 5mL，注入 C$_{18}$ 预处理小柱（先后用甲醇和水各 5mL 冲洗）中，取续滤液，即得。

（4）测定法 分别精密吸取对照品溶液与供试品溶液各 5μL，注入液相色谱仪，测定，即得。

本品每 1g 含厚朴以厚朴酚（$C_{18}H_{18}O_2$）计，不得少于 1.0mg。

（四）浓缩丸

浓缩丸是将部分药材提取液浓缩成膏与某些药材的细粉或加适宜的赋形剂制成的丸剂。按赋形剂可分为水丸型浓缩丸和蜜丸型浓缩丸。在制备方法上前者与水丸相同，后者与蜜丸相同。水丸型浓缩丸是以水或不同浓度的乙醇作湿润剂，对样品不产生干扰，样品处理与水丸相同。蜜丸型浓缩丸以炼蜜作黏合剂，所以样品的处理与蜜丸相同。

实例：安络化纤丸（浓缩丸）

【处方】 地黄 三七 水蛭 僵蚕 白术 郁金 牛黄 瓦楞子 大黄 生麦芽 鸡内金 地龙 牡丹皮 水牛角浓缩粉

【性状】 本品为黑褐色的浓缩丸，气微，味苦。

【鉴别】

（1）取本品置显微镜下观察：体壁碎片无色，表面有极细的菌丝体。并有无色半透明不规则块状物，有不规则纹理。

（2）取本品粉末 2g，置坩埚中，缓缓炽灼至完全炭化，放冷，加稀盐酸 5mL，即产生大量气泡，滤过，滤液显钙盐的鉴别反应。

（3）取本品 3g，研细，加 50%乙醇 30mL，冷浸 2h，不断振摇，滤过，滤液蒸干，残渣加水 15ml 使溶解，用水饱和的乙醚提取 3 次，每次 10mL，弃去乙醚液，水液用水饱和的正丁醇提取 3 次，每次 10mL，合并正丁醇液，用氨试液洗涤 2 次，每次 20mL，弃去氨液，正丁醇液蒸干，残渣加甲醇 2mL 使溶解，作为供试品溶液。取三七皂苷 R₁ 对照品，加甲醇制成每 1mL 含 1mg 的溶液，作为对照品溶液。另取三七对照药材 0.2g，加 50%乙醇 10mL，冷浸 2h，不断振摇，滤过，滤液蒸干，残渣以 2mL 甲醇溶解作为对照药材溶液。照薄层色谱法试验，吸取供试品溶液及对照药材溶液各 5μL，对照品溶液 1μL，分别点于同一硅胶 G 薄层板上，以正丁醇-乙酸乙酯-水（4:1:5）的上层溶液为展开剂，展开，取出，晾干，喷以 10%硫酸乙醇溶液，105℃烘至斑点清晰。供试品色谱中，在与对照药材色谱相应的位置上，显相同颜色的主斑点，在与对照品色谱相应位置上，显相同颜色的斑点。

（4）取本品 2g，研细，加甲醇 20mL，浸渍 1h，滤过，取滤液 5mL，蒸干，加水 10mL 使溶解，再加盐酸 1mL，置水浴中加热 30min，立即冷却，用乙醚分两次提取，每次 20mL，合并乙醚液，蒸干，残渣加氯仿 1mL 使溶解，作为供试品溶液。另取大黄对照药材 0.1g，同法制成对照药材溶液。再取大黄酸对照品，加甲醇制成每 1mL 含 1mg 的溶液，作为对照品溶液。照薄层色谱法试验，吸取上述三种溶液各 4μL，分别点于同一以羧甲基纤维素钠为黏合剂的硅胶 H 薄层板上，以石油醚（30～60℃）-甲酸乙酯-甲酸（15:5:1）的上层溶液为展开剂，展开，取出，晾干，置紫外光灯（365nm）下检视。供试品色谱中，在与对照药材色谱相应的位置上，显相同的 5 个橙黄色荧光主斑点；在与对照品色谱相应的位置上，显相同的橙黄色荧光斑点，置氨蒸气中熏后，日光下检视，斑点变为红色。

（5）取本品 6g，研细，至 500mL 圆底烧瓶中，加水 250mL，混匀，连接挥发油测定器，自测定器上端加水至刻度并溢流入烧瓶时为止，再加乙酸乙酯 1mL，加热回流 2h，放冷，取乙酸乙酯液作为供试品溶液。另取丹皮酚对照品，加无水乙醇制成每 1mL 含 1mg 的溶液，作为对照品溶液。照薄层色谱法试验，吸取上述两种溶液各 10μL，分别点于同一硅胶 G 薄层板上，以环己烷-乙酸乙酯（3:1）为展开剂，展开，取出，晾干，喷以盐酸酸性 3%氯化铁乙醇溶液，热风吹至斑点显色清晰。供试品色谱中，在与对照品色谱相应的位置上，显相同的蓝褐色斑点。

【含量测定】 薄层色谱法测定人参皂苷 Rg₁

取本品研细，取细粉 3g，精密称定，置索氏提取器中，加沸石数粒，加三氯甲烷置水浴上回流提取 1h，弃去三氯甲烷液，残渣挥尽溶剂，加甲醇适量，置水浴上继续加热回流提取 6h，甲醇液置水浴上蒸干，残渣用水 20mL 使溶解并转移至分液漏斗中，用三氯甲烷提取 3 次，每次 30mL，弃去三氯甲烷液，水层再用水饱和的正丁醇提取 5 次，每次 15mL，合并正丁醇提取液，用正丁醇饱和的浓氨试液洗涤 3 次，每次 30mL，弃去氨液，正丁醇液置水浴上蒸干，残渣加甲醇使溶解并定量转移至 5mL 量瓶中，用甲醇至刻度，摇匀，作为供试品溶液。另取人参皂苷 Rg₁ 对照品适量，精密称定，用甲醇制成每 1mL 含 1mg 的溶液作为对照品溶液。照薄层色谱法试验，吸取上述供试品溶液 5μL，对照品溶液 2μL 与 4μL，分别交叉点于同一以 0.5％羧甲基纤维素钠为黏合剂的硅胶 G 薄层板上，以三氯甲烷-甲醇-水（14：6：1）为展开剂，在 25℃以下展开，取出，晾干，喷以 10％硫酸乙醇溶液，于 100℃加热至斑点显色清晰。取出，在薄层板上覆盖同样大小的玻璃板，周围用胶布固定，照薄层色谱法试验，进行扫描，波长：$\lambda_S = 530$nm，$\lambda_R = 700$nm，测量供试品吸收峰积分值与对照品吸收峰积分值，计算，即得。

本品每 1g 含三七以人参皂苷 Rg₁（$C_{42}H_{72}O_{14}$）计，不得少于 1.2mg。

五、片剂分析与检测

中药片剂系指药物细粉或提取物与适宜的赋形剂混合，加工而成的片状剂型。片剂中含有一定量的赋形剂，如淀粉、糊精、糖粉、乳糖、硫酸钙、磷酸氢钙等，也可采用中药细粉代替赋形剂。由于赋形剂的存在，对测定可能有影响。这些赋形剂大多是水溶性的，当用有机溶剂提取有效成分时，可除去干扰。片剂的提取方法与其他固体制剂类似，将片剂研碎后（糖衣片需除去糖衣），过一定筛目，用适宜的溶剂采用冷浸法、热回流提取法、超声振荡提取法等，将被测成分提取出来。然后再采用适当的分离净化手段，使样品纯化（如液-液萃取法、蒸馏法、柱色谱法等），再选择合适的测定方法进行含量测定。

实例：山海丹片

【处方】 三七 人参 黄芪 红花 决明子 葛根 佛手 海藻 何首乌 丹参 川芎 麦冬 灵芝 香附 蒲黄 山羊血粉

【性状】 本品为糖衣片，除去糖衣后显暗棕色至棕褐色；气微，味微苦。

【鉴别】

（1）取本品，研细，置显微镜下观察：草酸钙簇晶直径 20～53μm，棱角锐尖。

（2）取本品 10 片，除去包衣，研细，加三氯甲烷 40mL，置水浴上加热回流 1h，滤过，弃去三氯甲烷液，残渣挥干溶剂，加水 2mL 拌匀，浸润，加水饱和的正丁醇 20mL，超声处理 30min，吸取上清液，加氨试液 3 倍量，摇匀，放置分层，取上层液，蒸干，残渣加甲醇 1mL 使溶解，作为供试品溶液，另取人参对照药材 1g，同法制成对照药材溶液。再取人参皂苷 Rb₁、人参皂苷 Rg₁ 和三七皂苷 R₁ 对照品，加甲醇制成每 1mL 各含 2mg 的混合溶液，作为对照品溶液。照薄层色谱法试验，吸取上述三种溶液各 5μL，分别点于同一硅胶 G 薄层板上，以三氯甲烷-甲醇-水（65：35：10）10℃以下放置的下层溶液为展开剂，展开，取出，晾干，喷以 10％硫酸乙醇溶液，在 105℃加热至斑点显色清晰，分别置日光及紫外光灯（365nm）下检视。供试品色谱中，分别在与对照药材色谱和对照品色谱相应的位置上，日光下显相同颜色的斑点；紫外光灯（365nm）下显相同颜色的荧光斑点。

（3）取本品 20 片，除去包衣，研细，加乙醚 60mL，振摇提取 30min，滤过，弃去乙醚液，残渣加乙酸乙酯 40mL，振摇提取 30min，滤过，弃去乙酸乙酯液，残渣加水 60mL 使溶解，滤过，滤液加聚酰胺 15g，拌匀，放置 10min，用水洗至洗液无色，将聚酰胺 60℃ 干燥，移入具塞三角瓶中，加丙酮 40mL，浸渍过夜，滤过，滤液蒸干，残渣加甲醇 1mL 使溶解，作为供试品溶液。另取葛根素对照品，加甲醇制成每 1mL 含 1mg 的溶液，作为对照品溶液。照薄层色谱法试验，吸取供试品溶液 10μL、对照品溶液 4μL，分别点于同一硅胶 G 薄层板上，以三氯甲烷-甲醇-乙酸乙酯-水-二乙胺（13：14：20：5：1）为展开剂（置二乙胺饱和层析缸中），展开，取出，晾干，置紫外光灯（365nm）下检视。供试品色谱中，在与对照品色谱相应的位置上，显相同颜色的亮蓝绿色荧光斑点。

（4）取本品 30 片，除去包衣，研细，加水 90mL 使溶解，滤过，滤液加乙醇使含醇量至 70%，振摇，放置 4h，滤过，滤液挥去乙醇，用稀盐酸调 pH 至 2，用乙酸乙酯振摇提取 2 次（每次 20mL），合并乙酸乙酯提取液，加无水硫酸钠适量，滤过，滤液浓缩至 1mL，作为供试品溶液。另取原儿茶醛对照品，加乙醇制成每 1mL 含 1mg 的溶液，作为对照品溶液。照薄层色谱法试验，吸取供试品溶液 10μL、对照品溶液 3μL，分别点于同一硅胶 G 薄层板上，以三氯甲烷-丙酮-甲酸（10：1：1）为展开剂，展开，取出，晾干，置氨蒸气中熏后，喷以 3% 氯化铁乙醇溶液，放置 3h。供试品色谱中，在与对照品色谱相应的位置上，显相同颜色的斑点。

（5）取本品 15 片，除去包衣，研细，加水 20mL 使溶解，滤过，滤液用水饱和的正丁醇提取 3 次，每次 30mL，合并正丁醇提取液，蒸干，残渣加甲醇 1mL 使溶解，作为供试品溶液。另取红花对照药材 1g，加水 50mL，煎煮 1h，趁热滤过，滤液浓缩至约 10mL，加乙醇 10mL，混匀，放置 30min，滤过，滤液蒸干，残渣加水 10mL，用水饱和的正丁醇提取 3 次，每次 30mL，合并正丁醇提取液，蒸干，残渣加甲醇 1mL 使溶解，作为对照药材溶液。照薄层色谱法试验，吸取上述两种溶液各 5μL，分别点于同一硅胶 G 薄层板上，以三氯甲烷-乙醚（3：2）为展开剂，预饱和 15min，展开，取出，晾干，置氨蒸气中熏 15min，置紫外光灯（365nm）下检视。供试品色谱中，在与对照药材色谱相应的位置上，显相同颜色的斑点。

（6）取本品 15 片，除去包衣，研细，加甲醇 30mL，浸渍 1h，滤过，滤液蒸干，残渣加水 10mL 使溶解，加盐酸 1mL，置水浴上加热 30min，立即冷却，用乙醚提取 2 次，每次 20mL，合并乙醚液，挥干，残渣加三氯甲烷 1mL 使溶解，作为供试品溶液。另取大黄酚对照品，加甲醇制成每 1mL 含 1mg 的溶液，作为对照品溶液。照薄层色谱法试验，吸取上述两种溶液各 10μL，分别点于同一以羧甲基纤维素钠为黏合剂的硅胶 H 薄层板上，以石油醚（30～60℃）-甲酸乙酯-甲酸（15：5：1）的上层溶液为展开剂，展开，取出，晾干。供试品色谱中，在与对照品色谱相应的位置上，显相同的黄色斑点；置氨蒸气中熏后，斑点变为红色。

【含量测定】　高效液相色谱法测定三七皂苷 R_1

（1）色谱条件与系统适用性试验　用十八烷基硅烷键合硅胶为填充剂；乙腈-0.05% 磷酸溶液（19.5：80.5）为流动相；检测波长为 203nm。理论板数按三七皂苷 R_1 峰计应不低于 5000。

（2）对照品溶液的制备　精密称取三七皂苷 R_1 对照品与人参皂苷 Rg_1 对照品，加甲醇制成每 1mL 含三七皂苷 R_1 0.3mg、人参皂苷 Rg_1 1.5mg 的溶液，即得。

（3）供试品溶液的制备　取本品 20 片，除去包衣，精密称定，研细，取约 3g，精密称定，加乙醚 30mL，超声处理 5min（功率 250W，频率 20kHz），滤过，弃去乙醚液，药渣挥干，加甲醇 30mL，加热回流 30min，放冷，滤过，滤液蒸干，残渣加水 25mL 使溶解，加水饱和的正丁醇提取 3 次（每次 20mL），取正丁醇提取液，用氨试液洗涤 2 次，每次 25mL，弃去氨试液，再用正丁醇饱和的水洗涤 2 次，每次 25mL，正丁醇液浓缩至干，残渣加流动相微热使溶解，转移至 5mL 量瓶中，加流动相至刻度，摇匀，静置，取上清液，过微孔滤膜（0.45μm），即得。

（4）测定法　分别精密吸取对照品溶液与供试品溶液各 20μL，注入液相色谱仪，测定，即得。

本品每片含三七以三七皂苷 R$_1$（C$_{47}$H$_{81}$O$_{20}$）和人参皂苷 Rg$_1$（C$_{42}$H$_{72}$O$_{14}$）的总量计，不得少于 1.0mg。

六、胶囊剂与微囊剂分析与检测

胶囊剂分为硬胶囊剂和软胶囊剂两类。硬胶囊剂是将药物粉末或加辅料装入空心胶囊中制成。进行分析时，可将药物从胶囊中倾出，选择合适的提取方法即可。

软胶囊剂又称胶丸剂，系将油类或对明胶等囊材无溶解作用的液体药物或混悬液封闭于软胶囊中而成。软胶囊的囊材主要由明胶及辅料组成。进行含量测定时，需剪破胶囊，倾出内容物，再用适当的溶剂（如乙醚等）洗涤胶皮，将内容物全部洗出。若胶丸中装有挥发油，也可采用水蒸气蒸馏，使胶丸破裂，挥发油被蒸出，再进行含量测定。

微囊剂是指药物微粒或药液微滴被包裹成直径为 1～5000nm 的微小囊状物的制剂。常用的囊材有明胶、桃胶、羧甲基纤维素（CMC）、邻苯二甲酸醋酸纤维素（CAP）、甲基纤维素（MC）、乙基纤维素（EC）等。进行微囊剂含量测定时，关键是要将微囊中的药物全部提取出来，否则会产生较大的误差。一般都采用溶剂提取法，常用人工胃液、人工肠液或乙醇等，选用这些溶剂时，应使主药最大限度溶出，而不溶解囊材，以免影响测定，提取方法可用超声振荡提取法效果较好。若药物是挥发性，也可用水蒸气蒸馏法。若囊膜材料为水渗透纤维素，主药又可溶于水，也可用热水回流提取。

但应注意，微囊的含量高低与制备工艺有很大关系。如用喷雾干燥法和空气悬浮法可制得含 95％以上囊心物的胶囊，而用相分离-凝聚法制得的胶囊，其囊心物通常只有 20％～80％。各个微囊之间所含的囊心物也有差异，有的差异较大。因此，微囊的主药含量测定结果存在着一定的差异，通常采用增加样品数量来保证测定结果的可靠性。

实例：龙生蛭胶囊

【处方】黄芪　水蛭　川芎　当归　红花　桃仁　赤芍　木香　石菖蒲　地龙　桑寄生刺五加浸膏

【性状】本品为胶囊剂，内容物为黄棕色至棕褐色粉末；气微腥，味微苦。

【鉴别】

（1）取本品内容物 2g，置锥形瓶中，加 70％乙醇 30mL，加热回流 30min，放冷，滤过，蒸干，残渣加水 10mL，搅拌使溶解，滤过，滤液通过强酸型阳离子交换树脂（1.5g）柱（长 15cm，内径 1cm），用水冲洗至无色，再用 1mol/L 氢氧化钠溶液 10mL 洗脱，收集洗脱液，用稀盐酸调至中性，蒸干，残渣加甲醇 1mL 使溶解，作为供试药材溶液。另取水蛭对照药材 0.5g，同法制成对照药材溶液。照薄层色谱法试验，吸取供试品溶液 5μL，对照药材溶液 10μL，分别点于同一以 0.3％羧甲基纤维素钠为黏合剂的硅胶 G 薄层板上，以正丁醇-冰醋酸-水（4:1:1）为展开剂，展开，取出，晾干，喷以 0.2％茚三酮乙醇溶液，在 105℃烘约 5min。供试品色谱中，在与对照药材色谱相应的位置上，显相同颜色的斑点。

（2）取本品内容物 1g，加三氯甲烷 10mL，水浴回流 30min，滤过，滤液蒸干，残渣加三氯甲烷 0.5mL 使溶解，作为供试品溶液。另取异秦皮啶对照品，加甲醇制成每 1mL 含 0.5mg 的溶液，作为对照品溶液。照薄层色谱法试验。吸取上述两种溶液各 5μL，分别点于同一以 0.3％羧甲基纤维素钠为黏合剂的硅胶 G 薄层板上，以三氯甲烷-甲醇（95：5）为展开剂，展开，取出，晾干，置紫外光灯（365nm）下检视。供试品色谱中，在与对照品色谱相应的位置上，显相同颜色的荧光斑点。

（3）取本品内容物 3g，加 80％乙醇 30mL，水浴加热回流 30min，滤过，滤液蒸干，残渣加水 15mL 加温使溶解，脱脂棉滤过，收集滤液，以水饱和正丁醇提取 2 次，每次 10mL，合并正丁醇提取液，加水 5mL 洗涤，弃去水溶液，正丁醇液蒸干，残渣加水 15mL 温热使溶解，脱脂棉滤过，滤液转移至 D101 型大孔吸附树脂柱（长 3cm，内径 1cm），用水冲洗至无色，再加 70％乙醇 30mL 洗脱，收集乙醇洗脱液，蒸干，残渣加甲醇 0.5mL 使溶解，作为供试品溶液。另取芍药苷对照品，加甲醇制成每 1mL 含 1mg 的溶液，作为对照品溶液。照薄层色谱法试验，吸取上述两种溶液各 5μL，分别点于同一以 0.3％羧甲基纤维素钠为黏合剂的硅胶 G 薄层板上，以三氯甲烷-甲醇（5：1）为展开剂，展开，取出，晾干，喷以 10％硫酸乙醇溶液，110℃烘至斑点显色清晰。供试品色谱中，在与对照品色谱相应的位置上，显相同颜色的斑点。

（4）取本品内容物 5g，加乙酸乙酯-甲酸（9.5：0.5）混合液 20mL。超声处理 25min，滤过，滤液蒸干，残渣加甲醇 5mL 使溶解，作为供试品溶液。另取地龙对照药材 0.5g，同法制成对照药材溶液。照薄层色谱法，吸取上述两种溶液各 5μL，分别点于同一以羧甲基纤维素钠为黏合剂的硅胶 G 薄层板上，以甲苯-乙酸乙酯-甲酸（9：1：0.5）为展开剂，饱和30min，展开，取出，晾干，置紫外光灯（365nm）下检视。供试品色谱中，在与对照药材色谱相应的位置上，显相同颜色的荧光斑点。

【含量测定】 薄层色谱法测定黄芪甲苷

取本品内容物 6g，精密称定，置锥形瓶中，精密加入 2％氢氧化钾甲醇溶液 50mL，称定重量，加热回流提取 1h，放冷，称定重量，用 2％氢氧化钾甲醇溶液补足减失的重量，摇匀，滤过，精密量取续滤液 30mL，置蒸发皿中，蒸干，残渣加水 20mL 使溶解，加三氯甲烷-正丁醇（2：1）混合溶液提取 5 次，每次 10mL，合并提取液，用氨试液洗涤 2 次，每次 20mL，弃去氨液，三氯甲烷-正丁醇液蒸干，残渣用甲醇溶解，并转移至 2mL 量瓶中，加甲醇稀释至刻度，摇匀，作为供试品溶液。另取黄芪甲苷对照品适量，精密称定，加甲醇制成每 1mL 含 0.5mg 的溶液，作为对照品溶液。照薄层色谱法试验，吸取供试品溶液 4μL 与 6μL，对照品溶液 3μL 与 5μL，分别交叉点于同一以 0.3％羧甲基纤维素钠为黏合剂的硅胶 G 薄层板上，以三氯甲烷-甲醇-水（65：35：10）10℃以下放置分层的下层溶液为展开剂，展开，取出，晾干，喷以 10％硫酸乙醇溶液，在 100℃烘至斑点显色清晰，取出，在薄层板上覆盖同样大小的玻璃板，周围用胶布固定，照薄层色谱法扫描，波长 $\lambda_S = 530nm$，$\lambda_R = 650nm$，测量供试品吸收度积分值与对照品吸收度积分值，计算，即得。

本品每粒含黄芪以黄芪甲苷（$C_{41}H_{68}O_{44}$）计应不少于 56μg。

七、栓剂分析与检测

栓剂是药物和基质混合制成的一种固体剂型。常用的基质可分为脂肪性基质和水溶性及亲水性基质，脂肪性基质有可可脂（化学组成为三酸甘油酯）、半合成甘油脂肪酸酯类、香果脂及氢化油类等。水溶性基质有甘油明胶（明胶与甘油等量制成）、聚乙二醇（PEG）、吐温类等。由于这些基质的存在，给定量分析带来一定困难，在测定时需将基质除去，以减少干扰。

除去基质常用方法为：将栓剂与硅藻土研匀，转入回流提取器中，用适宜的溶剂回流提取（水溶性基质用有机溶剂提取，脂溶性基质可用水或醇水提取）。脂肪性基质还可将栓剂切成小块，加适量水，于温水浴上加热使其融化，搅拌一定时间，取出于冰浴中再使基质凝固，将水溶液滤出，如此反复 2～3 次，可将水溶性成分提取出来。若被测成分为生物碱时，可将栓剂（脂肪性栓）加三氯甲烷或经有机溶剂溶解，置分液漏斗中，加适宜浓度的盐酸或硫酸提取，至生物碱提尽后，合并酸液，使其碱化，再用有机溶剂提取后，挥干有机溶剂，即可得供试品溶液。

实例：前列通栓

【处方】 薜荔 黄芪 车前子 肉桂油 蒲公英 八角茴香油 黄柏 两头尖 琥珀 泽兰

【性状】 本品为棕色或深棕色栓剂；气香。

【鉴别】

(1) 取本品 1 粒，加硅藻土 2g，研匀，加无水乙醇 10mL，密塞，振摇 2min，滤过，滤液挥干，残渣加无水乙醇 1mL 使溶解，作为供试品溶液。另取桂皮醛对照品，加无水乙醇制成每 1mL 含 1μL 的溶液，作为对照品溶液。照薄层色谱法试验，吸取供试品溶液 3～5μL、对照品溶液 2μL，分别点于同一硅胶 G 薄层板上，以石油醚（60～90℃)-乙酸乙酯（9：1）为展开剂，展开，取出，晾干，喷以二硝基苯肼乙醇试液。供试品色谱中，在与对照品色谱相应的位置上，显相同颜色的斑点。

(2) 取八角茴香油对照药材，加无水乙醇制成每 1mL 含 2μL 的溶液，作为对照药材溶液。照薄层色谱法试验，吸取【鉴别】(1) 项下供试品溶液 3～5μL，对照药材溶液 2μL，分别点于同一硅胶 G 薄层板上，以石油醚（60～90℃)-乙酸乙酯（9：1）为展开剂，展开，取出，晾干，喷以 5％香草醛硫酸溶液，热风吹至斑点显色清晰。供试品色谱中，在与对照药材色谱相应的位置上，显相同颜色的斑点。

(3) 取【鉴别】(1) 项下用无水乙醇提取后的残渣，加稀盐酸 20mL，置温水浴中使熔化，放冷，使基质凝固，滤过，滤液用浓氨试液调节 pH 值至 8～9，加三氯甲烷 20mL 振摇提取，分取三氯甲烷液，加无水硫酸钠脱水，滤过，滤液蒸干，残渣加甲醇 1mL 使溶解，作为供试品溶液。另取黄柏对照药材 0.1g，加甲醇 5mL，超声处理 15min，滤过，滤液作为对照药材溶液。再取盐酸小檗碱对照品，加甲醇制成每 1mL 含 0.5mg 的溶液，作为对照品溶液。照薄层色谱法试验，吸取上述三种溶液各 1μL，分别点于同一硅胶 G 薄层板上，以甲苯-乙酸乙酯-甲醇-异丙醇-浓氨试液（6：3：1.5：1.5：0.5）为展开剂，置氨蒸气饱和的层析缸内，展开，取出，晾干，置紫外光灯（365nm）下检视。供试品色谱中，在与对照药材色谱相应的位置上，显相同颜色的荧光斑点；在与对照品色谱相应的位置上，显相同的一个黄色荧光斑点。

(4) 取本品 5g，切碎，加乙醚超声处理 3 次（10min、5min、5min），每次 40mL，弃去乙醚液，残渣加 2％氢氧化钾溶液 50mL，加热回流 2h，滤过，滤液蒸干，残渣加水 30mL 使溶解，用三氯甲烷-正丁醇（2：1）提取 3 次，每次 20mL，合并提取液，蒸干，残渣加少量 40％甲醇使溶解，加于中性氧化铝柱（100～120 目，5g，内径 10mm，干法装柱）上，用 40％甲醇 100mL 洗脱，收集洗脱液，蒸干，残渣加甲醇 1mL 使溶解，作为供试品溶液。另取黄芪甲苷对照品，加甲醇制成每 1mL 含 1mg 的溶液，作为对照品溶液。照薄层色谱法试验。吸取上述两种溶液各 10μL，分别点于同一硅胶 G 薄层板上，以三氯甲烷-甲醇-水（13：7：2）的下层溶液为展开剂，展开，取出，晾干，喷以 10％硫酸乙醇溶液，在

105℃烘至斑点显色清晰。供试品色谱中，在与对照品色谱相应的位置上，显相同颜色的斑点；置紫外光灯（365nm）下检视，显相同颜色的荧光斑点。

【含量测定】 高效液相色谱法测定盐酸小檗碱

（1）色谱条件与系统适用性试验 用十八烷基硅烷键合硅胶为填充剂；乙腈-0.05mol/L磷酸二氢铵溶液（内含 0.03％三乙胺，用磷酸调节 pH 值至 2.5）（35∶65）为流动相；检测波长为 345nm。理论板数按盐酸小檗碱峰计算应不低于 2000。

（2）对照品溶液的制备 精密称取盐酸小檗碱对照品适量，加甲醇制成每 1mL 含 6μg 的溶液，即得。

（3）供试品溶液的制备 取【重量差异】项下的本品，研碎，混匀，取约 0.7g，精密称定，置锥形瓶中，加甲醇-水（1∶1）40mL，超声处理（频率 59kHz，功率 160W）处理 30min，移至 50mL 量瓶中，用甲醇-水（1∶1）洗涤锥形瓶两次，每次 2mL，洗液并入量瓶中，放至室温，用甲醇-水（1∶1）稀释至刻度，摇匀，滤过，弃去初滤液，取续滤液作为供试品溶液。

（4）测定法 分别精密吸取对照品溶液与供试品溶液各 20μL，注入液相色谱仪，测定，即得。

本品每粒含黄柏以盐酸小檗碱（$C_{20}H_{17}NO_4 \cdot HCl$）计，不得少于 1.0mg。

八、外用膏剂分析与检测

外用膏剂系选用相宜的基质与药物，采用适宜的工艺过程与制法，制成半固体或近似固体的一类制剂。包括软膏剂、膏药、橡皮膏三种主要膏剂。软膏剂的基质有凡士林、液体石蜡、羊毛脂、蜂蜡等；膏药的基质有植物油、黄丹等；橡皮膏的基质主要是橡胶。由于这些基质的存在，给含量测定带来一些困难。本类药物的含量测定关键是将药物与基质分离。

软膏剂的分离方法可采用滤除基质后测定法。即取定量软膏，加入适宜的溶剂，加热，使软膏液化，再放冷，待基质重新凝固后，滤去基质或将基质拨开，然后测定。也可采用提取分离法，在不同的酸碱性介质中，先用有机溶剂将基质提取后除去，然后测定。当被测物质为无机物时，也可用灼烧法，将软膏经一定温度灼烧，使基质分解除尽，残渣加定量适宜溶剂溶解，进行测定。

对于橡皮膏制剂，也需事先将基质分离净化。可用适宜的溶剂将橡胶与药物溶解后，再加入另一溶剂使橡胶沉淀而将其分离，离心分离后，滤液可进行分析。也可选一适宜的溶剂，在一定温度下浸提被测成分，而不使橡胶被溶出。若测定成分为生物碱时，可选一适宜的溶剂将橡胶及成分溶出，转入分液漏斗中，用酸水提取分离，再碱化后用有机溶剂提取，也可达到净化目的。

实例 1：珍石烧伤膏（软膏剂）

【处方】 石膏（煅） 没药（炒） 炉甘石（煅） 乳香（炒） 南寒水石 珍珠 花蕊石 海螵蛸 珍珠母（煅）

【性状】 本品为粉白色均匀细腻的软膏。

【鉴别】

（1）取本品 10g，置烧杯中，加水 50mL，在水浴上加热使凡士林融化，充分搅拌，使药粉全部沉淀，冷却至室温，除去凡士林，倒出水层，沉淀加 10mL 石油醚（30～60℃），微温，加稀盐酸 30mL，充分搅拌，静置，倒出石油醚层和盐酸层，再用水洗涤 3 次，每次 10mL，取沉淀少许置显微镜下观察，可多见细小针晶状结晶，散在。

（2）取本品 10g，置烧杯中，按【鉴别】（1）项下操作除去凡士林，倒出水层，加石油醚（30～60℃）10mL，微温，加热水 30mL，搅拌，静置，倒出水和石油醚层，沉淀用热水洗涤 3 次，每次 20mL，取沉淀物少许，置显微镜观察：可见不规则透明薄片或碎块，表面具细条纹、网状或点状纹理。

（3）取本品 50g，置烧杯中，加水 400mL，在水浴上加热使凡士林融化，充分搅拌，使药粉沉淀，冷却至室温，除去凡士林，弃去上部分水液，剩余少量水及沉淀滤过，沉淀连同滤纸置具塞锥形瓶中，加乙醇 50mL，超声处理 30min，滤过，滤液挥干，残渣加无水乙醇 0.5mL 使溶解，作为供试品溶液。另取乳香对照药材 0.2g，加乙醇 10mL，超声处理 30min，滤过，滤液作为对照药材溶液。照薄层色谱法试验，吸取上述两种溶液各 10μL，分别点于同一硅胶 G 薄层板上，以石油醚（30～60℃）-乙酸乙酯-甲酸（10∶1∶0.1）为展开剂，展开，取出，晾干，喷以 5％香草醛硫酸溶液，105℃加热至斑点显色清晰。供试品色谱中，在与对照药材色谱相应的位置上，显相同颜色的斑点。

【含量测定】 滴定法测定氧化锌

精密称取本品 3g，置烧杯中，加水 50mL，在水浴上加热使凡士林融化，充分搅拌，使药粉全部沉淀，冷却至室温，除去凡士林层，倒出水层，烧杯在水浴上蒸干，加石油醚（30～60℃）10mL，微温，使剩余少量凡士林融化，除去石油醚层，加稀盐酸 10mL 搅拌，加浓氨试液与氨-氯化铵缓冲液（pH10.0）各 10mL，摇匀，加磷酸氢二钠试液 10mL，振摇，滤过，烧杯与残渣用氨-氯化铵缓冲液（pH 10.0）1 份与水 4 份的混合液洗涤 3 次，每次 10mL，合并洗液与滤液，加 30％三乙醇胺溶液 15mL 与铬黑 T 指示剂少量，用乙二胺四乙酸二钠液滴定液（0.05mol/L）滴定至溶液由紫红色变为纯蓝色，即得。每 1mL 的乙二胺四乙酸二钠滴定液（0.05mol/L）相当于 4.069mg 的氧化锌（ZnO）。

本品每克含炉甘石以氧化锌（ZnO）计，不得低于 20mg。

实例 2：威灵骨刺膏（黑膏药）

【处方】 铁丝威灵仙　香加皮　赤芍　当归　防风　骨碎补　白芷　生川乌　阿胶　生草乌　羌活　独活　紫荆皮　乳香　沉香　芥子　磁石　花椒　细辛　穿山甲（炮）

【性状】 本品为摊于布上的黑膏药。

【鉴别】

（1）取本品 12g，置索氏提取器中，加三氯甲烷适量，加热回流提取至三氯甲烷液无色，取出残渣，置显微镜下观察：具缘纹孔导管纹孔密；木射线 1～2 列细胞，壁连珠状增厚。种皮表皮细胞红棕色，表面观呈多角形，垂周壁略薄或呈连珠状。鳞甲碎片无色或淡黄色，有大小不等的圆孔。

（2）取本品 2g，置坩埚中，在电炉上加热至无烟后，再于 500℃炽灼 1h，放冷，加盐酸 5mL 溶解残渣，滤过，取滤液 10 滴，加水 20mL 稀释，取稀释液 2 滴于白色点滴板上，加亚铁氰化钾试液 2 滴，即显淡蓝色。

（3）取本品 36g，置索氏提取器中，加三氯甲烷适量，加热回流提取至三氯甲烷液无色，取出残渣，晾干，加甲醇 20mL，加热回流 2h，滤过，滤液浓缩至 10mL，作为供试品溶液。另取芥子对照药材 0.36g，同法制成对照药材溶液。照薄层色谱法试验，吸取上述两种溶液各 10μL，分别点于同一以羧甲基纤维素钠为黏合剂的硅胶 G 薄层板上，以乙酸乙酯-丙酮-甲酸-水（5∶3∶1∶0.5）为展开剂，展开，取出，晾干，喷以 5％磷钼酸乙醇溶液，于 105℃加热至斑点显色清晰。供试品色谱中，在与对照药材色谱相应的位置上，显相同颜色的斑点。

【含量测定】 挥发性醚浸出物

取本品，除去裱褙，取 6g，精密称定，另精密称取硅藻土 6g，置乳钵中，分次加入上述硅藻土，充分研磨成均匀粉末，取 5g，精密称定，置索氏提取器中，用无水乙醚回流提取 6h，取乙醚液，置干燥至恒重的蒸发皿中，挥去乙醚，移五氧化二磷干燥器中干燥 18h，精密称定，缓缓加热至 105℃，并干燥至恒重。其减失重量即为挥发性醚浸出物的重量，计算，即得。本品含挥发性醚浸出物不得少于 0.34%。

实例3：乳癖消贴膏（橡皮膏）

【处方】 木香　红花　夏枯草　玄参　牡丹皮　连翘　天花粉　鹿角　赤芍　海藻　蒲公英　三七　昆布　漏芦　鸡血藤

【性状】 本品为淡黄绿色的片状橡胶膏；气芳香。

【鉴别】

（1）取本品 5 片，除去盖衬，剪成小碎片，加三氯甲烷 100mL，浸泡 30min，并时时振摇，取三氯甲烷提取液置蒸发皿中，加入适量的硅藻土，搅匀，置水浴上蒸干，加 75% 乙醇 150mL，加热回流 2h，提取液回收乙醇至无醇味，用水饱和的正丁醇振摇提取 2 次，每次 50mL，合并正丁醇提取液，用氨试液 50mL 洗涤，正丁醇液蒸干，残渣加甲醇 1mL 使溶解，作为供试品溶液。另取人参皂苷 Rb$_1$ 人参皂苷、Rg$_1$ 对照品及三七皂苷 R$_1$ 对照品，加甲醇制成每 1mL 各含 1mg 的混合溶液，作为对照品溶液。照薄层色谱法试验，吸取上述两种溶液各 10μL，分别点于同一硅胶 G 薄层板上，以三氯甲烷-乙酸乙酯-甲醇-水（15：40：22：10）10℃ 以下放置的下层溶液为展开剂，展开，取出，晾干，喷以 10% 硫酸乙醇溶液，在 105℃ 加热至斑点显色清晰。供试品色谱中，在与对照品色谱相应的位置上，显相同颜色的斑点。

（2）取本品 2 片，除去盖衬，剪成小碎片，加 75% 乙醇 150mL，超声处理 30min，提取液回收乙醇并蒸干，残渣加甲醇 1mL 使溶解，作为供试品溶液。另取芍药苷对照品，加甲醇制成每 1mL 含 1mg 的溶液，作为对照品溶液。照薄层色谱法试验，吸取供试品溶液 4～10μL 及对照品溶液 5μL，分别点于同一硅胶 G 薄层板上，以三氯甲烷-乙酸乙酯-甲醇-甲酸（40：5：10：0.2）为展开剂，展开，取出，晾干，喷以 5% 香草醛硫酸溶液，在 105℃ 加热至斑点显色清晰。供试品色谱中，在与对照品色谱相应的位置上，显相同颜色的斑点。

（3）取木香对照药材 1g，加 75% 乙醇 30mL，超声处理 30min，提取液滤过，滤液蒸干，残渣加甲醇 1mL 使溶解，制成对照药材溶液。照薄层色谱法试验，吸取【鉴别】（2）项下的供试品溶液 10μL 及对照药材溶液 4μL，分别点于同一硅胶 G 薄层板上，以苯-乙酸乙酯（19：1）为展开剂，展开，取出，晾干，喷以 5% 香草醛硫酸溶液，在 105℃ 加热至斑点显色清晰。供试品色谱中，在与对照药材色谱相应的位置上，显相同颜色的斑点。

【含量测定】 高效液相色谱法测定芍药苷

（1）色谱条件与系统适用性试验　用十八烷基硅键合硅胶为填充剂；以乙腈-甲醇-0.025mol/L 磷酸溶液（取 1.7mL 磷酸，加水至 1000mL，用三乙胺调 pH 值至 2.9～3.1）（12：2：86）为流动相；检测波长为 230nm。理论板数按芍药苷峰计算应不低于 2500。

（2）对照品溶液的制备　取芍药苷对照品适量，精密称定，加甲醇制成每 1mL 含 0.1mg 的溶液，即得。

（3）供试品溶液的制备　取本品 3 片，除去盖衬，剪成小碎片，加 75% 乙醇 100mL，放置 30min，超声处理（功率 200W，频率 20kHz）2 次，每次 20min，合并提取液，蒸干，残渣用甲醇溶解并移至 10mL 量瓶中，加甲醇至刻度，摇匀，即得。

（4）测定法　分别精密吸取对照品溶液与供试品溶液各 10μL，注入液相色谱仪，测定，即得。

本品每片含赤芍以芍药苷（$C_{23}H_{28}O_{11}$）计，不得少于 0.22mg。

九、气雾剂分析与检测

气雾剂是指药物和抛射剂同装在压力容器中，使用时借抛射剂的压力，将内容物喷出的制剂。喷出物主要是雾状气体溶胶状态，故又名"气溶胶"。气雾剂纯度相对较高，但在进行定量分析之前，需将药物与抛射剂分离，然后再进行测定。目前最常用的抛射剂是氟化烃类化合物，即氟利昂类化合物，其中应用最多的是二氟二氯甲烷（F_{12}）。F_{12} 沸点为 −29.8℃，蒸气压为 481.923kPa（21℃）。由于这些抛射剂具有较强的挥发性，所以可以采用微孔排气法从容器中排出抛射剂。其方法为：将气雾剂冷却至 5℃左右，取橡皮一根，两端各套上 6 号或 7 号针头，一端放入水中，在铝盖下穿一小孔，将另端注射针头插入瓶中，针头勿与液面接触，待抛射剂缓缓排出后，除去铝盖、喷头等放置至室温，备用。若气雾剂为复方制剂，且被测成分与其他成分有干扰时，可视其干扰的程度和特点，采用适当的分离净化手段，然后再进行含量测定。

实例：复方丹参气雾剂中有效成分的含量测定

（1）丹参酮 ⅡA 的含量测定　取本品 1 瓶，排尽抛射剂后，药液挥去乙醇，真空干燥，得样品干粉。准确称取样品干粉 30mg，以无水乙醇定容至 1mL，用微量进样器吸取 6μL，同丹参酮 ⅡA 对照品溶液（0.5mg/mL）点在同一块薄层板上，以甲苯-丙酮（95∶5）展开，晾干，以 $\lambda_S=277$nm，$\lambda_R=330$nm 为测定波长，采用外标二点法计算含量。

（2）三七总皂苷含量测定　取"丹参酮 ⅡA 的含量测定"中的样品干粉作为供试品，准确称取供试品 30mg 于具塞试管中，加蒸馏水 15mL，加热溶解。以蒸馏水定容至 25mL，取上清液 4mL，用石油醚萃取，合并石油醚层。用少量蒸馏水洗，水层与洗液合并，在水浴上浓缩近 1mL，将浓缩液加到净化柱中，先以蒸馏水洗，弃去水液，以 70%乙醇洗脱，洗脱液蒸干，残渣以甲醇溶入 10mL 量瓶中，定容，吸取上清液 2mL，挥去溶剂，加入新配制的 5%香草醛冰醋酸溶液 0.2mL，高氯酸 0.8mL 60℃水浴加热 15min，冷却，加 5mL冰醋酸，摇匀，在 555nm 处测吸收度，用标准曲线计算含量。

冰片含量色谱条件：φ3mm×3m，不锈钢柱；15%PEG-20M 固定液，102 硅烷化白色担体，60～80 目；柱温为 150℃，进样口、检测器均为 220℃；载气流速：N_2 50mL/min，H_2 50mL/min，空气 500mL/min。

精密量取气雾剂药液（取气雾剂一瓶，排尽抛射剂，药液以乙醇定容至 10mL）3mL，用乙醚 15mL 分 3 次浸提（每次 3min），将乙醚层合并，室温挥去溶剂，残渣以乙酸乙酯移入 25mL 量瓶中，加入薄荷醇内标液（薄荷醇内标液为乙酸乙酯溶液，4mg/mL）5mL，以乙酸乙酯定容至 25mL，取上清液 4μL 进样，由校正因子计算冰片含量。

（周国梁）

参 考 文 献

[1]　国家药典委员会．中华人民共和国药典：一部 [S]．北京：中国医药科技出版社，2015.
[2]　梁生旺．中药制剂分析 [M]．北京：中国中医药出版社，2007.
[3]　王强．中药分析学 [M]．福建：福建科学技术出版社，1996.
[4]　魏璐雪．中药制剂分析 [M]．上海：上海科学技术出版社，1997.

第六章　中药及中药制剂的质量标准的制定

第一节　药品质量标准的分类与特性

一、药品标准的定义

药品标准是国家对药品质量及检验方法所做的技术规定，是药品生产、经营、使用、检验和监督管理部门必须共同遵循的法定依据。

制定药品标准，必须坚持质量第一，体现"安全有效、技术先进、经济合理"的原则，以确保产品的安全、有效、稳定、均一，充分体现生产企业的生产水平和技术水平。由于中药成分复杂，有效成分多数不确定，影响中药质量的因素多；因此，制定中药质量标准，尤其是中药制剂质量标准，必须体现中医中药特色，科学性强，技术先进而又不脱离生产实际，以达到保证产品的安全、有效、稳定、均一的目的。凡正式批准生产的药品（包括中药材、饮片及中药制剂）、辅料和基质都必须制定相应质量标准。

我国制定了一系列药品质量管理的法规和条例，建立了法定的药品质量监督机构。2001年12月1日，新修订的《中华人民共和国药品管理法》开始实施，从法律上保证了药品质量监督管理的权利。

对全面控制药品质量的科学管理的 5 个方面规范即：《药材生产质量管理规范》（GAP）、《药品生产质量管理规范》（GMP）、《非临床研究用药质量管理规范》（GLP）、《临床研究用药管理规范》（GCP）、《药品供应质量管理规范》（GSP），这些规范的制定和实施，为实现中药制剂的现代化、科学化和国际化奠定了基础。

二、药品标准的分类

1. 国家药品标准

1999 年以前，由国家卫生部负责组织《中华人民共和国药典》的修订及新药质量标准的审批。当时的国家标准包括《中华人民共和国药典》与《部颁药品标准》；还有经省、市、自治区卫生行政部门批准的地方标准，均为法定标准。

1999 年成立国家药品监督管理局，2003 年更名为国家食品药品监督管理局，负责组织中国药典的修订及新药质量标准的审批。2001 年 12 月，《中华人民共和国药品管理法》（以下简称《药品管理法》）经修订并颁布、实施，取消了地方标准。所有化学药品与生物制品标准均收载于国家药品监督管理局《国家药品标准》中；所有中成药及中药制剂标准均收载于国家药品监督管理局《国家中成药标准汇编》中，该汇编共 13 册，按中医临床分类，有1518 个品种，均为地方标准上升为国家标准的品种。当前，只有由国家食品药品监督管理局颁布的《中华人民共和国药典》、药品注册标准和其他药品标准具有法律效力；地方标准不再执行。所有药品均必须符合中国药典和国家药品标准的有关规定。

2. 企业药品标准

药品生产企业为保证药品质量制定的企业内部标准。一般高于法定标准要求，主要指多增加了检测项目或提高了限度标准，作为创优、企业竞争、保护优质产品本身、严防假冒的重要措施。国外较大的企业均有企业标准，对外保密。

三、质量标准的特性

药品应具有安全性、有效性、稳定性与可控性。药品质量标准在保证药品的这些性质的同时，其本身又具有以下特性。

1. 权威性

《药品管理法》规定，药品必须符合国家药品标准，药品标准是国家对药品质量及检验方法所做的技术规定，是药品生产、经营、使用、检验和监督管理部门必须共同遵循的法定依据，具有法律效力。药品生产企业必须严格按照既定标准进行生产和检验，不得任意变更生产工艺及原料、辅料。

2. 科学性

质量标准的制定，应在处方确定后与制剂工艺、临床前药理试验及临床研究同步进行。还必须注意样品的代表性，应设对照试验和重复性试验，并有足够数量的实验次数，积累大量的实验数据。其质量控制指标选择、方法的确定与限度的制定均应有充分的科学依据。

3. 进展性

质量标准只是对该药品认识过程的阶段性小结。即使国家标准也难免有不够全面之处。随着生产技术水平提高和测试手段的改进，应对药品标准不断进行修订和完善。在申报新药中要求的临床研究用质量标准、试行质量标准转为国家标准的过程中均可不断完善。

四、质量标准制定的先决条件

质量标准的制定必须具备下述三个先决条件。

1. 处方组成固定

处方药味及分量是制定质量标准的依据，直接影响评价指标的选定和限度的制定。因此在制定质量标准之前必须要求获得真实、准确的处方才可开始进行质量标准的研究和实验设计。

2. 原料稳定

中药制剂质量标准制定之前，必须制定原料药材与辅料的质量标准。原料质量不稳定会直接影响制剂的质量和临床疗效。药材质量标准制定时必须明确规定品种、药用部分、产地、采收、加工、炮制及贮藏条件等。应特别注意药材的真伪及地区习用品种的鉴别与应用。传统成方必须使用中国药典规定品种，其中单一来源的品种必须规定其学名及药用部分，多来源生药可规定其生药拉丁名；临床经验方必须按临床使用的实际品种鉴定其来源，冠以正确的名称和学名及药用部分。为了保证质量和临床疗效的稳定，还必须规定药材的产地，最好从道地药材产地购进合格的药材。规定炮制的药味亦必须制定炮制质量标准。在临床研究与中试阶段以及后期生产，均应严格按药材质量标准所规定的项目投料。

3. 制备工艺稳定

新药的研制在处方确定后，可结合临床给药途径与要求确定剂型；然后进行生产工艺条件试验，优选出最佳工艺条件，至少应适合中试生产规模。待条件具备、制备工艺稳定后，才能进行质量标准的实验设计。处方相同，如工艺不同，也可造成所含成分不同，直接影响到鉴定、检查及含量测定等项目的建立其限度的规定。

因此，在制定质量标准之前必须强调处方、原料及生产工艺三方面固定。只有这样，制定的质量标准才真正反映该药品的质量，药品的应有疗效才得以保证。

五、质量标准研究程序

1. 依据法规确定方案

总方案的设计应根据国家食品药品监督管理局公布的《新药审批办法》中对质量标准研

究的技术要求进行，质量标准拟定的各项内容参照现行版《中华人民共和国药典》。

2. 查阅有关资料

根据处方组成查阅组方中药味的主要化学成分及理化性质的文献资料、与功能主治有关的药效学研究及质量控制方面的文献资料，为制定质量标准提供参考和依据。

3. 实验研究

对质量标准中的各项内容进行试验研究，积累原始数据，为质量标准的制定提供依据。

4. 制定质量标准草案

制定标准时，对检测方法的选择应根据"准确、灵敏、简便、快速"的原则，既要结合实际，又要与国际先进水平接轨。限度的制定要以药效学研究与临床应用相结合进行合理地制定。

第二节　中药及中药制剂的质量标准

制定质量标准是新药研究的重要组成部分。《中华人民共和国药典》（一部）收载中药材的项目包括：名称（中文名汉语拼音及拉丁名）、来源［原植（动、矿）物的科名、种的中文名及学名］、药用部分、采收加工、性状、鉴别（显微鉴别及理化鉴别）、检查（杂质、水分、灰分、酸不溶性灰分等）、浸出物、含量测定、炮制、性味与归经、功能与主治、用法与用量、注意、贮藏等。

收载中成药或中药制剂的项目包括：名称（中文名与汉语拼音）、处方、制法、性状、鉴别（显微鉴别及理化鉴别）、检查（还包括重金属、砷盐及附录中制剂通则相关剂型的各项有关规定，如重量差异、均匀度、崩解时限、溶散时限、熔变时限、微生物限度等）、含量测定、功能与主治、用法与用量、注意、贮藏等。

一、中药材质量标准

1. 质量标准

包括名称、汉语拼音、药材拉丁名、来源、性状、鉴别、检查、浸出物、含量测定、炮制、性味与归经、功能与主治、用法与用量、注意及贮藏等项。有关项目内容的技术要求如下。

（1）名称、汉语拼音、药材拉丁名　按中药命名原则要求制定。

（2）来源　来源包括原植（动、矿）物的科名、中文名、拉丁学名、药用部位、采收季节和产地加工等，矿物药包括矿物的类、族、矿石名或岩石名、主要成分及产地加工。上述的中药材（植、动、矿物等）均应固定其产地。

① 原植（动、矿）物需经有关单位鉴定，确定原植（动）物的科名、中文名及拉丁学名；矿物的中文名及拉丁名。

② 药用部位是指植（动、矿）物经产地加工后可药用的某一部分或全部。

③ 采收季节和产地加工系指能保证药材质量的最佳采收季节和产地加工方法。

（3）性状　系指药材的外形、颜色、表面特征、质地、断面及气味等的描述，除必须鲜用的按鲜品描述外，一般以完整的干药材为主；易破碎的药材还须描述破碎部分。描述要抓住主要特征，做到术语规范，描述确切。

（4）鉴别　选用方法要求专属、灵敏。包括经验鉴别、显微鉴别（组织切片、粉末或表面制片、显微化学）、一般理化鉴别、色谱或光谱鉴别及其他方法的鉴别。色谱鉴别应设对照品或对照药材。

（5）检查　包括杂质、水分、灰分、酸不溶性灰分、重金属、砷盐、农药残留量、有关的毒性成分及其他必要的检查项目。

（6）浸出物测定　可参照《中华人民共和国药典》第四部浸出物测定要求，结合用药习惯、药材质地及已知的化学成分类别等选定适宜的溶剂，测定其浸出物量以控制质量。浸出物量的限度指标应根据实测数据制定，并以药材的干品计算。

（7）含量测定　应建立有效成分含量测定的项目，操作步骤叙述准确，术语和计量单位应规范。含量限度指标应根据实测数据制订。在建立化学成分的含量测定有困难时，可建立相应的图谱测定或生物测定等其他方法。

（8）炮制　根据用药需要进行炮制的品种，应制定合理的加工炮制工艺，明确辅料用量和炮制品的质量要求。

（9）性味与归经、功能与主治、用法与用量、注意及贮藏等项，根据该药材研究结果制定。

（10）有关质量标准的书写格式，参照现行版《中华人民共和国药典》。

2.起草说明

目的在于说明制定质量标准中各个项目的理由，规定各项目指标的依据、技术条件和注意事项等，既要有理论解释，又要有实践工作的总结及实验数据。具体要求如下。

（1）名称、汉语拼音、拉丁名　阐明确定该名称的理由与依据。

（2）来源

① 有关该药材的原植（动、矿）物鉴定详细资料，以及原植（动）物的形态描述、生态环境、生长特性、产地及分布。引种或野生变家养的植、动物药材，应有与原种、养的植、动物对比的资料。

② 确定该药用部位的理由及试验研究资料。

③ 确定该药材最佳采收季节及产地加工方法的研究资料。

（3）性状　说明性状描述的依据，该药材标本的来源及性状描述中其他需要说明的问题。

（4）鉴别　应说明选用各项鉴别的依据并提供全部试验研究资料，包括显微鉴别组织、粉末易察见的特征及其墨线图或显微照片（标明扩大倍数）、理化鉴别的依据和试验结果、色谱或光谱鉴别试验可选择的条件和图谱（原图复印件）及薄层色谱的彩色照片或彩色扫描图。试验研究所依据的文献资料及其他经过试验未选用的试验资料和相应的文献资料均列入"新药（中药材）申报资料项目"药学资料。色谱鉴别用的对照品及对照药材应符合"新药质量标准用对照品研究的技术要求"。

（5）检查　说明各检查项目的理由及其试验数据，阐明确定该检查项目限度指标的意义及依据。重金属、砷盐、农药残留量的考察结果及是否列入质量标准的理由。

（6）浸出物测定　说明溶剂选择依据及测定方法研究的试验资料和确定该浸出物限量指标的依据。

（7）含量测定　根据样品的特点和有关化学成分的性质，选择相应的测定方法。应阐明含量测定方法的原理；确定该测定方法的方法学考察资料和相关图谱（包括测定方法的线性关系、精密度、重现性、稳定性试验及回收率试验等）；阐明确定该含量限（幅）度的意义及依据（至少应有 10 批样品 20 个数据）。含量测定用对照品应符合"质量标准用对照品研究的技术要求"。其他经过试验而未选用的含量测定方法也应提供其全部试验资料，试验资料及相应的文献资料均列入"新药（中药材）申报资料项目"第 6 号药学资料。

（8）炮制　说明炮制药味的目的及炮制工艺制订的依据。

（9）性味与归经、功能与主治应符合"新药（中药材）申报资料项目"第20号临床资料的要求。

二、中药制剂质量标准

1. 名称

包括中文名、汉语拼音。

2. 处方

（1）列入处方的制剂 成方制剂应列处方；单味制剂为单一药味，故不列处方，而在制法中说明药味及其用量；制剂中使用的药引、辅料及附加剂一般不列入处方中，在制法中加以说明。

（2）处方中的药材名称 凡国家标准已收载的药材，一律采用最新版规定的名称。国家药品标准未收载的药材，应另加注明。

（3）处方药味的排列 根据中医理论，按"君、臣、佐、使"顺序排列，书写从左到右，然后从上到下。

（4）处方中的炮制品写法 处方中药材不注明炮制要求的，均指净药材（干品）；某些剧毒药材生用时，冠以"生"字，以引起重视；处方中药材属炮制品的，一般用括号注明，与药典方法不同的，应另加注明。

（5）处方量 处方中各药材的量一律用法定计量单位，重量以"g"为单位，容量以"mL"为单位，全处方量应以制成1000个制剂单位的成品量为准。

3. 制法

（1）制法项下主要叙述处方中药物共多少味（包括药引、辅料）。各味药处理的简单工艺，对质量有影响的关键工艺，应列出控制的技术条件（如时间、温度、压力、pH值等）。保密品种制法可略（但申报资料中应有这部分内容）。

（2）属于常规或中国药典已规定的炮制加工品，在制法中不需叙述，特殊的炮制加工可在附注中叙述。

（3）制法中药材粉末的粉碎度用"最粗粉""粗粉"、"中粉"、"细粉"、"最细粉"、"极细粉"等表示，不列筛号。

（4）一般一个品名收载一个剂型的制法。蜜丸可并列收载水蜜丸、小蜜丸与大蜜丸；制备蜜丸的炼蜜量要考虑各地气候、习惯等不同，应规定一定幅度，但规定幅度不应过大，以免影响用药剂量。

（5）单味制剂如属取原料直接打粉或直接投料，按常规方法制作，不需经过各种处理的，可不列制法，如珍珠粉胶囊。

4. 性状

一种制剂的性状往往与投料的原料质量及工艺有关。原料质量有保证、工艺恒定则成品的性状应该基本一致，故质量标准中规定制剂的性状能初步反映其质量情况。制剂的性状指成品的颜色、形态、形状、气味等。

（1）除去包装后的直观情况，按颜色、外形、气味依次描述；片剂、丸剂如有包衣的还应描述除去包衣后的片心、丸心的颜色及气味，硬胶囊剂应写明除去胶囊后内容物的色泽；丸剂如用朱砂、滑石粉或煎出液包衣，先描述包衣色，再描述除去包衣后丸心的颜色及气味。

（2）制剂色泽如以两种色调组合的，描写时以后者为主，如棕红色，以红色为主，书写时颜色、形态后用分号。色泽避免用各地理解不同的术语，如青黄色、土黄色、肉黄色、咖啡色等。

（3）外用药及剧毒药不描述味。

5. 鉴别

鉴别方法包括显微鉴别、理化鉴别。编写顺序为：显微鉴别→一般理化鉴别→色谱鉴别。

（1）显微鉴别 应突出描述易察见的特征。正文写"取本品，置显微镜下观察"，其后描述处方药材鉴别特征，所描述的每味药材鉴别特征都用句号分开，但不需注明是什么药材的特征。

（2）一般理化鉴别

① 一般鉴别反应，如《中华人民共和国药典》第四部通则 0300 中已有规定，照《中华人民共和国药典》第四部的方法。

② 样品配成供试溶液，分别做两项鉴别试验时，而两者鉴别试验叙述较简短，可写在一项鉴别中；若叙述较长，又再无其他鉴别项，可先写处理方法，然后写"溶液（或滤液）照下述方法试验"；如鉴别不止两项，鉴别试验叙述较长，需分别做鉴别试验时，可分项描述。

③ 荧光鉴别一般应采用 365nm 波长的紫外光灯，写为"置紫外光灯（365nm）下观察"。如用其他波长紫外光灯观察，应在括号内注明。

（3）色谱鉴别 在复方制剂中最常用的是薄层色谱鉴别。

① 中药制剂中有与中国药典收载品种的同一药味，一般尽可能采用与药材相同条件进行薄层色谱鉴别，描述也应统一。有些处方由于某些药味干扰，难以统一或虽无干扰，但在同一薄层板上可实现同时检出几味药使操作简单，可采用其他条件。

② 薄层色谱鉴别中如利用上项鉴别剩余的供试品溶液，可不再重复写其供试品溶液制备方法，可先写对照品（或对照药材）溶液的制备方法，再写"照薄层色谱法（通则0502）"试验之后，写"吸取鉴别［×］项下的供试品溶液与上述对照品（或对照药材）溶液各 $x\mu L$"；而用上项鉴别的滤液（溶液）或药渣，再进行处理后才制成供试品溶液的，应首先描述其处理方法。

此外，高效液相色谱很少直接用于中药制剂的鉴别，气相色谱适宜于制剂中含挥发性成分的药材鉴别。

6. 检查

（1）先描述通则规定以外的检查项目，其他应符合××剂型下有关规定通则。

（2）通则规定的检查项目要列出具体数据的，或通则规定以外的检查项目，其描述次序为相对密度、pH 值、乙醇量、总固体、干燥失重、水中不溶物、酸不溶物、重金属等。

（3）如对通则中某项检查有特殊规定的，如小金丸可写"除溶散时限不检查外，其他应符合丸剂项下有关的各项规定（通则 0108）"。

7. 浸出物测定

根据剂型和品种的需要，根据现行版《中华人民共和国药典》浸出物测定的有关规定，选择适当的溶剂和方法进行测定。并规定限度指标。

8. 含量测定

先写含量测定方法，再另起一行写含量测定限度规定。

9. 功能与主治

（1）功能要以中医术语来描述，力求简明扼要。要突出主要功能，使能指导主治，并应与主治衔接，先写功能，后写主治，中间以句号隔开，并以"用于"二字连接。

（2）根据临床结果，如有明确的西医病名，一般可写在中医病证之后。

10. 用法与用量

（1）先写用法，后写一次量及一日使用次数；同时可供外用的，则列在服用最后，并用句号隔开。

（2）用法的写法：如用温开水送服的内服药，则写"口服"；如需用其他方法送服的应写明。除特殊需要明确者外，一般不写饭前或饭后服用。

（3）用量　一般为常人有效剂量；儿童使用或以儿童使用为主的中药制剂，应注明儿童剂量或不同年龄儿童剂量。毒剧药要注明极量。

（4）不同的功能主治，用法用量也不同，须逐一写明。

11. 注意

包括各种禁忌，如孕妇及其他疾患和体质方面的禁忌、饮食的禁忌或注明该药为毒剧药等。

12. 规格

（1）规格的写法有以重量计、以装量计、以标量计等，以重量计的，如丸、片剂，注明每丸（或每片）的重量；以装量计的，如散剂、胶囊剂、液体制剂，注明每包（或瓶、粒）的装量；以标示量计的，注明每片的含量。同一品种有多种规格时，量小的在前，依次排列。

（2）规格单位在 0.1 以下用"mg"，以上用"g"；液体制剂用"mL"。

（3）单味制剂有含量限度的，须列规格，是指每片（或丸、粒）中含有主药或成分的量；按处方规定制成多少丸（或片等）以及散装或大包装的以重量（或体积）计算用量的中药制剂均不规定规格。规格最后不列标点符号。

13. 贮藏

指对中药及中药制剂贮存与保管的基本要求。根据制剂的特性，注明保存的条件和要求。除特殊要求外，一般品种可注明"密封"；需在干燥处保存，不怕热的品种，加注"置阴凉干燥处"；遇光易变质的品种要加"避光"等。

三、中药及其制剂的指纹图谱

中药材品种繁多，来源复杂，各地用药习惯不尽相同，同名异物、同物异名等品种混乱现象极其普遍。中药的质量还受产地、采收、加工、炮制及贮藏等因素的影响。中药所含有的化学成分非常复杂，一种中药至少含有几种至几十种化合物，多的达百余种。尤其是由几味乃至十余味中药组成的复方制剂，成分更加复杂。中医中药的另一个特点是"君、臣、佐、使"配伍应用，中药的临床疗效是多种成分综合作用的结果。因此，目前采用测定其中一个或几个成分的含量的方法，很难保证中药的疗效及产品的质量，也不符合中医的整体观理论。

2000 年国家食品药品监督管理局下达了《中药注射剂指纹图谱研究技术要求（暂行）》的通知，从理论上和实践中论证了应用色谱指纹图谱评价中药质量的可行性，并取得了较多成果。

将色谱指纹图谱技术作为中药质量标准的法定方法目前还存在一些理论与技术问题。从现有研究成果来看，绝大多数只能用作中药的品种鉴定以及产地（道地与非道地药材）鉴定、中药制剂中主要药味的鉴定、产品的均一性与稳定性以及工艺过程中成分是否变化的一种监测手段。因为即使采用相对峰面积比值作为鉴别参数，也只能用以控制各组分（色谱峰）之间含量的比例关系，而这种比例关系是与样品的浓度不相关联的。

因此，色谱指纹图谱中必须有一个已知结构与含量的色谱峰作为参比对照峰；这样，色谱峰峰面积的比例关系才具有控制质量的意义。所以，色谱指纹图谱技术仍然必须与中药化学成分研究工作、色谱-质谱联用技术以及有效成分或主要成分含量测定方法相结合，才能真正达到控制中药质量的目的。此外，阐明色谱指纹图谱与药效之间的相关性，也是解决指纹图谱能否应用于控制中药质量的关键问题。

（一）中药指纹图谱的定义与特性

1. 中药指纹图谱分析的由来

每个人的指纹（fingerprint）在微细结构方面皆各不相同，根据人与人之间指纹的这些差异，就可以用来鉴定每一个人，称之为"指纹鉴定"（fingerprint identification），它最早被应用于法医学。指纹分析鉴定强调的是个体的"绝对唯一性"（absolute uniqueness）或称为"个性"（individuality）。随着生物技术的发展，相继提出了"DNA指纹图谱分析"，它是通过DNA指纹图谱对人、动物或植物等生命体进行鉴定的一种生物技术，后来又应用于亲子鉴定等，进一步扩大了指纹分析的含义。指纹分析的含义主要表现在：a. 成为指纹图谱。指纹是以图像形式表现的，而DNA指纹图谱则是一些DNA片段构成的条带图谱。b. 其分析目的，既可以作为一个物种中每一个个体"唯一性"的鉴定，又可以确定整个物种的"唯一性"，即多个个体之间的共性的鉴定，还可以用于亲子鉴定，即判断个体之间的亲缘关系等。

中药指纹图谱（fingerprinting of Chinese drugs）是参照DNA指纹图谱发展而来的。DNA指纹图谱是应用DNA分子标记技术，通过比较植（动）来源中药的不同种间、不同居群间DNA图谱的共性与差异，用于中药的品种、种下分类、亲缘关系以及道地性的鉴定。目前，应用最多的则是中药化学指纹图谱（chemical fingerprint），它是利用中药中次生代谢产物（化学成分）的多样性，应用色谱与光谱技术可以得到一组反映其次生代谢产物的图像信息，通过比较不同样品间这些图像信息的共性与差异，用于中药的品种鉴定与品质评价。其中应用最广泛的是高效液相色谱（HPLC）指纹图谱。高效液相色谱指纹图谱（HPLC fingerprint）具有很好的分离性能，可以将复杂的化学成分分离并形成一组高低宽窄不同、错落有序的峰群，组成了一张色谱图。这些色谱峰的高度或峰面积分别代表了各种不同化学成分及其含量，整个色谱图表达了该样品所含化学组分的种类、数目及含量。因此，中药化学指纹图谱比DNA指纹图谱有更深刻的含义：它不但有特征的体现，即各种化学成分的数目和相对位置，可用于定性鉴别；同时还体现了量的概念，即峰的高度或峰面积，它表达了各个化学物质的含量，而各峰之间的峰高（或峰面积）的比值则体现了各种化学物质之间的相对含量关系。量的概念的引入以及定性和定量的结合，赋予中药指纹图谱更大的应用潜力。中药指纹图谱不仅可以进行某物种的"唯一性"的鉴定，还可以将其"指纹与量"的特征与其他评价体系相结合，如指纹图谱与药效相关性研究、指纹图谱生物等效性研究。因此，中药指纹图谱不仅是一种中药质量控制模式和技术，它还可应用于中药理论（复杂混合体系）和新药开发研究中。

2. 中药色谱指纹图谱的定义

中药色谱指纹图谱系指应用现代色谱技术，结合化学计量学和计算机科学，对中药所含化学物质的整体特性进行科学的表达与描述，可用于中药及其制剂的真伪鉴定与质量均一性和稳定性评价的一种技术。这里的"表达"是指一张图谱（图像）的整体轮廓，包括峰数、峰形及峰位，它代表了中药所含化学物质的整体面貌，符合中医药的整体理论；"描述"则是应用一些数学参数对图像特性进行定量描述，包括保留时间、相对保留时间、峰面积、相对峰面积以及各色谱峰的紫外光谱或质谱特征等。这些特征，综合表达了该中药所含化学物质的整体特性。同一品种应有相同的或相似的指纹图谱，而不同种间又存在着差异性，因此，可用来鉴定中药的真伪以及评价原药材、饮片与制剂质量的均一性和稳定性。

3. 中药色谱指纹图谱的特性

中药指纹图谱是一种综合的、可量化的鉴定手段，其基本特性是整体性和模糊性。

（1）整体性　中药色谱指纹图谱的"整体性"表现为中药整体化学成分的综合表达，不能孤立地看待其中某一色谱峰，或把该色谱峰从图谱中分割出来，图谱中的任何一个色谱峰均不能代表该中药的全部特性。

（2）模糊性　中药色谱指纹图谱的"模糊性"具有二重含义：其一，色谱中的大多数峰所含有的化学物质的种类、数目和结构都是不清楚的；其二，不需要精确的数学测量亦可以用于中药的品种鉴别与均一性和稳定性评价。通过对样品与对照品的色谱指纹图谱的直观比较，一般就能准确地鉴别待测样品的真实性，比较指纹图谱的整体特征的相似程度可以判断不同批间样品的一致性，这个相似程度是一个模糊范围，有一个难以精确计算但可以辨认的宽容度。

所以，整体性和模糊性是中药色谱指纹图谱的基本特性。模糊性强调的是对照样品与待测样品间指纹图谱的相似性，而不是完全相同或吻合；整体性是强调完整地表达和比较色谱的特征"面貌"，而不是将其分解。

必须指出，指纹图谱的模糊性中还应该引入相对精确的量化指标。因为即使采用相对峰面积比值作为鉴别参数，也只能用以控制各组分（色谱峰）之间含量的比例关系，而这种比例关系是与样品的浓度不相关联的。因此，色谱指纹图谱中必须有一个已知结构与含量的色谱峰作为参比峰，上述各色谱峰峰面积的比例关系才具有控制质量的意义。或者是色谱指纹图谱技术与有效成分或主成分含量测定方法相结合，尤其是对原料药材的质量评价。只有这样，才能真正控制中药及其制剂的质量。

（二）中药指纹图谱的分类

1. 分类

广义的中药指纹图谱可按应用对象及测定手段进行不同的分类。狭义的中药指纹图谱是指中药化学指纹图谱。

（1）按应用对象分类　可分为中药材（原料药材）指纹图谱、中成药原料药（包括饮片、配伍颗粒）指纹图谱和中药制剂指纹图谱。中药制剂指纹图谱还包括用于中药制剂研究以及生产过程中间产物的指纹图谱。

（2）按测定手段分类　中药材指纹图谱按测定手段又可分为中药生物指纹图谱和中药化学指纹图谱。中药生物指纹图谱又包括中药 DNA 指纹图谱以及中药基因组学指纹图谱和中药蛋白组学指纹图谱。中药 DNA 指纹图谱主要是测定各种中药的 DNA 图谱。由于每个物种基因的唯一性和遗传性，故中药 DNA 指纹图谱可用于中药的品种鉴定、植物分类及栽培研究。它对中药 GAP 基地建设与《中药材种植规范》（SOP）实施中选择优良种质资源以及药材道地性研究极为有用。中药基因组学指纹图谱和中药蛋白组学指纹图谱系指用中药或中药制剂作用于某特定细胞或动物后，引起的基因和蛋白的复杂变化情况，这两种指纹图谱亦可称为生物效应指纹图谱。

2. 中药化学指纹图谱

中药化学指纹图谱是采用光谱、色谱和其他分析方法建立、用以表达中药化学成分特征的指纹图谱。尽管化学成分主要是次生代谢产物，易受生长环境、生长年限、采收加工等因素的影响而产生个体间的差异；但植物的代谢过程具有遗传性，是受基因控制的。作为同一物种的个体在化学成分上主要表现为相似性；因此，可用化学成分的图谱来建立指纹图谱。中药化学成分指纹图谱对控制中药质量具有更重要的意义。光谱中最常用的是红外光谱（IR）。色谱中常用的有薄层色谱（TLC）、气相色谱（GC）、高效液相色谱（HPLC）和高效毛细管电泳（HPCE）。其他方法还有波谱［如质谱（MS）和核磁共振谱（NMR）］和联用技术（如 GC-MS、HPLC-MS 等）等。中药化学指纹图谱应用最多的是色谱方法和联用技术。目前使用最多的中药化学指纹图谱是采用 HPLC 方法构建的。

第三节　中药新药研究概述

我国现行的《药品注册管理办法》规定，药品注册申请包括新药申请、已有国家标准药品的申请和进口药品申请及其补充申请。所谓新药，是指未曾在中国境内上市销售的药品，即创新药物和仅在国外上市的药品，已上市药品改变剂型、改变给药途径的，按照新药管理。中药的开发主要是指新药（新中药或中药制剂）的注册申请。

一、中药及天然药物开发的意义

临床应用的药物约有一半是来自天然产物或其衍生物，天然药物的研究一直是国际新药研究的重要组成部分。当前从化学合成物中筛选新药难度越来越大，时间越来越长，费用越来越高。我国的药用植物种类丰富，有一万余种，居世界第三位，中药及天然药物的使用历史悠久。与合成药物相比，我国在中药及天然药物研究方面更具有优势。因此，研究开发具有知识产权的中药、天然药物是发展我国医药事业的需要。

当今世界在"回归自然"思潮的影响下，掀起了寻找天然药物的高潮。传统中医中药明确而肯定的疾病治疗效果是被几千年的实践所证明和公认的，特别是在疾病谱发生很大变化的今天，中医中药突出预防，强调"治未病"，尤其在治疗慢性病、多发病、疑难病、老年病等方面有独到之处。另外，中药、天然药物与化学药相比还具有不良反应少的优点。

二、中药及天然药物注册分类

（1）未在国内上市销售的从中药、天然药物中提取的有效成分及其制剂。

（2）未在国内上市销售的来源于植物、动物、矿物等药用物质制成的制剂。

（3）中药的代用品。

（4）未在国内上市销售的中药新的药用部位制成的制剂。

（5）未在国内上市销售的从中药、天然药物中提取的有效部位制成的制剂。

（6）未在国内上市销售的由中药、天然药物制成的复方制剂。

（7）未在国内上市销售的由中药、天然药物制成的注射剂。

（8）改变国内已上市销售药品给药途径的制剂。

（9）改变国内已上市销售药品剂型的制剂。

（10）改变国内已上市销售药品工艺的制剂。

（11）已有国家标准的中成药和天然药物制剂。

三、新药研制的基本程序

1. 立项

包括文献查询、立项前的相关基础研究、论证咨询等工作，主要对是否具有优势或特色、是否具有知识产权、新药类型等关键问题进行充分论证，判断能否成为新药，确定研究方案及研究方法。

2. 临床前研究

从事药物研究开发的机构必须具有与研究项目相适应的人员、场地、设备、仪器和管理制度；所用实验动物、试剂和原材料应当符合国家有关规定和要求，并当保证所有试验数据和资料的真实性。

各项资料的研究方案要符合《药品注册管理办法》的要求，即应当参照国家食品药品监督管理总局（CFDA）发布的有关技术指导原则进行，采用其他的评价方法和技术进行试验的，应当提交能证明其科学性的资料。安全性评价必须执行《药物非临床研究质量管理规范》。相关方法要注重针对性、准确性、实用性、灵敏性。

3. 临床试验的申报及审批

（1）完成临床前研究后，填写《药品注册申请表》，向所在地省、自治区、直辖市食品药品监督管理总局提交，并报送有关资料和药物样品。

（2）省、自治区、直辖市食品药品监督管理局对申报资料进行形式审查，组织对研制情况及条件进行现场考察，抽取检验用样品，并由指定药品检验部门对抽取的样品进行检验，对申报的药品标准进行复核，并在规定的时限内报送国家食品药品监督管理总局。完成上述工作后将审查意见、考察报告、检验报告书、复核意见及申报资料报送国家食品药品监督管理总局。

（3）国家食品药品监督管理总局对报送的新药临床研究申请资料组织药学、医学和其他技术人员，对新药进行技术审评，以《药物临床研究批件》的形式，决定是否批准其进行临床研究。

4. 临床研究

药物的临床研究包括临床试验和生物等效性试验。在国家食品药品监督管理总局批准后按《药物临床试验质量管理规范》实施。临床研究的受试例数应当根据临床研究的目的，符合相关统计学的要求和《药品注册管理办法》所规定的最低临床研究病例数要求。临床研究用药物，应当在符合《药品生产质量管理规范》条件的车间制备。制备过程应当严格执行《药品生产质量管理规范》的要求。药物临床研究被批准后应当在两年内实施。逾期未实施的，原批准证明文件自行废止；仍需进行临床研究的，应当重新申请。承担药物临床试验的机构为具有药物临床试验资格的机构。临床试验分为Ⅰ、Ⅱ、Ⅲ、Ⅳ期。

5. 新药生产的申报与审批

除新的中药及其制剂、中药或者天然药物中提取的有效成分及其制剂外，新药申请批准后每个品种只能由一个单位生产，同一品种的不同规格不得分由不同单位生产。新药生产的申报、审批程序如下。

（1）完成药物临床研究后，向所在地省、自治区、直辖市食品药品监督管理局报送临床研究资料及其他变更和补充的资料，并详细说明依据和理由，同时向中国药品生物制品检定所报送制备标准品的原材料。

（2）省、自治区、直辖市食品药品监督管理局对申报资料进行形式审查；组织对生产情况和条件进行现场考察；在规定的时限内将审查意见、考察报告及申报资料报送国家食品药品监督管理总局；抽取符合《药品生产质量管理规范》生产的连续3个生产批号的样品，由指定的药品检验部门进行检验，并在规定的时限内将检验报告书报送国家食品药品监督管理总局。

（3）国家食品药品监督管理总局对所报资料进行全面审评，以《药品注册批件》的形式，决定是否予以批准。符合规定的，发给新药证书；具备《药品生产许可证》和该药品相应生产条件的，同时发给药品批准文号。

（4）国家食品药品监督管理总局在批准新药申请的同时，发布该药品的注册标准和说明书。

（5）为申请新药所生产的 3 批药品，在持有《药品生产许可证》和《药品生产质量管理规范》认证证书的车间生产的，经国家食品药品监督管理总局指定的药品检验所检验合格并取得药品批准文号后，可以在该药品的有效期内上市销售。

6. 新药监测期的管理

国家食品药品监督管理总局根据保护公众健康的要求，对批准生产的新药设立监测期，对该新药的安全性继续进行监测。新药的监测期自批准该新药生产之日起计算，一般不超过 5 年。

监测期内的新药，药品生产企业应当经常考察生产工艺、质量、稳定性、疗效及不良反应等情况，每年向所在地省、自治区、直辖市食品药品监督管理局报告。有关药品生产、经营、使用或者检验、监督的单位发现新药有严重质量问题、严重的或者非预期的不良反应，必须及时向省、自治区、直辖市食品药品监督管理局报告。

设立监测期的新药自批准之日起两年内没有生产的，国家食品药品监督管理总局可以批准其他药品生产企业生产该新药的申请，并继续进行监测。

第四节 中药生物活性测定指导原则起草说明

一、中药生物活性测定的意义

1. 生物检定和生物检定在药品质量控制中的运用

生物检定是利用生物体包括整体动物、离体组织、器官、细胞和微生物等评估药物生物活性的一种方法。它以药物的药理作用为基础，以生物统计为工具，运用特定的实验设计，在一定条件下比较供试品和相当的标准品或对照品所产生的特定反应，通过反应剂量间比例的运算，从而测得供试品的效价或毒性。

药物质量控制的根本目的是控制药物的生物活性，保证临床用药的安全性和有效性。对单一而结构稳定的分子，如果标准物质也是纯度很高、与测定目标分子结构一致的药物制剂，任何试验系统的测定结果都是一致的，包括生物反应的试验系统和物理化学测定，当然应采用精度和经济性最好物理化学测定方法，可以用"mg"、"g"等绝对重量单位或相对重量表示其量值。对组分的分子结构是未知的或是多组分的不均一的混合体的药物，就不能用"mg"、"g"等绝对重量单位或相对重量表示其量值；或者是其重量等量值不能与其临床效应相关的药物，如不同构型不同活性的激素、酶等药物，只能从其药理作用中选择一种能代表临床疗效或毒性反应的指标，根据生物检定的方法建立能控制其质量的检定方法。因此，可以认为生物检定是一种测量的工具，尽管相对来说不如重量测定那样精确。

目前，针对药效成分不明确、药效成分太多或制剂中非药效杂质多的药物制剂，如各种激素、疫苗、免疫血清及毒素、人免疫球蛋白及凝血因子、细胞因子、抗生素、洋地黄制剂等，各国药典都规定了相应的生物检定方法来控制质量。

广义的生物检定，包括使用活生命体的生物检定和不使用活生命体的受体检定、免疫检定等。受体检定和免疫检定的方法操作简便、费用低、精度高，但其反应值不完全代表整体动物的生物反应。从试验方法来看，分为体内试验和体外试验。体内试验的受试对象一般是整体动物，这时的反应代表了药品对整个动物或整个在位组织的反应。体外试验的受试对象一般指细胞、酶、受体等，体外试验仅表达了与受体结合的能力，不完全表达其生物反应。由于生物检定的前提或方法特点，包括目标物的结构成分不确定，或反应值不完全代表整体动物的生物反应，所以生物检定的结果存在一定的不确定性。生物检定的有效测量是建立在若干假设基础上的：

假设一：标准物质与被测样品是同质的，至少应认为被测样品是标准物质稀释或浓缩的倍数。

假设二：规定的生物试验方法中的生物效应指标，是测量相当于标准物质中的目标物或相似物。

假设三：标准物质与供试品所用的剂量符合实验设计的要求。

因此，生物检定是一种复杂的测量形式，它所采用的标准物质、方法系统、单位含义和试验设计，都需要建立在一定的前提和假设的基础之上，需要借助生物统计的工具及概率的解释，需要随着科学技术的发展而不断完善。生物检定虽复杂且不够精确，但因为其反应生物效应的特点，仍然在药品、生物制品的质量控制中发挥着不可替代的作用，尽管在建立生物检定方法后需要千方百计找出更适合的方法来取而代之。

2. 中药进行生物活性测定的重要性和可行性

目前，中药化学成分的定性、定量测定是现行中药质量控制的常用方法。这种方法，通常针对已知的 $1 \sim 2$ 种指标成分或活性成分进行定性鉴别和定量测定。显然，仅是单味中药所含的化学成分超出百种之多，而一个由 $4 \sim 5$ 味中药组成的复方所含化学成分更是成倍增长，现有的研究越来越多地证实，中药发挥疗效的物质基础常常是多种成分组合产生。因此通过检验 $1 \sim 2$ 个成分控制质量有着非常大的局限，而且常常不能与其生物效应形成关联，甚至造成了一种化合物在许多不同类别的药品标准中使用。例如，槲皮素的含量测定，在现有不同用途中药制剂中出现的频率之高，成为了中药质量控制尴尬现状的一个典型例证。

这个尴尬现状造成了现在中药质量控制存在很大的局限性。首先，含量测定的指标成分不一定是该药品的有限成分或主要有效成分，即使是主要成分其低微的含量限度与临床有效剂量间也缺乏相关性，因此测定指标成分不能代表控制了药物的生物活性。其次，低含量的成分测定造成了上市前药品和上市后药品，或不同基源的药品，或生产工艺的微小改变，或来源生产一致的不同批药品，尽管都符合现在低含量成分测定的质量标准，但是其活性成分却存在很大变数，临床效应没有重现性，从而影响了药物有效性。第三，某些不法分子，在伪劣药品中加入指标成分，可以达到以次充好、以假乱真，欺骗了医生和患者，欺骗了质量检验机构，严重影响临床的用药安全有效。

这些现状反映了在中药的质量控制中，单纯依赖化学成分测定方法，难以达到有效控制制剂疗效的目的，中药注射剂也不例外。

二、中药生物活性测定指导原则

2015 年版药典里介绍的生物活性测定法是以药物的生物效应为基础，以生物统计为工具，运用特定的实验设计，测定药物有效性的一种方法，从而达到控制药品质量的作用。其测定方法包括生物效价测定法和生物活性限值测定法。

中药的药材来源广泛、多变，制备工艺复杂，使得中药制剂的质量控制相对困难，此外，中药往往含有多种活性成分和具有多种药理作用，因此，仅仅控制少数成分不能完全控制其质量和反映临床疗效。为了使中药的质量标准能更好地保证每批药品的临床使用安全有效，有必要在现有含量测定的基础上增加生物活性测定，以综合评价其质量。

本指导原则的目的是规范中药生物活性测定研究，为该类实验设计、方法学建立等过程和测定方法的适用范围提供指导性的原则要求。

（一）基本原则

（1）符合药理学研究基本原则 建立的生物活性测定方法应符合药理学研究的随机、对照、重复的基本原则；具备简单、精确的特点；应有明确的判断标准。

（2）体现中医药特点 鼓励应用生物活性测定方法探索中药质量控制，拟建立的方法的测定指标应与该中药的"功能与主治"相关。

（3）品种选择合理 拟开展生物活性测定研究的中药、饮片、提取物或中成药应功能主治明确。其中，优先考虑适应证明确的品种，对中药注射剂、急重症用药等应重点进行研究。

（4）方法科学可靠 优先选用生物效价测定法，不能建立生物效价测定的品种可考虑采用生物活性限值测定法，待条件成熟后可进一步研究采用生物效价测定法。

（二）基本内容

1. 实验条件

（1）试验系选择 生物活性测定所用的试验系，包括整体动物、离体器官、血清、微生物、组织、细胞、亚细胞器、受体、离子通道和酶等。试验系的选择与试验原理和测定指标密切相关，应选择背景资料清楚、影响因素少、检测指标灵敏和成本低廉的试验系统。应尽可能研究各种因素对试验系的影响，采取必要的措施对影响因素进行控制。

如采用实验动物，尽可能使用小鼠和大鼠等来源多，成本低的实验动物，并说明其种属、品系、性别和年龄。实验动物的使用，应遵循"优化、减少、替代"的"3R"原则。

（2）供试品选择 应选择工艺稳定，质量合格的供试品。若为饮片，应基源清楚。应至少使用 3 批供试品。

（3）标准品或对照品选择 如采用生物效价测定法，应有基本同质的标准品以测定供试品的相对效价，准品的选择应首选中药标准品，也可以考虑化学药作为标准品。如采用生物活性限值测定法，可采用中药成分或化学药品作为方法可靠性验证用对照品。采用标准品或对照品均应有理论依据和/或实验依据。国家标准中采用的标准品或对照品的使用应符合国家有关规定要求。

2. 实验设计

（1）设计原理 所选实验方法的原理应明确，所选择的检测指标应客观、专属性强，能够体现供试品的功能与主治或药理作用。

（2）设计类型 如采用生物效价测定法，应按"生物检定统计法"（通则 1431）的要求进行实验设计研究；如采用生物活性限值测定法，试验设计可考虑设供试品组、阴性对照组或阳性对照组，测定方法需建立动物模型时，应考虑设置模型对照组。重现性好的试验，也可以不设或仅在复试时设阳性对照组。

（3）剂量设计 如采用生物效价测定法，供试品和标准品均采用多剂量组试验，并按生物检定的要求进行合理的剂量设计，使不同剂量之间的生物效应有显著性差异。如采用生物活性限值测定法，建议只设一个限值剂量，限值剂量应以产生生物效应为宜；但在方法学研究时，应采用多剂量试验，充分说明标准中设定限值剂量的依据。

（4）给药途径 一般应与临床用药途径一致。如采用不同的给药途径，应说明理由。

（5）给药次数 根据药效学研究合理设计给药次数，可采用多次或单次给药。

（6）指标选择 应客观、明确、专属，与"功能主治"相关。应充分说明指标选择的合理性、适用性和代表性。

3. 结果与统计

试验结果评价应符合生物统计要求。生物效价测定法应符合"生物检定统计法"（通则1431）的要求，根据样品测定结果的变异性决定效价范围和可信限率（FL）限值；生物活性限值测定法，应对误差控制进行说明，明确试验成立的判定依据，对结果进行定量和/或定性统计学分析，并说明具体的统计方法和选择依据。

4. 判断标准

生物效价测定应按品种的效价范围和可信限率（FL）限值进行结果判断；生物活性限值测定应在规定的限值剂量下判定结果，初试结果有统计学意义者，可判定为符合规定；初试结果没有统计学意义者，可增加样本数进行一次复试，复试时应增设阳性对照组，复试结果有统计学意义，判定为符合规定，否则为不符合规定。

（三）方法学验证

1. 测定方法影响因素考察

应考察测定方法的各种影响因素，通过考察确定最佳的试验条件，以保证试验方法的专属性和准确性。根据对影响因素考察结果，规定方法的误差控制限值或对统计有效性进行说明。

2. 精密度考察

应进行重复性、中间精密度、重现性考察。

（1）重复性 按确定的测定方法，用3批供试品、每批3次或同批供试品进行6次测定试验后对结果进行评价。生物活性测定试验结果判断应基本一致。

（2）中间精密度 考察实验室内部条件改变（如不同人员、不同仪器、不同工作日和实验时间）对测定结果的影响，至少应对同实验室改变人员进行考察。

（3）重现性 生物活性测定试验结果必须在3家以上实验室能够重现。

3. 方法适用性考察

按拟采用的生物活性测定方法和剂量对10批以上该产品进行测定，以积累数据，考察质量标准中该测定项目的适用性。

附　　录

一、常用缓冲液

表 1　磷酸盐缓冲液（0.2mol/L）配制表

pH 值	0.2mol/L Na₂HPO₄/mL	0.2mol/L NaH₂PO₄/mL	pH 值	0.2mol/L Na₂HPO₄/mL	0.2mol/L NaH₂PO₄/mL
5.8	8.0	92.0	7.0	61.0	39.0
5.9	10.0	90.0	7.1	67.0	33.0
6.0	12.3	87.7	7.2	72.0	28.0
6.1	15.0	85.5	7.3	77.0	23.0
6.2	18.5	81.5	7.4	81.0	19.0
6.3	22.5	77.5	7.5	84.0	16.0
6.4	26.5	73.5	7.6	87.0	13.0
6.5	31.5	68.5	7.7	89.5	10.5
6.6	37.5	62.5	7.8	91.5	8.5
6.7	43.5	56.5	7.9	93.0	7.0
6.8	49.0	51.0	8.0	94.7	5.3
6.9	55.0	45.0			

表中 Na₂HPO₄/mL 与 NaH₂PO₄/mL 以 Na_2HPO_4、NaH_2PO_4 为准。

表 2　乙酸-乙酸钠缓冲液（0.2mol/L）配制表

pH 值(18℃)	0.2mol/L NaAc/mL	0.2mol/L HAc/mL	pH 值(18℃)	0.2mol/L NaAc/mL	0.2mol/L NaAc/mL
3.6	0.75	9.25	4.8	5.90	4.10
3.8	1.20	8.80	5.0	7.00	3.00
4.0	1.80	8.20	5.2	7.90	2.10
4.2	2.65	7.35	5.4	8.60	1.40
4.4	3.70	6.30	5.6	9.10	0.90
4.6	4.90	5.10	5.8	9.40	0.60

表 3　巴比妥钠-盐酸缓冲液（18℃）配制表

pH 值	0.04mol/L 巴比妥钠溶液/mL	0.2mol/L 盐酸/mL	pH 值	0.04mol/L 巴比妥钠溶液/mL	0.2mol/L 盐酸/mL
6.8	100	18.4	8.4	100	5.21
7.0	100	17.8	8.6	100	3.82
7.2	100	16.7	8.8	100	2.52
7.4	100	15.3	9.0	100	1.65
7.6	100	13.4	9.2	100	1.13
7.8	100	11.47	9.4	100	0.70
8.0	100	9.39	9.6	100	0.35
8.2	100	7.21			

表 4　柠檬酸-柠檬酸钠缓冲液（0.1mol/L）配制表

pH 值	0.1mol/L 柠檬酸/mL	0.1mol/L 柠檬酸钠/mL	pH 值	0.1mol/L 柠檬酸/mL	0.1mol/L 柠檬酸钠/mL
3.0	18.6	1.4	5.0	8.2	11.8
3.2	17.2	2.8	5.2	7.3	12.7
3.4	16.0	4.0	5.4	6.4	13.6
3.6	14.9	5.1	5.6	5.5	14.5
3.8	14.0	6.0	5.8	4.7	15.3
4.0	13.1	6.9	6.0	3.8	16.2
4.2	12.3	7.7	6.2	2.8	17.2
4.4	11.4	8.6	6.4	2.0	18.0
4.6	10.3	9.7	6.6	1.4	18.6
4.8	9.2	10.8			

二、一些常用酸碱指示剂

表5 常用酸碱指示剂配制表

指示剂名称	颜色		变色pH范围	配制方法 (0.1g溶于250mL下列溶剂)
	酸	碱		
甲基黄	红色	黄色	2.9～4.0	90%乙醇
溴酚蓝	黄色	紫色	3.0～4.6	水,含1.49mL 0.1mol/L NaOH
甲基橙	红色	橙黄色	3.1～4.4	游离酸:水 钠盐:水,含3mL 0.1mol/L HCl
溴甲基绿	黄色	蓝色	3.6～5.2	水,含1.43mL 0.1mol/L NaOH
甲基红	红色	黄色	4.3～6.3	钠盐:水 游离酸:60%
石蕊	红色	蓝色	5.0～6.0	水
溴麝香草酚蓝	黄色	蓝色	6.0～7.6	水,含1.6mL 0.1mol/L NaOH
中性红	红色	橙棕色	6.8～8.0	70%乙醇
酚酞	无色	桃红色	8.3～10.0	70%～90%乙醇

三、常用固态化合物浓度配制

表6 常用固态化合物浓度配制表

名　称	相对分子质量	浓　　度	
草酸 $H_2C_2O_4 \cdot 2H_2O$	126.08	0.5mol/L	63.04g/L
柠檬酸 $H_3C_6H_5O_7 \cdot H_2O$	210.14	(1/30)mol/L	7.00g/L
氢氧化钾 KOH	56.10	5mol/L	280.50g/L
氢氧化钠 NaOH	40.00	1mol/L	40.00g/L
碳酸钠 Na_2CO_3	106.00	0.5mol/L	53.00g/L
磷酸氢二钠 $Na_2HPO_4 \cdot 12H_2O$	358.20	(1/3)mol/L	358.20g/L
磷酸二氢钾 KH_2PO_4	136.10	(1/15)mol/L	9.08g/L
重铬酸钾 $K_2Cr_2O_7$	294.20	0.05mol/L	4.9035g/L
碘化钾 KI	166.00	0.5mol/L	83.00g/L
高锰酸钾 KMO_4	158.00	0.1mol/L	3.16g/L
醋酸钠 $NaC_2H_3O_2$	82.04	1mol/L	82.04g/L
硫代硫酸钠 $NaS_2O_3 \cdot 5H_2O$	248.20	0.1mol/L	24.82g/L

四、化学试剂纯度分级表

表7 化学试剂纯度分级表

规格	一级试剂	二级试剂	三级试剂	四级试剂	生物试剂
我国标准	保证试剂(缩写为GR.)绿色标签	分析纯(缩写为AR.)红色标签	化学纯(缩写为CP.)蓝色标签	化学用(缩写为LP.)	(缩写为BR.或CR.)
国外标准	AR. GR. ACS. PA. XЦ.	CP. PUSS. Puriss. ЦДА.	LR. EP. Ц.	p. pure.	
用途	纯度最高,杂质含量最少。适用于最精确分析及研究工作	纯度较高,杂质含量较低。适用于精确的微量分析工作,为分析实验室广泛使用	质量略低于二级试剂,适用于一般的微量分析实验,包括要求不高的工业分析和快速分析	纯度较低,但高于工业用的试剂,适用于一般定性检验	根据说明使用

五、《中华人民共和国药典》常用试液

1. 乙醇制氢氧化钾试液

可取用乙醇制氢氧化钾滴定液（0.5mol/L）。

2. 乙醇制氨试液

取无水乙醇，加浓氨溶液使每 100mL 中含 NH_3 9～11g，即得。本液应置橡皮塞瓶中保存。

3. 乙醇制硫酸试液

取硫酸 57mL，加乙醇稀释至 1000mL，即得。本液含 H_2SO_4 应为 9.5%～10.5%。

4. 乙醇制溴化汞试液

取溴化汞 2.5g，加乙醇 50mL，微热使溶解，即得。本液应置玻璃塞瓶中，在暗处保存。

5. 二乙基二硫代氨基甲酸银试液

取二乙基二硫代氨基甲酸银 0.25g，加三氯甲烷适量与三乙胺 1.8mL 加三氯甲烷至 100mL，搅拌使溶解，放置过夜，用脱脂棉滤过，即得。本液应置棕色玻璃瓶中，密塞，置阴凉处保存。

6. 二硝基苯试液

取间二硝基苯 2g，加乙醇使溶解成 100mL，即得。

7. 二硝基苯甲酸试液

取 3,5-二硝基苯甲酸 1g，加乙醇使溶解成 100mL，即得。

8. 二硝基苯肼乙醇试液

取 2,4-二硝基苯肼 1g，加乙醇 1000mL 使溶解，再缓缓加入盐酸 10mL，摇匀，即得。

9. 二硝基苯肼试液

取 2,4-二硝基苯肼 1.5g，加硫酸溶液（1→2）20mL，溶解后，加水至 100mL，滤过，即得。

10. 三硝基苯酚试液

本液为三硝基苯酚的饱和水溶液。

11. 氯化铁试液

取氯化铁 9g，加水使溶解成 100mL，即得。

12. 三氯化铝试液

取三氯化铝 1g，加乙醇使溶解成 100mL，即得。

13. 三氯化锑试液

本液为三氯化锑饱和的三氯甲烷溶液。

14. 水合氯醛试液

取水合氯醛 50g，加水 15mL 与甘油 10mL 使溶解，即得。

15. 甘油乙醇试液

取甘油、稀乙醇各 1 份，混合，即得。

16. 甘油乙酸试液

取甘油、50%乙酸与水各 1 份，混合，即得。

17. 甲醛试液

取用"甲醛溶液"。

18. 四苯硼钠试液

取四苯硼钠 0.1g，加水使溶解成 100mL，即得。

19. 对二甲氨基苯甲醛试液

取对二甲氨基苯甲醛 0.125g，加无氮硫酸 65mL 与水 35mL 的冷混合液溶解后，加氯化铁试液 0.05mL，摇匀，即得。本液配制后在 7d 内应用。

20. 亚铁氰化钾试液

取亚铁氰化钾 1g，加水 10mL 使溶解，即得。本液应临用新制。

21. 亚硝基铁氰化钠试液

取亚硝基铁氰化钠 1g，加水使溶解成 20mL，即得。本液应临用新制。

22. 亚硝酸钠乙醇试液

取亚硝酸钠 5g，加 60％乙醇使溶解成 1000mL，即得。

23. 亚硝酸钴钠试液

取亚硝酸钴钠 10g，加水使溶解成 50mL，滤过，即得。

24. 过氧化氢试液

取浓过氧化氢溶液（30％），加水稀释成 3％的溶液，即得。

25. 苏丹Ⅲ试液

取苏丹Ⅲ 0.01g 加 90％乙醇 5mL 溶解后，加甘油 5mL，摇匀，即得。本液应置棕色的玻璃瓶中保存，在 2 个月内应用。

26. 吲哚醌试液

取 α,β-吲哚醌 0.1g，加丙酮 10mL 溶解后，加冰醋酸 1mL，摇匀，即得。

27. 钌红试液

取 10％醋酸钠溶液 1～2mL，加钌红适量使成酒红色，即得。本液应临用新制。

28. 间苯三酚试液

取间苯三酚 0.5g，加乙醇使溶解成 25mL，即得。本品应置玻璃塞瓶中，在暗处保存。

29. 间苯三酚盐酸试液

取间苯三酚 0.1g，加乙醇 1mL，再加盐酸 9mL，混匀。本液应临用新制。

30. 茚三酮试液

取茚三酮 2g，加乙醇使溶解成 100mL，即得。

31. 钒酸铵试液

取钒酸铵 0.25g，加水使溶解成 100mL，即得。

32. 变色酸试液

取变色酸钠 50mg，加硫酸与水的冷混合液（9∶4）100mL 使溶解，即得。本液应临用新制。

33. 草酸铵试液

取草酸铵 3.5g，加水使溶解成 100mL，即得。

34. 茴香醛试液

取茴香醛 0.5mL，加乙酸 30mL 使溶解，加硫酸 1mL，摇匀，即得。本液应临用新制。

35. 钨酸钠试液

取钨酸钠 25g，加水 72mL 溶解后，加磷酸 2mL，摇匀，即得。

36. 品红亚硫酸试液

取碱式品红 0.2g，加热水 100mL 溶解后，放冷加亚硫酸钠溶液（1→10）20mL，盐酸 2mL，用水稀释至 200mL，加活性炭 0.1g，搅拌并迅速过滤，放置 1h 以上，即得。本液应临用新制。

37. 香草醛试液

取香草醛 0.1g，加盐酸 10mL 使溶解，即得。

38. 香草醛硫酸试液

取香草醛 0.2g，加硫酸 10mL 使溶解，即得。

39. 氢氧化钙试液

取氢氧化钙 3g，置玻璃瓶中，加水 1000mL，密塞，时时猛力振摇，放置 1h，即得。用时倾取上清液。

40. 氢氧化钠试液

取氢氧化钠 4.3g，加水溶解成 100mL，即得。

41. 氢氧化钡试液

取氢氧化钡，加新沸过的冷水使成饱和溶液，即得。本液应临用新制。

42. 氢氧化钾试液

取氢氧化钾 6.5g，加水使溶解成 100mL，即得。

43. 重铬酸钾试液

取重铬酸钾 7.5g，加水使溶解成 100mL，即得。

44. 重氮对硝基苯胺试液

取对硝基苯胺 0.4g，加稀盐酸 20mL 与水 40mL 使溶解，冷却至 15℃，缓缓加入 10% 亚硝酸钠溶液，至取溶液 1 滴能使碘化钾淀粉试纸变为蓝色，即得。本液应临用新制。

45. 重氮苯磺酸试液

取对氨基苯磺酸 1.57g，加水 80mL 与稀盐酸 10mL，在水浴上加热溶解后，放冷至 15℃，缓缓加入亚硝酸钠溶液（1→10)6.5mL，随加随搅拌，再加水稀释至 100mL，即得。本液应临用新制。

46. 盐酸羟胺试液

取盐酸羟胺 3.5g，加 60% 乙醇使溶解成 100mL，即得。

47. 钼硫酸试液

取钼酸铵 0.1g，加硫酸 10mL 使溶解，即得。

48. 钼酸铵试液

取钼酸铵 10g，加水使溶解成 100mL，即得。

49. 钼酸铵硫酸试液

取钼酸铵 2.5g，加硫酸 15mL，加水使溶解成 100mL，即得。本液配制后两周内应用。

50. 铁氰化钾试液

取铁氰化钾 1g，加水 10mL 使溶解，即得。本液应临用新制。

51. 氨试液

取浓氨溶液 400mL，加水成 1000mL，即得。

52. 浓氨试液

取用"浓氨溶液"。

53. 氨制硝酸银试液

取硝酸银 1g，加水 20mL 溶解后，滴加氨试液，随加随搅拌，至初起的沉淀将近全溶，滤过，即得。本液应置棕色瓶中，在暗处保存。

54. 氨制氯化铜试液

取氯化铜 22.5g，加水 200mL 溶解后，加浓氨试液 100mL，摇匀，即得。

55. 高氯酸试液

取 70% 高氯酸 13mL，加水 500mL，用 70% 高氯酸精确调至 pH0.5，即得。

56. 高氯酸铁试液

取 70% 高氯酸 10mL，缓缓分次加入铁粉 0.8g，微热使溶解，放冷，加无水乙醇稀释至 100mL，即得。用时取上清液 20mL，加 70％高氯酸 6mL，用无水乙酸稀释至 500mL。

57. 高锰酸钾试液

可取用高锰酸钾滴定液（0.02mol/L）。

58. α-萘酚试液

取 15％的 α-萘酚乙醇溶液 10.5mL，缓缓加入硫酸 6.5mL，混匀后再加乙醇 40.5mL 及水 4mL，混匀，即得。

59. 硅钨酸试液

取硅钨酸 10g，加水使溶解成 100mL，即得。

60. 硝铬酸试液

（1）取硝酸 10mL，加入 100mL 水中，混匀。

（2）取三氧化铬 10g，加水 100mL 使溶解。用时将两液等量混合，即得。

61. 硝酸汞试液

取黄氧化汞 40g，加硝酸 32mL 与水 15mL 使溶解，即得。本液应置玻璃塞瓶中，在暗处保存。

62. 硝酸银试液

可取用硝酸银滴定液（0.1mol/L）。

63. 硫化钠试液

取硫化钠 1g，加水使溶解成 10mL，即得。本液应临用新制。

64. 硫化氢试液

本液为硫化氢的饱和水溶液。本液置棕色瓶中，在暗处保存。本液如无明显的硫化氢臭，或与等容的氯化铁试液混合时不能生成大量的硫黄沉淀，即不适用。

65. 硫代乙酰胺试液

取硫代乙酰胺 4g，加水使溶解成 100mL，置冰箱中保存。临用前去 1.0mL，加入混合液（由 1mol/L 氢氧化钠溶液 15mL、水 5.0mL 及甘油 20mL 组成）5.0mL，置水浴上加热 20min，冷却，立即使用。

66. 硫脲试液

取硫脲 10g，加水使溶解成 100mL，即得。

67. 硫氰酸汞胺试液

取硫氰酸胺 5g 与氯化汞 4.5g，加水使溶解成 100mL，即得。

68. 硫氰酸胺试液

取硫氰酸胺 8g，加水使溶解成 100mL，即得。

69. 硫酸亚铁试液

取硫酸亚铁结晶 8g，加新沸过的冷水 100mL 使溶解，即得。本液应临用新制。

70. 硫酸汞试液

取黄氧化汞 5g，加水 40mL 后，缓缓加硫酸 20mL。随加随搅拌，再加水 40mL，搅拌使溶解，即得。

71. 硫酸铜试液

取硫酸铜 12.5g，加水使溶解成 100mL，即得。

72. 硫酸镁试液

取未风化的硫酸镁结晶 12g，加水使溶解成 100mL，即得。

73. 紫草试液

取紫草粗粉 10g，加 90％乙醇 100mL。浸渍 24h 后，滤过，滤液中加入等量的甘油，混合，放置 2h。滤过，即得。本液应置棕色玻璃瓶中，在 2 个月内应用。

74. 氯试液

本液为氯的饱和水溶液。本液应临用新制。

75. 氯化亚锡试液

取氯化亚锡 1.5g，加水 10mL 与少量的盐酸使溶解，即得。本液应临用新制。

76. 氯化金试液

取氯化金 1g，加水 35mL 使溶解，即得。

77. 氯化钙试液

取氯化钙 7.5g，加水使溶解成 100mL，即得。

78. 氯化钠明胶试液

取明胶 1g 与氯化钠 10g，加水 100mL，置不超过 60℃的水浴上微热使溶解。本液应临用新制。

79. 氯化钡试液

取氯化钡的细粉 5g 加水使溶解成 100mL，即得。

80. 氯化铂试液

取氯铂酸 2.6g，加水使溶解成 20mL，即得。

81. 氯化铵试液

取氯化铵 10.5g，加水使溶解成 100mL，即得。

82. 氯化铵镁试液

取氯化镁 5.5g 与氯化铵 7g，加水 65mL 溶解后，加氨试液 35mL，置玻璃瓶中，放置数日后，滤过，即得。本液如显浑浊，应滤过后再用。

83. 氯化锌碘试液

取氯化锌 20g，加水 10mL 使溶解，加碘化钾 2g 溶解后，再加碘使饱和，即得。本液应置棕色玻璃瓶中保存。

84. 氯酸钾试液

本液为氯酸钾的饱和硝酸溶液。

85. 稀乙醇

取乙醇 529mL，加水稀释至 1000mL，即得。本液在 20℃时含 C_2H_5OH 应为 49.5%～50.5%（mL/mL）。

86. 稀甘油

取甘油 33mL，加水稀释使成 100mL，再加樟脑一小块或液化苯酚 1 滴，即得。

87. 稀盐酸

取盐酸 234mL，加水稀释至 1000mL，即得。本液含 HCl 应为 9.5%～10.5%。

88. 稀硝酸

取硝酸 105mL，加水稀释至 1000mL，即得。本液含 HNO_3 应为 9.5%～10.5%。

89. 稀硫酸

取硫酸 57mL，加水稀释至 1000mL，即得。本液含 H_2SO_4 应为 9.5%～10.5%。

90. 稀醋酸

取冰醋酸 60mL，加水稀释至 1000mL，即得。

91. 碘试液

可取用碘滴定液（0.05mol/L）。

92. 碘化汞钾试液

取氯化汞 1.36g，加水 60mL 使溶解，另取碘化钾 5g，加水 10mL 使溶解，将两液混合，加水稀释至 100mL，即得。

93. 碘化钾试液

取碘化钾 16.5g，加水使溶解成 100mL，即得。本液应临用新制。

94. 碘化钾-碘试液

取碘 0.5g 与碘化钾 1.5g，加水 25mL 使溶解，即得。

95. 碘化铋钾试液

取碱式硝酸铋 0.85g，加冰醋酸 10mL 与水 40mL 溶解后，加碘化钾溶液（4→10）20mL，摇匀，即得。

96. 改良碘化铋钾试液

取碘化铋钾试液 1mL，加 0.6mol/L 盐酸溶液 2mL，加水至 10mL 即得。

97. 稀碘化铋钾试液

取碱式硝酸铋 0.85g，加冰醋酸 10mL 与水 40mL 溶解后，即得。临用前取 5mL，加碘化钾溶液（4→10）5mL，再加冰醋酸 20mL，用水稀释至 100mL，即得。

98. 硼酸试液

本液为硼酸饱和的丙酮溶液。

99. 溴试液

取溴 2~3mL，置用凡士林涂塞的玻璃瓶中，加水 100mL，振摇使成饱和的溶液，即得。本液应置暗处保存。

100. 酸性氯化亚锡试液

取氯化亚锡 20g，加盐酸使溶解成 50mL，滤过，即得。本液配制后 3 个月内应用。

101. 碱式醋酸铅试液

取一氧化铅 14g，加水 10mL，研磨成糊状，用水 10mL 洗入玻璃瓶中，加醋酸铅 22g 的水溶液 70mL，用力振摇 5min 后，时时振摇，放置 7d，滤过，加新沸过的冷水使成 100mL，即得。

102. 碱性三硝基苯酚试液

取 1% 三硝基苯酚溶液 20mL，加 5% 氢氧化钠溶液 10mL，用水稀释至 100mL，即得。本液应临用新制。

103. 碱性盐酸羟胺试液

（1）取氢氧化钠 12.5g，加无水甲醇使溶解成 100mL。

（2）取盐酸羟胺 12.5g，加无水甲醇 100mL，加热回流使溶解。

用时将两液等量混合，滤过，即得。本液应临用新制，配制 4h 内应用。

104. 碱性酒石酸铜试液

（1）取硫酸铜结晶 6.93g，加水使溶解成 100mL。

（2）取酒石酸钾钠结晶 34.6g 与氢氧化钠 10g，加水使溶解成 100mL。

用时将两液等量混合，即得。

105. 碱性 β-萘酚试液

取 β-萘酚 0.25g，加氢氧化钠溶液（1→10）10mL 使溶解，即得。本液应临用新制。

106. 碱性碘化汞钾试液

取碘化钾 10g，加水 10mL 溶解后，缓缓加入氯化汞的饱和水溶液，随加随搅拌，至生成的红色沉淀不再溶解，加氢氧化钾 30g，溶解后，再加氯化汞的饱和水溶液 1mL 或 1mL 以上，并用适量的水稀释使成 200mL，静置，使沉淀，即得。用时倾取上层的澄明液应用。

检查：取本液 2mL，加入含氨 0.05mg 的水 50mL 中，应即时显黄棕色。

107. 碳酸钠试液

取一水合碳酸钠 12.5g 或无水碳酸钠 10.5g，加水使溶解成 100mL，即得。

108. 碳酸氢钠试液

取碳酸氢钠 5g，加水使溶解成 100mL，即得。

109. 碳酸铵试液

取碳酸铵 20g 与氨试液 20mL，加水使溶解成 100mL，即得。

110. 醋酸汞试液

取醋酸汞 5g，研细，加温热的冰醋酸使溶解成 100mL，即得。本液应置棕色玻璃瓶中，密闭保存。

111. 醋酸铅试液

取醋酸铅 10g，加新沸过的冷水溶解后，滴加乙酸使溶液澄清，再加新沸过的冷水使成 100mL，即得。

112. 醋酸氧铀锌试液

取醋酸氧铀 10g，加冰醋酸 5mL 与水 50mL，微热使溶解，另取醋酸锌 30g，加冰醋酸 3mL 与水 30mL，微热使溶解，将两液混合，放冷，滤过，即得。

113. 醋酸铵试液

取醋酸铵 10g，加水使溶解成 100mL，即得

114. 磷钨酸试液

取磷钨酸 1g，加水使溶解成 100mL，即得。

115. 磷钼钨酸试液

取钨酸钠 100g，钼酸钠 25g，加水 700mL 使溶解，加盐酸 100mL、磷酸 50mL，加热回流 10h，放冷，再加硫酸锂 150g、水 50mL 和溴 0.2mL，煮沸除去残留的溴（约 15min），冷却，加水稀释至 1000mL，滤过，即得。本液不得显绿色（如放置后变为绿色，可加溴 0.2mL，煮沸除去多余的溴即可）。

116. 磷钼酸试液

取磷钼酸 5g，加无水乙醇使溶解成 100mL，即得。

117. 磷酸氢二钠试液

取磷酸氢二钠结晶 12g，加水使溶解成 100mL，即得。

118. 镧试液

取氧化镧（La_2O_3）5g，用水润湿，缓慢加盐酸 25mL 使溶解，并用水稀释成 100mL，静置过夜，即得。

119. 糠醛试液

取糠醛 1mL，加水使溶解成 100mL，即得。本液应临用新制。

120. 鞣酸试液

取鞣酸 1g，加乙醇 1mL，加水溶解并稀释至 100mL，即得。本液应临用新制。

六、常用试剂配制及 TLC 显色方法

（一）通用显色剂

1. 重铬酸钾-硫酸

一般有机物均能显色，不同化合物显示不同颜色。

喷洒剂：5g 重铬酸钾溶于 100mL 40％硫酸中。喷洒后加热至 150℃斑点出现。

2. 碘

检查一般有机物。

（1）碘蒸气：在一个密闭玻璃皿先放入碘片，使缸内空气被碘蒸气饱和。将薄层或纸层放入缸内数分钟即显色，有时在缸内放一盛水的小杯，增加缸内的湿度，可提高显色的灵敏度。

（2）0.5％碘的氯仿溶液，取出挥发散过量的碘再喷 1％淀粉的水溶液，斑点转成蓝色。

3. 碘-碘化钾溶液

取碘 0.5g 与碘化钾 1.5g，加水 25mL 使溶解，即得。对很多化合物显黄棕色。

4. 5％磷钼酸乙醇溶液

取磷钼酸 5g，加无水乙醇使溶解成 100mL。喷后 120℃烤，还原性物质显蓝色，再用氨气熏，则背景变为无色。

5. 20％磷酸乙醇溶液

喷后 120℃，还原性物质显蓝色。

6. 碱性高锰酸钾试剂

还原性物质在淡红色背景上显黄色。

溶液Ⅰ：1％高锰酸钾溶液。

溶液Ⅱ：5％碳酸钠溶液。

溶液Ⅰ和溶液Ⅱ等量混合使用。

7. 中性 0.05％高锰酸钾溶液：

易还原性物质在淡红色背景上显黄色。

8. 硝酸银-氢氧化铵（Tollen's-zoffaronl）试剂

喷后 105℃烤 5～10min，还原性物质显黑色。

溶液Ⅰ：0.1mol/L 硝酸银溶液。

溶液Ⅱ：氢氧化铵溶液。

临用前溶液Ⅰ和溶液Ⅱ以 1∶5 混合。注意：放久则形成爆炸性的叠氮化银。

9. 硝酸银-高锰酸钾试剂

还原性物质在蓝绿色背景上立即显黄色。

溶液Ⅰ：0.1mol/L 硝酸银溶液：2mol/L 氢氧化铵溶液：2mol/L 氢氧化钠（1∶1∶2）。临用前配制。

溶液Ⅱ：高锰酸钾 0.5g，碳酸钠 1g，加水成 100mL 溶液。

临用前溶液Ⅰ和溶液Ⅱ等量混合。

10. 四唑试剂

还原性物质，在室温或微加热时显紫色。

溶液Ⅰ：0.5％四唑蓝甲醇溶液。

溶液Ⅱ：6mol/L 氢氧化钠溶液。

临用前溶液Ⅰ和溶液Ⅱ等量混合。

11. 铁氰化钾-氯化铁试剂

还原性物质显蓝色，再喷洒 2mol/L 盐酸溶液，则蓝色加深。

溶液Ⅰ：1％铁氰化钾溶液。

溶液Ⅱ：2％氯化铁溶液。

临用前溶液Ⅰ和溶液Ⅱ等量混合。

12. 浓硫酸-甲醇（1：1）溶液（或 5％硫酸的乙醇溶液）

喷后 100℃烤 15min，各种不同物质显不同颜色。

13. 荧光显色剂溶液

试喷以下一溶液，不同的物质在荧光背景上可能显黑色或其他荧光斑点：

① 0.2％ 2,7-二氯荧光素乙醇溶液；

② 0.01 荧光素乙醇液；

③ 0.1％桑色素乙醇溶液；

④ 0.05 罗丹明 B 乙醇溶液；

⑤ 荧光素-溴，检不饱和化合物。A：0.1％荧光素乙醇溶液；B：5％溴的 CCl_4 溶液。

喷洒 A 溶液以后，放置 B 溶液的缸内，可在紫外光下检查荧光，荧光素与溴化合成曙红（eosin）（无荧光），而光饱和化合物则与溴加成，保留了原来的荧光；若点样量较多，则呈黄色斑点，底板呈红色。

14. 碱式醋酸铅试剂（可作喷洒或沉淀试剂，多种有机化合物均反应）

取 PbO 14g 置乳钵内，加蒸馏水 10mL，研后成糊状后，倾入玻璃瓶中，乳钵用 10mL 蒸馏水洗净，洗液并入瓶中，加醋酸铅溶液（取醋酸铅 22g，加蒸馏水 70mL 制成）70mL，用力振摇，放置 7d，滤过，并自滤器中添加适量新沸过的冷蒸馏水使成 100mL 即得。

（二）生物碱显色剂

1. 稀碘化铋钾试剂

取次硝酸铋/碱式硝酸铋 0.85g，加冰醋酸 10mL 与水 40mL 溶解后，即得。临用前取 5mL，加碘化钾溶液（4→10）5mL，再加冰醋酸 20mL，用水稀释至 100mL，即得。

2. 碘化铂钾（碘铂酸）试剂

不同的生物碱显不同的颜色。10％六氯化铂酸溶液 3mL 和水 97mL 混合，加 6％碘化钾溶液 100mL，混合均匀，临用前配制。

3. 碘-碘化钾（Wagner）试剂

生物碱显棕褐色。

碘 1g 和碘化钾 10g 溶于 50mL 水中，加热，加冰醋酸 2mL 用水稀释到 100mL。

4. 改良碘化铋钾试剂

取碘化铋钾试剂 2g，加冰醋酸 20mL，溶解后加 50mL 水稀释即可。或取碘化铋钾试液 1mL，加 0.6mol/L 盐酸溶液 2mL，加水至 10mL，即得。

5. 硫酸铈-硫酸试剂（改良 sonnensclein 试剂）

喷后 110℃烤几分钟，不同的生物碱显不同的颜色。硫酸铈 0.1g 悬浮于水 4mL 中，加三氯化乙酸 1g，加热煮沸，放冷，逐滴加入浓硫酸直到混浊消失为止。

6. 碘化氯钾（vmayer）试剂（沉淀试剂）：

取 $HgCl_2$（毒）1.35g 加蒸馏水 60mL 溶解后，量取碘化钾 5g，加蒸馏水 10mL 使溶解将两液混合，加蒸馏水稀释至 100mL 即得。

7. 硅钨酸（Bertrand）试剂（沉淀试剂）

5g 硅钨酸溶于 100mL 蒸馏水中，加稀盐酸使呈酸性反应即得。

（三）强心苷显色剂

1. 碱性 3,5-二硝基苯甲酸试剂

强心苷显紫红色、几分钟后退色。

2％ 3,5-二硝基苯甲酸甲醇溶液与 2mol/L 氢氧化钾溶液，用前按 1：1 混合。

2. 碱性三硝基苯

在浅橙色背景上显橙红色。

溶液Ⅰ：间三硝基苯 100mg。溶于二甲基甲酰胺 40mL，加浓盐酸 3～4 滴，加水至 100mL，避光能长期保存。

溶液Ⅱ：5%碳酸钠溶液

先喷溶液Ⅰ，再喷溶液Ⅱ，喷后 90～103℃烤 5min。

3. 三氯乙酸试剂

喷后 110℃烤 7～10min，紫外光下观察荧光。

25%三氯乙酸的乙醇或氯仿溶液，配制后可放置数日。或用上述乙醇溶液。用前每 10mL 加过氧化氢溶液 4 滴或新配 3%氯胺 T 水溶液按 4:1 混合。

4. 三氯化锑试剂

喷后 100℃烤 5min，日光下或紫外光下观察。

25%或饱和的三氯化锑氯仿溶液。

5. 磷酸-溴试剂

溶液Ⅰ：10%磷酸溶液。

溶液Ⅱ：溴化钾饱和溶液：25%盐酸溶液（1:1:1）。

薄层用溶液Ⅰ喷洒后，在 125℃烤 12min（薄层太湿时则烤的时间可适当延长），在紫外光下观察一次，将薄层再烤热，趁热喷溶液Ⅱ，再在紫外光下观察。

6. Keller-Kiliani 试剂（检查 α-去氧糖）

试液：100mL 冰醋酸和 $FeCl_3$ 试液 0.5mL 混匀，试样 1mL 混匀。

试样 1mL 加试液 2mL 溶解后，沿试管壁滴入浓硫酸，接触面即显棕色。渐变浅绿色→蓝色。最后乙酸层全部染成蓝色。

（四）黄酮苷显色剂

黄酮类成分在紫外光下大多显出不同颜色，用氨熏，喷三氯化铝溶液或喷氢氧化钠等碱性溶液，则颜色变深或变色。

1. 氨气
2. 10%氢氧化钠或氢氧化钾溶液
3. 1%或 5%碳酸钠溶液
4. 1%或 5%三氯化铝乙醇溶液
5. 2%乙酸镁甲醇溶液
6. 饱和三氯化锑的氯仿溶液（100℃烤 5min）

以上 6 种试剂在喷前喷后将薄层置日光与紫外光下观察。

7. 1%～2%氯化铁乙醇溶液
8. 1%中性醋酸铅或碱式醋酸铅溶液
9. 0.1mol/L 硝酸银溶液。
10. 铁氰化钾-氯化铁试剂

溶液Ⅰ：2%铁氰化钾溶液。

溶液Ⅱ：2%氯化铁溶液。

临用前溶液Ⅰ与溶液Ⅱ等量混合。

11. 硼氢化钾试剂

双氢黄酮化合物显红色～橙红色。

溶液Ⅰ：1％～2％硼氢化钾（钠）异丙醇溶液，必须新鲜配制。

溶液Ⅱ：浓盐酸。

先喷溶液Ⅰ、5min后放入盐酸蒸气槽内。

12. Shinoda 试剂

在混有锌粉的硅胶薄层上喷盐酸，黄酮醇显红紫色。制备硅胶薄层时，加入质量分数为2％锌粉混合，薄层展开后喷盐酸溶液，如展开剂为酸性，可在展开后先喷锌-丙酮混悬液，再喷盐酸溶液。

13. 罗丹明-氨试剂

溶液Ⅰ：0.1％罗丹明 B 的 4％盐酸溶液。

溶液Ⅱ：浓氨溶液。

先喷溶液Ⅰ，然后再将薄层放入氨蒸气槽内。

14. 对氨基苯磺酸试剂

溶液Ⅰ：对氨基苯磺酸盐溶液。

溶液Ⅱ：5％亚硝酸钠溶液。

将对氨基苯磺酸 0.3g 溶于 8％盐酸溶液 100mL 中，取此溶液 25mL 用冰冷却，加预冷的溶液Ⅱ 1.5mL。

15. 硼酸-柠檬酸试剂

溶液Ⅰ：饱和硼酸的丙酮溶液。溶液Ⅱ：柠檬酸丙酮溶液。

先喷溶液Ⅰ，再喷溶液Ⅱ。

16. 福林试剂（Folin Ciocalteu 试剂）

贮备液：钨酸钠 10g 和钼酸钠 2.5g 溶于 70mL 水中，再缓缓加 85％磷酸 5mL 和浓盐酸10mL，将混合液回流煮沸 10h，然后加硫酸锂 15g，水 5mL 及溴 1 滴，再回流煮沸 15min，所得溶液冷却后移置 100mL 量瓶中并用水稀释到刻度，溶液应不显绿色。

溶液Ⅰ：20％碳酸钠溶液。溶液Ⅱ：临用前上述贮备液 1 份用水 3 份稀释。

先喷溶液Ⅰ，稍干再喷溶液Ⅱ。

（五）皂苷元显色剂

1. 25％磷钼酸乙醇溶液

喷后在 140℃加热 5～10min 皂苷元均呈深蓝色。

2. 三氯化锑浓盐酸或氯仿溶液

喷后在 90℃烤 10min（应在通风橱中进行），不同的皂苷元在可见光或紫外光下显出各种颜色。

3. 硫酸-甲醇（1∶2）溶液

喷后加热，不同的皂苷元可显红褐色、紫色、黄色或黑色，所显颜色与温度无关。

4. 氟磺酸-乙酸（1∶1）溶液

喷后 130℃加热 5min。各种皂苷元可显天蓝紫色、粉红色、淡棕色等色，在紫外光下也显不同荧光。

5. 碘蒸气

薄层置于碘蒸气缸中，皂苷元皆显棕黄色斑点。

6. 三氯乙酸-乙酸（1∶2）溶液

喷后在 100℃加热 20min 显黄色。

7. 2％血球生理盐水混悬液（溶血试验、检皂苷）

取新鲜兔血（由心脏或静脉取血）适量，用洁净小毛刷迅速搅拌除去纤维蛋白，并用生理盐水反复离心洗涤至上清液无色后，量取沉降红细胞（可以管的离心管通接读取）用生理盐水配成2％混悬液贮冰箱内备用（贮存期2～3d）。

（六）蒽醌苷显色剂

蒽醌及其苷本身在日光下显黄色，在紫外光下则显黄色→红橙色荧光。在薄层上用氨熏或喷氢氧化钾与碱溶液，则颜色变深或变色。

1. 氨气

2. 10％氢氧化钾、甲醇溶液

3. 3％氢氧化钠溶液或碳酸钠溶液

4. 50％哌啶的苯溶液

5. 饱和喷酸锂溶液

6. 饱和硼砂溶液

7. 0.5％乙酸镁甲醇溶液：喷后90℃烤5min。

8. 0.5％乙酸铝溶液，喷后紫外光下看荧光。

9. 0.5％牢固兰B试剂

喷后则原来氢氧化钠、锂、钾等溶液碱溶液显荧光的斑点此时在可见光下显棕色、紫色或绿色。也可先喷本试剂，再喷稀氢氧化钠溶液而显色。也用于酚类及能耦合芳香胺的显色。

溶液Ⅰ：新配的0.5％牢固兰B盐的水溶液。

溶液Ⅱ：0.1mol/L氢氧化钠溶液。

先喷溶液Ⅰ，再喷溶液Ⅱ。

（七）香豆精苷显色剂

1. 0.5％碘的碘化钾溶液

香豆精显各种颜色，很多其他类型的化合显色。

2. 重氟化氨基苯磺酸试剂

香豆精显黄色、橙色、红色、棕紫色等颜色，也用于酚类、芳香胺反转耦合的多环化合物的显色。

对氨基苯磺酸0.9g加热溶于12mol/L盐酸9mL，用水稀释到100mL，取此溶液10mL用冰冷却，加冰冷的4.5％亚硝酸钠溶液10mL，0℃放15min（在0℃可保存3d），用前加等体积1％碳酸钠溶液。

3. 重氮化对硝基苯胺试剂

香豆精显黄色、红色、棕色、紫色等颜色，也用于酚类的显色。

对硝基苯苯胺0.7g溶于12mol/L盐酸9mL，用水稀释到100mL，将此溶液逐渐滴加到冰冷的1％亚硝酸钠溶液中，再用冰冷的水稀释到100mL，需临用时新配。

4. 4-氨基安替比林-铁氰化钾试剂

香豆素和酚类显橙红色至深红色。

溶液Ⅰ：2％ 4-氨基安替比林乙醇溶液。

溶液Ⅱ：8％铁氰化钾溶液。

先喷溶液Ⅰ，再喷溶液Ⅱ，再用氨气熏。

5. 稀氢氧化钠

观察喷前、喷后薄层在短波长紫外光下的荧光。

（八）挥发油显色剂

1. 茴香醛-浓硫酸试剂

喷后 150℃烤。挥发油中各成分显不同颜色。

浓硫酸 1mL 加到冰醋酸 50mL 中，冷后加茴香醛 0.5mL。必须临时配制。

2. 荧光素-溴试剂（检出含乙烯化合物）配法及使用见前。

3. 碘化钾-冰乙酸-淀粉试剂

斑点显蓝色则为过氧化物。

溶液Ⅰ：4%碘化钾溶液 10mL 与冰醋酸 40mL 混合，再加锌粉一小勺过滤。

溶液Ⅱ：新制的 1%淀粉溶液。

先喷溶液Ⅰ，5min 后大量喷溶液Ⅱ，直喷到薄层透明为止。

4. 对二甲氨基苯甲醛试剂

检出菌与菌前体在室温或 80℃烤 10min 显深蓝色。

对二甲氨基苯甲醛 0.25g，溶于冰醋酸 50g、85g 磷酸 5g 和水 20mL 的混合液中，此试剂储于棕色瓶中能稳定数月。

5. 异羟肟酸铁试剂

斑点显淡红色，可能是酯和内酯。

溶液Ⅰ：盐酸羟胺 5g 溶于水 12mL，乙醇稀释到 50mL，储于冷处。

溶液Ⅱ：氢氧化钾 10g 溶于很少量水，再用乙醇稀释到 50mL，储于冷处。

溶液Ⅲ：溶液Ⅰ和溶液Ⅱ以 1:2 混合，滤去氯化钾沉淀，所得滤液必须放入冰箱中，可稳定两星期。

溶液Ⅳ：氯化铁（$FeCl_3 \cdot 6H_2O$）10g 溶于 36%盐酸 20mL，加乙醚 200mL 振摇，得均匀的溶液，密塞储存可长久使用。

先喷溶液Ⅲ，在室温先干燥后，再喷溶液Ⅳ。

6. 2,4-二硝基苯肼试剂

醛和酮化合物显黄色。

36%盐酸 10mL 加到含 2,4-二硝基苯肼试剂 1g 的乙醇 1000mL 溶液中。

7. 0.3%邻联二茴香胺冰醋酸试剂

醛和酮化合物显各种颜色。

8. 氯化铁试剂

酚性物质显蓝绿色。

1%～5%氯化铁的 0.5mol/L 盐酸溶液。

9. 4-氨基安替比林-铁氰化钾试剂

酚性物质显橙红色至深红色。

溶液Ⅰ：2% 4-氨基安替比林乙醇溶液。

溶液Ⅱ：8%铁氰化钾溶液。

先喷溶液Ⅰ，再喷溶液Ⅱ，再用氨气熏。

10. 硝酸铈试剂

醇在黄色背景显棕色。

硝酸铈铵 6g 溶于 4mol/L 硝酸溶液 100mL。

11. 钒酸铵（钠）8-羟基喹啉试剂：

醇在蓝灰色背景显淡红色，有时需加热。

1％钒酸铵（钠）溶液 1mL 和 25％ 8-羟基喹啉的 6％乙醇溶液 1mL 用苯 30mL 振摇，取灰蓝色的苯溶液使用。

12. 溴甲酚绿试剂

有机酸显黄色。

双甲酮 30mg 溶于乙醇 90mL，慢慢加入 85％磷酸 10mL，配制后的试剂放置于阴凉处能用几个星期，但新配的效果较好。

13. 酚-硫酸试剂

酚 3g 及浓硫酸 5mL 溶于乙醇 95mL。

喷后 110℃烤 10～15min，糖显棕色。

14. 3,5-二氨基苯甲酸-硫酸试剂

甲基红 1g 及溴酚蓝 3g 溶于 95％乙醇 1000mL。

喷后 100℃烤 15min，2-去氧糖在日光下显红棕色，在紫外光下显黄绿色荧光。

15. 溴粉蓝指示剂

0.04mol/L 溴酚蓝乙醇溶液，用氢氧化钠溶液调至微碱性。显黄色。

16. 溴甲酚绿指示剂

溴甲酚绿 0.04g 溶于乙醇 100mL，加 0.1mol/L 氢氧化钠溶液至蓝色刚刚出现。

如展开剂中含乙酸，则喷前薄层在 120℃烘烤除去，在蓝色背景上显黄色。

17. 溴甲酚紫指示剂

溴甲酚紫 0.04g 溶于 50％乙醇 100mL，用 0.1mol/L 氢氧化钠溶液调至 pH 10.0。

喷前薄层在 100℃烤 10min，冷到室温后，喷显色剂。在蓝色背景上显黄色。

18. 溴甲酚紫柠檬酸试剂

溴甲酚紫 25mL 及柠檬酸 100mg 溶于丙酮-水（9∶1）混合液 100mL。

19. 焦红栖溶液

在灰色或灰蓝色背景上呈白色。

0.1％焦酚红水溶液-2％氢氧化钠溶液（1∶1）混合。

20. 百里酚酞碱溶液

称取 0.5g 百里酚酞，溶于 50mL 0.4mol/l 氢氧化钠溶液中。

在灰色或蓝色背景上显红色或白色。

21. 二氯靛酚试剂

2,6-二氯靛酚 0.1g 溶于 95％乙醇 100mL。

喷后加热片刻，在天蓝色背景上显粉红色。

22. 芳香胺-还原糖试剂

芳香胺（如苯胺 5g）和还原糖（如木糖 5g）溶于 95％乙醇。

23. 碘化物淀粉试剂

在白色或浅蓝色背景上显深蓝色，灵敏度为 2μg。

8％碘化钾溶液、2％碘酸钾溶液及 1％淀粉溶液等量混合，用前新鲜配制。

24. 硝酸铈铵-吲哚乙醇试剂

溶液Ⅰ：10％硝酸铈铵溶液。

溶液Ⅱ：吲哚乙醇溶液。

用前将溶液Ⅰ与溶液Ⅱ混合

25. 联苯胺-亚硝酸钠试剂：

喷后在紫外光灯 254nm 下观察荧光。

溶液Ⅰ：联苯胺 2.5g 溶于浓盐酸 7mL 及水 500mL。溶液Ⅱ：10％亚硝酸溶液。临用前溶液Ⅰ3 份和溶液Ⅱ2 份混合。

（九）氨基酸显色剂

1. 茚三酮试剂

用于氨基酸、胺与氨基糖类，喷后 110℃加热至显出颜色。

试剂Ⅰ：茚三酮 0.3g 溶于正丁醇 100mL 中，加乙醇 3mL。

试剂Ⅱ：茚三酮 0.2g 溶于乙醇中 100mL。

为了使茚三酮的颜色稳定，可喷硝酸酮试剂（饱和硝酸酮溶液 1mL 与 10％硝酸溶液及 96％乙醇 100mL 混合）。方法：用茚三酮试剂显色后用硝酸酮试剂喷，斑点由蓝紫色转成红色。

2. 吲哚醌试剂

吲哚醌加入乙醇 100mL 中，加冰醋酸 10mL。

3. 茚三酮-硝酸酮试剂（Moffatt-Lytle 反应）

喷后在电炉上烤至刚刚显色，颜色在日光灯中逐渐加深，某些氨基酸首先显出颜色，用笔立刻将色点记下，许多氨基酸显出特殊的颜色，不同的氨基酸显出的速度也有差别。

4. 1,2-萘醌-4-磺酸试剂（Folin 试剂）

喷后在室温干燥，不同的氨基产生各种颜色。

1,2 萘醌-4-磺酸钠 0.02g 溶于 5％碳酸钠溶液 100mL 中。

（十）糖显色剂

1. 茴香醛-硫酸试剂

喷后 100～105℃烤，各种糖显不同颜色。

茴香醛 0.5mL 加入 50mL 乙酸混匀后加 1mL 浓硫酸，需临用前配。改良法：0.5mL 茴香醛、9mL 乙醇、0.5mL 浓硫酸与 0.1mL 乙酸混合后，立即使用。

2. 1,3-二羟基萘酚-硫酸试剂

在 110℃的薄层上喷试剂几分钟后在白色背景显不同颜色，再加热，颜色加深背景也变深。

3. 苯胺-二苯胺-磷酸试剂

喷后 85℃烤 10min 各种糖显不同颜色。

二苯胺 4g、苯胺 4mL 及 85％磷酸 20mL 溶于丙酮 200mL 中。

4. 茴香胺-邻苯二甲酸试剂

喷后 100℃烤 10min。己糖显颜色。去氧己糖显色，戊糖显红紫色，醛酸显棕色。

0.1mol/L 对茴香胺和 0.1mol/L 邻二甲酸的乙醇溶液。

5. 苯胺-邻苯二甲酸试剂

喷后 105～110℃烤 10min，糖显红棕色。

0.93g 苯胺、1.66g 邻苯二甲酸溶于 100mL 水饱和的正丁醇溶液中。

6. α-萘酚-硫酸试剂

喷后 100℃烤 3～6min，多数糖显蓝色。鼠李糖显橙色，所显颜色于室温稳定 2～3d。

15％ α-萘酚乙醇溶液 10.5mL，浓硫酸 6.5mL，乙醇 40.5mL，水 4mL 的混合液。

7. 1,3-二羟基萘酚-磷酸试剂

喷后 120℃加热 5～10min，酮糖显红色，醛糖显淡蓝色。

0.2％ 1,3-二羟基萘酚乙醇溶液 100mL 与 85％磷酸 100mL 混匀。

8. 百里酚-硫酸试剂

百里酚 0.5g，浓硫酸 5mL 溶于乙醇 95mL。喷后 120℃加热 15～20min，多数糖在白色背景上显暗红色，继续加热则变成浅紫色。

9. 3,5-二氨基苯甲酸-磷酸试剂

3,5-二氨基苯甲酸二盐酸盐 1g 溶于 25mL 80％磷酸中，加水稀释至 60mL。

喷后 100℃烤 10～15min，糖显棕色，在紫外光下显黄绿色荧光。

10. 酚-硫酸试剂

酚 3g 及浓硫酸 5mL 溶于乙醇 95mL。

喷后 100℃烤 10～15min，糖显棕色。

11. 对硝基苯胺-过碘酸试剂

溶液Ⅰ：饱和偏高碘酸溶液 1 份加水 2 份稀释。

溶液Ⅱ：1％对硝基苯胺乙醇溶液 4 份与盐酸 1 份混合。

先喷溶液Ⅰ，放置 10min，再喷溶液Ⅱ，去氧糖显黄色，紫外线下显强荧光，再喷 5％氢氧化钠醇溶液。

（十一）鞣质

检查鞣质的试剂除检一般酚性物试剂均能反应以外，现列出二种较专一的沉淀试剂如下。

1. 氯化钠明胶试剂

取明胶 1g 溶于 50mL 水中，然后加 1.0g NaCl 使溶解后，加水稀释至 100mL 即得。保存期 2～3 个月（10℃左右）。

2. 铁铵明矾试液

即硫酸铁铵 $FeNH_4(SO_4)_2 \cdot 12H_2O$。

取硫酸铁铵结晶 1g 加蒸馏水溶解后，使成 100mL 即得。

参 考 文 献

[1] 国家药典委员会. 中华人民共和国药典：一部 [S]. 北京：中国医药科技出版社，2015.

[2] 卢艳花. 中药有效成分提取分离技术 [M]. 北京：化学工业出版社，2006.

[3] 傅强. 中药分析 [M]. 北京：化学工业出版社，2010.

[4] 张玉萍. 中药质量检测技术 [M]. 北京：中国中医药出版社，2006.

[5] 郭玫. 中药成分分析 [M]. 北京：中国中医药出版社，2006.

[6] 周晔，李玉山. 药用植物学与生药学 [M]. 北京：人民卫生出版社，2013.

[7] 邱峰. 天然药物化学 [M]. 北京：清华大学出版社，2013.